Rüdiger Hoffmann, Lutz-Peter Löbe, Wieland Pfeiffer

„Ich holte meine Prager Schriften“

TUD*press*

Studientexte zur Sprachkommunikation
Hg. von Rüdiger Hoffmann
ISSN 0940-6832
Bd. 80

Rüdiger Hoffmann, Lutz-Peter Löbe,
Wieland Pfeiffer

„Ich holte meine Prager Schriften“

Leben und Werk des Otologen Johannes Kessel (1839 – 1907)

Mit 178 Abbildungen und mit unveröffentlichten Briefen von Ernst Mach und Johannes Kessel

TUD*press*

Buchtitel
Das Zitat stammt aus dem Brief von Johannes Kessel an seine Schwiegermutter vom 10. 2. 1876 (siehe Seite 201).

Einbandabbildung
Detail eines Protokollblattes aus den gemeinsamen Untersuchungen von Ernst Mach und Johannes Kessel (Gesamtansicht und Quellenangabe siehe Abbildung 5.17).

Frontispiz
Johannes Kessel.
Kreidelithografie von Frida Mentz-Kessel, um 1900.
Städtische Museen Jena, © JenaKultur.

Bibliografische Information der Deutschen Nationalbibliothek
Die Deutsche Nationalbibliothek verzeichnet diese Publikation in der Deutschen Nationalbibliografie; detaillierte bibliografische Daten sind im Internet über http://dnb.d-nb.de abrufbar.

Bibliographic information published by the Deutsche Nationalbibliothek
The Deutsche Nationalbibliothek lists this publication in the Deutsche Nationalbibliografie; detailed bibliographic data are available in the Internet at http://dnb.d-nb.de.

ISBN 978-3-95908-033-0

Verlag der Wissenschaften GmbH
Bergstr. 70 | D-01069 Dresden
Tel.: +49 351 47969720 | Fax: +49 351 47960819
http://www.tudpress.de

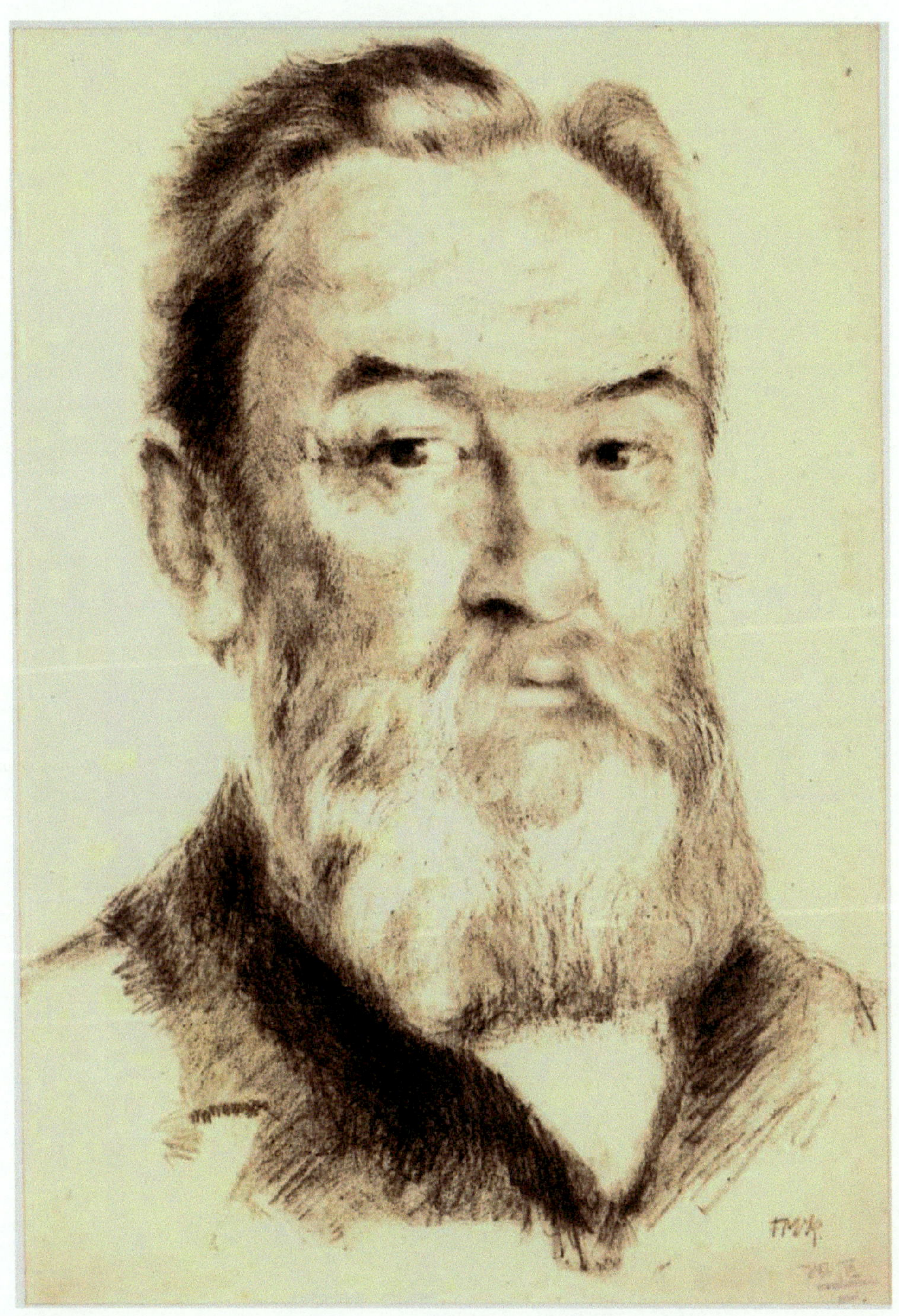

Inhaltsverzeichnis

Anhang

1

Einführung

1.1 Was dieses Buch beabsichtigt

Die Lebenswege zweier fast Gleichaltriger kreuzten sich um 1870 an der Karl-Ferdinands-Universität des zum Habsburger Reich gehörenden Prag. Ernst Mach, bereits international anerkannter Physiker, und Johannes Kessel, noch in der Findungsphase als Ohrenarzt, widmeten sich gemeinsam weitgehend ungeklärten Problemen des Hörvorgangs.

Mach ist uns heute gut bekannt als Naturwissenschaftler, Philosoph und im Alltag durch die in der Luftfahrt wichtige, die Schallgeschwindigkeit beschreibende „Mach-Zahl". Kessel wurde zu einem der Väter der Ohrenheilkunde. Er erfuhr zunächst hohe Anerkennung. Doch ist sein Name fast vergessen, obwohl von ihm entwickelte Gedanken und Operationsmethoden weiterhin Anwendung finden. Mehrfache Versuche, seinen Leistungen gerecht zu werden, haben dies im vergangenen Jahrhundert kaum geändert, sondern zu einer „Kessel-Legende" geführt.

Während Machs Leben und Wirken gründlich dokumentiert ist, gilt das für Kessel nur in Ansätzen. Eine monographische Darstellung fehlte bisher völlig. Deshalb stellten wir uns die Aufgabe, diese Lücke zu schließen. Anregung hierfür waren uns vorliegende handschriftliche Originalbriefe Kessels, seiner Nachfahren und auch einige handschriftliche Briefe Machs. Sie ermöglichten einen außergewöhnlich individuellen und informativen Beginn unserer Recherchen, die den Weg Kessels von Selzen in Rheinhessen über Gießen, Würzburg, Wien, Prag, Villach, Graz nach Jena nachzeichnen ließen. Dabei begegneten uns die Namen von Persönlichkeiten, die die Medizin und Naturwissenschaft dieser Epoche prägten, aber auch darüber hinaus wirkten, wie Abbe, Brücke, Corti, Haeckel, Helmholtz, Kölliker, Ludwig, Politzer, Rokitansky, Toynbee, Tröltsch, Virchow, Zeiss u. a. m.

Kessels Lebensweg zeigte sich eingebettet in den Kampf um die Eigenständigkeit der Ohrenheilkunde, aber auch die heftigen Rivalitäten unter den Otologen selbst. Zwangsläufig entstand ein Abbild der Otologie des späten

19. Jahrhunderts, doch vor allem ein fast intimer Blick auf das persönliche Schicksal KESSELs und seiner Familie.

Es bestätigte sich aber auch, dass die Physiologen und Ärzte, die sich im 19. Jahrhundert mit dem Phänomen des Hörens beschäftigten, nicht nur für die moderne Ohrenheilkunde die Grundlagen schufen, sondern auch für die gegen Ende des Jahrhunderts entstehende Experimentalphonetik und die später darauf aufbauende moderne Hörakustik und Sprachtechnologie. Wir sind in unserem Buch auch diesen Spuren nachgegangen und hoffen daher, auch natur- und ingenieurwissenschaftlich Interessierte anzusprechen.

Um diesem nichtmedizinischen Leserkreis den Zugang zu erleichtern, wird nachstehend eine kleine Einführung in die Wahrnehmungsphysiologie und -psychologie des Hörens gegeben.

1.2 Zur Anatomie und Physiologie des Hörens

1.2.1 Heutiger Kenntnisstand

Das Ohr dient der Schallaufnahme, -weiterleitung und Signalumwandlung. Es besteht aus äußerem Ohr, Mittelohr und Innenohr, die gemeinsam als peripheres Hörorgan bezeichnet werden (Abbildung 1.1). An letzteres schließt sich der Hörnerv an, der zunächst parallel mit dem Gleichgewichtsnerven und nahe dem Gesichtsnerven (N. facialis) als VIII. Hirnnerv zu den Hörkernen im verlängerten Mark (Medulla oblongata) des Stammhirns verläuft. Von dort läuft die zentrale Hörbahn weiter über verschiedene Schaltstationen zum Großhirn. Teile der Nervenfasern kreuzen zur Gegenseite und benachbarte Hirnareale beeinflussen diesen Weg. Die akustische (auditive) Wahrnehmung erfolgt in der Hörrinde (HESCHELsche Windung) des Temporalhirns.

Das akustische System ist äußerst leistungsfähig und auch heute nicht bis ins letzte Detail entschlüsselt. Wir können Frequenzen (die adäquaten Reize für die Empfindung der Tonhöhe) zwischen 20 und etwa 20.000 Hz, Schalldrücke (die adäquaten Reize für die Empfindung der Lautheit) im Bereich von 13 Zehnerpotenzen und geringste zeitliche Differenzen wahrnehmen. Töne und Geräusche werden so spezifisch aufgenommen und gespeichert, dass schon der Fötus seine Mutter an ihrer Sprachmelodie erkennt.

Wir gehen anhand von Abbildung 1.2 auf einige Details zum peripheren Hörorgan ein und beginnen beim Innenohr, weil dort die eigentliche Wandlung des Schalles in neuronale Erregungsmuster erfogt.

Innenohr

Das Innenohr ist ein schneckenförmig gewundenes Organ (Cochlea), das in abgewickelter Form eine Länge von etwa 32 mm aufweist und die Basilarmembran mit dem CORTI-Organ beherbergt, das die Hörsinneszellen trägt.

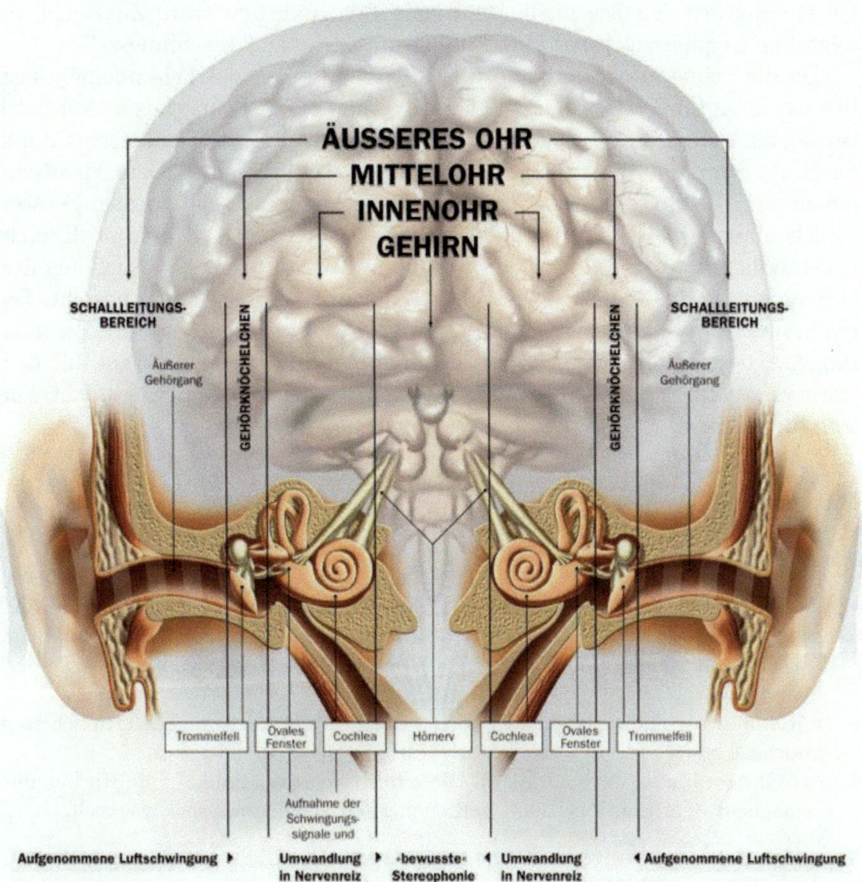

Abbildung 1.1. Das Hörsystem des Menschen. Quelle: KIND Hörgeräte.

Die Schnecke ist mit Lymphflüssigkeit gefüllt, die sich in getrennten Räumen für die sog. Perilymphe und die Endolymphe befindet. Das CORTI-Organ befindet sich im Endolymphraum.

Der Schall tritt in das Innenohr durch das ovale Fenster ein und erreicht so den Perilymphraum. Durch die Flüssigkeitsbewegung wird die Basilarmembran mit dem CORTI-Organ an einer Stelle ausgelenkt, die von der Frequenz des Schalles abhängt (Frequenz-Orts-Umsetzung). Der deutsche Arzt und Naturforscher H. VON HELMHOLTZ, ein Zeitgenosse von KESSEL, hat das zunächst einleuchtend mit einer Resonanztheorie beschrieben [6], die jedoch das Verhalten des Ohres nicht vollständig erklären kann. Erst der Ungar VON BÉKÉSY erklärte die spezifische Weiterleitung des akustischen Signals durch in der Perilymphe entstehende Wanderwellen. 1961 erhielt er dafür den Nobelpreis. Noch nicht lange bekannt ist, dass die Sinneszellen nicht nur eine

Umsetzung des Schalles in die neuronale Erregung bewirken. Zusätzlich erfolgt eine frequenzselektive Verstärkung durch die äußeren Sinneszellen.

Da die Schnecke von inkompressiblen Wandungen des Felsenbeins umgeben ist, muss für die Bewegung der Perilymphe in der Schnecke ein Ausgleich vorhanden sein. Dieser erfolgt über die Schneckenspitze im Helicotrema durch die Scala tympani zum runden Fenster, einer weiteren elastischen Membran, die an das Mittelohr grenzt. Sie bewegt sich gegenphasig zum ovalen Fenster.

Ebenfalls Teil des Innenohres ist das zu KESSELs Zeiten noch nicht vollständig verstandene Gleichgewichtsorgan (Vestibularorgan), das aus drei Bogengängen und den Vorhofsäckchen (Utriculus und Sacculus) besteht. Deren Sinneszellen informieren über unsere Position im Raum und ihre Veränderungen. Diese Informationen werden durch den anfangs gemeinsam mit dem Hörnerv verlaufenden Gleichgewichtsnerv zu den zentralen Gleichgewichtszentren fortgeleitet.

Mittelohr

Das Mittelohr besteht aus

- dem Paukenraum (Cavum tympani), dem Mittelohr im engeren Sinne, in dem sich die Gehörknöchelchen Hammer (Malleus), Amboss (Incus) und Steigbügel (Stapes) mit Bändern und Muskeln, auf die wir unter 1.2.2 zu sprechen kommen, befinden,
- mit ihm in Verbindung stehenden lufthaltigen Räumen des umgebenden Schläfenknochens sowie
- der Ohrtrompete (Tuba auditiva). Diese führt von der „Pauke“ zum Rachen und ermöglicht den funktionell und pathogenetisch wichtigen Druckausgleich.

Von der „Pauke“ gelangt man über das Antrum in die retrotympanalen lufthaltigen Räume (Zellen) des Warzenfortsatzes (Processus mastoideus). Sie sind unterschiedlich stark ausgebildet, was für Krankheitsverläufe bestimmend sein kann. Starke Ausdehnung (gute Pneumatisation) dieser von Schleimhaut ausgekleideten Zellen, die bis in die Schläfenschuppe, das Jochbein und die Spitze des Felsenbeines reichen können, begünstigt akute Mittelohrentzündungen und ihre Komplikationen. Geringe Ausdehnung (schlechte Pneumatisation) fördert Knocheneiterungen (Cholesteatom). Diese „Pneumatisationslehre“ war über Jahrzehnte Gegenstand wissenschaftlicher Auseinandersetzungen, die zur Zeit von KESSEL begannen.

Der für das Hören wichtigste Bereich, die „Pauke“, wird nach außen durch das Trommelfell, in das der Hammerhandgriff eingewebt ist, nach innen durch Strukturen des Felsenbeines begrenzt. Letztere enthalten u. a. das ovale und das runde Fenster, zwischen denen die basale Schneckenwindung als Promontorium vorspringt. Über ihnen verläuft ein Teil des knöchernen Kanals des Gesichtsnerven (N. facialis). Relativ dünner Knochen (Tegmen tympani) grenzt die „Pauke“ nach oben von der mittleren Schädelgrube ab, den Paukenboden bildet der Knochenkanal des Hirnblutleiters Vena jugularis. Auch die hintere

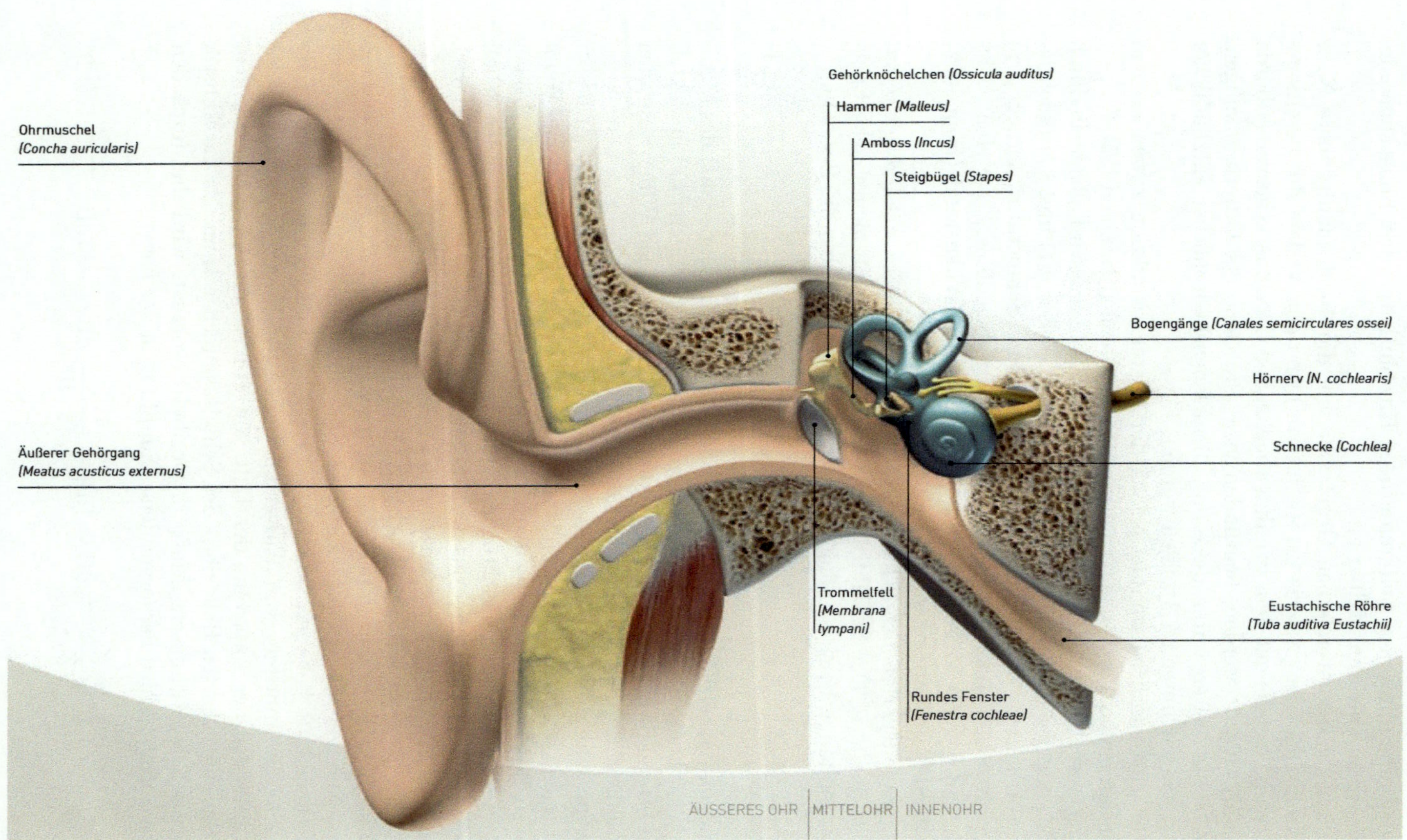

Abbildung 1.2. Schnittdarstellung des menschlichen Ohres. Quelle: KIND Hörgeräte.

Schädelgrube mit einem weiteren großen Hirnblutleiter, dem Sinus sigmoideus, liegt dem Ohr unmittelbar an.

Allein diese anatomischen Gegebenheiten, die durch unmittelbare Nähe der Kopfschlagader (Arteria carotis interna) und den Verlauf des bereits genannten N. facialis mit dem von ihm abgehenden Geschmacksnerven (Chorda tympani) ergänzt werden, begründen viele Probleme der Ohrerkrankungen. Zu KESSELs Zeiten waren diese vor allem lebensbedrohlicher entzündlicher Natur, wie wir unter 1.2.3 zeigen werden.

Zunächst möchten wir uns jedoch der Mittelohrfunktion zuwenden und hierzu auf einige akustische Grundbegriffe zu sprechen kommen [17].

Die Leistungsaufnahme von physikalischen Systemen wird allgemein durch ein Produkt zweier von der Zeit t abhängigen Größen $u(t)$ und $i(t)$ beschrieben, wobei u für eine Differenzgröße (Spannung, Temperatur, Druck, ...) und i für eine Flussgröße (Strom, Wärmestrom, Schallfluss, ...) steht. Diese Größen werden so gewählt, dass sie über einen Widerstand (Impedanz) miteinander zusammenhängen.

Im Falle einer ebenen Schallwelle heißen diese Größen *Schalldruck* p und *Schallschnelle* v. Der Schalldruck, der, wie erwähnt, die menschliche Lautheitsempfindung bewirkt, hängt mit der Schallschnelle über die Beziehung

$$\frac{p}{v} = Z_0 \tag{1.1}$$

zusammen, wobei Z_0 die Impedanz (genauer: Schallkennimpedanz) des Mediums bezeichnet. Analog zu dem bekannten Ohmschen Widerstand in elektrischen Stromkreisen beschreibt die akustische Impedanz den Widerstand, den das Medium der Schallausbreitung entgegensetzt.

Wenn nun zwei Medien aneinanderstoßen, wird der Schall um so besser übertragen, je genauer die Impedanzen der Medien übereinstimmen. Wenn sich also die Cochlea in einer wässrigen Umgebung befinden würde, wie das bei unseren entwicklungsgeschichtlichen Vorfahren gewesen ist, hätte der Schall keine Schwierigkeiten, über das ovale Fenster in das eigentliche Hörorgan einzudringen, da sich die Impedanzen von Meerwasser und der Lymphflüssigkeit des Innenohres nur wenig unterscheiden.

Anders ist die Situation bei den Lebewesen, die sich das Landleben erobert haben. Nehmen wir nun folgerichtig an, dass sich auf der Außenseite des ovalen Festers Luft befindet. Setzt man näherungsweise für die Flüssigkeit im Innenohr die Impedanz von Wasser mit $1,48 \cdot 10^6$ Nsm^{-3} an, unterscheidet sich diese von der Impedanz der Luft von 414 Nsm^{-3} so stark, dass man fast von einer „harten Reflexion" des Schalles sprechen kann. Da die Akustik traditionell logarithmische Maße in Dezibel bevorzugt, wird die durch den Impedanzunterschied hervorgerufene Dämpfung in der Form

$$10 \lg \frac{Z_{0,Ohr}}{Z_{0,Luft}} \,\mathrm{dB} = 10 \lg \frac{414}{1,48 \cdot 10^6} \,\mathrm{dB} \approx -35 \,\mathrm{dB} \tag{1.2}$$

angegeben.

Das Mittelohr, das sich phylogenetisch aus einem Kiemenschlitz der Fische entwickelt hat, löst das Problem der erforderlichen Impedanzanpassung zwischen der Flüssigkeit des Innenohres und der Umgebungsluft. Sie erfolgt durch zwei Mechanismen:

1. Die Fläche des Trommelfelles A_T ist mit ca. 80 mm^2 deutlich größer als die der Fußplatte des Stapes A_S, die auf das ovale Fenster einwirkt und ca. 3,2 mm^2 groß ist.
2. Die Kette der genannten Gehörknöchelchen kann vereinfacht als ein Hebelsystem angesehen werden, das die Schallenergie vom Trommelfell zum ovalen Fenster mechanisch fortleitet und durch ein Hebelverhältnis h numerisch ausgedrückt werden kann. Dessen Größe ist schwer bestimmbar und wird zwischen 1 und 1,5 angegeben.

Eine ganz grobe Überschlagsbetrachtung mit diesen Parametern liefert für das Verhältnis der Schalldrücke p am Trommelfell (T) und am ovalen Fenster (S) die Beziehung

$$\frac{p_S}{p_T} = \frac{A_T \cdot h}{A_S}. \tag{1.3}$$

Setzt man die oben genannten Zahlenwerte ein und drückt das Verhältnis wieder logarithmisch aus, erhält man eine Verbesserung des Schalldrucks durch das Mittelohr in einer Größenordnung um 30 dB.

Äußeres Ohr

Ohrmuschel, Gehörgang und die Außenseite des Trommelfells bilden das äußere Ohr. Es hat offenbar die Aufgabe, den Schall an das geschützt liegende Trommelfell heranzuleiten. Dabei sind zwei Besonderheiten erwähnenswert:

Die *Ohrmuschel* besitzt Bedeutung für das Richtungshören. Während die Richtung einer Schallquelle in der horizontalen Ebene leicht durch die Laufzeit- und Lautheitsunterschiede in den beiden Ohren ermittelt werden kann, versagt dieses Verfahren, wenn es um die Richtung in der Medianebene, also um Höhendifferenzen, geht. Hier werden die unregelmäßigen Strukturen der Ohrmuschel genutzt, um durch deren Kammfilterwirkung die Höhe der Schallquelle abzuschätzen. Die moderne Audiotechnik beschreibt die Beeinflussung der Schallübertragung durch die Kopfform einschließlich der Ohrmuschel durch eine Frequenzfunktion, die als HRTF (Head Related Transfer Function) bezeichnet wird und beispielsweise dann berücksichtigt werden muss, wenn man mit Hilfe von Kopfhörern den gleichen Höreindruck erzielen will wie das akustische Original.

Im Mittel hat der *Gehörgang* eine Länge l von etwa 23 mm und einen Radius r von 3 bis 4 mm. Dass der Schall auf seinem Weg durch den Gehörgang nicht weitgehend durch seine weichen Wände absorbiert wird, liegt an seinen Abmessungen. Eine erste Abschätzung dieser Wirkung erhält man, indem man den Gehörgang als Rohrresonator betrachtet, der ein geschlossenes Ende (innen) und ein offenes Ende (außen) hat. Im Resonanzfall muss an dem geschlossenen Ende ein Schwingungsknoten und am offenen Ende ein Schwingungsbauch liegen, was erstmalig bei $l = \lambda/4$ der Fall ist[1]. Man verbessert die Genauigkeit der Rechnung, wenn man am offenen Ende eine „Mündungskorrektur" von $\Delta l = \pi r/4$ addiert. Dann liegt die erste Resonanzfrequenz bei

$$f_1 = \frac{c}{\lambda} = \frac{c}{4 \cdot (l + \Delta l)} = \frac{343\,\mathrm{m/s}}{(4 \cdot 23 + \pi \cdot 4)\,\mathrm{mm}} = 3,25\,\mathrm{kHz}. \tag{1.4}$$

Detailliertere Berechnungen zeigen, dass im Frequenzbereich von 2 bis 4 kHz eine Resonanzüberhöhung von etwa 20 dB erfolgt und damit gerade der Bereich, in dem das Spektrum des Sprachschalles liegt, besonders gut übertragen wird.

Generell ist zu bemerken, dass derartige Überschlagsrechnungen nur einen sehr groben Eindruck vom Übertragungsverhalten des Hörorgans vermitteln. Natürlich gibt es inzwischen anspruchsvolle Modelle, die das Verhalten des Ohres simulieren und auf die Zahlenwerte von ausgeklügelten Messungen zurückgreifen können [15, 28]. Trotzdem bleiben nach vielen Jahrzehnten der Forschung noch erstaunlich viele Fragen offen, so dass das folgende Zitat aus der Einleitung zu einem Lehrbuch von einem der Pioniere der Psychoakustik, E. Zwicker (1924 – 1990), immer noch Gültigkeit hat [29]:

> „Psychoakustische Ergebnisse, die ja Hörempfindungen beschreiben, werden in dieser Abhandlung in naturwissenschaftlichen Gleichungen und entsprechenden graphischen Darstellungen ausgedrückt. Dies sollte den Leser nicht dazu verleiten, das Gehörorgan nur als einen einfachen Apparat zu betrachten, dessen ‚Datenblatt' kennenzulernen sei. Dem Autor ist es ein Anliegen, auf das im echten Sinne ‚Wunderbare' des Gehörs hinzuweisen. Die modernste Elektronik ist nicht in der Lage, auch nur einigermaßen das nachzubilden, was uns als gesundes Gehör geschenkt ist. Demnach darf und soll das Studium des menschlichen Gehörs und seiner Eigenschaften auch dazu dienen, sich im Wundern zu üben."

1.2.2 Kenntnisstand um 1850

Die Geschichte der Ohrenheilkunde von Anbeginn und speziell auch den Kenntnisstand in der ersten Hälfte des 19. Jahrhunderts beschrieb vor mehr als 100 Jahren auf faszinierende Weise Adam Politzer [25]. Prägnante Schilderungen des Erkenntniszuwachses bis in unsere Zeit findet man u. a. bei H. Feldmann [3] und A. H. Gitter [5]. Weiterhin existiert eine ausführliche Darstellung der Geschichte der gesamten Hals-Nasen-Ohrenheilkunde unter besonderer Berücksichtigung des frankophonen Sprachraumes [27]. Deshalb sollen hier nur wenige Aspekte betont werden.

Da die moderne Anatomie ihre Wurzeln in der Renaissancezeit hat, verwundert es nicht, dass die erste bekannte Abbildung der Gehörknöchelchen

[1] Mit λ bezeichnet man die Wellenlänge und mit c die Schallgeschwindigkeit, die mit der Frequenz f über die Beziehung $c = f \cdot \lambda$ zusammenhängen.

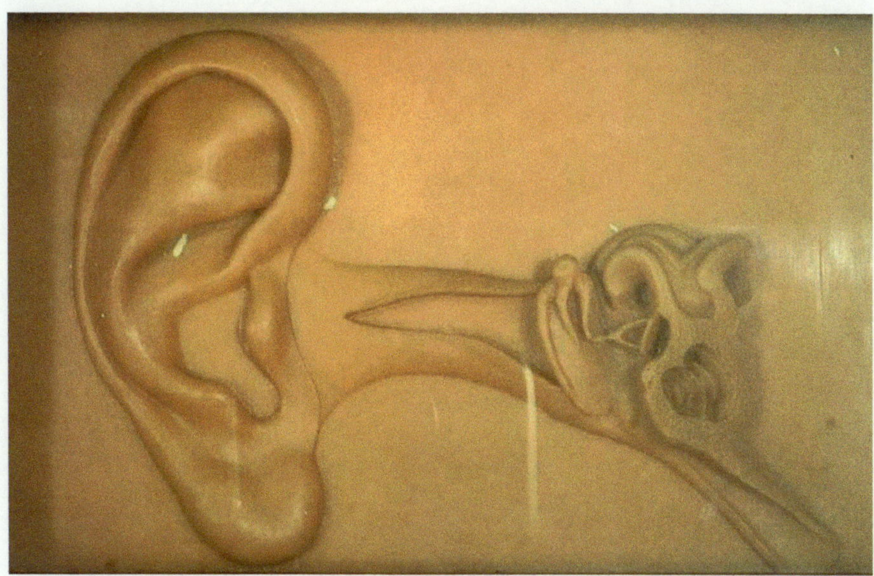

Abbildung 1.3. Wachsrelief zur Ohranatomie (rechtes Ohr) von JOSEF BENEDIKT KURRIGER (1754 – 1819), um 1800, nach einer Illustration von A. SCARPA aus dem Jahre 1795. Anatomische Sammlung der Hochschule für Bildende Künste Dresden [23], Fotografie (Ausschnitt) von LUISE KOBER und JOHANNA LANG.

Hammer und Amboss aus dem Jahre 1543 stammen; Autor war der flämische Anatom ANDREAS VESALIUS. Einen Höhepunkt der otologischen Forschung erreichte der von seinen Zeitgenossen bewunderte Italiener ANTONIO SCARPA (1747 - 1832), indem er „die vormikroskopische Methode insoferne zum Abschluss brachte, als die meisten Angaben SCARPAs noch heute Geltung haben" [25]. Nach seinen Illustrationen wurden eindrucksvolle Modelle gestaltet, von denen ein Beispiel in Abbildung 1.3 wiedergegeben ist [23].

Eine sehr detaillierte Beschreibung der Ohranatomie und -embryologie legte 1844 der Anatom EMIL HUSCHKE (1797 - 1858, Abbildung 1.5) vor [26], mit dem wir die Lebenszeit KESSELs erreichen. Als Sohn des Weimarer Hofarztes W. E. C. HUSCHKE, der auch GOETHE betreute, begegnen wir ihm unter 7.2.1 als bedeutendem Mitglied der Jenenser Medizinischen Fakultät wieder. In seinem Werk sind Beschreibungen des äußeren Gehörgangs, der Mittelohrstrukturen, des Innenohres einschließlich der Bogengänge und des Vorhofs sowie deren Blutversorgung enthalten. Auch die Funktion der kleinen Mittelohrmuskeln Musculus tensor tympani und Musculus stapedius wurde richtig beobachtet.

Da letztere in den wissenschaftlichen Arbeiten J. KESSELs und E. MACHs sowie danach für KESSEL in der Chirurgie des Ohres eine wesentliche Rolle spielten, seien sie kurz beschrieben (Abbildung 1.4). Der Musculus tensor tympani, der vom V. Hirnnerven (N. trigeminus) – entwicklungsgeschichtlich der

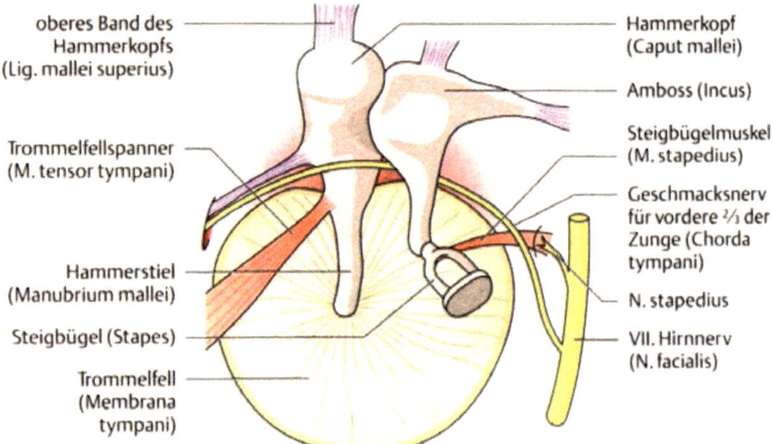

Abbildung 1.4. Ansicht der Rückseite des rechten Trommelfelles aus dem Inneren der Paukenhöhle mit Darstellung des M. tensor tympani und des M. stapedius. Abbildung aus [2] mit Genehmigung der Georg Thieme Verlag KG.

Nerv des ersten Kiemen- (= Schlund-) Bogens – innerviert wird, entspringt an der Ohrtrompete und setzt mit seiner kleinen Sehne am Hammerhandgriff auf der inneren Seite des Trommelfells an. Damit ist er chirurgisch gut zugänglich, was umso mehr für die in früheren Jahren häufigen chronischen Mittelohrentzündungen mit großen Trommelfelldefekten wesentlich war. Bei seiner Kontraktion werden der Hammer und mit ihm die zentralen Trommelfellpartien nach innen gezogen und das Trommelfell gespannt.

Der Musculus stapedius, kleinster willkürlich arbeitender Muskel unseres Körpers, entspringt in der Tiefe der Paukenhöhle aus der Eminentia pyramidalis. Er wird vom VII. Hirnnerven (N. facialis) – entwicklungsgeschichtlich dem zweiten Kiemenbogen entstammend – innerviert. Seine Sehne zieht zum Hals des Steigbügels. Bei Kontraktion, die bei hohen Schalldrücken reflektorisch erfolgt, verkantet der Stapes im ovalen Fenster. Ab einem Schalldruck von etwa 70 dB wird weniger Energie auf das Labyrinth fortgeleitet. Es resultiert ein Schallschutz, der als Stapediusreflex auch diagnostisch genutzt wird. Die Sehne des M. stapedius liegt tief in der Paukenhöhle und ist chirurgisch schwer zugänglich. Sie ist nur erreichbar, wenn ein Defekt der hinteren oberen Gehörgangswand besteht oder geschaffen wird. Letzteres war ohne Operationsmikroskop und in vorantibiotischen Zeiten mit hohen Risiken verbunden.

Grundlegende Erkenntnisse zur Hörphysiologie fasste der überragende Physiologe dieser Zeit, Johannes Müller (1801 – 1858, Abbildung 1.5), 1838 in seinem „Handbuch der Physiologie des Menschen'" zusammen [24]. Darin werden die Aspekte der Schallleitung einschließlich der Funktion der Ohrtrompete und auch des Übergangs des Schalls durch die Fußplatte des

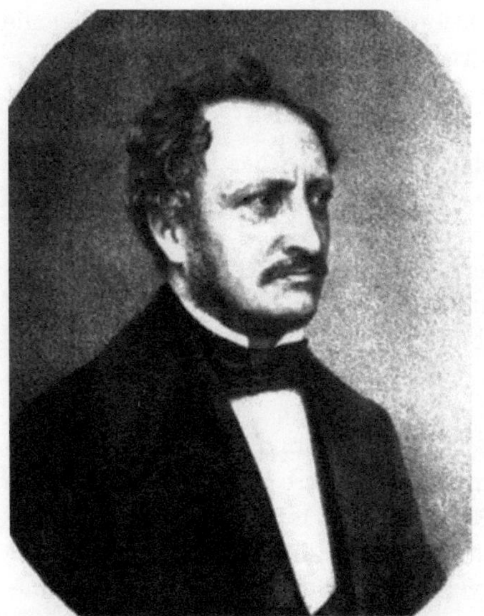
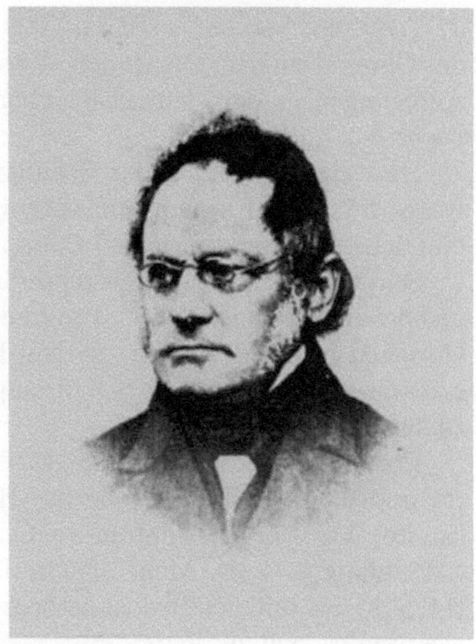

Abbildung 1.5. Der Physiologe JOHANNES MÜLLER (links) und der Anatom EMIL HUSCHKE (rechts). Porträts aus [25].

Steigbügels auf das flüssige Medium (Perilymphe) richtig interpretiert. Als Beispiel möge das folgende Zitat dienen [24, S. 425]:

> „Die intensive Schallleitung von der Oberfläche des Thiers bis zum Labyrinthwasser erfordert bei einem in der Luft lebenden Thiere einen viel zusammengesetztern Apparat, als bei den Wasserthieren.“

Manch Anderes, besonders die Verarbeitung des Schalls im Innenohr und die Gleichgewichtsfunktion, konnte noch nicht richtig gedeutet werden. Dennoch lagen bereits grundlegende anatomische und physiologische Erkenntnisse vor, die noch der Überführung in die medizinische Praxis harrten.

JOHANNES MÜLLER, der von 1833 bis zu seinem Tode 1858 an der Berliner Universität lehrte, verkörpert wie kein anderer die Herauslösung der Physiologie aus der Anatomie als selbständiges wissenschaftliches Gebiet. Unter seinen Schülern sind insbesondere ERNST WILHELM VON BRÜCKE (1819 – 1892, Abbildung 4.10), HERMANN VON HELMHOLTZ (1821 – 1894, Abbildung 5.6) und EMIL HEINRICH DU BOIS-REYMOND (1818 – 1896) zu nennen. Zu diesem Kreis schloss der in Marburg habilitierte CARL FRIEDRICH WILHELM LUDWIG (1816 – 1895, Abbildung 4.10) im Jahre 1847 engen und dauerhaften Kontakt. Die vier letztgenannten, die auch als „Gruppe 1847“ bezeichnet werden, gelten als Begründer der modernen, naturwissenschaftlich begründeten Physiologie. Der Briefwechsel dieses Kreises ist in sorgfältig kommentierten Ausgaben erschlossen [14, 16].

Die weitere Entwicklung einer eigenständigen Ohrenheilkunde setzte erst nach Mitte des 19. Jahrhunderts ein. Hierzu trug wesentlich der Engländer

J. Toynbee bei, der an über 2.000 Sektionen die Anatomie und Pathologie des Ohres studierte. Durch den Würzburger A. von Tröltsch wurden seine Anregungen in den deutschsprachigen Raum übertragen und weitergeführt (siehe 3.3.3).

Dass das Mittelohr der Schallleitung dient und über die Eustachische Röhre mit dem Rachenraum verbunden ist, war bekannt, wurde aber nicht hinreichend diagnostisch und therapeutisch genutzt.

Schwerhörigkeit, mangels reproduzierbarer Hörprüfungsmethoden von tatsächlicher Taubheit kaum abzugrenzen, konnte noch nicht differenziert auf Ursachen bezogen werden. So wurde häufig „nervöse Schwerhörigkeit" diagnostiziert, ohne die den Schall empfindenden und fortleitenden Strukturen zu kennen.

Erst 1851 entdeckte Alfonso Corti die Hör-Sinneszellen des Innenohres und das Ganglion spirale des Hörnerven, weshalb sein Mentor, der bekannte Würzburger Anatom Kölliker, es „Cortisches Organ" benannte (Abbildung 3.7) [1]. Mehr als ein Jahrzehnt sollte dann noch vergehen, bis Helmholtz mit der Resonanztheorie versuchte, neue anatomische Erkenntnisse funktionell zu deuten [6].

Im Dunkeln blieben die Kenntnisse über das Gleichgewichtsorgan. Obwohl P. Flourens erstmals 1824 zu Störungen des Gleichgewichtes nach Durchschneidung der Bogengänge berichtet hatte [4], blieb dieses ein halbes Jahrhundert unbeachtet. Schwindel wurde als ausschließlich durch das Gehirn hervorgerufen angesehen. Dem Ohr wurde weiterhin keine Gleichgewichtsfunktion zugebilligt, was zu Irrtümern, auch in der Arbeit J. Kessels, führte.

Um Erkrankungen des Ohres besser diagnostizieren und behandeln zu können, bedurfte es einer wesentlichen Erweiterung der morphologischen und funktionellen Kenntnisse. Dem wandte sich die in den folgenden Jahren entstehende erste Otologen-Generation, zu der J. Kessel zählte, engagiert zu.

1.2.3 Ohrenkrankheiten und ihre Behandlung um 1850

Die beschriebenen neuen Kenntnisse waren auf experimentellem Wege und durch Befunde an Verstorbenen gewonnen worden. Ihre Überführung in die ärztliche Praxis scheiterte teilweise an den krankheitsphilosophischen Vorstellungen und an noch fehlenden Untersuchungs- und Behandlungsmöglichkeiten.

Man inspizierte mittels dürftiger Beleuchtungsapparate oder bei Sonnenlicht, wobei es erst der durch von Tröltschs Engagement in Gebrauch kommende Hofmannsche Ohrenspiegel ermöglichte, das Licht in der Sichtachse zu zentrieren (Abbildung 1.6; vgl. auch [3, Kap. 1]).

Dass der schwer zu erhebende Trommelfellbefund ein Abbild der Mittelohrpathologie bietet, war nicht geläufig. Versuche, das Trommelfell zu sondieren, waren gefährlich, und Lufteinblasung über die Nase (Valsalvascher Versuch) brachte nur eine Aussage, falls ein Loch im Trommelfell war.

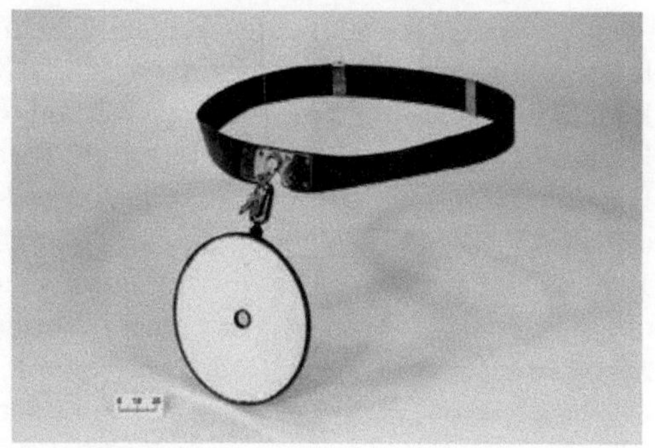

Abbildung 1.6. Stirnspiegel mit Stirnband. TU Dresden, historische akustisch-phonetische Sammlung (HAPS), Foto: R. DIETZEL [22]. – Die Erfindung des in der Mitte durchbohrten Reflektors für die Beleuchtung enger Körperhöhlen geht auf den Arzt FRIEDRICH HOFMANN (1841) zurück [3].

Schon länger gab es aber vor allem in England und Frankreich Versuche, die Ohrtrompete vom Rachen oder der Nase her zu sondieren, doch war das kein Allgemeingut. Somit leiteten sich Diagnose und Therapie meist von den Symptomen her: Ohrenschmerzen, Ohrausfluss, Schwellungen, Schwerhörigkeit, Ohrensausen und häufig starke Beeinträchtigung des Allgemeinbefindens (wohin auch der Schwindel eingeordnet wurde), da es sich meist um entzündliche Erkrankungen handelte.

Diese waren gefürchtet, da lebensbedrohend. Ihre bakteriellen Ursachen kannte man noch nicht. Hygiene und Infektionsprophylaxe (Asepsis, Antisepsis) wurden erst nach I. SEMMELWEIS geübt. Bis zur Entdeckung der Antibiotika sollte noch ein Jahrhundert vergehen.

Die Behandlung blieb fast ausschließlich intern-konservativ und wurde durch lokale Maßnahmen wie Ohrspülungen, Ätzungen, Lufteinblasungen und entzündungshemmende Umschläge ergänzt.

Nicht entzündliche Erkrankungen traten demgegenüber in den Hintergrund, meist als nervöse Schwerhörigkeit oder Taubheit eingeordnet. Sie wurden durch Bäder aller Art, Brech-, Abführ- und andere Kuren, Blutegel, Galvanismus u. v. m. zu behandeln versucht. Hierzu bieten die Krankengeschichten von L. VAN BEETHOVEN und F. SMETANA beispielhaft Anschauliches, so dass wir uns der abschließenden Einschätzung POLITZERs anschließen möchten [25, S. 467]:

> „Zu einer Zeit, da andere Zweige der Medizin von der anatomischen Denkweise bereits durchdrungen waren, verharrte die Ohrenheilkunde noch im wesentlichen bei der symptomatischen Krankheitsauffassung und bei einer zum Teil obsolet gewordenen Therapie."

1.3 Wie dieses Buch entstand

Dieses Buch ist eine Gemeinschaftsarbeit von drei Autoren, die sich dem Thema von unterschiedlichen Seiten genähert haben.

LUTZ-PETER LÖBE (Jahrgang 1943) war von 1968 bis 1982 an JOHANNES KESSELs letzter Wirkungsstätte, der nunmehr zur HNO-Klinik gewordenen ehemaligen Ohrenklinik der Friedrich-Schiller-Universität Jena, tätig. 1982 folgte er einem Ruf auf den Lehrstuhl für HNO-Heilkunde und als Direktor der Klinik und Poliklinik für HNO-Krankheiten der Martin-Luther-Universität Halle-Wittenberg, die er bis Ende 1992 leitete. Beide Kliniken hatten bei der Herausbildung der Ohrenheilkunde sowie deren weiterer Geschichte eine herausragende Rolle gespielt. Ohnehin historisch interessiert, entdeckte LÖBE 1985 240 an den Gründer der Hallenser Universitäts-Klinik und Herausgeber der ersten Fachzeitschrift „Archiv für Ohrenheilkunde" HERMANN SCHWARTZE gerichtete Briefe. Sie stammten, wie auch weitere persönliche Dokumente, aus der zweiten Hälfte des 19. Jahrhunderts. Auszüge davon publizierte er ([18] bis [21]), darunter die vom Fachlichen sehr aufschlussreichen, aber auch ganz persönlichen Schreiben J. KESSELs an H. SCHWARTZE sowie Briefe des bedeutenden Physikers E. MACH. Daraus entstand die Zusammenarbeit mit R. HOFFMANN, der sich von der akustischen und phonetischen Seite diesem historischen Thema zugewandt hatte. Bis zu deren Beginn 2008 vergingen einige Jahre, da LÖBEs Tätigkeit in eigener Niederlassung mit Führung einer Belegstation am St. Elisabeth-Krankenhaus Dorsten von 1993 bis 2005 hierzu keine zeitlichen Möglichkeiten bot. Nach Eintritt in das Rentenalter ist LÖBE als HNO-Arzt an der Reha-Klinik Borkum Riff der Deutschen Rentenversicherung Bund weiterhin aktiv.

RÜDIGER HOFFMANN (Jahrgang 1948) war bis 2014 Inhaber der Professur für Systemtheorie und Sprachtechnologie am Institut für Akustik und Sprachkommunikation der Technischen Universität Dresden. In den letzten Jahren war er u. a. an dem Projekt „Implantierbarer Schallsensor-Schallgeber-Wandlerbaustein im Mittelohr für die apparative Hörrehabilitation" beteiligt, das unter der Leitung von Prof. Dr. THOMAS ZAHNERT, Direktor der HNO-Klinik des Universitätsklinikums an der TU Dresden, stand. Er ist jetzt Seniorprofessor der TU Dresden und Gastprofessor der School of Foreign Languages der Tongji University Shanghai. Seine Beschäftigung mit historischen Themen geht auf seine Tätigkeit als Beauftragter für die historische akustisch-phonetische Sammlung (HAPS) der TU Dresden zurück, die er gemeinsam mit DIETER MEHNERT, bis 1996 Inhaber des Lehrstuhls für Phonetik an der Humboldt-Universität zu Berlin, aufgebaut hat [10]. Seine Beschäftigung mit KESSEL begann mit der Analyse der in der HAPS vorhandenen mechanischen Stimmen, auf die im vorliegenden Buch in Abschnitt 8.2.4 eingegangen wird [8, 9]. Sein Interesse wuchs mit der Erkenntnis, dass KESSEL insbesondere durch seine Zusammenarbeit mit MACH auch Bedeutung für die Geschichte der Hörakustik erlangt hat. Bei seinen Recherchen kam er in Kontakt mit L.-P. LÖBE, und beide beschlossen, die Arbeiten gemeinsam weiter zu führen [11, 12, 13].

Während dieser gemeinsamen Arbeit wurde klar, dass die Wirkungzeit KESSELs an der Universität Jena in den Jahren 1886 – 1907 bereits akribisch untersucht worden war und als Teil der Dissertation von W. PFEIFFER vorlag [KB-95].

Wieland Pfeiffer absolvierte nach Abitur und Wehrdienst ab 1998 das Studium der Humanmedizin an der Friedrich-Schiller-Universität Jena. Mit Professor Eggert Beleites (1939 – 2006), Direktor der HNO-Klinik Jena und damaliger Präsident der Landesärztekammer Thüringen, fand er einen Doktorvater, der medizinhistorischen Themen sehr aufgeschlossen gegenüberstand. Schließlich enstand nach umfangreichen Recherchen in Archiven die oben erwähnte Dissertation „Entwicklung von Klinik und Lehrstuhl für HNO-Heilkunde an der Universität Jena von 1884 bis 1957“, welche die bis dato weitgehend unbearbeitete medizinhistorische Entwicklung des Faches in Jena nachzeichnete. Nach erfolgter Promotion 2006 absolvierte Herr Pfeiffer in westsächsischen Krankenhäusern und Praxen die Weiterbildung zum Facharzt für Allgemeinmedizin. Seit 2012 ist er in einem MVZ in Greiz/Thüringen beschäftigt.

Herr Pfeiffer wurde gebeten, die auf das Wirken von Kessel bezogenen Teile seiner Dissertation für das vorliegende Projekt beizusteuern. Das Ergebnis zeigt, dass er dieser Bitte bereitwillig nachgekommen ist. Die Abschnitte 7.2.2 bis 7.8.3, also fast das gesamte erste Jena-Kapitel dieses Buches, sowie der Abschnitt 9.2.1 des Kapitels „Nachwirkungen“ stammen aus seiner Dissertation.

1.4 Danksagung

Ein großer Teil der biografischen Informationen, persönlichen Unterlagen und Bilder, auf die wir zurückgreifen konnten, wurde uns großzügig von Nachkommen aus den Familien von Johannes Kessel und seiner Frau Marie Moritsch zur Verfügung gestellt. Unser herzlicher Dank gilt dafür der Enkelin, Frau Sonjamaria Mentz †, und dem Enkel, Herrn Dipl.-Ing. Ervino Kessel (Massagno).

Die Tradition der Familie Kessel auf dem Weingut Kapellenhof in Selzen wird durch die Familie Schätzel fortgesetzt; wir danken Herrn Volker Schätzel und dem Ehepaar Sabine und Thomas Schätzel für ihre freundliche und bereitwillige Unterstützung. Aus der Familie des Doktorvaters von Kessel schulden wir herzlichen Dank Herrn Carl Udo Wernher (Nierstein).

Auch aus der Familie von Kessels Gattin erhielten wir großzügige Unterstützung durch Herrn Prof. Dr. Ernst Moritsch (Wien) und aus der mit der Familie Moritsch verschwägerten Familie Pichler durch Herrn Hofrat i. R. Dr. Arnulf B.E.J. Pichler-Stainern (Villach). Auch ihnen gilt unser herzlicher Dank.

Weiterhin danken wir für ihre Unterstützung der Autorin der ersten größeren biografischen Arbeit über Kessel [KB-90], Frau Dr. Gertraud Stelzig (Heppenheim), und dem Heimatforscher Herrn Walter Schwamb (Köngernheim).

Darüber hinaus danken wir zahlreichen Mitarbeiterinnen und Mitarbeitern der nachstehend aufgezählten Archive und anderen Institutionen, die uns bei unserer Materialsuche stes bereitwillig und kompetent unterstützt haben. Wir haben ihre Namen nach bester Kenntnis dankbar erwähnt und bitten an den Stellen um Nachsicht, an denen wir freundliche Helferinnen und Helfer mangels besseren Wissens nicht namentlich aufgeführt haben:

- Angermünde, Ehm-Welk- und Heimatmuseum, Frau J. WALLENTIN, Herr M.-A. TRAPPE
- Beaune, Musée des Beaux-Arts, ehem. Musée Marey, Frau M. LEUBA
- Darmstadt, Evangelische Kirche in Hessen und Nassau, Zentralarchiv, Frau U. DIECKHOFF
- Darmstadt, Haus der Geschichte, Stadtarchiv, Herr P. ENGELS
- Darmstadt, Hessisches Landesmuseum, Herr Dr. K.-D. POHL
- Darmstadt, Hessisches Staatsarchiv, Frau E. HABERKORN
- Darmstadt, Ludwig-Georgs-Gymnasium, Herr Dr. M. ROHDE
- Dresden, Hochschule für Bildende Künste, Anatomische Sammlung, Herr Prof. Dr. I. MOHRMANN
- Dresden, Militärhistorisches Museum, Herr Dr. G. BAUER
- Dresden, Sächsische Landesbibliothek, Staats- und Universitätsbibliothek (SLUB), SG Fernleihe, Frau M. METZ
- Dresden, Stadtarchiv, Frau G. HOPPE
- Dresden, Technische Universität, Institut für Geschichte der Medizin, Frau Prof. Dr. C.-P. HEIDEL, Frau Dr. M. LIENERT
- Dresden, Technische Universität, Kustodie, Herr PD Dr. K. MAUERSBERGER, Frau K. VINCENZ
- Dresden, Universitätsklinikum „Carl Gustav Carus“, Klinik und Poliklinik für Hals-, Nasen- und Ohrenheilkunde, Herr Prof. Dr. T. ZAHNERT
- Erfurt, Angermuseum, Frau L. K. KUNERT
- Erfurt, Fachhochschule, Herr Prof. Dr. S. GÄRTNER
- Gießen, Justus-Liebig-Universität, Universitätsarchiv, Frau Dr. E.-M. FELSCHOW
- Graz, Karl-Franzens-Universität, Universitätsarchiv, Herr Prof. Dr. A. KERNBAUER, Frau S. KRAMMER
- Graz, Steiermärkisches Landesarchiv, Frau Dr. E. SCHÖGGL-ERNST, Herr Dr. G. OBERSTEINER
- Großburgwedel, KIND Hörgeräte, Frau S. STEPHENS
- Halle, Martin-Luther-Universität, Institut für Geschichte und Ethik der Medizin, Herr Prof. Dr. F. STEGER
- Halle, Martin-Luther-Universität, Kustodie, Frau C. HERTEL
- Halle, Universitätsklinikum, Universitätsklinik und Poliklinik für Hals-Nasen-Ohren-Heilkunde, Kopf- und Hals-Chirurgie, Herr Prof. Dr. S. PLONTKE
- Hamburg, Universitätsklinikum, Medizinhistorisches Museum, Frau Dr. A. ZARE, Herr H. ESSLER
- Hradec Králové, Klinika ORL LF UK a FN, Prof. Dr. I. HYBÁŠEK
- Huntsville (AL), University of Alabama, Frau Prof. Dr. C. SCHOLZ
- Jena, Bauaktenarchiv, Frau K. FÜGENER
- Jena, Evangelisch-lutherische Kirchengemeinde, Frau ESSIKE
- Jena, Friedrich-Schiller-Universität, Ernst-Haeckel-Haus, Herr Dr. T. BACH

- Jena, Friedrich-Schiller-Universität, Universitätsarchiv, Frau M. HARTLEB
- Jena, Stadtarchiv, Frau C. MANN, Herr J. JACHE
- Jena, Städtische Friedhöfe, Herr B. FLÖSSNER, Frau G. GRAHNERT
- Jena, Stadtmuseum, Frau B. HELLMANN
- Jena, Stadtverwaltung, Untere Denkmalschutzbehörde, Frau E. ZIMMERMANN
- Jena, Thüringische Universitäts- und Landesbibliothek (ThULB)
- Köln, Alexianer Krankenhaus, Herr P. SCHARFE
- Leipzig, Samuel-Heinicke-Schule, Sächsische Landesschule für Hörgeschädigte, Bibliothek, Frau D. PRELLER
- Leipzig, Universität, Bibliotheca Albertina
- München, Deutsches Museum, Archiv, Herr Dr. M. RÖSCHNER
- Praha, Národní archiv, Herr J. KOLÁČNÝ
- Praha, Odbor Archiv hlavního města Prahy, Frau H. VOBRÁTILKOVÁ
- Praha, Univerzita Karlova, Ústav dějin UK a archiv UK (Institut für Geschichte und Archiv der Karls-Universität), Frau Doz. Dr. I. ČORNEJOVÁ
- Praha, Univerzita Karlova, Ústav dějin lékařství (Institut für Geschichte der Medizin), Herr Dr. K. ČERNÝ
- Praha, Zdravotnické muzeum NLK (Museum der medizinischen Nationalbibliothek), Herr Š. KRÝSL
- Schwarzburg, ehem. Fachhochschule für Forstwirtschaft, Herr Prof. Dr. H. WITTICKE
- Selzen, Evangelische Kirchengemeinde, Pfarrbüro, Frau K. ELTER
- Sitzendorf, Brauchtumsverein, Freundeskreis Macheleid, Frau B. KAUFMANN und Frau I. MÜLLER
- Sonneberg, Deutsches Spielzeugmuseum, Frau S. GÜRTLER, Herr Direktor i. R. Dr. E. HOFMANN
- Speyer, Landesarchivverwaltung Rheinland-Pfalz, Landesarchiv, Frau S. BENDER
- Ulm, Universität, Herr Prof. Dr. W. PIRSIG
- Villach, Museum und Archiv der Stadt Villach, Herr Dr. D. NEUMANN, Frau S. BERTEL
- Wien, Josephinum, Sammlungen und Geschichte der Medizin, MedUni Wien, Frau Dr. R. KOBLIZEK
- Wien, Jüdisches Museum, Frau C. PROKISCH
- Wien, Krankenhaus Hietzing, Vorstand der HNO-Abteilung, Herr Prof. Dr. H. SWOBODA
- Wien, MAK – Österreichisches Museum für angewandte Kunst / Gegenwartskunst, Herr T. MATYK
- Wien, Österreichische Akademie der Wissenschaften, Archiv, Herr Dr. S. SIENELL
- Wien, Österreichisches Staatsarchiv, Frau Dr. S. KÜHBERGER
- Wien, Petrus Apotheke Dr. Kutiak KG, Herr Mag.pharm. E. A. KUTIAK
- Wien, Stadt- und Landesarchiv, Frau Dr. LAICHMANN
- Wiener Neustadt, ehemaliger Vorstand der HNO-Abteilung des Landesklinikum Wiener Neustadt, Herr Dr. R. PAVELKA
- Würzburg, Julius-Maximilians-Universität, Universitätsarchiv, Herr Dr. M. HOLTZ

Die redaktionelle Arbeit an diesem Buch wäre nicht möglich gewesen ohne das Hinterland eines der Autoren, R. Hoffmann, an der Technischen Universität Dresden, der sich bei allen beteiligten Mitarbeiterinnen und Mitarbeitern des Instituts für Akustik und Sprachkommunikation für ihr Verständnis und für mannigfaltige Unterstützung bedankt. Dankbar erwähnt werden soll auch, dass ein beträchtlicher Teil der Recherchekosten für das vorliegende Werk aus Projektmitteln der Professur für Systemtheorie und Sprachtechnologie bestritten werden konnte.

Unmittelbar vor der Drucklegung erreichte uns die Nachricht, dass ein großzügiger Spender den Druckkostenzuschuss übernommen hat. Wir bedanken uns herzlich für diese Unterstützung.

1.5 Editorische Bemerkung

Wie erwähnt, fand sich im Jahre 1985 in Halle ein Konvolut von 240 Briefen an den Mitbegründer und langjährigen Herausgeber des *Archivs für Ohrenheilkunde*, H. Schwartze, aus den Jahren 1855 bis 1907. Unter den Autoren befinden sich die namhaften Vertreter der Otologie und ihrer Nachbargebiete der damaligen Zeit. Zu dem Konvolut gehören auch neun eigenhändige Briefe von Kessel und sechs von Mach, die wir in Anhang B in transkribierter Form wiedergeben.

Teile des Konvolutes dienten bereits als Grundlage für die Publikationen [18], [19] und [21]. Von den im Anhang abgedruckten Briefen Kessels wurden bereits die unter B.2.1 und B.2.8 befindlichen in [19] als Faksimile veröffentlicht. Alle anderen Briefe werden hier erstmalig vollständig wiedergegeben.

Die Transkription der Vorlagen erfolgte möglichst buchstabengetreu; offensichtliche Flüchtigkeitsfehler wurden stillschweigend korrigiert. Eigennamen wurden der besseren Auffindbarkeit wegen in Kapitälchen wiedergegeben. Das von Kessel grundsätzlich verwendete *&* wurde in *und* umgesetzt. Die handschriftliche Ligatur aus langem und rundem *s* wurde entsprechend den heutigen Rechtschreibregeln nach *s/ss/ß* aufgelöst.

Diese Grundsätze wurden sinngemäß auch an anderen Stellen dieses Buches verfolgt, an denen handschriftliche Originale zitiert werden, so auch bei den vier Briefen Kessels an seine Schwiegermutter, die wir in das Kapitel 6 integriert haben.

1.6 Zu den Literatur- und Quellenangaben

Dieses Buch enthält im Anhang C eine Bibliographie der Werke von Johannes Kessel, von der wir hoffen, eine weitestgehende Vollständigkeit erreicht zu haben. Sie enthält auch Angaben zu Rezensionen von Werken Kessels, so weit sie uns aufgefallen sind, und eine Zusammenstellung biografischer Beiträge über Kessel. Auf diese Kessel-Bibliographie (KB) wird im Text in der Form [KB-**] verwiesen.

Ansonsten hat jedes Kapitel sein eigenes Literaturverzeichnis, getrennt nach gedruckten und ungedruckten Quellen. Die zugehörigen Verweise bestehen aus laufenden Nummern in eckigen Klammern, wobei die Zählung in jedem Kapitel neu beginnt.

Für häufig vorkommende Archivbezeichnungen wurden die folgenden Siglen verwendet:

- ThHStAW = Thüringisches Hauptstaatsarchiv Weimar
- ThStAA = Thüringisches Staatsarchiv Altenburg
- UAG = Universitätsarchiv Graz
- UAJ = Universitätsarchiv Jena

Literatur

1. Corti, A.: Recherches sur l'organe de l'ouie des Mammifères. Première partie: Limaçon. Zeitschrift für wissenschaftliche Zoologie 3 (1851) 2, S. 109 - 169. — Reprint als Erinnerungsgabe zum 22nd Workshop on Inner Ear Biology, 15. - 18. September 1985, Universitäts-HNO-Klinik Würzburg.
2. Faller, A.: Der Körper des Menschen. Einführung in Bau und Funktion. Neu bearb. von M. Schünke. Stuttgart / New York: Georg Thieme Verlag, 14. Auflage 2004.
3. Feldmann, H.: Bilder aus der Geschichte der Hals-Nasen-Ohren-Heilkunde. Heidelberg: Median-Verlag 2003.
4. Flourens, P.: Recherches expérimentales sur le propriétés et les fonctions du système nerveux, dans les animaux vertébrés. Paris: Crevot 1842.
5. Gitter, A. H.: Eine kurze Geschichte der Hörforschung. Laryngo-Rhino-Otol. 69 (1990), S. 495 - 500.
6. Helmholtz, H.: Die Lehre von den Tonempfindungen als physiologische Grundlage für die Theorie der Musik. Braunschweig: Vieweg und Sohn 1863.
7. Helmholtz, H.: Die Mechanik der Gehörknöchelchen und des Trommelfells. Archiv für die gesamte Physiologie des Menschen und der Tiere 1 (1868), S. 1 - 60.
8. Hoffmann, R.; Mehnert, D.: Die historische akustisch-phonetische Sammlung der TU Dresden. DAGA 2006, Braunschweig, Tagungsband „Fortschritte der Akustik", S. 331 - 332.
9. Hoffmann, R.; Mehnert, D.: Die Kesselschen Stimm-Mechaniken in der historischen akustisch-phonetischen Sammlung der TU Dresden. DAGA 2007, Stuttgart, Tagungsband „Fortschritte der Akustik", S. 401 - 402.
10. Hoffmann, R.; Mehnert, D.: Early experimental phonetics in Germany – Historic traces in the collection of the TU Dresden. Proc. Int. Congr. of Phonetic Sciences (ICPhS), Saarbrücken, Aug. 6–10, 2007, S. 881–884.
11. Hoffmann, R.; Löbe, L.-P.: Die gemeinsamen Beiträge von Johannes Kessel und Ernst Mach zur Entwicklung der Hörakustik. DAGA 2008, Dresden, Tagungsband „Fortschritte der Akustik", S. 709 - 710.
12. Hoffmann, R.; Löbe, L.-P.: Die gemeinsamen Arbeiten von Johannes Kessel and Ernst Mach in Prag 1871 - 1874. Proceedings of the International Conference on Acoustics, AIA-DAGA 2013, Merano, March 18 - 21, 2013.

13. HOFFMANN, R.; LÖBE, L.-P.: ERNST MACH, JOHANNES KESSEL, and the archive. Proceedings of the conference „Otology Jubilee: 150 years of the 'Archiv für Ohrenheilkunde' (Archive of Otology)“, May 7–10, 2014, in Halle (Saale), Germany. European Archives of Oto-Rhino-Laryngology 271 (2014), published online 30 December 2014, DOI 10.1007/s00405-014-3405-8, S. 15.
14. HÖRZ, H. (Hrsg.): Physiologie und Kultur in der zweiten Hälfte des 19. Jahrhunderts. Briefe an HERMANN VON HELMHOLTZ. Marburg: Basilisken-Presse 1994.
15. HUDDE, H.: A functional view on the peripheral human hearing organ. In: BLAUERT, J. (Ed.), Communication Acoustics. Berlin etc.: Springer 2005, S. 47 – 74.
16. KIRSTEN, C. et al. (Hrsg.): Dokumente einer Freundschaft. Briefwechsel zwischen HERMANN VON HELMHOLTZ und EMIL DU BOIS-REYMOND 1846 – 1894. Berlin: Akademie-Verlag 1986 (Studien zur Geschichte der Akademie der Wissenschaften der DDR, Bd. 9).
17. LERCH, R.; SESSLER, G. M.; WOLF, D.: Technische Akustik. Grundlagen und Anwendungen. Berlin etc.: Springer 2009.
18. LÖBE, L.-P.: Problems of the inner ear as reflected in letters of outstanding otologists sent to HERMANN SCHWARTZE. Proc. VIII International Cochlea Symposion, Halle (Saale), May 28–31, 1987 (Wiss. Beiträge der Martin-Luther-Universität Halle-Wittenberg 1988/15 (R 104)), S. 13 – 14.
19. LÖBE, L.-P.; DIAMANT, H.: Die deutschsprachigen Begründer der Ohrenheilkunde im Spiegel ihrer Briefe. HNO Informationen 2/1996, S. 7 – 18, und 1/1997, S. 15 – 28.
20. LÖBE, L.-P.: Briefe ADAM POLITZERs – Großartiges und Kleinliches; Zufall und Notwendigkeit an der Wiege der Otologie. In: 43. Österreichischer HNO-Kongress, Rust, 15. – 19. September 1999. Otorhinolaryngologia nova 9 (1999) 1-2, S. 9.
21. LÖBE, L.-P.: Briefe ADAM POLITZERs. HNO Informationen 24 (2000) 1, S. 17 – 19.
22. MEHNERT, D.: Historische phonetische Geräte. Katalog der historischen akustisch-phonetischen Sammlung (HAPS) der TU Dresden, erster Teil. Dresden: TUDpress 2012 (Studientexte zur Sprachkommunikation, Band 62).
23. MÜHLENBEREND, S.: Surrogate der Natur. Die historische Anatomiesammlung der Kunstakademie Dresden. München: Wilhelm Fink Verlag 2007 (Phantasos, Bd. 6).
24. MÜLLER, J.: Handbuch der Physiologie des Menschen. Band 2, 2. Abtheilung. Coblenz: Hölscher 1838.
25. POLITZER, A.: Geschichte der Ohrenheilkunde. I – Von den ersten Anfängen bis zur Mitte des neunzehnten Jahrhunderts. Stuttgart: F. Enke 1907. – Reprografischer Nachdruck mit einer Einführung von K. E. ROTHSCHUH. Hildesheim: G. Olms 1967.
26. SÖMMERING, S. T. VON: Lehre von den Eingeweiden und Sinnesorganen des menschlichen Körpers. Umgearb. und beendigt von E. HUSCHKE. Leipzig : Voß 1844.
27. WILLEMOT, J. (Ed.): Naissance et développement de l'Oto-rhino-laryngologie dans l'historie de la médecine. Bruxelles: Acta Medica Belgica 1981, 1704 S. (Acta Oto-Rhino-Laryngologica Belgica, Vol. 35, Supplement II – V).
28. ZAHNERT, T.: Laserinterferometrische Untersuchungen zur Dynamik des gesunden, pathologisch veränderten und rekonstruierten Mittelohres. Habilitationsschrift, Medizinische Fak. der TU Dresden 2002.
29. ZWICKER, E.: Psychoakustik. Berlin etc.: Springer 1982.

2

Selzen
1839 – 1857

2.1 Herkunft

Selzen ist ein Ort in Rheinhessen, der bereits 782 erstmalig urkundlich erwähnt wird, als ein SIGIBERT sein Eigentum in Selzen dem Kloster Lorsch schenkt. Seit dem frühen Mittelalter gehörte Selzen zum Wormser Domstift. Seit dem 15. Jahrhundert gewann die Kurpfalz schrittweise die Herrschaft über den Ort. Sie besaß 1413 bereits drei Höfe, darunter auch den Kapellenhof, aus dem JOHANNES KESSEL stammt [4, 5, 7].

Aus der genealogischen Literatur erfahren wir, dass die Familie KESSEL „eine alte, weitverbreitete rheinhessische Familie" ist [28]. JOHANNES KESSELs Großvater, JOHANN ADAM KESSEL, kam aus Schwabsburg bei Nierstein nach Selzen, wo er am 24. 4. 1798 ANNA MARIA BÜTTEL heiratete.

Das Territorium gehörte zu dieser Zeit zum französischen Département du Mont-Tonnerre (Donnersberg) mit dem Regierungssitz in Mainz. Die seit dem Interventionskrieg 1792 umkämpften linksrheinischen Gebiete Deutschlands waren im 1. Koalitionskrieg durch die französischen Revolutionstruppen im Herbst 1794 besetzt und unter französische Militärherrschaft gestellt worden. In einem geheimen Zusatzartikel des Friedensvertrages von Campo Formio (1797) erkannte Kaiser FRANZ II. den Rhein als Ostgrenze Frankreichs an. Im Frieden von Lunéville (1801) wurden die linksrheinischen Gebiete offiziell an die französische Republik angeschlossen.

Trotz der anfänglichen Belastung durch die Kriegshandlungen erlebte das Land in der „Franzosenzeit" insgesamt eine bedeutende Entwicklung. Die Übernahme der französischen Gesetze trug zum Verfall der feudalen Strukturen bei und führte zur Einführung der bürgerlichen Rechte und Freiheiten. Das Eigentumsrecht der Bauern an ihrem Boden, die Einführung der Gewerbefreiheit und andere Regelungen bewirkten einen starken wirtschaftlichen Aufschwung, der dazu führte, dass sich die linksrheinischen Gebiete „zum fortschrittlichsten deutschen Territorium mit einer starken Bauernschaft und einer sich entfaltenden Bourgeoisie" entwickelten [19].

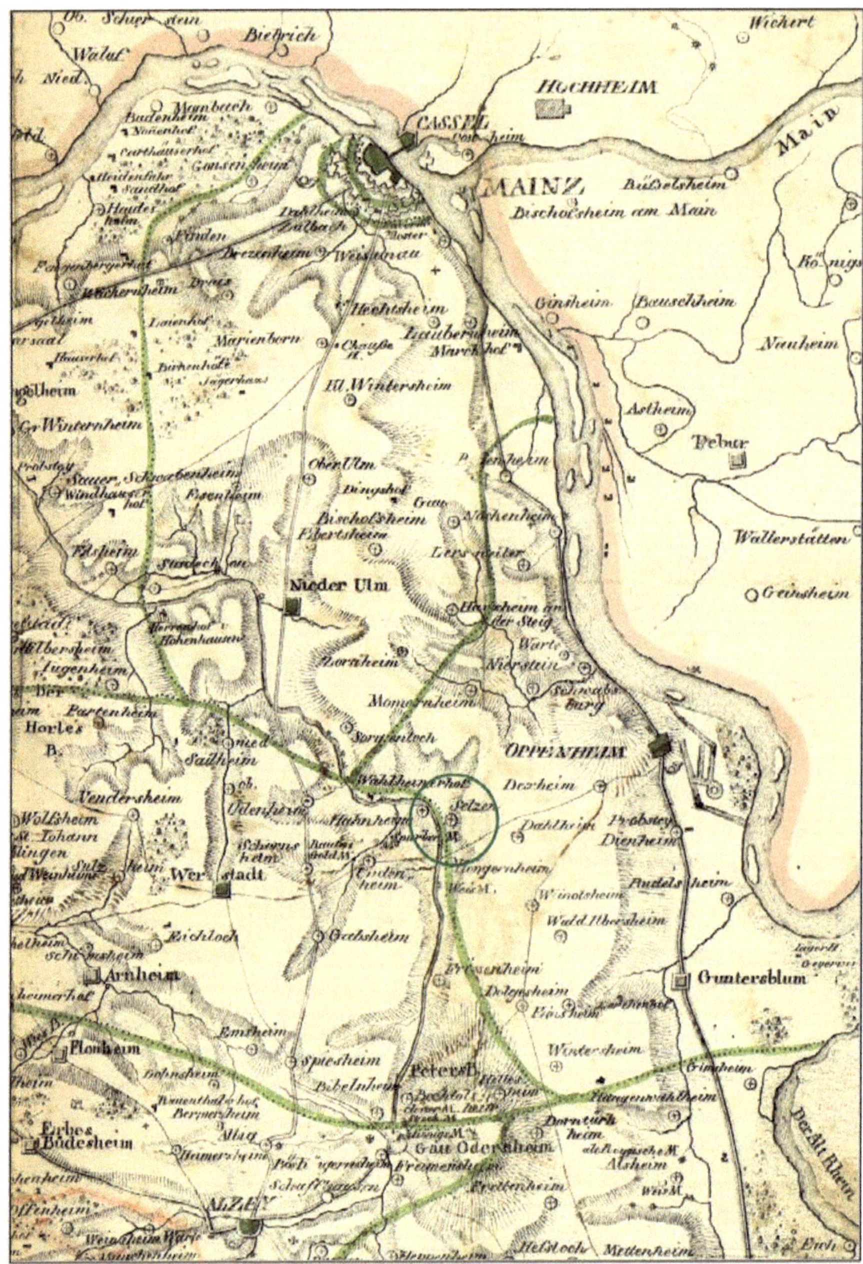

Abbildung 2.1. Ausschnitt aus der „Karte eines Theils des ehemaligen Departement des Donnersberges nach Cantons eingeteilt" aus dem Jahre 1816 (Karten-Beilage aus [8]). Quelle: Sächsische Landesbibliothek – Staats- und Universitätsbibliothek (SLUB) / Dresdner Digitalisierungszentrum / Hist.Hass.201.d. Die Lage der Pfarrgemeinde Selzen, damals Teil des Kantons Oppenheim, ist durch einen Kreis markiert.

Tabelle 2.1. Die Generationen auf dem Kapellenhof [32].

VALENTIN BÜTTEL (1749 – 1815)	⚭	MARIA EVA WEIFENBACH (1748 – 1820)
JOH. ADAM KESSEL (1778 – 1863)	⚭	ANNA MARIA BÜTTEL (1775 – 1836)
JOH. GEORG KESSEL (1810 – 1870)	⚭	KATH. BARBARA FRITZ (1810 – 1849)
ADAM KESSEL (1840 – 1921)	⚭	CHRISTINE JUNG (1842 – 1920)
EMIL SCHÄTZEL (1865 – 1920)	⚭	BERTHA KESSEL (1867 – 1912)
ALBERT SCHÄTZEL (1891 – 1951)	⚭	ANNA SCHMITT (1901 – 1980)
VOLKER SCHÄTZEL (geb. 1925)	⚭	ANNEMARIE GEIL (geb. 1926)
THOMAS SCHÄTZEL (geb. 1958)	⚭	SABINE ROCHLITZ (geb. 1956)

Eine besondere Rolle spielte dabei die Säkularisierung des geistlichen Besitzes und sein Verkauf in Privathand. Auch der Kapellenhof in Selzen war ursprünglich geistlicher Besitz. Er wird 1373 als „Capell-Hube" erstmals urkundlich erwähnt als Sitz des Pfarrers, der für die Kapelle des Hl. EGIDIUS zuständig war. Die Erträge des Gutes standen für den Lebensunterhalt der Geistlichkeit zur Verfügung. Ende des 18. Jahrhunderts konnten die bisherigen Pächter das Hofgut käuflich erwerben, und seither ist es in Familienbesitz (siehe Tabelle 2.1) [23].

Nachdem NAPOLEON besiegt war und der Wiener Kongress die Verhältnisse in Europa neu geordnet hatte, fiel nach mehreren Zwischenschritten der nördliche Teil des Départements Donnersberg als Provinz an das Großherzogtum Hessen-Darmstadt (vgl. auch Abb. 2.1). Großherzog LUDWIG I. versichert im Patent vom 8. Juli 1816, dass die Einwohner dieses Landes „in Unserer landesväterlichen Huld und Gnade ruhen, und dass Wir der Beförderung ihrer Wohlfahrt Unsere unermüdliche Sorgfalt widmen werden". Jedoch „legte man in der Provinz großes Gewicht darauf, dass ihr die Vorrechte und Errungenschaften, die ihr unter NAPOLEONs Szepter zuteil geworden waren, gewahrt bleiben sollten, und alle politischen Erörterungen der beiden ersten Jahrzehnte nach 1816 waren auf dieses Ziel gerichtet" [2]. Der Name „Rheinhessen" wurde übrigens erst seit dem Jahre 1818 verwendet.

Im Zusammenhang mit dem Anschluss Rheinhessens an das Großherzogtum wurde die gesamte Bevölkerung dieses Gebietes nach den hessischen Richtlinien zur *Konskription*, also zur Erfassung der wehrfähigen Leute, neu gemustert. Es entstanden sogenannte *Spezialmusterlisten*, die heute wertvolle sozialgeschichtliche Quellen darstellen. In ihnen sind alle Familien eines Ortes mit ihrem Alter, Beruf, Grundbesitz und Vermögen aufgeführt. So findet man den schon erwähnten ADAM KESSEL in einer Spezialmusterliste aus dem Jahre 1817 im Landesarchiv Speyer [31]. Er soll nach dieser Quelle 1777 geboren sein, von Beruf „Ackersmann" gewesen sein, 83 Morgen Acker, 5 Morgen Weinberg sowie 12.900 Gulden an Vermögen besessen haben. Damit war er der mit Abstand reichste Einwohner in Selzen; er besaß mehr als 5.000 Gulden mehr als der zweitreichste Einwohner [38].

Sein Sohn JOHANN GEORG, Ackersmann, Gutsbesitzer und zwei Jahrzehnte (1849 – 1868) Bürgermeister in Selzen, der besseren Unterscheidung halber

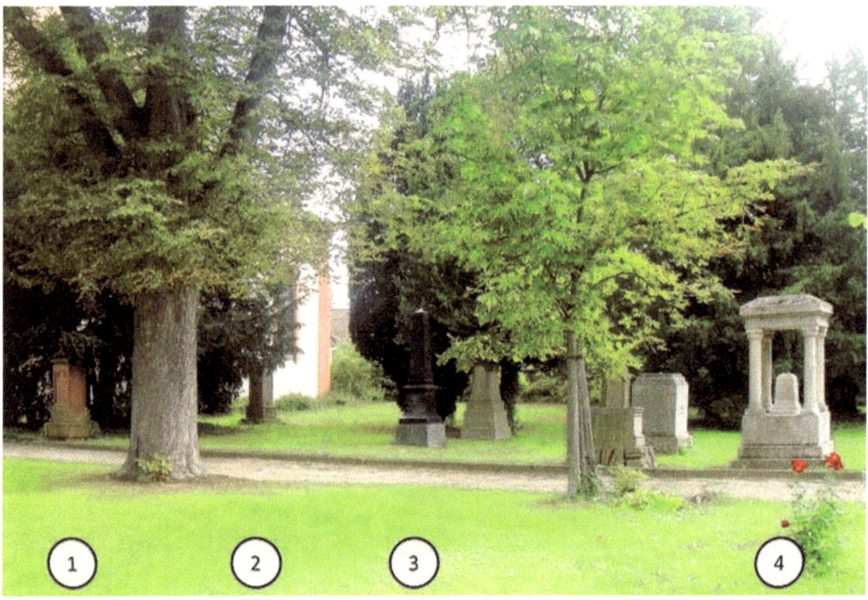

Abbildung 2.2. Der alte Friedhof in Selzen mit Grabdenkmälern der Familie KESSEL. Aufnahme vom Juli 2012.
(1) Familie GEORG KESSEL III (1833 - 1896), älterer Bruder von JOHANNES KESSEL,
(2) GEORG KESSEL I und BARBARA KESSEL, die Eltern von JOHANNES KESSEL,
(3) Familie GEORG KESSEL II (1823 - 1888), Vetter von JOHANNES KESSEL und Bürgermeister 1874 - 1892,
(4) Familie ADAM KESSEL II (1840 - 1921), jüngerer Bruder von JOHANNES KESSEL und Bürgermeister 1892 - 1901.

in vielen Unterlagen als GEORG KESSEL I bezeichnet, heiratete BARBARA FRITZ aus Albig in Rheinhessen. Sie sind die Eltern von sechs Kindern, von denen VALENTIN (* 1835), ADAM (* 1837) und EVA KATHARINA (* 1846) bereits im Kindesalter verstarben [33]. Der Kindersterblichkeit entgingen die Brüder GEORG (* 1833), der als GEORG KESSEL III bezeichnet wird, JOHANNES (* 1839), dessen Leben und Werk wir hier verfolgen wollen, und ADAM II (* 1840); letzterer setzt die Tradition des Kapellenhofes fort. Altehrwürdige Grabdenkmäler auf dem alten Friedhof in Selzen halten die Erinnerung an sie wach (Abbildung 2.2).

Selzen ist zu der damaligen Zeit eine Gemeinde von etwa 800 Einwohnern [16]. Einen Eindruck von dem damaligen Aussehen des Ortes vermittelt Abbildung 2.3, die den Pfarrhof und damit einen der beiden alten Kerne des Ortes zeigt. Der andere alte Kern ist der Domhof, der frühere Zehnthof des Wormser Domstifts, der später von der Familie KESSEL zusätzlich zum Kapellenhof erworben wird.

Wie wir noch beschreiben werden, hatte JOHANNES KESSEL eine Tochter, FRIDA, ab 1910 verehelichte MENTZ, die eine künstlerische Laufbahn ein-

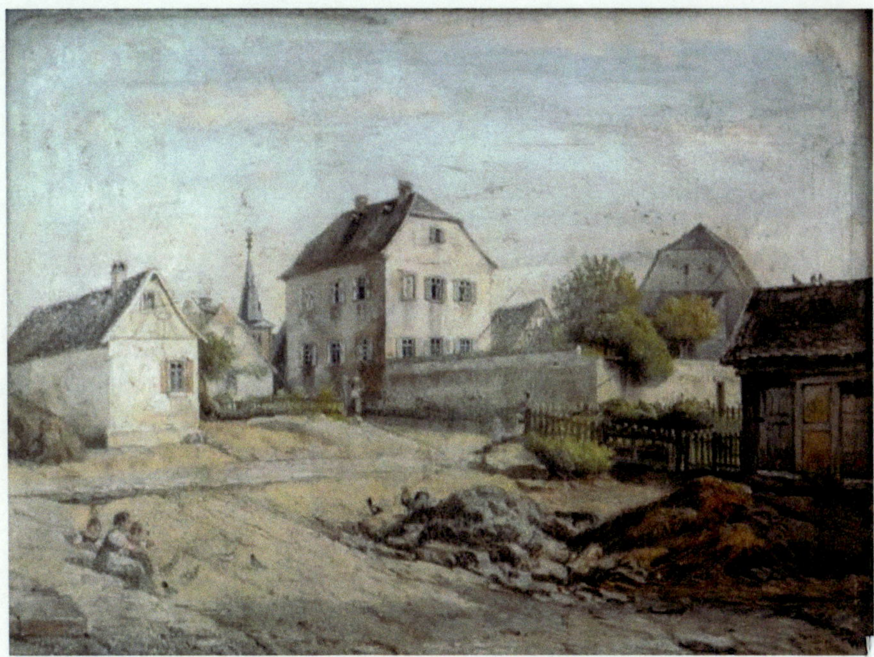

Abbildung 2.3. Das Pfarrhaus in Selzen. Gemälde von AUGUST LUCAS (1803–1863), datiert 1855, bisher wiedergegeben in [4] und [15]. Original im Besitz der Familie WERNHER, Nierstein.

geschlagen hat. Diesem Umstand verdanken wir eine Grafik, die den alten Kapellenhof am Ende des 19. Jahrhunderts zeigt (Abbildung 2.4).

Im Jahre 1889 heiratet der Winzer EMIL SCHÄTZEL vom Schlossgut Schätzel in Guntersblum BERTA KESSEL. Er stammt aus einer Familie, deren Weinbautradition sich bis 1350 nach Rüdesheim zurückverfolgen lässt. Er ersetzt das Gebäude 1901 durch einen repräsentativen Jugendstilbau nach Plänen des Mainzer Architekten WILHELM HAHN [18], der heute noch den Sitz des Weingutes Kapellenhof, „Oekonomierat Schätzel Erben“, darstellt. Abbildung 2.6 stellt diesen Neubau am Ende der Kapellenstraße dar. Der Blick in die umgekehrte Richtung (Abbildung 2.5) hat sich bis heute kaum verändert.

In der Gemeinde Selzen ist die Erinnerung an JOHANNES KESSEL noch lebendig. An ihn erinnern nicht nur verschiedene Beiträge in der lokalen Presse und in Jahrbüchern [KB-91, KB-96], sondern auch die 1971 nach ihm benannte Hofrat-Kessel-Straße unweit des alten Domhofes. Seine Grabstätte (Abbildung 8.30) wurde 1982 von der Gemeinde Selzen zum Ehrengrab erklärt [KB-96].

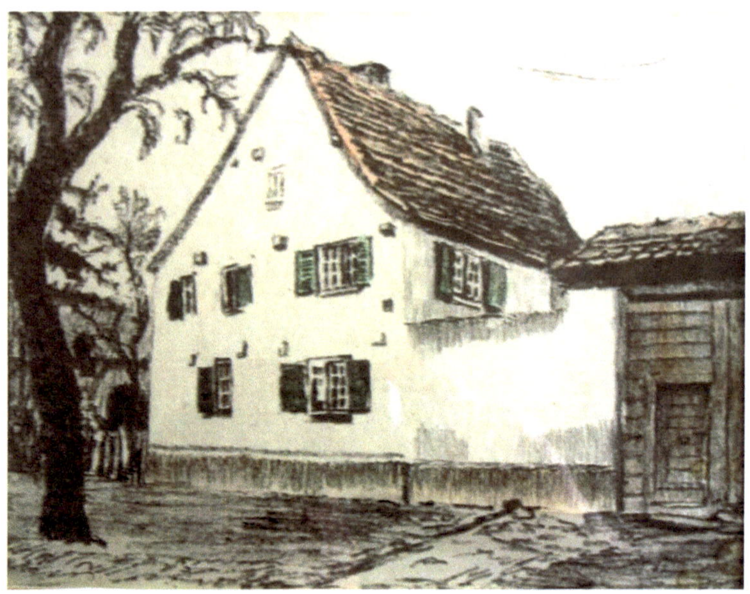

Abbildung 2.4. Der Kapellenhof in Selzen Ende des 19. Jahrhunderts. Zeichnung von FRIDA MENTZ, der Tochter von J. KESSEL. Original im Besitz der Familie SCHÄTZEL, Selzen.

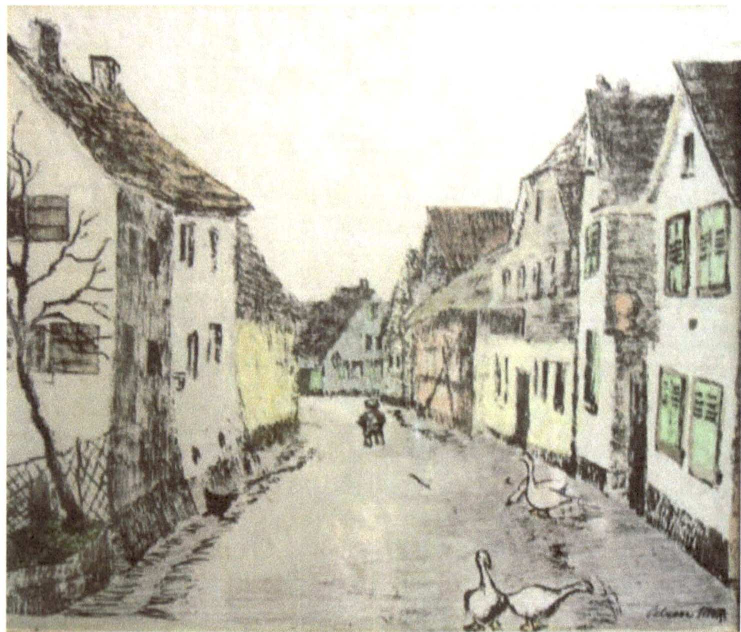

Abbildung 2.5. Blick vom Kapellenhof auf die Kapellenstraße. Zeichnung von FRIDA MENTZ, der Tochter von J. KESSEL. Original im Besitz der Familie SCHÄTZEL, Selzen.

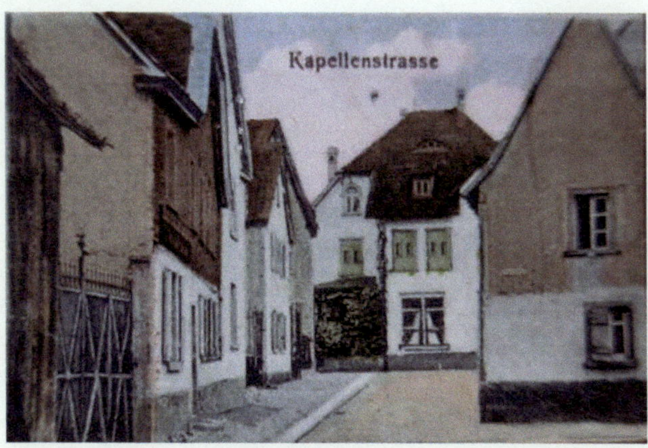

Abbildung 2.6. Die Kapellenstraße in Selzen. Ausschnitt aus einer Ansichtskarte, gelaufen 1912.

2.2 Kindheit

Der Sohn des Ackermanns GEORG KESSEL und seiner Ehefrau BARBARA wurde am 14. 2. 1839 geboren und 17. 2. 1839 auf den Namen „JOHANNES" getauft. Taufpate war JOHANNES KESSEL, Ackermann und Einwohner zu Albig [34]. Wir erwähnen den Taufnamen so ausdrücklich, weil KESSEL später selbst öfter den Vornamen JEAN benutzte (so für seine Dissertation). Auch JOHANN oder JAN wurden gelegentlich verwendet.

Im Selzer Dialekt wird JEAN als „SCHAA" gesprochen. Dies ist „einer der wenigen Vornamen aus der Franzosenzeit, der sich bis heute bei uns gehalten hat. Mit Sicherheit hat man JOHANNES KESSEL nur SCHAA genannt. Noch heute wird der Träger des Vornamens HANS ‚SCHAA' gerufen" [35].

Es spricht nichts gegen die Annahme, dass der kleine JOHANNES zunächst die Schule in Selzen besucht hat. Das Großherzogtum Hessen hatte seit 1827 eine neue Schulordnung [1]. Die Schulpflicht begann mit zurückgelegtem 6. Lebensjahr. Zugleich mit der Konfirmation wurde man aus der Schule entlassen.

In Gemeinden mit unterschiedlichen Konfessionen erlaubte die Schulordnung die Einrichtung christlicher Gemeindeschulen mit getrenntem Religionsunterricht. Von 1828 bis 1857 bestand in Selzen eine solche Gemeindeschule mit den Lehrern GEORG KARL KRAFFT (1828 – 1847), GEORG MICHAEL KRAFFT (1847 – 1849) und HEINRICH STORR (1849 –1857) [10, 27]. Da ein Herr KRAFT in Selzen auf dem Verteilerzettel eines *Lesezirkels des Kreises Mainz* steht, in dem das in Abbildung 2.7 wiedergegebene Buch umgelaufen ist, könnte es sein, dass KESSEL als Schuljunge seine ersten Kenntnisse über das menschliche Ohr etwa so erworben hat, wie es der reproduzierte Text darstellt.

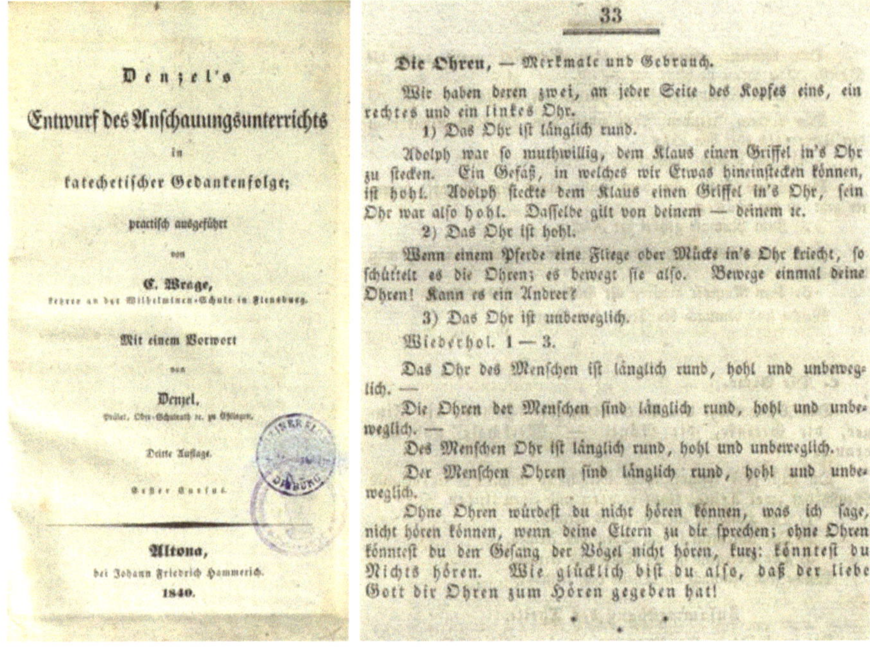

Denzel's

Entwurf des Anschauungsunterrichts

in

katechetischer Gedankenfolge;

practisch ausgeführt

von

C. Wrage,

Lehrer an der Wilhelminen-Schule in Flensburg.

Mit einem Vorwort

von

Denzel,

Prälat, Ober-Schulrath ꝛc. zu Eßlingen.

Dritte Auflage.

Erster Cursus.

Altona,

bei Johann Friedrich Hammerich.

1840.

33

Die Ohren, — Merkmale und Gebrauch.

Wir haben deren zwei, an jeder Seite des Kopfes eins, ein rechtes und ein linkes Ohr.

1) Das Ohr ist länglich rund.

Adolph war so muthwillig, dem Klaus einen Griffel in's Ohr zu stecken. Ein Gefäß, in welches wir Etwas hineinstecken können, ist hohl. Adolph steckte dem Klaus einen Griffel in's Ohr, sein Ohr war also hohl. Dasselbe gilt von deinem — deinem ꝛc.

2) Das Ohr ist hohl.

Wenn einem Pferde eine Fliege oder Mücke in's Ohr kriecht, so schüttelt es die Ohren; es bewegt sie also. Bewege einmal deine Ohren! Kann es ein Andrer?

3) Das Ohr ist unbeweglich.

Wiederhol. 1 — 3.

Das Ohr des Menschen ist länglich rund, hohl und unbeweglich. —

Die Ohren der Menschen sind länglich rund, hohl und unbeweglich. —

Des Menschen Ohr ist länglich rund, hohl und unbeweglich.

Der Menschen Ohren sind länglich rund, hohl und unbeweglich.

Ohne Ohren würdest du nicht hören können, was ich sage, nicht hören können, wenn deine Eltern zu dir sprechen; ohne Ohren könntest du den Gesang der Vögel nicht hören, kurz: könntest du Nichts hören. Wie glücklich bist du also, daß der liebe Gott dir Ohren zum Hören gegeben hat!

Abbildung 2.7. Titelseite und Abschnitt über das Ohr aus einem verbreiteten Handbuch für Volksschullehrer [30], das möglicherweise einer der Lehrer des kleinen Johannes Kessel in der Hand gehabt hat. Bernhard Gottlieb Denzel (1773 – 1838) war ein bekannter Pädagoge, der stark von Pestalozzi beeinflusst war. „Er forderte eine allgemeine Volksbildung, die sachlich vom Erlebnisbereich des Kindes und formal von den Elementen des Denkens auszugehen habe“ [25].

Schon kurz vor seinem 10. Geburtstag verliert das Kind seine Mutter Barbara, die am 14. Februar 1849 verstirbt (Abbildung 2.8). In einem Brief vom Jahre 1875, den wir weiter unten vollständig wiedergeben (Seite 216), erinnert sich Kessel an das, „was ich so früh entbehren musste und mich heute noch so schmerzlich berührt.“

Es war selbstverständlich, dass Kinder in den bäuerlich geprägten Gegenden zur Hilfe in der Landarbeit herangezogen wurden. Die Schulordnung von 1827 regelt deshalb die großen Ferien, die nicht länger als vier Wochen dauern dürfen, folgendermaßen: „In einigen Gegenden ist die Schule während der Erndte, in anderen während der Weinlese geschlossen.“ Dazu passt die folgende Geschichte, die in Selzen über Johannes Kessel umgeht [36]. Wir geben sie hier in einer Fassung wieder, die für uns von einem Kenner der Selzer Mundart, Walter Schwamb, sprachlich überarbeitet worden ist [35]:

„Ei, Tande Bawett, verzehl mer doch emol, wies kumm iss, dass de Schaa Professer worrn iss. Der iss doch ganz aus de Art geschlaa, wu er doch sei

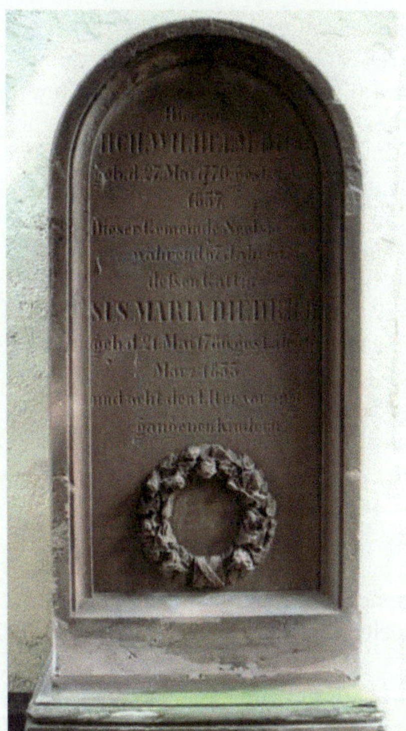

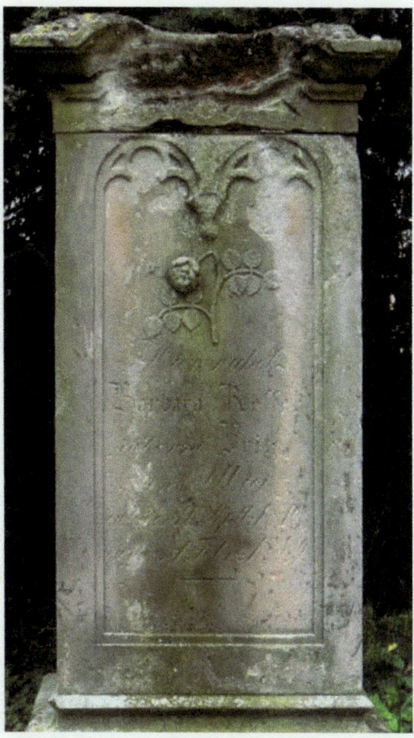

Abbildung 2.8. Grabsteine auf dem alten Friedhof in Selzen. Links der Grabstein des Pfarrers Heinrich Wilhelm Dilg, rechts die Grabinschrift für Johannes Kessels Mutter Barbara. Aufnahmen vom Juli 2012.

> Sach gehatt hätt un de Borrem[1] ihn hätt ernähre kenne, wie sei Briere[2] aach!“ – „Ja waasde des net? Dess war doch noor, weil er so faul war.“ – „Awwer Tande! Dess hott mer doch sei Lebdaach nett geheert, dass aaner so ebbes werd, weil er zu faul iss! Ich hunn gemaant, do muss mer gescheit soi unn mordsveel lerne!“ – „Ei, do will ich der mol verzehle, wies zugang iss: De Schaa hott solle Rewe heffde[3] im Wingert oon em haase Daach. Unn wass hott er gemacht? Er hott aus de Rewe e Laabdach gebunn, hott sich eninn geleed unn gelese. Do hott de Vadder ihn erwicht unn sich so gescheemt, dass er soi älschd Chais’ genumm unn ihn in die Stadt gefahr hott. Unn do mussder uff die Schul’ geh. So isses kumm, dess er Professer worrn is!“

In [KB-96] finden wir die Geschichte in hochdeutscher Kurzversion: „Es wird erzählt, dass seine Familie ihn später als ‘nicht geeignet für die Arbeit in der Landwirtschaft’ erklärte. Wenn er zum Arbeiten in den Wingert geschickt

[1] Boden
[2] Brüder
[3] Reben heften

wurde, habe er sich dort ein schattiges Plätzchen gesucht und viel lieber gelesen! Die Eltern baten deshalb den Pfarrer, JOHANNES auf das Abitur vorzubereiten, das er dann in Darmstadt bestand.“ Dieser zusätzliche Hinweis auf den Ortspfarrer ist interessant, denn es handelt sich bei ihm um einen bekannten Kirchenmann.

Pfarrer in Selzen war damals HEINRICH WILHELM DILG (1770 – 1857). Schon sein Großvater und sein Vater waren Pfarrer in Selzen gewesen. Nach dem Studium in Heidelberg war er in Selzen 1790 – 1802 Vikar, 1802 – 1824 reformierter Pfarrer und nach der 1822 vollzogenen Vereinigung der protestantischen Kirchen Rheinhessens [11], die er mit initiiert hatte, 1824 – 1857 evangelischer Pfarrer [9, 13, 26]. Seit 1833 war er Dekan des Dekanats Oppenheim, wurde 1838 Kirchenrat und erhielt 1843 das Ritterkreuz des Verdienstordens PHILIPPs des Großmütigen [37]. 1844 wurde er von der Verwaltung des Dekanats entbunden. „In den letzten Jahren seines Lebens, von 1844 ab, war er durch einen Schlag behindert, seinen Dienst zu versehen, und hatte von da ab einen Vikar“ [28]. Sein Grab befindet sich in Selzen (Abbildung 2.8).

Da DILG anscheinend große Bedeutung für die weitere Entwicklung KESSELs gehabt hat, bedauern wir, nicht mehr über seine Persönlichkeit sagen zu können, weil seine früher noch vorhandenen Personalakten im 2. Weltkrieg vernichtet wurden [37]. Wir können nur noch einige familiengeschichtliche Details liefern:

Eine der Töchter von HEINRICH WILHELM DILG und seiner Frau SUSANNE MARIE, die 1810 geborene KATHARINA, wurde 1835 die zweite Ehefrau des hessischen Politikers PHILIPP WILHELM WERNHER (1802 – 1887), der u. a. Mitglied der Frankfurter Nationalversammlung war [3]. Als seine Tochter JULIE (aus erster Ehe) im Jahre 1856 heiratete, ließ ihr künftiger Ehemann durch den Maler GEORG FRIEDRICH AUGUST LUCAS, einen bedeutenden Vertreter der Darmstädter Romantik, drei Gemälde mit heimatlichen Motiven für sie malen, darunter das in Abbildung 2.3 wiedergegebene Bild mit der Darstellung des Elternhauses ihrer Stiefmutter [15].

Ein Enkel von PHILIPP WILHELM WERNHER, der Weingutsbesitzer WILHELM WERNHER (geb. 1853), heiratete 1883 die 1858 geborene ELISE KESSEL, Tochter von GEORG KESSEL III und Nichte von JOHANNES KESSEL.

Die Erwähnung dieser familiären Beziehungen hat einen besonderen Grund. PHILIPP WILHELM WERNHER stammt aus einer weit verzweigten Familie, die mehrere bedeutende Persönlichkeiten hervorgebracht hat [28]. Sein Vater war der Staatsrat JOHANN WILHELM WERNHER (1767 – 1827), der in die Geschichte als der Beamte eingegangen ist, der den Prozess gegen den berüchtigten Schinderhannes geführt hat. Er hatte weitere vier Kinder, von denen eines der Mediziner ADOLPH WERNHER (1808 – 1883) ist, der uns in Kapitel 3 als Doktorvater von JOHANNES KESSEL wieder begegnen wird.

2.3 Abitur in Darmstadt

Die Institutionalisierung der Studienzulassung hat eine lange Geschichte. In der Zeit, die uns hier interessiert, hatten sich die alten Latein- und Gelehrtenschulen zu Vorbereitungsanstalten für das Studium gewandelt. Dieser Prozess wurde durch das Königreich Preußen angeführt, wo neben anderen bedeutenden Bildungsreformern der Mitgründer der Berliner Universität, WILHELM VON HUMBOLDT (1767 – 1835), großen Einfluss auf die Entwicklung des Bildungswesens ausübte und die Idee des humanistischen Gymnasiums prägte. Im Jahre 1812 wurde in Preußen eine Reifeprüfungsverordnung erlassen, die 1834 noch einmal präzisiert wurde. Sie verlangte sechs schriftliche Prüfungsarbeiten (einen deutschen und einen lateinischen Aufsatz, ein lateinisches Extemporale, eine Übersetzung aus dem Griechischen, eine französische und eine mathematische Arbeit) und eine mündliche Prüfung, die sich auf zehn Gegenstände erstreckte [20].

Wir erwähnen diese Regelungen so ausführlich, weil sie für die übrigen Staaten des Deutschen Bundes Vorbildwirkungen hatten [24, Anhang]. So spielte „die gegenseitige Anerkennung der Zulassungsvoraussetzungen zum Studium eine vereinheitlichende Rolle, die auf die Übernahme der preußischen Maßstäbe hinauslief“ [29].

In einer „Verordnung des Geheimen Staatsministeriums, die Erfordernisse für das akademische Studium und die Erlangung eines akademischen Grades betreffend,“ vom 8. Januar 1819 [21, S. 254] wird zusammenfassend klargestellt, welche Regeln nun auch für die hessischen linksrheinischen Gebiete gelten:

> „Es ist durch höchste Verordnung vom 20. Sept. 1807 für sämmtliche Unterthanen des Großherzogthums bepfohlen worden: 1) dass sie, wenn sie sich einem akademischen Studium widmen wollen, ihre Fähigkeit dazu entweder durch ein förmliches Zeugniss des inländischen Gymnasiums, welches sie besucht haben, oder durch eine Prüfung bei der Landesuniversität nachweisen müssen; 2) dass sie auf der Landesuniversität zu Gießen mindestens 2 Jahre, und zwar die ersten beiden ihres akademischen Studiums, zubringen müssen, und 3) dass sie, wenn sie in irgend einer Fakultät einen akademischen Grad erhalten wollen, solchen nur auf der Landesuniversität sich ertheilen lassen können. Diese Verfügungen werden hierdurch auf den ganzen jetzigen Umfang des Großherzogthums ausgedehnt.“

Das für den jungen KESSEL nächstgelegene Gymnasium befand sich in Mainz, der Hauptstadt der hessischen Rheinprovinz. Möglicherweise waren es konfessionelle Rücksichten, die ihn nicht an die dortige ehemalige Jesuitenschule, sondern an das protestantisch geprägte Gymnasium in Darmstadt, der Hauptstadt des Großherzogtums, geführt haben.

Dort bestand seit 1629 das *Pädagogium Darmstadium*, das später nach seinen Gründern „Ludwig-Georgs-Gymnasium“ benannt wurde [14]. Das ursprüngliche „Pädagog“, das heute noch ein markantes Baudenkmal Darmstadts darstellt, wurde zu Beginn des 19. Jahrhunderts zu klein, und die Schule

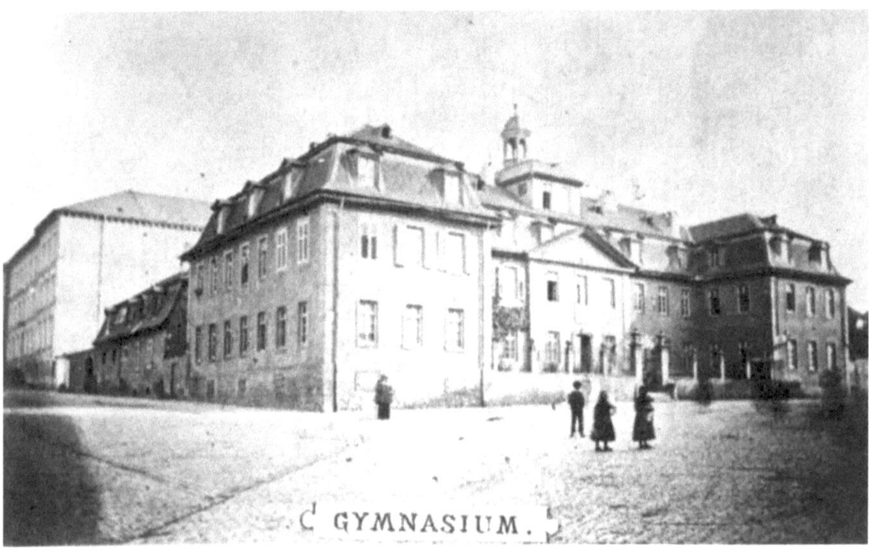

Abbildung 2.9. Das ehemalige Waisenhaus in Darmstadt, seit 1831 Sitz des Gymnasiums, 1944 kriegszerstört. Auf dem Gelände steht heute ein Teil des nach Plänen von MAX TAUT erbauten, 1955 eingeweihten Ludwig-Georgs-Gymnasiums. – Das Foto zeigt den Zustand um 1858–60. Stadtarchiv Darmstadt, Fotosammlung.

bezog das benachbarte ehemalige Waisenhaus an der Karlstraße (Abbildung 2.9). Dort ist auch JOHANNES KESSEL unterrichtet worden.

Wann KESSEL in das Darmstädter Gymnasium eingetreten ist, lässt sich aus dessen Archiv nicht mehr ermitteln [38]. Die auf Seite 30 wiedergegebene Überlieferung, nach der er durch den Kirchenrat DILG auf das Abitur vorbereitet worden ist, ist so gedeutet worden, dass er es als Externer abgelegt hat. So formuliert auch ERNST GIESE (siehe Abschnitt 7.9), der sich noch auf persönliche Gespräche mit KESSEL berufen konnte [17]: „Er wurde von einem Dorfpfarrer für die Maturitätsprüfung vorbereitet und bestand diese 1857 in Darmstadt.“ Eine rein externe Prüfung ist trotzdem unwahrscheinlich, weil solche Prüfungen erst ab dem späten 19. Jahrhundert belegt sind [39].

Die entgegengesetzte Lesart wäre, dass die Ausbildung durch den Kirchenrat bereits in der letzten Phase der Grundschulzeit KESSELs erfolgt ist. Nach der Schulordnung von 1827 war das möglich [1, §27]:

> „Diejenigen Eltern [...], welche eine höhere Bildung ihrer Kinder [...] bezwecken, die sie auf Volksschulen nicht erhalten können, sind von der Verbindlichkeit, dieselben in die Ortsschulen zu schicken und das Schulgeld für dieselben zu entrichten, frei.“

Vielleicht liegt die Wahrheit auch zwischen diesen beiden Versionen. Sicher ist, dass KESSEL mindestens die Abschlussklasse des Gymnasiums besucht hat, denn das Programm des Gymnasiums von 1858 verzeichnet ihn unter deren

Schülern [39]: „Aus der ersten Classe wurden folgende Schüler nach bestandener Maturitätsprüfung [...] entlassen. [...] JOHANN KESSEL aus Selzen, studiert Medizin.“

Es ist mithin belegt, dass JOHANNES KESSEL das Abitur im Herbst 1857 abgelegt hat. Er reiht sich damit ein in eine zahlenmäßig sehr schmale Bildungselite: Um die Mitte des 19. Jahrhunderts stellten die Abiturienten deutlich weniger als 1 % eines Altersjahrgangs [6]. Nach einer Übereinkunft des Bundesrates von 1834 wurde sein Reifezeugnis in allen Staaten des Deutschen Bundes anerkannt [29].

2.4 Volljährigkeit und materielle Sicherstellung

Auch wenn wir den Weg des jungen JOHANNES KESSEL in die Welt der Wissenschaft ab Wintersemester 1857/58 im nächsten Kapitel weiter verfolgen wollen, möchten wir am Ende des vorliegenden Selzen-Kapitels betonen, dass KESSEL Zeit seines Lebens eine enge Verbindung zu seinem Heimatort hatte und auch in späteren Dokumenten verschiedentlich noch als Einwohner von Selzen bezeichnet wird. Wir wollen deshalb an dieser Stelle zeitlich etwas vorgreifen und darstellen, wie die Zukunft der KESSELschen Söhne und damit insbesondere auch das Studium und das Postdoktorat von JOHANNES KESSEL aus dem elterlichen Erbe finanziert wurde.

Wir tun das hier (und später noch in Abschnitt 4.7) recht detailliert, weil wir meinen, dass es interessant ist, anhand der Lebensgeschichte von JOHANNES KESSEL zu demonstrieren, wie sich der Wechsel zwischen zwei gesellschaftlichen Gruppen vom Grundbesitzer zum Akademiker auch materiell vollzog. Dieser Wechsel war in der früheren, festgefügten Standesgesellschaft sehr ungewöhnlich, betraf jedoch im 19. Jahrhundert eine zunehmende Zahl von Menschen. In die Lage dazu versetzt uns ein Konvolut von Urkunden des für Selzen zuständigen Großherzoglich Hessischen Notars ADOLF LIPPOLD mit Sitz in Oppenheim, die heute im Landesarchiv Speyer aufbewahrt werden.

Die Sicherstellung des landwirtschaftlichen Betriebes machte es bekanntlich erforderlich, das elterliche Erbe anteilig rechtzeitig an die Kinder weiterzugeben. Eine besondere Rolle für die Wahl des Zeitpunktes spielte dabei das Erreichen der Minderjährigkeitsgrenze (Volljährigkeit), die bis in das 19. Jahrhundert hinein in Deutschland meist bei 24 oder 25 Jahren lag [12]. Erst durch ein Reichsgesetz vom 17. 2. 1875 wurde sie ab 1876 einheitlich auf 21 Jahre festgelegt.

Der ältere Bruder von JOHANNES, der 1833 geborene GEORG KESSEL III, erhält mit 24 Jahren ein Haus im Wert von 8.000 Gulden und zwei Grundstücke in der Gemeinde Selzen [40]. Weiterhin wissen wir von einer Schenkung vom 31. 12. 1861, bei der er Liegenschaften aus den Gemarkungen Hahnheim und Selzen im Wert von 11.795 Gulden erhält [41].

Übrigens hat der Vater inzwischen wieder geheiratet; die Stiefmutter der KESSEL-Söhne heißt CATHARINA ELISABETHA geb. GÖTTER. Der Nachlass

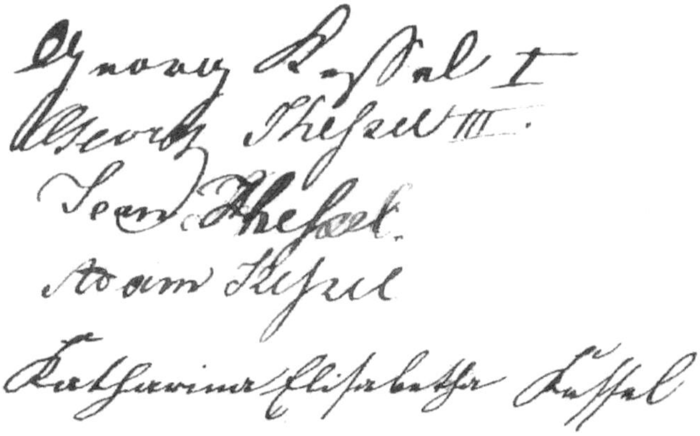

Abbildung 2.10. Die Unterschriften der Mitglieder der Familie KESSEL (Vater, drei Söhne, Stiefmutter) unter der Schenkungsurkunde von 1861 [41].

der verstorbenen Mutter CATHARINA BARBARA geb. FRITZ wird in den damaligen Verträgen nicht abgetrennt, sondern man legt erst einmal fest, welche Vermögensbestandteile in einem ersten Schritt an die Kinder übergehen sollen. Der älteste Sohn erhält, wie erwähnt, diese Güter sofort, während für die Kinder JOHANNES und ADAM zwei etwa gleichwertige Lose festgesetzt werden, die sie mit dem Zurücklegen des 24. Lebensjahres als Eigentum erhalten sollen (Abbildung 2.10).

Bei JOHANNES ist das im Jahre 1863 der Fall. Am 19. Oktober werden er und auch sein jüngerer Bruder ADAM Eigentümer der Lose, die ihnen 1861 in Aussicht gestellt worden waren. Gleichzeitig schenken Vater und Stiefmutter den drei Kindern weitere Liegenschaften im Werte von jeweils etwa 4.700 Gulden [42]. Im Hinblick auf das Erbteil ihrer leiblichen Mutter erklären sich die Geschwister KESSEL nunmehr für „vollständig beliefert“.

Der Student JOHANNES KESSEL ist jetzt also Eigentümer von 38 Liegenschaften in der Gemarkung Selzen, zwei in der Gemarkung Köngernheim, vier in der Gemarkung Hahnheim und zwei in der Gemarkung Schwabsburg.

Diese sollen ihn in die Lage versetzen, sein Studium ab sofort selbst zu finanzieren. Die Schenkungsurkunde enthält im Hinblick auf die Ausgestaltung einer später stattfindenden Gleichstellung der drei Söhne den Passus [42]:

> „Der Sohn JOHANN KESSEL hat sich von den bis jetzt zur Begleichung seiner Studienkosten erhaltenen Geldern die Summe von 3.000 Gulden aufrechnen zu lassen. Alle übrigen bis jetzt erhaltenen Gelder hat sich derselbe nicht zu conferiren; dagegen hat derselbe seine Studien von jetzt an aus seinem eigenen Vermögen zu vollenden und zu bestreiten.“

Man bekommt durch diese Angabe einen Eindruck davon, welcher finanzielle Aufwand für die zwölf bis zu diesem Zeitpunkt absolvierten Studiensemester KESSELs erforderlich war. Welchen Umfang die „übrigen bis jetzt erhaltenen

Gelder" hatten, wissen wir natürlich nicht; er kann aber nicht gering gewesen sein, denn auch in einer wenig später gefertigten Urkunde, in der die erbrechtliche Stellung der Stiefmutter geregelt wird, hält man „die Collation aller jener Summen und Gelder, welche früher der Comparent Herr JOHANN KESSEL aus Mitteln ihrer Ehegemeinschaft zur Bestreitung seiner Studienkosten erhalten hat", für erwähnenswert, und die Stiefmutter verzichtet auf deren Anrechnung „bei einer dereinstigen Theilung und Auseinandersetzung" [44].

Wenn also JOHANNES KESSEL ab sofort die Mittel für sein Studiums selbst aufbringen sollte, mussten die durch Schenkung erworbenen Ländereien wenigstens teilweise in Geld umgewandelt werden. Das war von Beginn an so vorgesehen, denn bereits in der Teilungsurkunde von 1861 wird festgehalten, dass die Geschwister „dahin übereingekommen [sind], dass jene [Anteile] von Herrn JOHANN KESSEL bei einer späteren Auseinandersetzung, beziehungsweise Gleichstellung liquidirt werden sollen" [41]. Diese Absicht wird nur acht Tage nach der 1863 vollzogenen Schenkung umgesetzt, und JOHANNES KESSEL verkauft seinen Brüdern seinen Grundbesitz bis auf einen Rest von etwa acht Grundstücken, die alle in der Gemarkung Selzen liegen. Der ältere Bruder GEORG KESSEL III erwirbt von JOHANNES Liegenschaften zu einem Kaufpreis von 7.319 Gulden, sein jüngerer Bruder ADAM KESSEL Liegenschaften für 13.531 Gulden, zahlbar in fünf Jahresscheiben jeweils zum Martinitag [45].

Was schließlich die Verwaltung dieses beträchtlichen Vermögens anlangt, so ernennt JOHANNES KESSEL am gleichen Tag seinen Vetter GEORG KESSEL II „als seinen General- und Spezialbevollmächtigten" und erteilt ihm Vollmacht in praktisch allen Vermögensfragen [43].

Eine Gelegenheit zur Wahrnehmung dieser Vollmacht ergibt sich für GEORG II schon bald danach am 20. November 1863. Nachdem der älteste Bruder bereits 1857 ein Haus erhalten hatte, werden nun noch die jüngeren Brüder ADAM II und JOHANNES mit eigenen Wohnhäusern versorgt [46].

ADAM erhält die Flurstücke[4] Nummer 269 und 366, „mit allen auf diesen Hofraithen stehenden Wohn- und Oeconomie-Gebäuden", und weitere angrenzende Garten- und Ackerflächen im Gesamtwert von 5.000 Gulden. Wir erwähnen das, weil es sich dabei um den eigentlichen Kapellenhof handelt (Abbildung 2.4). Er kann die Nutzung aber erst mit dem Tage seiner Verheiratung antreten.

Der Anteil von JOHANNES besteht aus einer Hofraithe von 121 Klafter (Flurstück 371) und 214 Klafter Acker „hinter der Hecke" im Gesamtwert von 3.500 Gulden. So lange sein Vater lebt, ist die Nutzung für ihn allerdings eingeschränkt. Im oberen Stock des Wohnhauses stehen ihm zwei Zimmer zu, außerdem kann er sich eine Küche einrichten. Weiterhin wird genau beschrieben, in welchem Umfang er das Grundstück jetzt schon landwirtschaftlich nutzen darf; dazu gehören die Stellplätze für ein Pferd und drei Kühe, die zugehörigen Speichermöglichkeiten, das Recht zu keltern usw.

[4] Wir zitieren die ältere Nummerierung, weil sie den Vergleich mit dem Katasterplan ermöglicht, der in [18, S. 335] abgedruckt ist.

Literatur

1. Allgemeine Schulordnung für das Großherzogthum Hessen. Großherzoglich Hessisches Regierungsblatt, Nr. 60, Darmstadt, 18. 12. 1827, S. 523 – 542.
2. BECHTOLSHEIMER, H.; DIETERICH, J. R.; STRECKER, K.: Beiträge zur rheinhessischen Geschichte. Festschrift der Provinz Rheinhessen zur Hundertjahrfeier 1816 – 1916. Mainz: J. Diemer 1916 (Quellen und Forschungen zur hessischen Geschichte, H. 4).
3. BEST, H.; WEEGE, W.: Biographisches Handbuch der Abgeordneten der Frankfurter Nationalversammlung 1848/49. Düsseldorf: Droste Verlag 1996.
4. BÖCHER, O.: Die Geschichte des Dorfes Selzen. In: Festschrift 1200-Jahrfeier der Gemeinde Selzen. Nierstein: Lattreuter 1982, S. 23 – 35.
5. BÖCHER, O.: Selzen – Ein geschichtlicher Überblick. In: Jubiläumsbuch zur 1200-Jahrfeier der Weinbaugemeinde Selzen. Nierstein: Lattreuter 1982, S. 21 – 33.
6. BÖLLING, R.: Das Tor zur Universität – Abitur im Wandel. Aus Politik und Zeitgeschichte 49/2008, 1. 12. 2008, S. 33 – 38.
7. BRILMAYER, K. J.: Rheinhessen in Vergangenheit und Gegenwart. Gießen: Emil Roth 1905.
8. DAHL, J. K.: Statistik und Topographie der mit dem Großherzogthum Hessen vereinigten Lande des linken Rheinufers. Darmstadt: Heyer und Leske 1816.
9. DIEHL, W.: Pfarrer- und Schulmeisterbuch für die Provinz Rheinhessen und die kurpfälzischen Pfarreien der Provinz Starkenburg. Darmstadt: Selbstverlag des Verf. 1928 (Hassia sacra, Bd. III).
10. DIEHL, W.: Hessisches Lehrerbuch. Dritter Teil: Provinz Rheinhessen und die kurpfälzischen Orte der Provinz Starkenburg. Darmstadt: L. C. Wittich 1942 (Hassia sacra, Bd. XI).
11. DIEHL, W.: Die Vereinigung der beiden protestantischen Konfessionen in Rheinhessen. Festschrift zur Jahrhundertfeier der rheinhessischen Union. Friedberg: Selbstverlag 1922.
12. ERLER, A., et al. (Hrsg.): Handwörterbuch zur deutschen Rechtsgeschichte, Bd. 3. Berlin: Schmidt 1984.
13. Festschrift 250 Jahre Evangelische Kirche Selzen, 175 Jahre Union, 30 Jahre Evangelische Kirchengemeinde Selzen-Hahnheim-Köngernheim. Darmstadt: Druckerei der Kirchenverwaltung 1998.
14. Festschrift 325 Jahre Ludwig-Georgs-Gymnasium Darmstadt. Selbstverlag, Oktober 1954.
15. FRANZKE, A.: AUGUST LUCAS (1803 – 1863). Darmstadt: Eduard Roether 1972 (Kunst in Hessen und am Mittelrhein, Bd. 12).
16. GEIL, H.: Einwohnerstatistik der Gemeinde Selzen. In: Jubiläumsbuch zur 1200-Jahrfeier der Weinbaugemeinde Selzen. Nierstein: Lattreuter 1982, S. 44 – 45.
17. GIESE, E.; HAGEN, B. VON: Geschichte der medizinischen Fakultät der Friedrich-Schiller-Universität Jena. Jena: Fischer 1958.
18. KRIENKE, D.: Denkmaltopographie Bundesrepublik Deutschland / Kulturdenkmäler in Rheinland-Pfalz, Band 18.3: Kreis Mainz-Bingen, Verbandsgemeinde Nierstein-Oppenheim. Worms: Wernersche Verlagsgesellschaft 2011.
19. MÜLLER-MERTENS, E.; PATERNA, E.; STEINMETZ, M. (Hrsg.): Deutsche Geschichte von den Anfängen bis 1945. Leipzig: Bibliograph. Institut 1965.

20. Paulsen, F.: Geschichte des gelehrten Unterrichts auf den deutschen Schulen und Universitäten [...]. Dritte Aufl., erweitert und fortgesetzt von R. Lehmann. Zweiter Band. Berlin und Leipzig: de Gruyter & Co. 1921.
21. Ritgen, F. A. M. F. v.: Das Medicinalwesen des Großherzogthums Hessen in seinen gesetzlichen Bestimmungen dargestellt. Erster Band. Darmstadt: C. W. Lesker 1840.
22. Rohde, M.: Juden in Rheinhessen. Studien zur wirtschaftlichen und sozialen Lage in der ersten Hälfte des 19. Jahrhunderts. Tönning etc.: Der Andere Verlag 2007.
23. Schätzel, Familie: Kapellenhof – Weinanbau seit 1350. Werbeprospekt, Selzen, o. J. – vgl. auch `http://www.weingut-kapellenhof.de` (26. 6. 2011).
24. Schultze, F.: Die Abiturienten-Prüfung, vornehmlich im Preußischen Staate. A. Urkunden-Sammlung. Liegnitz und Halle: Eduard Anton 1831.
25. Stenzel, A.: Bernhard Gottlieb von. Neue Deutsche Biographie, Band 3. Berlin: Duncker & Humblot 1957.
26. van Riesen, G.: Geschichte der Evangelischen Kirche in Selzen. In: Jubiläumsbuch zur 1200-Jahrfeier der Weinbaugemeinde Selzen. Nierstein: Lattreuter 1982, S. 95 – 127.
27. Wagner, W.: Vom Schulwesen in Selzen. In: Jubiläumsbuch zur 1200-Jahrfeier der Weinbaugemeinde Selzen. Nierstein: Lattreuter 1982, S. 80 – 93.
28. Wernher, C. (Hrsg.): Wernher-Archiv. Mitteilungen aus der Familie für die Familie. Oppenheim: W. Traumüller, H. 1 (1905) – H. 4 (1909).
29. Wolter, A.: Das Abitur. Eine bildungssoziologische Untersuchung zur Entstehung und Funktion der Reifeprüfung. Oldenburg: Heinz Holzberg Verlag 1987.
30. Wrage, C.: Denzel's Entwurf des Anschauungsunterrichts in katechetischer Gedankenfolge; practisch ausgeführt. 3. Auflage, erster Cursus. Altona: J. F. Hammerich 1840.

Ungedruckte Quellen

31. Landesarchiv Speyer U 184, Nr. 13. – Wir verdanken diesen Hinweis Herrn Dr. Matthias Rohde (Darmstadt), der die Konskriptionslisten für seine Dissertation [22] ausgewertet hat.
32. Angaben der Familie Schätzel, beruhend auf Recherchen von Walter Schwamb (Köngernheim).
33. Mitteilung von Walter Schwamb (Köngernheim) vom 11. 8. 2012.
34. Taufregister Selzen Nr. 4, Taufen 1827 – 1847. Mitteilung des Zentralarchivs der Evangelischen Kirche in Hessen und Nassau, Darmstadt, vom 8. 3. 2012.
35. Mitteilung von Walter Schwamb (Köngernheim) vom 19. 7. 2012.
36. Mitteilung von Ervino Kessel (Massagno), 5. 4. 1987.
37. Mitteilung des Staatsarchivs Darmstadt vom 16. 3. 2012. – Vgl. auch die Online-Datenbank `www.hadis.hessen.de`.
38. Mitteilung des Ludwig-Georgs-Gymnasiums, Darmstadt, 21. 3. 2012.
39. Mitteilung des Stadtarchivs Darmstadt vom 13. 3. 2012.
40. Ehevertrag vom 26. 9. 1857, zitiert in [41] und in [44].
41. Landesarchiv Speyer K 58, Nr. 98. Urkunde Nr. 6139 des Notars Lippold, Schenkung vom 31. 12. 1861 resp. Theilung.
42. Landesarchiv Speyer K 58, Nr. 102. Urkunde Nr. 7275 des Notars Lippold, Schenkung vom 19. 10. 1863.

43. Landesarchiv Speyer K 58, Nr. 102. Urkunde Nr. 7291 des Notars LIPPOLD, Vollmacht vom 27. 10. 1863.
44. Landesarchiv Speyer K 58, Nr. 102. Urkunde Nr. 7292 des Notars LIPPOLD, Verzicht vom 27. 10. 1863.
45. Landesarchiv Speyer K 58, Nr. 102. Urkunde Nr. 7293 des Notars LIPPOLD, Verkauf vom 27. 10. 1863.
46. Landesarchiv Speyer K 58, Nr. 102. Urkunde Nr. 7335 des Notars LIPPOLD, Schenkung vom 20. 11. 1863.

3

Gießen und Würzburg 1857 – 1868

3.1 Studium

Die biografischen Beiträge, beginnend mit einem Lexikoneintrag von 1886 [KB-75], geben übereinstimmend an, dass JOHANNES KESSEL nach dem Abitur in Gießen und Würzburg Medizin studierte. Als hessisches Landeskind war er nach der auf Seite 31 zitierten Rechtslage verpflichtet, zunächst einmal die Landesuniversität des Großherzogtums in Gießen zu besuchen. Das zuständige Universitätsarchiv kann das bestätigen [41]:

> „Ein JEAN / JOHANN KESSEL aus Selzen, Sohn des Ökonomen GEORG KESSEL, immatrikulierte sich an der Universität Gießen am 31. 10. 1857 für das Studium der Medizin [42]. In den gedruckten Personenstandsverzeichnissen der Universität Gießen, in denen die Studierenden pro Semester aufgeführt sind, wird JEAN / JOHANN KESSEL vom Wintersemester 1857/58 bis zum Wintersemester 1866/67 mit Ausnahme des Wintersemesters 1863/64 und des Sommersemesters 1864 als Student der Medizin aufgeführt.“

Gießen (Abbildung 3.2) war eine aufstrebende Stadt, die nicht nur durch die Universität geprägt war, sondern auch den Verwaltungssitz der Provinz Oberhessen bildete und viele Industriebetriebe beherbergte. In dem Jahrzehnt, das KESSEL in Gießen verbrachte, wuchs die Einwohnerzahl von etwa 9.000 auf über 10.000 an.

In der Zeit, in der KESSEL nicht in Gießen studierte, vermuten wir ihn in Würzburg (Abbildung 3.3). In der Tat erfahren wir [44]: „Laut Studierendenverzeichnisses der Universität Würzburg hat JOHANN KESSEL aus Selzen im Wintersemester 1863/1864 Medizin an der Universität Würzburg studiert.“ Für dieses Semester, immerhin sein dreizehntes, findet sich auch noch seine Inskriptionsliste (Abbildung 3.1).

Für das Sommersemester 1864 fehlen die Angaben. Vielleicht passt diese Lücke zu der persönlichen Bemerkung über die Studienzeit, die sich bei seinem jüngeren Zeitgenossen OTTO KÖRNER (1858 – 1935) findet [KB-81]:

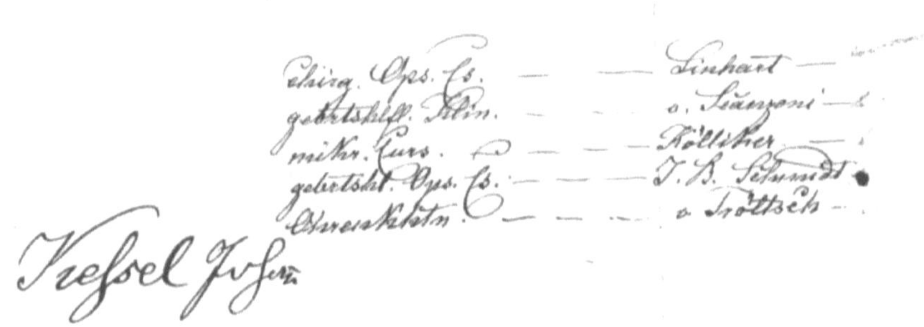

Abbildung 3.1. Eintrag aus dem Promotionsbuch der medizinischen Fakultät der Universität Würzburg für das Wintersemester 1863/1864 von JOHANN KESSEL (Signatur UWü ARS 2076).

> „KESSEL war ein heiterer lebensfroher Mann. Hatte er es doch verstanden die fröhliche Studentenzeit auf das Doppelte der damals üblichen Semesterzahl auszudehnen!“

Da wir keine detaillierteren Angaben über Ablauf und Inhalt des Studiums von JOHANNES KESSEL haben, werden wir uns nachstehend darauf konzentrieren, die Situation an den medizinischen Fakultäten in Gießen und Würzburg allgemein zu charakterisieren (Abschnitte 3.2.1 und 3.3.1). Immerhin kennen wir aus einer 1838 erlassenen Ordung die Liste der in einem achtsemestrigen Medizinstudium in Gießen zu belegenden Lehrveranstaltungen, die in [28] und auszugsweise in [4] wiedergegeben ist. Bis zur Studienzeit von KESSEL gab es natürlich auch Änderungen dieser Vorschriften [11].

Die Studienzeit endet mit der am 22. 12. 1866 in Gießen verteidigten Dissertation [KB-1, KB-2] und der ebenfalls 1866 in Gießen erfolgten Approbation, über die sich keine Belege mehr finden lassen. In der Dissertation, auf deren Inhalt wir unter 3.4 eingehen werden, wird der bereits erwähnte Medizinprofessor ADOLPH WERNHER als Präses angegeben, und KESSEL dankt ihm als seinem „hochgeschätzten Lehrer“, so dass wir ihn damit als seinen Doktorvater kennen. O. KÖRNER nimmt darüber hinaus an [KB-81]: „Die erste Anregung sich mit Ohrenheilkunde zu beschäftigen, scheint er dem Gießener Chirurgen WERNHER zu verdanken.“ Einige biografische Anmerkungen zu diesem seinerzeit bedeutenden Chirurgen haben wir in den folgenden Abschnitt 3.2.2 aufgenommen.

Einen etwas anderen Akzent als KÖRNER setzt eine biografische Notiz, die immerhin noch zu Lebzeiten von KESSEL erschienen und daher vielleicht sogar von ihm autorisiert ist [KB-75]: „Von V. TRÖLTSCH erhielt er die Anregung für das Specialfach der Otologie.“ Auch auf diesen wichtigen Mediziner, der als „Begründer der modernen Ohrenheilkunde auf dem europäischen Festland“ bezeichnet worden ist [2], werden wir weiter unter zurückkommen (Abschnitt 3.3.3).

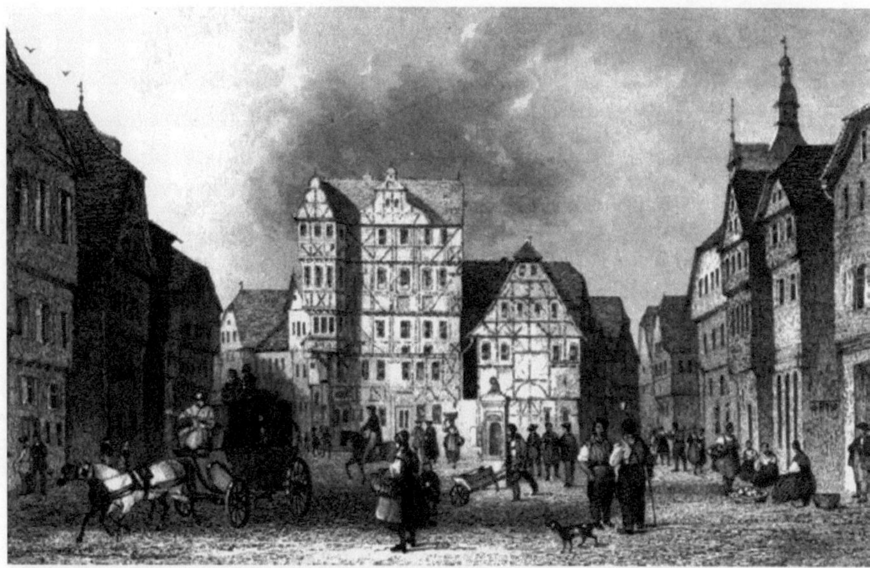

Abbildung 3.2. Der Marktplatz von Gießen um 1840. Stahlstich von ERNST FRIEDRICH GRÜNEWALD (1801 – 1848) nach einer Zeichnung von THEODOR VERHAS [43].

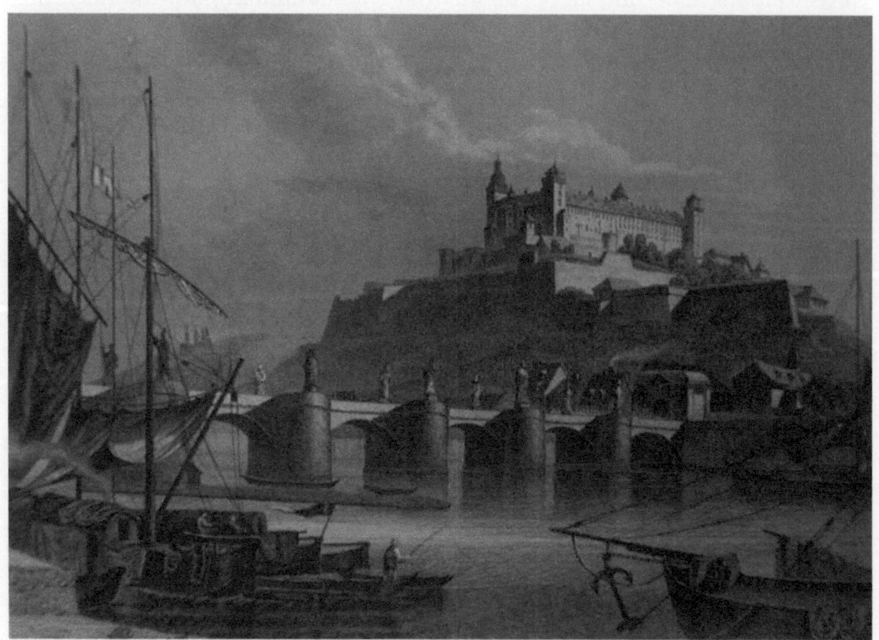

Abbildung 3.3. Festung und Brücke zu Würzburg. Stahlstich von JOHANN POPPEL (1807 – 1882) aus [30].

3.2 Die medizinische Fakultät in Gießen

3.2.1 Historische Übersicht

Die Religionsauseinandersetzungen des 16. und 17. Jahrhunderts führten auch im deutschsprachigen Raum zu erheblichen territorialen und Machtverschiebungen. Als Gegenpol zum calvinistischen Marburg begründetete deshalb der Lutheraner Landgraf LUDWIG V. von Hessen-Darmstadt 1607 „seine“ Universität in Gießen [20]. Diese „Ludoviciana“ umfasste von Anbeginn die klassischen vier Fakultäten, also auch eine medizinische, wovon als historische Einmaligkeit ein Wappen „Insignia Fakultatis Medicinae“ zeugt.

Für die folgenden Bemerkungen zur Geschichte der Medizinischen Fakultät folgen wir den zusammenfassenden Darstellungen [3, 8]. Die Fakultät hatte lange Jahre regionale Bedeutung und mit geringen Studentenzahlen zu kämpfen. Erst der Genius des 1824 auf Empfehlung ALEXANDER V. HUMBOLDTs als 21-Jähriger zum Professor für Chemie und Pharmazie berufene JUSTUS LIEBIG (1803 – 1873; zum Freiherrn wurde er 1845 geadelt) brachte einen erheblichen Aufschwung der Naturwissenschaften und Medizin.

Bedeutende Persönlichkeiten, die auch in der Studienzeit von J. KESSEL wirkten, prägten nun die Medizinische Fakultät. T. L. BISCHOFF (1807 – 1882) als Professor für Anatomie und Physiologie beschrieb die „Entwicklungsgeschichte der Säugetiere und des Menschen“ und legte mit LIEBIGs Unterstützung eine umfangreiche anatomische Sammlung an, die auch dem Studenten J. KESSEL Anregungen vermittelt haben dürfte.

BISCHOFFs folgte 1855 einem Ruf nach München; seine Nachfolger C. W. L. BRUCH (1819 – 1884) und C. ECKHARD (1822 – 1905) festigten das Ansehen dieser Disziplinen weit über Gießen hinaus. Speziell aus der Physiologenschule ECKHARDs gingen bedeutende Vertreter wie der die quantitative Morphologie beschreibende C. E. E. HOFFMANN, der Anatom B. HENNEBERG oder der Göttinger Chirurg H. BRAUN hervor.

BISCHOFF hatte 1849 auch versucht, RUDOLF VIRCHOW nach Gießen zu holen, der jedoch einem Ruf nach Würzburg folgte, was wiederum für die im Entstehen begriffene Ohrenheilkunde wesentlich wurde, da er dort mit deren Nestor A. V. TRÖLTSCH zusammentraf.

Resultate des Aufschwungs zu LIEBIGs Zeiten waren auch das Begründen einer wissenschaftlichen Pharmakologie (Arzneimittellehre) durch R. BUCHHEIM (1820 – 1879) und der Ausbau der pathologischen Anatomie durch A. WERNHER, dessen Wirken wir wegen seiner Bedeutung für KESSELs Entwicklung im nächsten Abschnitt gesondert betrachten, und seinen Schüler L. F. A. WINTHER, der 1867 den ersten Lehrstuhl für dieses Fachgebiet erhielt.

Im Gegensatz zur Augenheilkunde, die meist durch die Chirurgen, aber z. B. auch durch WINTHER wahrgenommen wurde, kam es im Vergleich mit anderen Universitäten erst spät zu einer akademischen Vertretung der Ohrenheilkunde. 1889 erhielt HERRMANN STEINBRÜGGE (1831 – 1901) hierfür einen Lehrauftrag und zwei Jahre darauf die Leitung einer staatlichen Ohrenpoliklinik. STEINBRÜGGE hatte sich 1881 beim bedeutenden Heidelberger Otologen

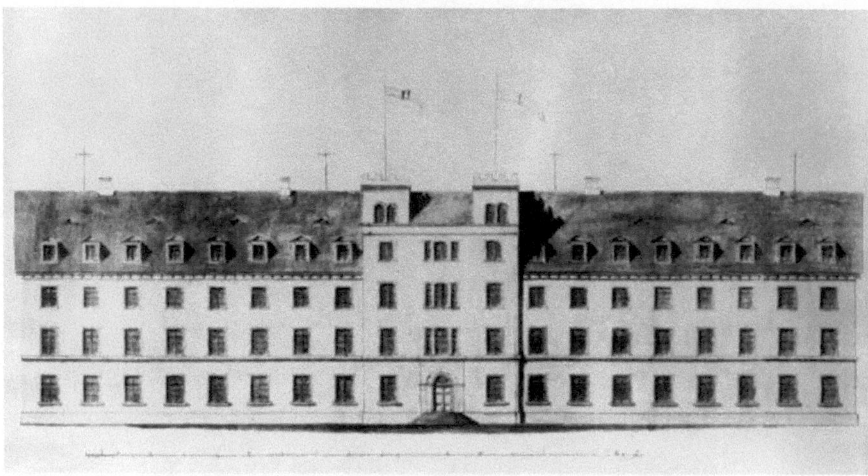

Abbildung 3.4. Das Gießener Akademische Hospital. Ursprünglich als Kaserne erbaut (1817 – 1819), als Hospital 1830 eröffnet. Quelle: Bildarchiv von Universitätsbibliothek und -archiv Gießen.

Samuel Moos habilitiert und musste, da das aus hessischer Sicht im Ausland erfolgt war, umhabilitieren. Mit Moos publizierte er ab 1877 wesentliche Arbeiten zur pathologischen Anatomie und Histologie des Ohres. Erst nach Rücktrittsdrohungen wurde ihm 1898 ein Extraordinariat zugestanden, womit sich die ungünstigen Bedingungen für das Fach in Gießen aber kaum besserten.

Nach Steinbrügges Tod 1901 übernahm Emil Leutert, ein Schüler Schwartzes, diese Position. Er wurde 1906 zum Ordinarius ernannt, trat aber unter Protest wegen fortbestehender Unzulänglichkeiten 1909 zurück.

3.2.2 Adolph Carl Gustav Wernher

Als Kessel 1857 die Universität Gießen bezog, hatte sein damals 48-jähriger rheinhessischer Landsmann Adolph Carl Gustav Wernher (Abbildung 3.5) bereits eine umfangreiche wissenschaftliche Biografie aufzuweisen, die mehrfach dargestellt worden ist [9, 34, 36]. Die umfangreichste Würdigung ist durch H. Bijok erfolgt, auf die wir uns hier vornehmlich berufen [4].

Wie später Kessel erlangte auch Wernher seine Hochschulreife am Gymnasium in Darmstadt. Bereits im 16. Lebensjahr, zum Wintersemester 1825/26, bezog er die „zuständige“ Landesuniversität in Gießen, um Medizin zu studieren. Nach Ablauf eines Jahres zog er für drei Semester nach Heidelberg, wo er die Orientierung auf das chirurgische Spezialfach durch den bedeutenden Chirurgen M. J. Chelius (1794 – 1875) erhielt. Danach setzte er seine Studien bei dem gleichermaßen namhaften Chirurgen und Augenarzt C. F. Gräfe (1787 – 1840) in Berlin fort. 1831 finden wir ihn für einige Monate in Halle, bevor er an die Universität Gießen zurückkehrte, denn nur

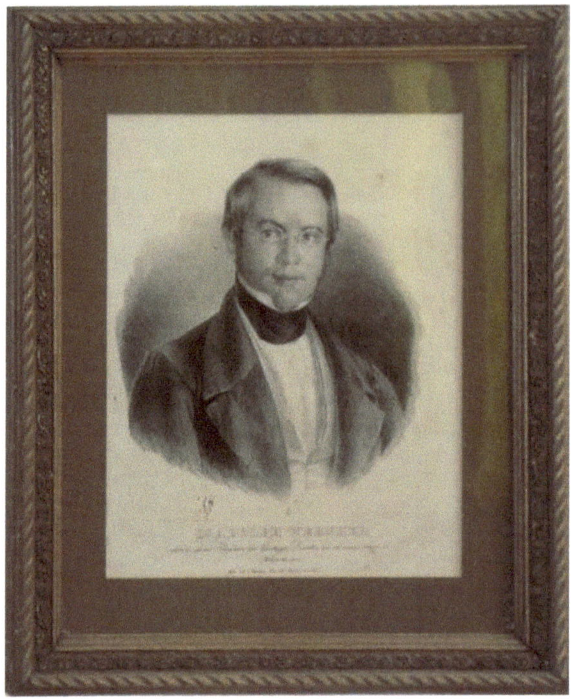

Abbildung 3.5. Porträt des jungen ADOLPH WERNHER. Stahlstich, Reproduktion des Exemplars im Besitz der Familie WERNHER, Nierstein.

mit einem dort abgelegten Examen konnte er in Hessen als Arzt tätig werden [28].

WERNHER legte 1832 sein medizinisches Examen ab und wurde zwei Monate später promoviert. Nach einer kurzen Zeit als Choleraarzt im Kanton Niederulm arbeitete er weitere 1 1/2 Jahre bei den berühmten Chirurgen G. DUPUYTREN (1777 – 1835) in Paris und Sir A. P. COOPER (1768 – 1841) in London. Auf diese Weise glänzend ausgebildet, wurde er – nach einer kurzen Überbrückungszeit als Physikatwundarzt in Offenbach – 1835 zum Professor extraordinarius und Assistenzart der Chirurgischen Klinik in Gießen ernannt. Zwei Jahre später wurde er ordentlicher Professor und Direktor der Chirurgischen Klinik als Nachfolger von F. A. M. F. v. RITGEN (1787 – 1867).

WERNHER hatte nun die Chirurgie, die bis zur Einführung der Narkose Ende der 1840er-Jahre eine heikle Angelegenheit war, in Praxis und Lehre zu vertreten. Im Jahre 1846 übernahm er nach dem Tod von G. F. W. BALSER (1780 – 1846) die Leitung des 1830 eingerichteten Akademischen Hospitals (Abbildung 3.4). Zusätzlich wurde ihm 1845 die neu eingerichtete Professur für pathologische Anatomie übertragen. Er war damit auch für die Lehre der Pathologie zuständig sowie für die Pathologisch-anatomische Sammlung, die er zu einer der bedeutendsten in Deutschland entwickelte. Diese enge Ver-

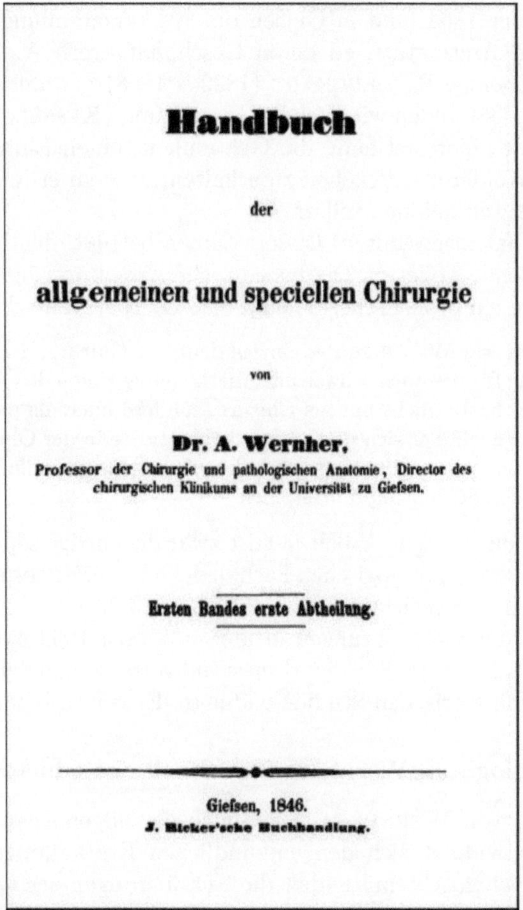

Handbuch

der

allgemeinen und speciellen Chirurgie

von

Dr. A. Wernher,

Professor der Chirurgie und pathologischen Anatomie, Director des chirurgischen Klinikums an der Universität zu Giefsen.

Ersten Bandes erste Abtheilung.

Giefsen, 1846.

J. Ricker'sche Buchhandlung.

Abbildung 3.6. Titelseite des ersten Bandes des Lehrwerkes von A. WERNHER.

bindung von Chirurgie und Pathologie äußert sich besonders im Inhalt seines vierbändigen „Handbuchs der allgemeinen und speziellen Chirurgie" (Abbildung 3.6), dessen erste Auflage im Zeitraum von 1846 bis 1857 erschien und das auf Grund der umfassenden Berücksichtigung des Wissensstandes in Deutschland, England und Frankreich zum Standardwerk wurde [37].

In der Zeit, in der KESSEL in Gießen studierte, musste WERNHER wegen einer 1858 eingetretenen Augeninfektion seine Tätigkeit als praktischer Chirurg einstellen. Den größten Teil des Jahres 1859 verbrachte in der Augenklinik von A. V. GRÄFE in Berlin, die er auch in den beiden Folgejahren für einige Zeit aufsuchen musste. Sein Arbeitsschwerpunkt war fortan die Pathologie, der er sich hauptsächlich in seinem schriftstellerischen Schaffen widmete. BIJOK weist darauf hin, dass fast die Hälfte seiner Veröffentlichungen aus Abhandlungen zur Pathologie verschiedener Organe besteht [4].

Im September 1864 fand in Gießen die 39. Versammlung Deutscher Naturforscher und Ärzte statt, zu deren Geschäftsführern A. Wernher und der Gießener Zoologe R. Leuckart (1822 – 1898) gewählt wurden. In der Teilnehmerliste [38] finden wir auch die Eintragung „Kessel, J., Cand. med., Selzen.“ Er hatte hier erstmalig die Gelegenheit, einen Einblick in das wissenschaftliche Konferenzgeschehen zu erhalten, an dem er in seinen späteren Jahren regen Anteil nehmen sollte.

Wernher hat insgesamt 79 Dissertationen betreut, deutlich mehr als jeder seiner Gießener Kollegen. Die Kesselsche Arbeit von 1866 ist die einzige unter ihnen, die ein otologisches Thema hat. O. Körner schreibt [KB-81]:

> „In jener Zeit war Wernher der einzige deutsche Chirurg, der Verständnis und Interesse für die noch schwer um Anerkennung ringende Ohrenheilkunde gewonnen hatte; nicht nur als Chirurg, sondern auch als pathologischer Anatom [...] suchte er sich und anderen Kenntnisse in der Ohrenheilkunde zu verschaffen. Wir verdanken ihm bekanntlich eine grundlegende Arbeit über die Pneumatocele supramastoidea.“

Diese erst 1873 erschienene Arbeit [39] ist zwar die einzige separate Veröffentlichung Wernhers im otologischen Fach, jedoch hat er dieses in seinem Handbuch ausführlich berücksichtigt (siehe Abschnitt 3.2.3).

Wernher, der viele Ehrungen erfuhr und 1874 Rektor der Universität Gießen wurde, ließ sich 1878 in den Ruhestand versetzen, in dem er sich hauptsächlich medizinhistorischen Studien widmete. Er verstarb 1883 in Mainz.

3.2.3 Die Otologie in Wernhers Handbuch der Chirurgie

Der erste Band von Wernhers „Handbuch der allgemeinen und speciellen Chirurgie“ [37] widmet sich den entzündlichen Erkrankungen und enthält einen umfangreichen Abschnitt über die Entzündungen des Ohres. Da dieser Band, wie erwähnt, schon 1846 erschien, bietet er uns eine Zusammenfassung des Wissensstandes, wie er sich etwa 1 1/2 Jahrzehnte vor dem Erscheinen des ersten einschlägigen Lehrbuches von A. v. Tröltsch (siehe Abschnitt 3.3.3) darstellte.

Wernher gestaltete sein Kapitel „Von der Entzündung des Gehörorgans, Otitis“ auf Grundlage der bis 1845, dem Vorjahr des Erscheinens seines Buches, studierten europäischen otologischen Literatur (Itard, Buchanan, Saunders, Toynbee, Menière u. a.) sowie eigener klinischer und durch Sektionen gewonnener Erfahrungen.

Die makroskopische Anatomie des Ohres, wie Gehörgang, Mittelohrstrukturen, Vorhof, Schnecke und ihre gefährliche Nachbarschaft zum Schädelinneren waren bekannt. Funktionelle Zuordnungen blieben hypothetisch. Die Untersuchung mit dem Ohrenspiegel und die Zellularpathologie warteten auf ihre Einführung.

Doch erlaubte ein weiter Gehörgang mitunter die direkte Betrachtung des Trommelfells. Die Paukenbelüftung durch Valsalvas Druckausgleich und Tubenkatheter waren geläufig. Das Tasten mit in die Tiefe geführten Sonden, die

Interpretation der allgemeinen und lokalen Symptome sowie die Sektionsbefunde ermöglichten Wernher bereits eine Systematik der Ohrerkrankungen.

Er trennte zwischen akuten sowie chronischen Entzündungen des äußeren (Otitis externa) und des innern Ohres (Otitis interna). In Letztere waren sowohl Mittel- als Innenohr einbezogen: „In Bezug auf die Entzündungen des innern Ohres ist eine genaue Diagnose der Abtheilungen desselben selten möglich.“

Ohrerkrankungen waren lebensbedrohend und heilten, wenn überhaupt, dann mit Defekten: „Wenn die Eiterung sich auf das Labyrinth verbreitet so steigern sich die Schmerzen und Fiebersymptome auf das Höchste und im günstigsten Falle geht das Gehör rettungslos verloren.“

Von den Ausführungen zu Ursachen, Befunden, Diagnosen und Behandlung werden wir detaillierter unter 3.4 nur auf die eingehen, die mit der späteren Dissertation von Kessel aus dem Jahre 1866 [KB-2] in Verbindung zu bringen sind. Dort spricht dieser im gleichen Sinne wie Wernher von einer „Otitis interna“, die zu seinem Thema wird.

Wernher setzte sich bereits sehr für die Parazentese (Trommelfellschnitt, auch Trommelfellstich) ein: Ist Eiter im Mittelohr, der „nicht durch die Tuba Eustachii abfließen will, so darf man nicht säumen, das Tympanon vorsichtig anzustechen.“ Somit hatte er den Trommelfellschnitt deutlich vor v. Tröltsch und Schwartze, denen später das Primat zugeschrieben wurde, empfohlen.

Schwartze beschrieb 1885 in seinem Lehrbuch der chirurgischen Krankheiten des Ohres [32] ausführlich auch die Geschichte des Trommelfellstiches. Darin ist Wernher ebenso wenig zu finden wie 1913 in Politzers Geschichte der Ohrenheilkunde [25]. Gleiches gilt für die „operative Eröffnung des Warzenfortsatzes“. Wernher wird von Schwartze nur im Abschnitt „Bildungsfehler“ mit der oben bereits erwähnten, erst 1873 erschienenen Arbeit zur Pneumatocele supramastoidea [39] zitiert. Politzer erwähnt ihn in seinem Geschichtswerk weder in dem Teil über die deutsche Ohrenheilkunde in der ersten Hälfte des 19. Jahrhunderts [24] noch in dem Abschnitt über die Geschichte der Mastoidoperationen [25].

Deshalb erscheint heute Wernhers Aussage zur operativen Behandlung des Warzenfortsatzes (= Zitzenfortsatzes) umso beachtenswerter. Sie stand im Kontrast zur chirurgischen Lehrmeinung damaliger Zeit: „Wenn die Erscheinungen auf Verbreiterung der Eiterung zu den Zellen des Zitzenfortsatzes hinweisen, so darf man nicht säumen, möglichst frühzeitig den Knochen bloßzulegen, zu perforieren und den Eiter zu entleeren.“ Anschließend weist er darauf hin, „dass man sie immer noch zu spät instituirte“.

Wernher gab 1846 den Entwicklungsstand der noch nicht zur Eigenständigkeit gelangten Ohrenheilkunde in einer Weise wieder, der mit zeitgenössischen Autoren konkurrieren kann. Trotz dazwischen liegender 20 Jahre dürfte er eine wichtige Quelle für Kessels Dissertation gewesen sein, deren Hauptgegenstand eben diese Warzenfortsatzvereiterung mit von ihr ausgehenden tödlichen Komplikationen war. Es erstaunt deshalb, dass er die Wiedereinführung der Operation v. Tröltsch zuschreibt, ohne Wernhers Aussagen zu würdigen und vor allem ohne sich in seinem Text auf diesen zu beziehen. Wernher wird einzig als hochgeschätztem Lehrer und Präses gedankt.

Es sei noch erwähnt, dass Schwartze zwar nicht Wernher, wohl aber Kessels Dissertation sowohl bei den Warzenfortsatzoperationen als auch unter „Sinusphlebitis ex otitide“ (vom Ohr ausgehende Thrombosen des Hirnblutleiters) im Literaturverzeichnis aufführte.

In dem folgenden Jahrzehnt erschienen drei weitere voluminöse Bände des Wernherschen Handbuches. Band 2, der sich den Wunden und Knochenbrüchen widmet, enthält einen kurzen Abschnitt über Verletzungen des Außenohres. Umfangreichere Ausführungen zum Ohr finden sich schließlich in dem letzten Band 3/2, und zwar:

- Von den Verengerungen und Verschließungen des äußeren Gehörgangs (S. 8–14),
- von den fremden Körpern im Ohre (S. 184 – 192),
- von den Polypen des äußeren Gehörganges (S. 309 – 315).

3.3 Die medizinische Fakultät in Würzburg

3.3.1 Historische Übersicht

Zu Kessels Studentenzeit war die Würzburger Medizinische Fakultät neben der Wiener und Berliner sicher eine der bedeutendsten im deutschsprachigen Raum. Um dorthin zu gelangen, musste er ins benachbarte Bayern reisen, dem der größte Teil des früheren Fürstbistums Würzburg durch den Reichsdeputationshauptschluss von 1803 zugeschlagen worden war.

Zwischen Gießen und Würzburg liegen reichlich 150 km Luftlinie. Bereits seit den 1850er-Jahren waren beide Städte über Eisenbahnlinien mit Frankfurt am Main verbunden, so dass eine schnelle Verkehrsverbindung zur Verfügung stand. Würzburg war Hauptstadt des Bezirkes *Unterfranken und Aschaffenburg* und hatte um 40.000 Einwohner.

Die Universität Würzburg, die seit dem Übergang nach Bayern den Namen Julius-Maximilians-Universität trug, hatte eine wechselvolle Geschichte. Nach der nur wenige Jahre überdauernden ersten Gründung einer Universität in Würzburg 1402 folgte 1582 durch Fürstbischof Julius Echter von Mespelbrunn (1545 – 1617) deren Neugründung mit den klassischen Fakultäten Theologie, Philosophie, Jura und Medizin.

Ende des 18. Jahrhunderts konnte die Medizinische Fakultät eine bedeutende Stellung erlangen, wobei sie von der Einrichtung einer Professur für Chemie und Pharmazie profitierte [6]. 1838 erhielt Franz v. Rinecker (1811 – 1883) die ordentliche Professur für Arzneimittellehre und versuchte, die vorherrschende Naturphilosophie durch naturwissenschaftliche Betrachtungsweisen zu ersetzen. Ihm war es zu danken, dass A. Kölliker und R. Virchow nach Würzburg berufen wurden.

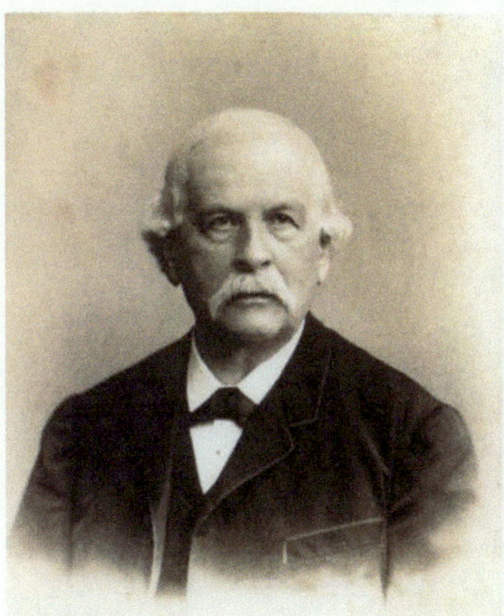
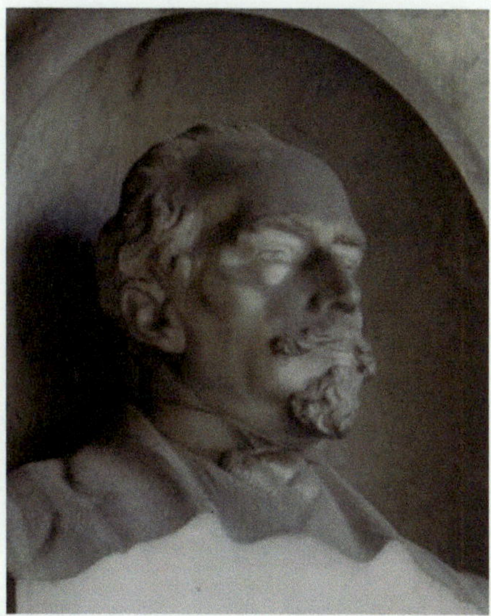

Abbildung 3.7. Porträts der Würzburger Anatomen ALBERT KÖLLIKER (links, aus seiner Autobiographie [13]) und Marchese ALFONSO CORTI (rechts, Büste im Hof der Universität zu Pavia).

Zuvor hatte als bedeutende Persönlichkeit der Anatom und Chirurg CARL CASPAR V. SIEBOLD (1730 - 1803) die Entwicklung geprägt. Er forderte entschieden, dass vor einer chirurgischen Tätigkeit das intensive Studium der Anatomie stehen müsse, und schuf entsprechende Möglichkeiten.

Ein halbes Jahrhundert später führten in erster Linie die bahnbrechenden Leistungen von ALBERT KÖLLIKER (1817 - 1905) und RUDOLF VIRCHOW (1821 - 1902) dazu, dass Würzburg international zunehmend Medizinstudenten, aber auch praktizierende Mediziner anzog. Da sowohl KÖLLIKER als auch VIRCHOW den Werdegang von V. TRÖLTSCH, KESSEL und der sich entwickelnden Ohrenheilkunde beeinflusst haben, gehen wir kurz auf ihr Wirken ein.

Im Gegensatz zu KÖLLIKER ist VIRCHOWs Name noch heute weithin bekannt. Er kann als „Universalgelehrter" des 19. Jahrhunderts - weit über die Grenzen der Medizin hinaus - gesehen werden, der zusätzlich durch sein Engagement in der Gesundheitspolitik und der Politik generell bleibende Wirkung erzielte. Leben und Schaffen VIRCHOWs sind sehr detailliert beschrieben worden [1], so dass wir nur seine Würzburger Jahre von 1849 bis 1856 betrachten möchten. Erstaunlicherweise werden diese in mancher Lebensbeschreibung nicht oder nur am Rande erwähnt, obwohl VIRCHOW selbst sie als die kreativsten seines Forscherlebens ansah. Letztlich entstand hier die „Cellulartheorie", die die über Jahrhunderte gültige Humoraltheorie ablösen und die medizinischen Betrachtungsweisen auf naturwissenschaftliche Grundlagen stellen sollte. Voraussetzung hierfür war der Übergang von makroskopischen

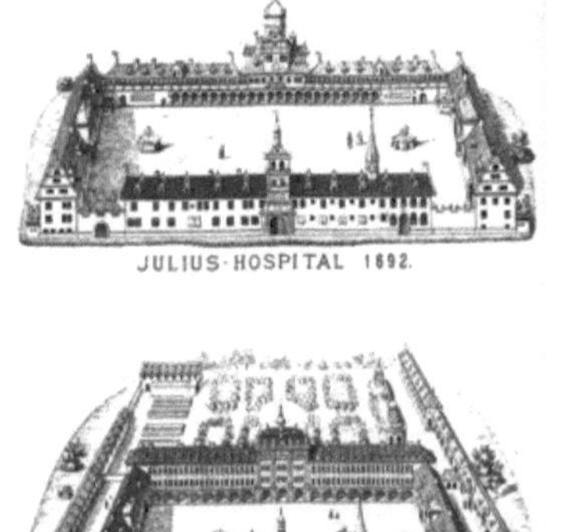

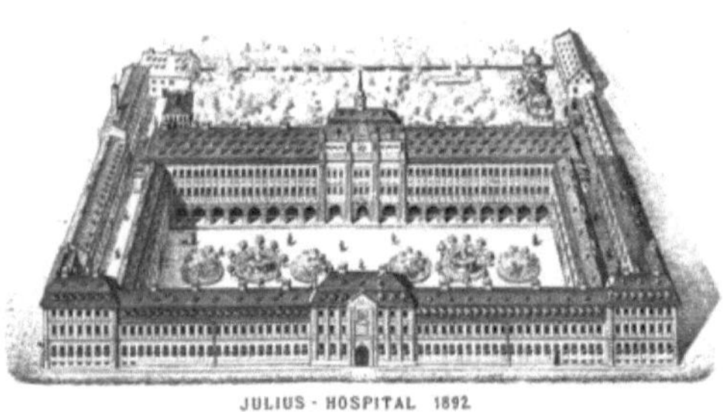

Abbildung 3.8. Die bauliche Entwicklung des Juliusspitals in Würzburg [15].

zu mikroskopischen Betrachtungsweisen in der Anatomie. Somit entstand die Histologie als Gewebelehre.

VIRCHOW und KÖLLIKER führten Mikroskopierkurse ein, die zu einem Anziehungspunkt für die medizinische Welt wurden. Nachdem VIRCHOW 1856 auf den für ihn geschaffenen Lehrstuhl für Pathologie an der Charité in Berlin wechselte, führte KÖLLIKER diese lange Jahre erfolgreich weiter.

Der Schweizer ALBERT V. KÖLLIKER (Abbildung 3.7; der Adelstitel wurde ihm 1897 verliehen) erhielt 1844 eine Professur für Physiologie und vergleichende Anatomie an der Universität Zürich. 1847 nahm er den Ruf auf den Lehrstuhl für Anatomie und Physiologie der Universität Würzburg an. Dort wirkte er bis 1903 und wurde zur prägenden Persönlichkeit. In den sieben Jahren gedeihlicher Zusammenarbeit mit R. VIRCHOW von 1849 bis 1856 entstand die bereits erwähnte Zellulartheorie, die wesentlich von ihm mitgestaltet wurde. Schon 1852 erschien sein „Handbuch der Gewebelehre des Menschen für Ärzte und Studierende". In den folgenden Jahren beschrieben er und seine Schüler viele Gewebsstrukturen, die noch heute in jedem Lehrbuch der Histologie zu finden sind. Auch KESSEL hat bei ihm Vorlesungen gehört (vgl. Abb. 3.1).

Zu KÖLLIKERs Schülern zählten u. a. ERNST HAECKEL, der ihn und VIRCHOW in Briefen an seine Eltern [35] treffend charakterisierte, FRANZ V. LEYDIG sowie – aus der Perspektive der Ohrenheilkunde von besonderem Interesse – ALFONSO CORTI und ANTON V. TRÖLTSCH.

ALFONSO CORTI (1822 – 1876, Abbildung 3.7) [10, 12] entdeckte 1850 in KÖLLIKERs Institut die Strukturen des Innenohres, die er 1851 in einer berühmt gewordenen Veröffentlichung beschrieb [5]. KÖLLIKER prägte für sie im zweiten Band seiner „Mikroskopischen Anatomie" 1854 die Bezeichnung „Cortisches Organ".

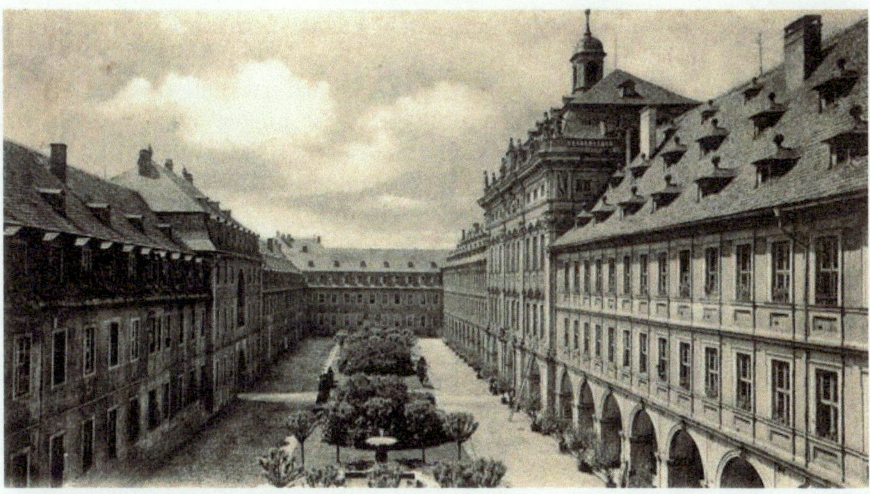

Abbildung 3.9. Der Innenhof des Juliusspitals nach einer Ansichtskarte um 1900; rechts der sogenannte Fürstenbau.

3.3.2 Das Juliusspital

Eine besondere Rolle in der Entwicklung der Medizinischen Fakultät spielt das Juiusspital [15]. Der Fürstbischof JULIUS ECHTER stiftete nicht nur die Universität, sondern neben vielen anderen charitativen Einrichtungen auch das nach ihm benannte Spital (Grundsteinlegung 1576, Stiftung 1579). Nach der Zweckentfremdung im Dreißigjährigen Krieg erfolgten bauliche Veränderungen und Erweiterungen, die man in Abbildung 3.8 verfolgen kann und an denen auch der große Baumeister BALTHASAR NEUMANN (1687 – 1753) beteiligt war, so dass schließlich ein prachtvolles Bauensemble entstand (Abbildung 3.9).

Nicht nur die territoriale Nähe von Universität und Juliusspital, sondern bereits der 1596 zum Ausdruck gebrachte Willen des Gründers führte zur Kooperation beider Einrichtungen, die sich ein Jahrhundert später verstärkte. So wurde ein im Jahre 1705 errichteter Gartenpavillon seit 1724 für die Anatomie genutzt; später arbeiteten und lehrten dort VIRCHOW und KÖLLIKER. Die dort vorherrschende Enge konnte allerdings erst überwunden werden, als 1850 – 1853 ein neues Gebäude für die Anatomie, Pathologie, Physiologie und physiologische Chemie errichtet werden konnte.

Die größte Bedeutung hatte das Juliusspital für die medizinische Fakultät natürlich durch die Bereitstellung des Krankenmaterials. Es entstanden eine medizinische und eine chirurgische Klinik, und im Winter 1772/73 wurde im Juliusspital ein „Collegium clinicum“ eröffnet, das nach einem 1799 erfolgten Umbau Raum für 200 Patienten und 66 Geisteskranke bot [6].

Im späten 19. Jahrhundert, gefördert durch den wirtschaftlichen Aufschwung nach 1870/71, wurden mehrere Klinik- und Institutsneubauten auf dem Gelände des Juliusspitals oder in seiner Nähe errichtet. Dazu gehörten auch ein (drittes) Anatomiegebäude, ein Pathologisches und ein Physiologisches Institut. Dank dieser Bautätigkeit konnte das erwähnte (zweite) Anatomiegebäude in ein "Medizinisches Kollegienhaus" umgewandelt werden, das wir erwähnen, weil es auch die otiatrische Poliklinik aufnahm [15]. Zu dieser Zeit weilte KESSEL aber nicht mehr in Würzburg.

3.3.3 Anton von Tröltsch

Besondere Verdienste um die Ohrenheilkunde erwarb sich ANTON FRIEDRICH FREIHERR VON TRÖLTSCH (1829 – 1890, siehe auch Abbildung 3.14) [2, 33]. Er hatte RINECKER, KÖLLIKER, VIRCHOW, V. LEYDIG und weitere Persönlichkeiten der Blütezeit Würzburger Medizin bereits als Student erlebt. 1853 legte er das medizinische Staatsexamen ab und wurde zu einem Thema über komplizierte Knochenbrüche promoviert.

Der Weiterbildung bei den führenden Augenärzten ALBRECHT V. GRÄFE (Berlin) und FERDINAND V. ARLT (Prag) folgten 1855 Hospitationen in Dublin bei WILLIAM WILDE (1815 – 1876) sowie in London. WILDE war seiner Zeit voraus und betrieb seit 11 Jahren ein „Hospital for Diseases of Eye and Ear". WILDEs für diese Zeit sehr fortgeschrittenen otologischen Kenntnisse und ebenso die umfangreichen morphologischen Studien JOSEPH TOYNBEES (1815 – 1866) in London, der bereits über 1.000 Ohrsektionen ausgeführt hatte, inspirierten V. TRÖLTSCH zu weiterer Beschäftigung mit diesem Gebiet.

Noch im gleichen Jahr demonstrierte er in Paris den Ohrenspiegel, mit dem die Beleuchtung der tiefer gelegenen Ohrstrukturen möglich wurde, und vervollständigte seine morphologischen Kenntnisse in Würzburg wiederum bei KÖLLIKER und VIRCHOW. 1857 eröffnete er seine Praxis, die sich von der Augen- zunehmend und dann ausschließlich zur Ohrenheilkunde entwickelte. Sie zog in den folgenden Jahren Patienten aus aller Welt an.

Ab dem Semester 1859/60 hielt er Kurse über Ohrenheilkunde ab. Zu den ersten Hörern zählten auch A. POLITZER und H. SCHWARTZE, mit denen er 1864 das *Archiv für Ohrenheilkunde* gründen sollte, dem er bis 1873 als Chefredakteur vorstand. Auf dieses wichtige Publikationsorgan kommen wir unter 3.7 zurück.

1861 legte V. TRÖLTSCH die Habilitationsschrift „Die Anatomie des Ohres und ihre Anwendung auf die Praxis und die Krankheiten des Gehörorganes" vor. Daraus entstand im folgenden Jahr sein Lehrbuch für Ohrenheilkunde, das sieben Auflagen erlebte und Wissensgrundlage für die sich nun formierende Generation von Ohrenärzten wurde.

Popularität und medizinischer Ruf V. TRÖLTSCHs müssen groß gewesen sein. Im Januar 1869 widmet ihm das verbreitete Familienblatt *Daheim* in seiner Beitragsserie „Deutsche Ärzte" einen umfangreichen Artikel, in dem er als „Deutschlands Ohrenarzt" gerühmt wird [19]. Wir verdanken diesem Beitrag ein Porträt (Abbildung 3.10) und eine Illustration aus seiner Praxis

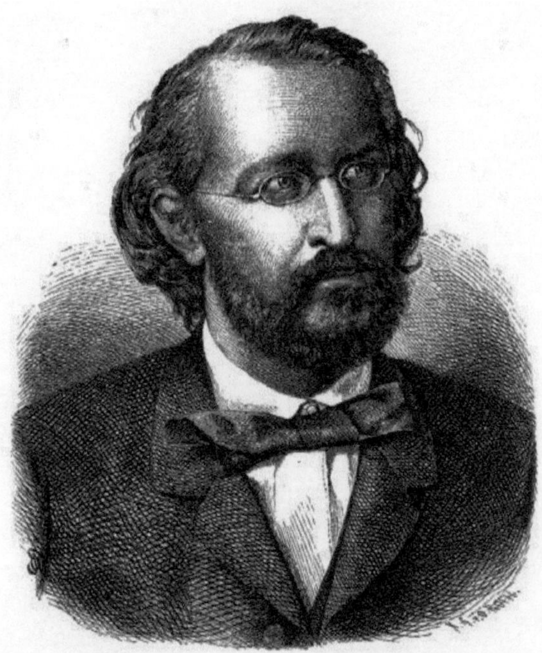

Abbildung 3.10. ANTON FRIEDRICH VON TRÖLTSCH um 1868/69. Porträt aus [19] mit Genehmigung der Universitätsbibliothek Leipzig.

(Abbildung 3.11), die für uns besonders interessant sind, denn sie sind gerade in der Zeit entstanden, in der KESSEL seine letzten Würzburger Tage verlebte.

1864 wurde der immer bescheiden bleibende und viele Sprachen beherrschende V. TRÖLTSCH Professor extraordinarius. Der erste Versuch, eine otiatrische Poliklinik zu gründen, wurde im Juli 1876 aus finanziellen Gründen abgelehnt. R. BAUDACH führt dazu aus [2]:

> „Im darauffolgenden Jahr konnte sie dann dotiert werden, erstmals erwähnt wird sie im Amtlichen Verzeichnis des Personals und der Studierenden an der Julius-Maximilians-Universität zu Würzburg aber erst im Jahr 1879."

Sein Befinden und seine Leistungsfähigkeit wurden in den letzten Lebensjahren durch eine fortschreitende Multiple Sklerose erheblich eingeschränkt. Umso mehr Beachtung verdient, dass V. TRÖLTSCH dennoch und entgegen aller Rivalitäten der führenden Otologen dieser Zeit einhellig als deren Primus anerkannt wurde [33].

Eine Bestandsaufnahme von 1892, also zwei Jahre nach dem Tod von V. TRÖLTSCH, schildert, dass für den Betrieb der otiatrischen Poliklinik und zur Abhaltung von Übungskursen nur ein Raum in dem oben erwähnten Medizinischen Kollegienhaus zur Verfügung steht, der „mit den nöthigen Beleuchtungs- etc. Vorrichtungen versehen" ist. Das Geschäfts- und Arbeitszimmer des Pro-

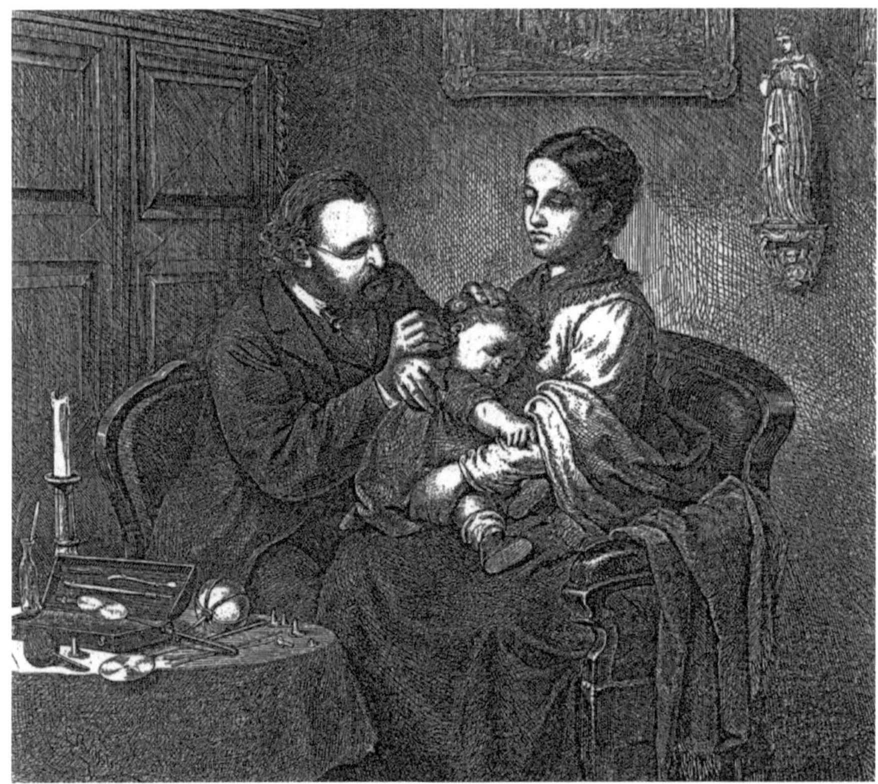

Abbildung 3.11. TRÖLTSCH operierend, nach dem Leben gezeichnet von L. BECHSTEIN. Illustration aus [19] mit Genehmigung der Universitätsbibliothek Leipzig. Der Zeichner ADOLF EMIL LUDWIG BECHSTEIN (1843 – 1914) war ein Sohn des Thüringer Schriftstellers und Märchensammlers LUDWIG BECHSTEIN (1801 – 1860). Interessant sind der gegenständliche Hinweis auf das zur Untersuchung erforderliche Kerzenlicht sowie die detailgetreue Wiedergabe der medizinischen Instrumente. Man erkennt mehrere Ohrentrichter (auch nach v. TRÖLTSCH benannt), den „Ohrenspiegel", Ballons, die wahrscheinlich dem Spülen dienen, aber vielleicht auch der „Luftdusche", später „Politzern" genannt. In der Flasche könnte eine Parazenthesenadel für den Trommelfellstich sein. In der Schatulle kann man eine Olive mit Ansatz erkennen, die für den sog. Tubenkatheter bestimmt sein könnte.

fessors der Ohrenheilkunde, zu dem Zeitpunkt WILHELM KIRCHNER (1849 – 1935), befindet sich in dem benachbarten Gebäude des Pathologischen Instituts [15].

Die otiatrische Poliklinik wurde in den Folgejahren verschiedentlich erweitert. Eine Ohrenklinik entstand in Würzburg jedoch erst, als der Status eines Universitätsklinikums vom Juliusspital an das staatliche, im Jahre 1921 neu erbaute Luitpoldkrankenhaus überging. Die Vereinigung mit der Klinik für Nasen- und Kehlkopfheilkunde zu einer gemeinsamen HNO-Klinik erfolgte, weil 1919 die Zusammenlegung beider Professuren beschlossen worden war [6]. Diese Klinik erhielt dann endlich auch ein eigenes Gebäude [18].

3.4 Die Dissertation Kessels

Noch heute ist in Deutschland die Regelung der Verfahrensfragen der Promotion uneinheitlich, weil sie in die Zuständigkeiten der Fakultäten fällt. Dies war in dem zersplitterten Deutschland des 19. Jahrhunderts noch viel auffälliger, und A. WERNHER, der am Promotionsgeschehen besonders interessiert war, hat sich dazu im Jahre 1876 in einer Schrift geäußert [40]. Anhand einer gründlichen Analyse, die sowohl die historische als auch die regionale Entwicklung berücksichtigt, wies er insbesondere auf die Qualitätsunterschiede der medizinischen Promotionen hin, die sich aus der Verschiedenheit der Vorschriften ergab, und machte abschließend einen Vorschlag für eine einheitliche Prüfungsordnung.

Als KESSEL promoviert wurde, wurde in Gießen neben der Vorlage einer „Inaugural-Dissertation" eine öffentliche Disputation verlangt, die auf der Basis vorher vorgelegter Thesen erfolgte. Die Thesen von KESSEL sind erhalten geblieben [KB-1] und werden in Abbildung 3.12 wiedergegeben.

Vielfach war es üblich, medizinische Dissertationen in Form von Berichten über eine oder mehrere Krankheitsgeschichten aufzubauen. Zu diesem Typ gehört auch die Dissertationsschrift KESSELs, wie man bereits dem Titel entnehmen kann: „Fälle von Otitis interna – mit Vereiterung der Zellen des Warzenfortsatzes und Sinusthrombose. Perforation des Warzenfortsatzes" [KB-2].

Ausgehend vom häufigen Symptom des „Ohrenflusses" (Otorrhoe) beschreibt KESSEL sehr detailliert am Krankheitsverlauf dreier Patienten die fortschreitende Entzündungssausbreitung zu den Zellen des Warzenfortsatzes (das sind die lufthaltigen Räume im Schädelknochen hinter der Ohrmuschel), den Hirnblutleitern mit nachfolgender Thrombose und Hirnnervenlähmungen, Hirnhautentzündung, Senkung der Ohrabszesse in die Hals- und Rachenweichteile sowie eine tödlich endende Ausbreitung der Entzündung auf den Gesamtorganismus (Sepsis).

Der benutzte Terminus der „Otitis interna", den wir heute auf die noch immer gefürchtete Entzündung des Labyrinthes (Hörschnecke und Gleichgewichtsorgan) eingrenzen, wurde zu dieser Zeit etwas weiter gefasst und bezog häufig das Mittelohr mit ein. Zweifellos dehnte sich die Entzündung aber auf und über das Labyrinth aus, denn neben Ohrenfluss und Schwerhörigkeit wurden stets heftiger Schwindel und Ohrensausen als die dafür typischen Zeichen beschrieben.

Erstaunlich ist aus heutiger Sicht, dass der von KESSEL eingehend beschriebene erste Patient „mir als Practicant zugetheilt wurde". KESSEL konnte, wie sein Schüler MÜLLER 1891 mitteilte [21], sogar die Operation und die Sektion selbst vornehmen.

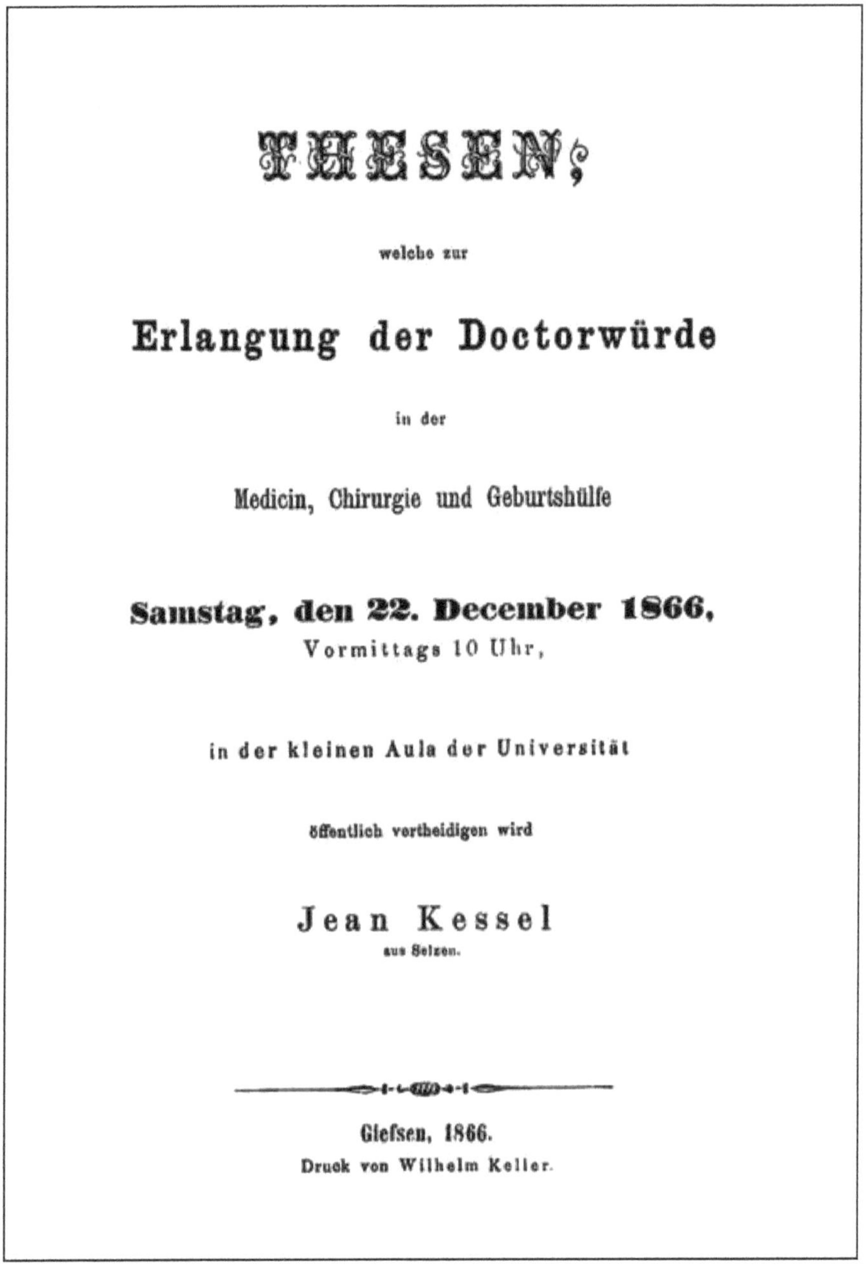

Thesen,

welche zur

Erlangung der Doctorwürde

in der

Medicin, Chirurgie und Geburtshülfe

Samstag, den 22. December 1866,
Vormittags 10 Uhr,

in der kleinen Aula der Universität

öffentlich vertheidigen wird

Jean Kessel
aus Selzen.

Giefsen, 1866.
Druck von Wilhelm Keller.

Abbildung 3.12. Die Thesen zur Promotion von JOHANNES KESSEL. Fortsetzung auf der nächsten Seite; die dort wiedergegebenen Thesen stehen im Original auf zwei Druckseiten.

I.

Das erste Athmen der Neugebornen wird durch äufsere Reize eingeleitet.

II.

Die Myringectomie ist bei gewissen Krankheitsformen des Trommelfelles und der Paukenhöhle jedem anderen Heilverfahren vorzuziehen.

III.

Die Perforation des Warzenfortsatzes ist bei härtnäckigen Otorrhoeen der Paukenhöhle indicirt.

IV.

Diejenigen Speichelflüsse, welche nach Inunctionen von grauer Quecksilbersalbe auftreten, hängen von einem localen Reize ab, welchen die eingeathmeten Quecksilberdämpfe direct auf die Mundschleimhaut ausüben.

V.

Das Wort Gift ist aus der Terminologie der gerichtlichen Medicin zu streichen.

VI.

Die Chorda tympani steht dem Geschmack an der Zungenspitze und dem Zungenrande vor.

VII.

Die cerebralen Erscheinungen im Typhus haben gewöhnlich ihren Grund in einer Erkrankung des Ohres.

Seine präzise Beschreibung der Krankheitszeichen, des klinischen Verlaufs und vor allem der komplizierten anatomischen Strukturen des Ohres sowie dessen pathologischer Veränderungen sind faszinierend zu lesen. Er besaß bereits ein hohen Ansprüchen genügendes Spezialwissen. Aus retrospektiver Sicht darf man sagen, dass er dieses schon mitbestimmte!

Deutlich wird das ebenso auf therapeutischem Gebiet. Er plädierte sehr für ein „energisches Einschreiten“ bei Warzenfortsatzeiterung und Sinusthrombose durch „Anbohrung des Warzenfortsatzes“, wobei er v. Tröltsch das Verdienst zubilligte, „diese in Vergessenheit gerathene und von wichtigen Autoren des Jahrhunderts gebrandmarkte Operation wieder in die Chirurgie eingeführt zu haben“. Es ist schwierig zu deuten, warum Kessel nicht die schon 20 Jahre zuvor publizierte, analoge Auffassung von A. Wernher, die wir unter 3.2.3 darstellten, herausstellte. War das v. Tröltsch und Schwartze, den bestimmenden Personen einer aufstrebenden deutschen Otologie, geschuldet?

An zwei weiteren Patienten zeigte er, dass durch das beschriebene Vorgehen eine Genesung erreicht werden konnte, was damals für den meist fatalen Verlauf der Ohrentzündungen nicht typisch war.

Es erstaunt, dass Kessel und noch weniger Wernher zu diesen Problemen in der Fachliteratur kaum zitiert wurden. Das Standardwerk „Geschichte der Ohrenheilkunde“ Politzers, das die Entwicklung in den Jahren 1850 bis 1911 detailliert schildert, erwähnt ihn hierzu nicht. Wohl aber H. Schwartze, dem zweifellos das Verdienst zukommt, die noch ungezielte Trepanation (Anbohrung) des Warzenfortsatzes zu einer bis heute gültigen Standard-Operation fortentwickelt zu haben [31]. Doch zum Zeitpunkt der Dissertation Kessels führte auch H. Schwartze noch die Trepanation aus!

Bewertet man die Dissertation Kessels aus heutiger Sicht, so nötigen die beeindruckenden morphologischen Detailkenntnisse eines Mannes, der noch am Anfang seiner fachlichen Entwicklung stand, und seine daraus abgeleiteten klinischen Schlussfolgerungen hohen Respekt ab.

Offen bleibt die bereits in der Einleitung dieses Kapitels angesprochene Frage, ob der formelle Doktorvater Wernher, der sich in den Jahren seiner aktiven klinisch-chirurgischen Tätigkeit auch mit der Ohrenheilkunde beschäftigt hatte, oder der Begründer der Ohrenheilkunde v. Tröltsch der eigentliche Inspirator der Dissertation von Kessel gewesen ist. Aus heutiger Sicht sprechen für die Wahl Kessels, in Gießen bei Wernher zu promovieren, zwei Gründe. Erstens galt wohl immer noch die Regel, dass die hessischen Landeskinder einen Abschluss der Landesuniversität haben mussten, um im „Inland“ tätig werden zu können[1]. Zweitens bestand in Würzburg das Problem, dass v. Tröltsch zwar über eine große Privatpraxis verfügte, aber

[1] Erst am 25. November 1869 wurde per Gesetz ein gemeinsames Prüfungs-Reglement für die Approbation der Ärzte in allen Staaten, die dem Deutschen Reich angehörten, erlassen. Darin wurde den Ärzten Freizügigkeit innerhalb des Deutschen Reiches gewährt, unabhängig davon, wo sie ihre Approbations-Prüfung bestanden hatten [40].

(noch) nicht über eine Poliklinik für Ohrenkranke, so dass es für KESSEL vielleicht einfacher war, auf Patienten aus Gießen zurückgreifen zu können.

Das Verdienst, den aufstrebenden JOHANNES KESSEL gefördert zu haben, kommt sicher WERNHER und V. TRÖLTSCH gemeinsam zu. Letzterem ist es zu verdanken, dass die Dissertationsschrift KESSELs im *Archiv für Ohrenheilkunde* referiert und damit einem breiten Kollegenkreis bekanntgemacht wurde [KB-2].

3.5 Beginn des Postdoktorates in Würzburg

Es ist als glücklicher Umstand zu werten, dass KESSEL materiell so gestellt war, dass er sich nicht nur eine überdurchschnittlich lange Studienzeit von einem knappen Jahrzehnt erlauben konnte, sondern daran auch noch eine ebenso lange Periode des Postdoktorates anfügen konnte, bevor er sich 1876 in Graz als Privatdozent niederließ. Der Zeitraum ist in Anlehnung an O. KÖRNER [KB-81] als die „Wanderjahre" KESSELs bezeichnet worden; wir würden den Begriff „Bildungsjahre" vorziehen. G. STELZIG charakterisiert diesen Zeitraum so [KB-90]:

> „Die Otologie entwickelte sich damals in Deutschland eben zur eigenen Fachrichtung. 1868 waren SCHWARTZE in Halle und VOLTOLINI in Breslau die ersten außerordentlichen Professoren für Ohrenheilkunde in Deutschland. Bis dahin lasen andere Fachvertreter die Ohrenheilkunde, zumeist Chirurgen, die z. T. bereits für Ohrenheilkunde habilitiert waren. Erst nach langen, mühevollen Verhandlungen der Otologen mit den zuständigen Regierungen fand die neue Fachrichtung allgemeine Anerkennung."

KESSEL hat also das Glück gehabt, sein Postdoktorat oder seine Bildungsjahre in einer Aufbruchszeit des von ihm gewählten Fachgebietes absolvieren zu können. STELZIG [KB-90] schreibt dazu weiter:

> „In den 10 Wanderjahren 1866 bis 1876 finden wir KESSEL an den entscheidenden Stätten: bei dem bedeutenden Otologen VON TRÖLTSCH in Würzburg, bei POLITZER und dem Histologen STRICKER in Wien, bei dem Physiker E. MACH in Graz und Prag."

Wir werden diesen Weg in den beiden folgenden Kapiteln nachzeichnen, müssen aber jetzt schon bekennen, dass die Angabe einer exakten Chronologie nicht an jeder Stelle möglich sein wird.

Folgt man den Biografien, dann beginnt das Postdoktorat in Würzburg. Demnach müsste KESSEL nach der Ende 1866 erfolgten Promotion im Jahre 1867 einige Zeit bei VON TRÖLTSCH gearbeitet haben, bevor er wenig später in Wien erscheint. Leider finden sich dafür keine direkten Belege. Insbesondere fällt auf, dass er in seinen ersten Veröffentlichungen im Archiv für Ohrenheilkunde, die in diese Zeit fallen [KB-3, KB-4], als „Dr. J. KESSEL aus Gießen" firmiert. Auch die einzige zu Lebzeiten von KESSEL erschienene biografische

Notiz [KB-75] trifft nur die Aussage, dass er „behufs weiterer Ausbildung Wien und Prag“ besuchte.

Wie erwähnt, waren sowohl WERNHER als auch V. TRÖLTSCH in und nach ihrer Studienzeit weit in Europa herumgekommen und werden daher KESSEL darin bestärkt haben, sich durch Auslandsaufenthalte zu vervollkommnen.

Was die Datierung des Wechsels von Gießen bzw. Würzburg nach Wien betrifft, so hat KESSEL seine letzte mit *Gießen* bezeichnete Veröffentlichung [KB-4] im September 1868 eingereicht. Seine erste Veröffentlichung mit dem Herkunftsort *Wien* ist mit dem 20. April 1869 datiert. Damit sollte der Zeitraum des Wechsels einigermaßen eingrenzbar sein.

Eine Betrachtung des Inhaltes der beiden mit dem Herkunftsort *Gießen* bezeichneten Arbeiten, die wir im nächsten Abschnitt vornehmen werden, führt jedoch zu der Feststellung, dass zumindest die zweite bereits der Wiener Periode zuzuordnen ist. Damit relativiert sich die Datierung des Wechsels nach Wien wieder.

3.6 Die ersten Veröffentlichungen

1867 erschien KESSELs erste Publikation [KB-3] im Archiv für Ohrenheilkunde: „Vorläufige Mittheilungen über einige anatomische Verhältnisse des Mittelohres“. Die Strukturen des zum Teil in das Trommelfell eingewebten Gehörknöchelchens Hammer (Malleus) und dessen gelenkigen Verbindungen sowie die Blutgefäße konnte KESSEL gut durch Sektionsbefunde an 5 Monate alten Föten, was damals üblich war, darstellen. Schlussfolgernd postulierte er u. a. eine Theorie zur Weiterleitung der Tonhöhen: Unterschiedliche Spannungen in einzelnen Tommelfellpartien würden dazu führen, dass hohe und tiefe Töne differenziert weitergeleitet und somit unterschiedlich wahrgenommen würden. Diese Vorstellungen wurden von KESSEL auch in seiner Prager Periode und auch noch in den darauffolgenden Jahren verfolgt. Aus heutiger Sicht betätigten sie sich aber nicht.

Interessant war aber die Vermutung, dass durch Kompression der Blutgefäße des Hammers Ohrgeräusche entstehen könnten. Solche entstünden auch bei kräftigem Zusammenpressen der Zähne durch Druck auf ein in einer Knochenlücke des Ohrschädels (der GLASERschen Spalte) verlaufendes Blutgefäß (Arteria tympanica). Dieser Gedanke war und ist aktuell, weil wir heute wissen, dass Kiefergelenksprobleme durchaus Ohrgeräusche (dentogener Tinnitus) auslösen können. Ohrgeräuschen widmete Kessel auch später hohe Aufmerksamkeit und sah in ihnen ein wichtiges diagnostisches Merkmal bei entzündlichen Ohrerkrankungen.

In dieser Arbeit dankt KESSEL interessanterweise A. POLITZER für eine mündliche Mitteilung. Er hatte also bereits 1867 Kontakt zur „Wiener Otologen-Schule“. Er vertrat in seinem Beitrag teilweise andere Auffassungen zur Morphologie des Trommelfells als JOSEPH GRUBER, der einige Jahre später (1873) gemeinsam mit ADAM POLITZER in Wien die erste Ohrenklinik der Welt leiten sollte.

1869 veröffentlichte KESSEL seine zweite Publikation mit der Herkunftsangabe *Gießen* [KB-4]. Sie beschreibt detaillierte histologische Analysen von Ohrpolypen, über die bis dahin nur wenige, jedoch namhaften Autoren wie der überragende Chirurg seiner Zeit THEODOR BILLROTH und A. V. TRÖLTSCH berichtet hatten. Diese Arbeit entstand mit hoher Wahrscheinlichkeit bereits am Pathologischen Institut Wien, wie der letzte Abschnitt mit einer Danksagung an „Herrn Dr. V. BIESIADECKI[2] für seinen uneigennützigen Beistand" belegt.

3.7 Die Gründung des Archivs für Ohrenheilkunde

„1864 könnte man als Geburtsjahr einer eigenständigen klinisch-wissenschaftlichen Otologie im deutschsprachigen Raum bezeichnen, da erstmals das 'Archiv für Ohrenheilkunde' durch ANTON V. TRÖLTSCH (Würzburg), ADAM POLITZER (Wien) und HERMANN SCHWARTZE (Halle/S.) herausgegeben wurde" [16]. Dieses sollte – wie seine Herausgeber – einen überragenden Einfluss auf die Gestaltung der jungen Spezialdisziplin nehmen.

Besondere Verdienste um die Gründung erwarb sich VON TRÖLTSCH, auf den wir bereits unter 3.3.1 eingegangen sind. Zunächst publizierte er vorwiegend in „Virchows Archiv", der damals bedeutendsten Zeitschrift „für pathologische Anatomie und Physiologie und für klinische Medicin", so ihr Untertitel. Der Anregung eines Dr. ZANDER aus Chemnitz, eine otologische Zeitschrift ins Leben zu rufen, wollte er nicht nachkommen, da VIRCHOW, dem er freundschaftlich verbunden war, sich dagegen aussprach [14]. Nachdem auch POLITZER ihn dazu aufforderte, akzeptierte er jedoch, dass eine eigene Fachzeitschrift unabdingbar für die Anerkennung des Faches, aber auch für die eigene Stellung darin sein würde.

In H. SCHWARTZE [7, 14] hatte er einen ehemaligen Schüler zur Seite, den er in Würzburg für die Ohrenheilkunde begeisterte. Dessen Habilitationsschrift versuchte VON TRÖLTSCH 1863 bei der Würzburger Stahelschen Buch- und Kunsthandlung drucken zu lassen und ein Honorar für ihn zu erwirken. Das sagte der Verleger STAHEL in einem bisher unveröffentlichten Brief an VON TRÖLTSCH am 5. 10. 1863 zu. Letztlich entwickelte sich daraus die Publikation des *Archivs für Ohrenheilkunde* durch STAHEL, beginnend mit dem ersten Band im Jahre 1864 (Abbildung 3.13).

VON TRÖLTSCH fungierte als leitender Redakteur des *Archivs für Ohrenheilkunde* bis 1873. Die Bände erschienen allerdings etwas sporadisch[3],

---

[2] Der Pathologe ALFRED BIESIADECKI (1839 – 1889) war seit 1865 Assistent am Institut für Pathologische Anatomie in Wien und wurde 1868 Professor für dieses Fach an der Jagiellonen-Universität Krakau [29].

[3] Folge der Bände: 1 (1864), 2 (1867), 3 (1867), 4 (1869), 5 (1870), 6 (1873).

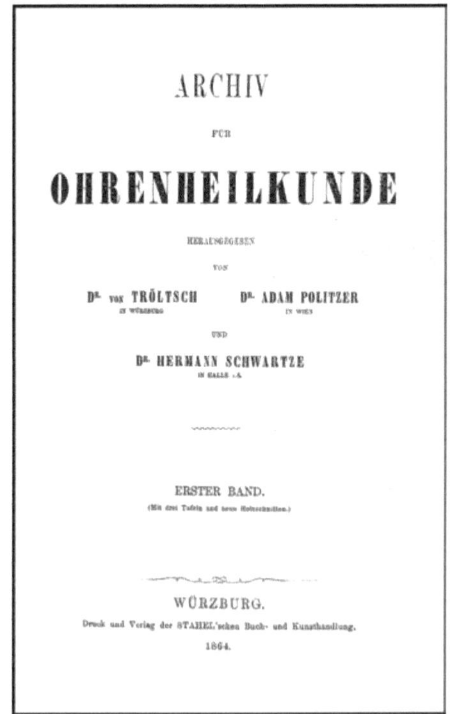

ARCHIV

FÜR

OHRENHEILKUNDE

HERAUSGEGEBEN

VON

DR. VON TRÖLTSCH IN WÜRZBURG

DR. ADAM POLITZER IN WIEN

UND

DR. HERMANN SCHWARTZE IN HALLE a/S

ERSTER BAND.

(Mit drei Tafeln und neun Holzschnitten.)

WÜRZBURG.

Druck und Verlag der STAHEL'schen Buch- und Kunsthandlung.

1864.

Abbildung 3.13. Titelseite des ersten Bandes des *Archivs für Ohrenheilkunde*.

wohl bedingt durch eine Erkrankungs VON TRÖLTSCHs an Multipler Sklerose, die ihn auch weiterhin beeinträchtigte [26]. Ab Band 7 (1873) übernahm SCHWARTZE die Leitung[4], und der Druck erfolgte seitdem bei der Buchhandlung F. C. W. Vogel in Leipzig. Bei diesem Wechsel zum „Redakteur unicus" (so VON TRÖLTSCH an SCHWARTZE) wurde der ursprünglich engste Mitstreiter A. POLITZER, ebenfalls Schüler VON TRÖLTSCHs, ausgeschaltet, indem man ihn in geschickter Weise vor vollendete Tatsachen stellte [16, 17].

Das *Archiv* wurde rasch zum wichtigsten Publikationsorgan der Otologie, in dem seit 1867 zunehmend auch J. KESSEL veröffentlichte. Da der erste Band eine umfangreiche Darstellung von SCHWARTZE über „Die wissenschaftliche Entwicklung der Ohrenheilkunde im letzten Decennium" in drei Teilen enthielt, dokumentiert es die Entwicklung des Fachgebietes seit der Mitte des 19. Jahrhunderts.

Dass die Herausgeber 1864 strategisch richtig lagen, wird auch darin erkennbar, dass wenig später (1869) S. MOOS (Heidelberg), zu dem POLITZER

[4] Bei dem Wechsel wurde die Bandzählung auf eine „Neue Folge" umgestellt, d. h., 7 (1873) und 8 (1873/74) erschienen als „N. F. I und II". Bei den nächsten drei Bänden wurden beide Nummerierungen angegeben, und erst mit 12 (1877) kehrte man zu der ursprünglichen Zählung zurück.

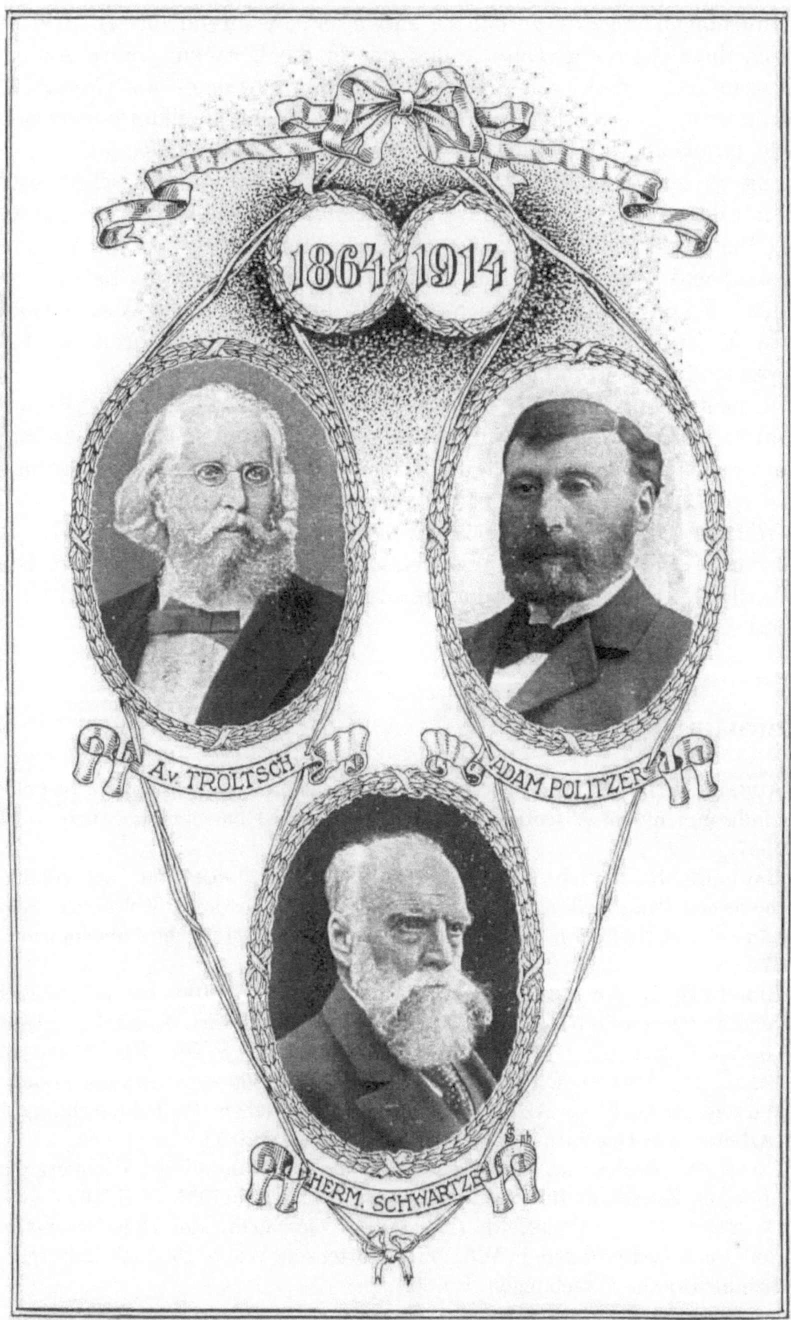

Abbildung 3.14. Frontispizblatt des Bandes 96 (1914/15) des *Archivs für Ohrenheilkunde* mit den Bildnissen der drei Gründer anlässlich seines 50-jährigen Bestehens.

ein zunehmend engeres Verhältnis entwickelte, während das zu SCHWARTZE sich distanzierter gestaltete, und der in die USA emigrierte Augenarzt J. KNAPP (New York) gemeinsam das *Archiv für Augen- und Ohrenheilkunde* gründeten. Gelegentlich mit dem Archiv für Ohrenheilkunde verwechselt, wurde daraus ab 1879 die alleinige *Zeitschrift für Ohrenheilkunde.*

Eine weitere, erhebliche Bedeutung erlangende Konkurrenzschrift war bereits mit der *Monatsschrift für Ohrenheilkunde* im Oktober 1867 von J. GRUBER (Wien) und F. E. WEBER-LIEL[5] (Berlin) unter Mitarbeit von VOLTOLINI (Breslau) und dem Münchener Anatomen N. RÜDINGER ins Leben gerufen worden[6]. Sie erschien in Berlin, wobei auffällt, dass sich die Wiener Konkurrenten A. POLITZER und J. GRUBER in verschiedenen Fachzeitschriften an unterschiedlichen Orten engagierten.

Bis heute ist „das Archiv" eine der weltweit renommiertesten Zeitschriften auf ihrem Fachgebiet geblieben. Im Lauf der Jahre hat sie ihren Fokus auf das Gesamtgebiet der Hals-, Nasen- und Ohrenheilkunde ausgeweitet, dementsprechend mehrfach ihren Titel geändert und heißt heute *European Archives of Oto-Rhino-Laryngology*; seit 2004 mit dem Zusatz *and head & neck.* Im Jahre 2014 wurde sein 150. Gründungsjubiläum mit einer internationalen Konferenz in Halle (Saale), der Wirkungsstätte seines Mit-Gründers SCHWARTZE, gefeiert [22, 23, 27].

Literatur

1. ACKERKNECHT, E. H.: RUDOLF VIRCHOW – doctor, statesman, anthropologist. Madison: Univ. of Wisconsin Press 1953. Deutsche Übersetzung: Stuttgart: Enke 1957.
2. BAUDACH, R.: ANTON FRIEDRICH FREIHERR VON TRÖLTSCH – Begründer der modernen Ohrenheilkunde auf dem europäischen Festland. Würzburg: Königshausen und Neumann 1999 (Würzburger medizinhistorische Forschungen, Bd. 67).
3. BENEDUM, J.: Zur Geschichte der Medizinischen Fakultät. In: 375 Jahre Universität Gießen 1607 – 1982, Geschichte und Gegenwart. Ausstellungskatalog. Gießen: Ferber'sche Universitätsbuchhandlung 1982, S. 90 – 109.
4. BIJOK, H.: ADOLPH CARL GUSTAV WERNHER (1809 – 1883). Sein Leben und Wirken am Gießener Akademischen Hospital. Gießen: Wilhelm Schmitz 1979 (Arbeiten zur Geschichte der Medizin in Gießen, Bd. 1).
5. CORTI, A.: Recherches sur l'organe de l'ouie des Mammifères. Première partie: Limaçon. Zeitschrift für wissenschaftliche Zoologie 3 (1851) 2, S. 109 – 169.
6. DEUSTER, C. V.; PTOK, M. (Hrsg.): Zur Geschichte der Hals-Nasen-Ohren-Heilkunde, insbesondere in Würzburg. Pattensen: Wellm 1986 (Würzburger medizinhistorische Forschungen, Bd. 42).

[5] WEBER-LIEL erhielt 1884 eine außerordentliche Professur an der Jenenser Universität und war somit der Vorgänger KESSELS in Jena; vgl. Abschnitt 7.2.4.

[6] Die Angabe von POLITZER [25, S. 293], dass dies 1875 erfolgt sei, ist nicht korrekt.

7. ECKERT-MÖBIUS, A.: HERMANN SCHWARTZE zum Gedächtnis. Archiv für Ohren-, Nasen- und Kehlkopfheilkunde 144 (1938) 1-2, S. 196 – 205.
8. ENKE, U.: Die Medizinische Fakultät der Universität Gießen – Institutionen, Akteure und Ereignisse von der Gründung 1607 bis ins 20. Jahrhundert. Stuttgart: Steiner 2007 (Die Medizinische Fakultät der Universität Gießen 1607 bis 2007, Bd. 1).
9. GURLT, E.: WERNHER, ADOLF. In: Allgemeine Deutsche Biographie, Band 42. Leipzig: Duncker & Humblot 1897, S. 80 – 81.
10. HINTZSCHE, E.: ALFONSO CORTI (1822 – 1876) – Eine Biographie auf Grund neu aufgefundener Quellen. Bern: Paul Haupt 1944 (Berner Beiträge zur Geschichte der Medizin und der Naturwissenschaften, Nr. 3).
11. HORT, I.: Die medizinischen Prüfungsbestimmungen an der Ludoviciana im 19. Jahrhundert als Brennspiegel von Veränderungen in der Fakultät und im Arztberuf. In [8], S. 179 – 196.
12. KLEY, W.: ALFONSO CORTI (1822 – 1876) – Discoverer of the sensory end organ of hearing in Würzburg. ORL : Journal for Oto-Rhino-Laryngology and its Related Specialities 48 (1986), S. 61 – 67.
13. KÖLLIKER, A. V.: Erinnerungen aus meinem Leben. Leipzig: Engelmann 1899.
14. KRETSCHMANN, F.: HERMANN SCHWARTZE. Nekrolog. Archiv für Ohrenheilkunde 82 (1910) 3-4, S. I – XVI.
15. LEHMANN, K. B.; RÖDER, J. (Hrsg.): Würzburg – insbesondere seine Einrichtungen für Gesundheitspflege und Unterricht. Fest-Schrift gewidmet der 18. Versammlung des deutschen Vereins für öffentliche Gesundheitspflege. Würzburg: H. Stürtz 1892.
16. LÖBE, L.-P.; DIAMANT, H.: Die deutschsprachigen Begründer der Ohrenheilkunde im Spiegel ihrer Briefe. HNO Informationen 2/1996, S. 7 – 18, und 1/1997, S. 15 – 28.
17. LÖBE, L.-P.: The „New series“ of the *Archiv für Ohrenheilkunde* (from 1873). In [27], S. 22.
18. LOMMEL, A.: Die Universität Würzburg. Ihre Anstalten, Institute und Kliniken. Düsseldorf: Fritz Lindner 1927.
19. M., W.: Deutsche Ärzte; V. – Deutschlands Ohrenarzt [A. V. TRÖLTSCH]. Daheim. Ein deutsches Familienblatt mit Illustrationen 5 (1868/69) 17, S. 261 (Porträt) und 268 – 271.
20. MORAW, P.: Kleine Geschichte der Universität Gießen 1607 – 1982. Gießen: Ferber'sche Universitätsbuchhandlung 1982.
21. MÜLLER, F. W.: Einiges über die klinische Bedeutung bestimmter Trommelfellperforationen. Archiv für Ohrenheilkunde 32 (1891) 2, S. 85 – 100.
22. PEINHARDT, J.; PLONTKE, S. K.; MUDRY, A.; STEGER, F.: The *Archiv für Ohrenheilkunde* (*Archive of Otology*): a structural analysis of the first 50 years (1864–1914). European Archives of Oto-Rhino-Laryngology 272 (2015), published online 19 February 2015, DOI 10.1007/s00405-015-3539-3.
23. PLONTKE, S. K.: 150 years of the *Archiv für Ohrenheilkunde*: „Where do we come from?–Where are we?–Where are we going?“ European Archives of Oto-Rhino-Laryngology 272 (2015), published online 18 February 2015, DOI 10.1007/s00405-015-3538-4.
24. POLITZER, A.: Geschichte der Ohrenheilkunde. I – Von den ersten Anfängen bis zur Mitte des neunzehnten Jahrhunderts. Stuttgart: F. Enke 1907. – Reprografischer Nachdruck mit einer Einführung von K. E. ROTHSCHUH. Hildesheim: G. Olms 1967.

25. Politzer, A.: Geschichte der Ohrenheilkunde. II – Von 1850 – 1911. Stuttgart: F. Enke 1913. – Reprografischer Nachdruck. Hildesheim: G. Olms 1967.
26. Politzer, A.: Das erste Halbjahrhundert des Archivs für Ohrenheilkunde. Archiv für Ohrenheilkunde 96 (1914/15) 1-2, S. 1 – 7.
27. Proceedings of the conference „Otology Jubilee: 150 years of the 'Archiv für Ohrenheilkunde' (Archive of Otology)", May 7–10, 2014, in Halle (Saale), Germany. European Archives of Oto-Rhino-Laryngology 271 (2014), published online 30 December 2014, DOI 10.1007/s00405-014-3405-8.
28. Ritgen, F. A. M. F. v.: Das Medicinalwesen des Großherzogthums Hessen in seinen gesetzlichen Bestimmungen dargestellt. Erster Band. Darmstadt: C. W. Lesker 1840.
29. Scheuthauer, G.: Biesieadecki. In: Hirsch, A. (Hrsg.): Biographisches Lexikon der hervorragenden Ärzte aller Zeiten und Völker. 2. Aufl., 1. Bd., Berlin und Wien: Urban & Schwarzenberg 1929, S. 532.
30. Schmid, H. v.: Das Königreich Bayern. Seine Denkwürdigkeiten und Schönheiten. 6 Teile in 2 Bdn. München: Franz 1879-81.
31. Schwartze, H.; Eysell: Ueber die künstliche Eröffnung des Warzenfortsatzes. Archiv für Ohrenheilkunde 7 (1873) 1, S. 157 – 187.
32. Schwartze, H.: Lehrbuch der chirurgischen Krankheiten des Ohres. Stuttgart: Ferdinand Enke 1885.
33. Schwartze, H.: Anton v. Tröltsch. Ein Nekrolog. Archiv für Ohrenheilkunde 31 (1890/91) 1, S. 1 – 30.
34. Sudhoff, K.: Karl Gustav Adolf Wernher. In: Haupt, H. (Hrsg.): Hessische Biographien, Band 3. Darmstadt: Hessischer Staatsverlag 1934, S. 206 – 209.
35. Uschmann, G.: Ernst Haeckel – Biographie in Briefen. Leipzig, Jena, Berlin: Urania-Verlag 1983.
36. Wernher, C. (Hrsg.): Wernher-Archiv. Mitteilungen aus der Familie für die Familie. Oppenheim: W. Traumüller, H. 1 (1905) – H. 4 (1909).
37. Wernher, A.: Handbuch der allgemeinen und speciellen Chirurgie. Gießen: J. Ricker'sche Buchhandlung. – 1. Band 1846, 2. Band 1851, 3. Band / 1. Abtheilung 1855, 3. Band / 2. Abtheilung 1857.
38. Wernher, A.; Leuckart, R. (Hrsg.): Amtlicher Bericht über die 39. Versammlung Deutscher Naturforscher und Ärzte in Giessen im September 1864. Gießen: Wilhelm Keller 1865.
39. Wernher, A.: Pneumatocele cranii, supramastoidea, chronische Luftgeschwulst von enormer Größe durch spontane Dehiscenz der Zellen des Processus mastoideus entstanden. Deutsche Zeitschrift für Chirurgie 3 (1873) 5-6, S. 381 – 401.
40. Wernher, A.: Die Promotionen der deutschen medicinischen Fakultäten in Beziehung zu der Bekanntmachung, betreffend die Prüfung der Aerzte etc. Gießen: J. Ricker'sche Buchhandlung 1876.

Ungedruckte Quellen

41. Mitteilung des Universitätsarchivs Gießen, 8. 7. 2011.
42. Kössler, F.: Register zu den Matrikeln und Inscriptionsbüchern der Universität Gießen SS 1851 – WS 1900/01. Typoskript im Universitätsarchiv Gießen.
43. Bildquelle: Historische Ortsansichten, Stand: 16. 1. 2009, `<http://www.lagis-hessen.de/de/subjects/idrec/sn/oa/id/1605>`
44. Mitteilung des Universitätsarchivs Würzburg, 18. 7. 2011.

4

Wien
1869 – 1870

4.1 Johannes Kessel in Wien

Für JOHANNES KESSEL muss der Wechsel nach Wien in mehrerer Hinsicht einen Einschnitt dargestellt haben. So weit wir wissen, hatte er bis dahin sein Heimatland Hessen lediglich bis nach Würzburg im benachbarten Bayern verlassen. Ein solcher Wechsel zwischen zwei deutschen Staaten stellte mit zunehmendem Erstarken des Deutschen Bundes keine wirkliche Auslandsreise mehr dar; ein Umzug nach Österreich schon: Nach der Niederlage Österreichs gegen Preußen in der Schlacht bei Königgrätz im Jahre 1866 war das Land kein Mitglied des Deutschen Bundes mehr. Übrigens hatte im Preußisch-Österreichischen Krieg KESSELs Heimatland Hessen (wie auch Bayern, Württemberg, Baden, Sachsen und Hannover) auf der Seite Österreichs gestanden.

Als KESSEL nach Wien kam, war die im Nachkriegsjahr 1867 gebildete kaiserliche und königliche Doppelmonarchie Österreich-Ungarn noch jung. Die zisleithanischen Gebiete, umständlich als „die im Reichsrat vertretenen Königreiche und Länder“ bezeichnet, hatten mit den alten österreichischen Erblanden nicht mehr viel gemeinsam und stellten ein inhomogenes Gebilde dar, das von Deutschen, Tschechen, Polen und Italienern bewohnt wurde.

Trotz aller politischen Wirren erfolgte in Österreich eine bemerkenswerte industrielle Entwicklung, in deren Folge sich die Hauptstadt Wien zu einer wirklichen Metropole herausbildete [12]. Im Ankunftsjahr KESSELs überstieg die Bevölkerungszahl die Millionengrenze. Wien war nach London und Paris die drittgrößte Hauptstadt Europas. „Mehr als jedes andere Vorhaben steht die Ringstraße als Symbol für diese Zeit. [...] Ein erster Abschnitt, der mehr als die Hälfte des gesamten Bauvorhabens umfasste, wurde am 1. Mai 1865 von FRANZ JOSEPH I. feierlich eröffnet, der hier in seiner Kutsche auf der Rückfahrt vom traditionellen Praterfest entlangfuhr“ [3]. Die Errichtung der zahlreichen repräsentativen öffentlichen und privaten Bauwerke längs dieses Boulevards war in vollem Gange (Abbildung 4.1), und 1869 wurde das neu errichtete Gebäude der Staatsoper mit einer Aufführung von MOZARTs „Don Giovanni“ eröffnet.

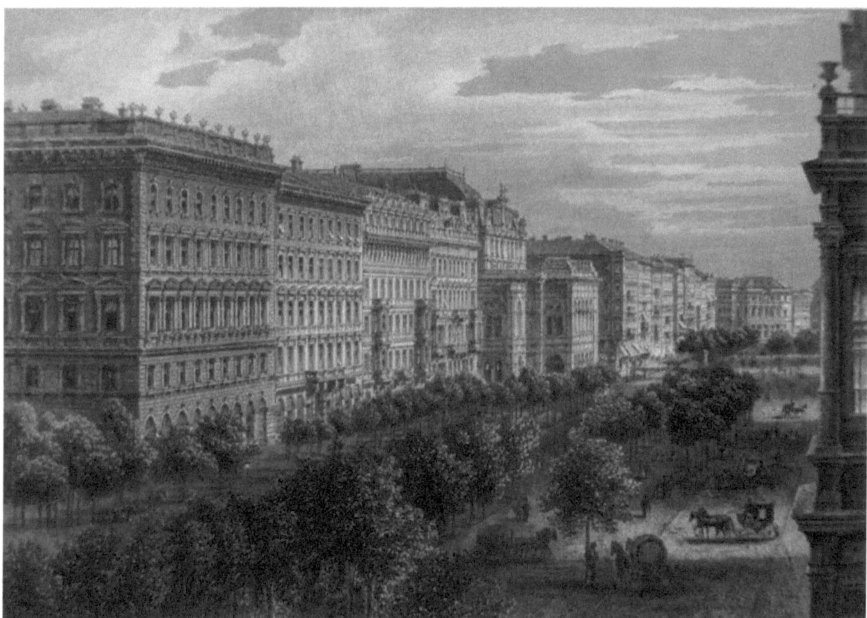

Abbildung 4.1. Ansicht des Wiener Opernrings. Der Stahlstich von M. KOLB nach L. ROHBOCK erschien erstmals 1871 und zeigt somit die Situation etwa zur Zeit des Aufenthalts von KESSEL in Wien.

Auch in wissenschaftlicher Hinsicht übte Wien eine große Anziehungskraft aus, was sich an der medizinischen Fakultät in einem geradezu „monströsen Wachstum" äußerte. Die Fakultät zählte 1859 noch 590 Studenten, 1867 aber schon 1138, eine Zahl die sich bis zu den 1880er-Jahren noch einmal verdoppeln sollte. Eine Vergleichszahl für das Wintersemester 1872/73 besagt [27],

> „[dass] die Berliner Fakultät zur selben Zeit im ganzen 404 Hörer zählte. Nicht nur Studenten, auch junge Ärzte strömten aus allen Teilen der Welt nach Wien, um sich hier in den Spezialfächern auszubilden. Wiens medizinische Schule war zur école de perfection par excellence und zugleich zur Monsterfakultät im deutschen Raum geworden."

Einer dieser zahlreichen jungen Ärzte war JOHANNES KESSEL. Wie bereits bemerkt wurde, können wir nicht exakt angeben, ab wann er sein Postdoktorat in Wien fortgesetzt hat. Nach den Herkunftsangaben in seinen Veröffentlichungen finden wir ihn dort, wie schon unter 3.5 erwähnt wurde, spätestens im April 1869. Diese Angabe lässt sich leider auch nicht durch Meldeunterlagen präzisieren, da aus dem fraglichen Zeitraum keine erhalten sind; sie liegen erst ab etwa 1904 vor [73].

Die nächstliegende Annahme ist, dass die wissenschaftliche Anziehungskraft Wiens für KESSEL von dem Otologen ADAM POLITZER herrührte, der seit Dezember 1861 als Dozent für Ohrenheilkunde an der Universität Wien habilitiert war. Wir gehen auf diesen bedeutenden Wissenschaftler unter 4.4.1 ein. POLITZER hatte sich Anfang 1861 zu Studien bei KÖLLIKER in Würzburg aufgehalten und war seitdem mit VON TRÖLTSCH freundschaftlich verbunden [50]. Es ist also denkbar, dass KESSEL durch VON TRÖLTSCH dazu angeregt wurde, die Nähe POLITZERs zu suchen. In der Tat bezeichnet POLITZER im späten Rückblick 1913 KESSEL als seinen Schüler [50]. Bei näherer Betrachtung müssen wir aber feststellen, dass die Wiener Veröffentlichungen KESSELs in erster Linie auf eine andere Herkunft verweisen, nämlich das Institut für experimentelle Pathologie (so ausdrücklich angegeben in [KB-6] und [KB-7]).

Dieses Institut war 1868, also erst vor Kurzem, für den Histologen SALOMON STRICKER gegründet worden, der sich in den folgenden Jahren zu einem bedeutenden Vertreter seines Faches entwickelte. Wir kommen auf ihn im Abschnitt 4.5 zurück. Heute noch bekannt ist das „Handbuch der Lehre von den Geweben des Menschen und der Thiere", das STRICKER in den Jahren 1871 und 1872 in zwei Bänden herausgab und zu dem auch KESSEL einen umfangreichen Beitrag über das äußere und mittlere Ohr geleistet hat (siehe 4.6.3).

4.2 Die medizinische Fakultät der Universität Wien

Bereits mit Gründung der Wiener Universität 1365 entstand eine Medizinische Fakultät. Sie erlangte zu Zeiten der Kaiserin MARIA THERESIA (1717 - 1780) eine über die Landesgrenzen hinausgehende Bedeutung. Entscheidenden Anteil daran hatte der als Schüler des bedeutenden niederländischen Mediziners HERMAN BOERHAAVE (1668 - 1738) zum Leibarzt MARIA THERESIAS berufene GERARD VAN SWIETEN (1700 - 1772). Aus Leiden kommend, zu dieser Zeit führend in der europäischen Medizin, brachte er die naturwissenschaftlichen Betrachtungsweisen seines Lehrers mit nach Wien, reformierte Universität und Medizinische Fakultät, wozu auch die Einführung des Unterrichtes am Krankenbett gehörte. So entstand die *Erste Wiener Medizinische Schule.*

MARIA THERESIAs Sohn und Nachfolger JOSEPH II. (1741 - 1790) hat als Reformer und Philanthrop viel für die Entwicklung des Gesundheitswesens getan. Bald nach seinem Amtsantritt ließ er entsprechende Bauten errichten, die vornehmlich durch den Wirklichen Hofarchitekten ISIDOR CANEVALE (1730 - 1786) projektiert wurden: die chirurgisch-medizinische Militärakademie (das „Josephinum", errichtet 1783 - 1785, Abbildung 4.2), das dahinter liegende Garnisonsspital und den markanten „Narrenturm" (1783). Am wichtigsten aber war der Umbau eines bestehenden Armenhauskomplexes in der Alservorstadt zum *Allgemeinen Krankenhaus*, in dem die gesamte medizinische Versorgung Wiens konzentriert werden sollte [67].

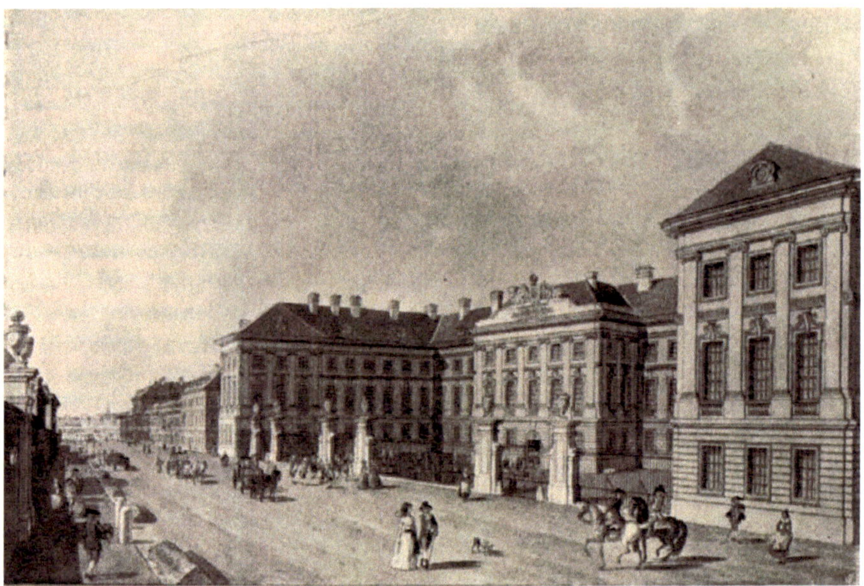

Abbildung 4.2. Das Josephinum in der Währingerstraße 1785. Abbildung aus [25] nach einem Stich von SCHÜTZ. Foto © MAK – Österreichisches Museum für angewandte Kunst / Gegenwartskunst.

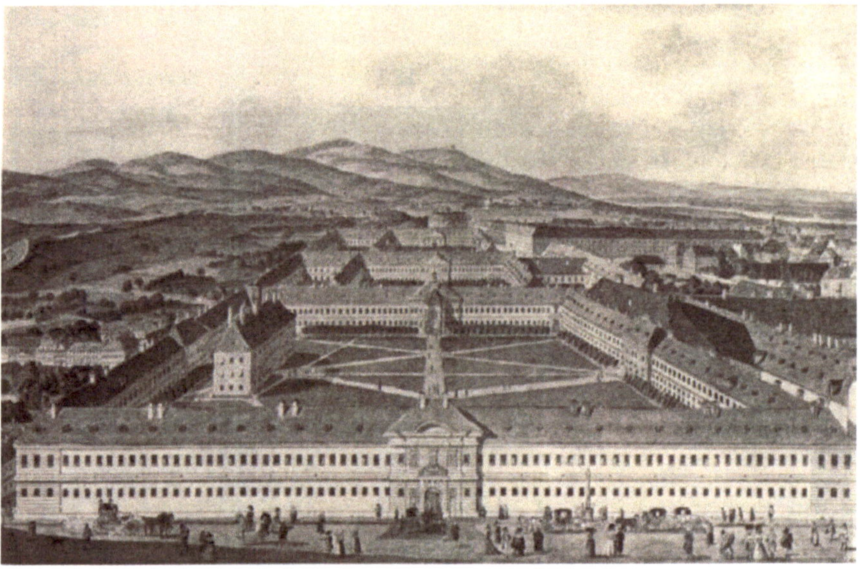

Abbildung 4.3. Das Allgemeine Krankenhaus in Wien 1784, gesehen von der Alserstraße. Abbildung aus [25] nach einem Stich von JOSEF und PETER SCHAFFER. Foto © MAK – Österreichisches Museum für angewandte Kunst / Gegenwartskunst.

Die Planungen waren gewaltig und (fast[1]) ohne Beispiel: Es entstand ein Krankenhaus mit 2000 Betten, in dem jeder Kranke sein eigenes Bett bekam! Dass das umstrittene Projekt ein Erfolg wurde, lag an seiner sorgfältigen Konzeption und der räumlichen Anordnung in mehreren Höfen (Abbildung 4.3), die praktisch zu einer Aufteilung in kleinere, besser beherrschbare Einheiten führte [28].

Die Eröffnung des „Allgemeinen Krankenhauses" 1784 stellte in bisher nicht gekanntem Maße Möglichkeiten für Forschung und Lehre bereit, die allerdings zu Beginn des 19. Jahrhunderts zunächst in eine Stagnationsphase gerieten. Dass diese dann doch von einem stürmischen Aufschwung gefolgt wurde, lag an den sich verändernden politischen Bedingungen, hat aber auch etwas mit der schieren Größe des Krankenhauses zu tun: Durch die Zentralisierung fielen pro Jahr schätzungsweise 1200 Leichen-Sektionen an. „Da über jeden Kranken Protokoll geführt wird, so werden die Erscheinungen des inneren Organismus an der Leiche mit der ärztlichen Behandlung in Vergleich gebracht, und daraus ergibt sich eine Fülle des Wissens, welche vorher nicht gekannt war" [14].

Es bedurfte einer besonderen Persönlichkeit, um dieser Wissensfülle ordnend und interpretierend Gestalt zu geben. Sie fand sich in CARL ROKITANSKY (1804 – 1878, Abbildung 4.7) [27, 54], der aus Königgrätz stammte, in Prag und Wien Medizin studierte und 1828 promoviert wurde. „Professor [JOHANN] WAGNER, welcher damals das pathologisch-anatomische Fach hatte, ernannte ihn [1830] zu seinem Assistenten, und an dieser Stelle machte sich der junge Arzt und Anatom so bemerkbar, dass nach dem frühzeitigen Tode des Professors WAGNER im Jahre 1832 ROKITANSKY zum Vorstande der pathologisch-anatomischen Anstalt ernannt wurde" [14]. 1844 wurde er Ordinarius für Pathologische Anatomie. Sein 1842 bis 1846 erschienenes „Handbuch der pathologischen Anatomie" revolutionierte die praktische Medizin und wurde in alle Weltsprachen übersetzt.

Seine Arbeitsbedingungen waren zunächst sehr schlecht. „Drei Jahrzehnte hindurch hat ROKITANSKY seine Untersuchungen in überaus dürftigen und unwürdig eingerichteten Räumen vornehmen müssen. Als Leichen- und Sektionshaus dienten Kämmerchen in einer ebenerdigen Hütte (‚Blockhaus'), welche, holzschuppenähnlich, allem Unwetter preisgegeben war" [70].

ROKITANSKY war nicht nur ein glänzender Wissenschaftler, sondern auch ein durchsetzungsfähiger Wissenschaftspolitiker, der die auf die Revolution von 1848 folgenden Universitätsreformen entscheidend geprägt hat. 1852 wurde er der erste frei gewählte Rektor der Wiener Universität. An seinem Institut sorgte er dafür, dass das gerade erwähnte Leichenhäuschen (Abbildung 4.4) durch einen 1862 fertiggestellten Institutsneubau (Abbildung 4.5) ersetzt wurde.

[1] Die einzige Ausnahme war das Pariser Hôtel-Dieu mit 3000 bis 4000 Patienten, das wegen seiner hohen Sterblichkeitsrate aber eher berüchtigt denn ein Vorbild war [28].

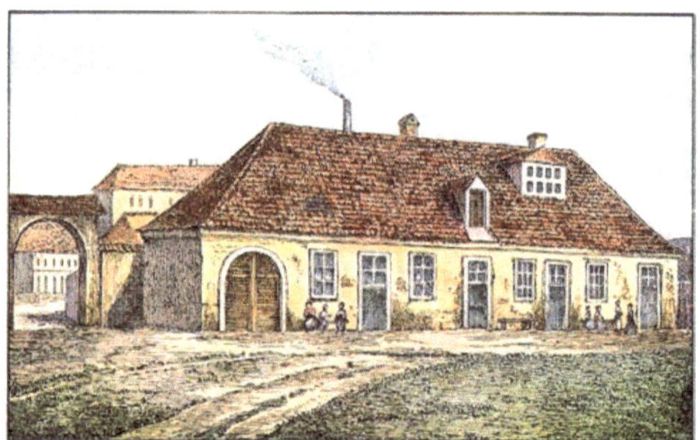

Abbildung 4.4. Die Prosektur von ROKITANSKY im Leichenhof des Allgemeinen Krankenhauses vor 1862 nach einer Ansichtskarte aus dem Verlag Dr. Kutiak, Wien.

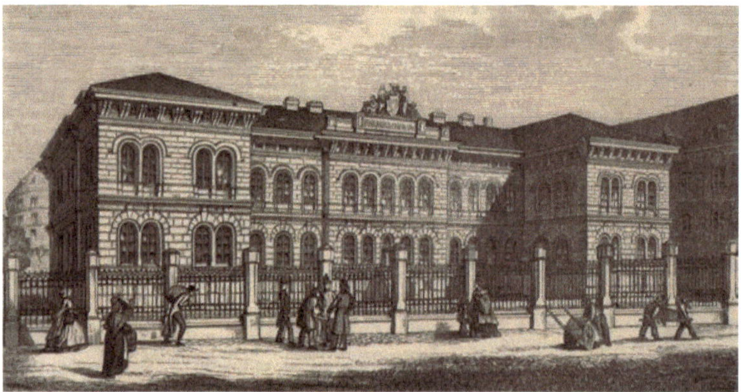

Abbildung 4.5. Das 1862 eröffnete pathologisch-anatomische Institut der Universität Wien. Zeichnung von FRANZ JOBST (1840 – 1890), im Josephinum, Sammlungen und Geschichte der Medizin, MedUni Wien.

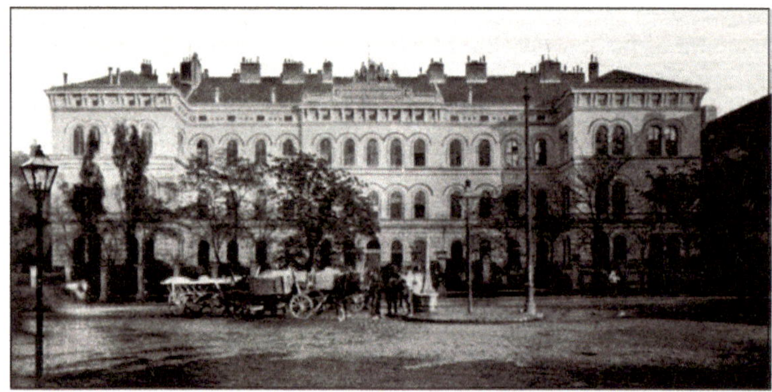

Abbildung 4.6. Das pathologisch-anatomische Institut der Universität Wien nach der baulichen Erweiterung von 1883. Fotografie von 1898 aus [36].

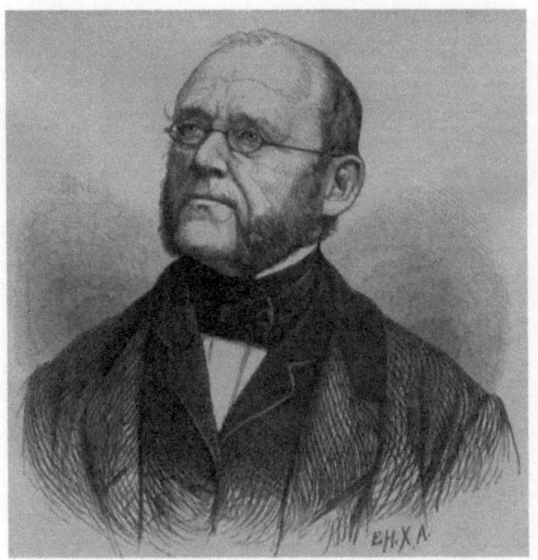

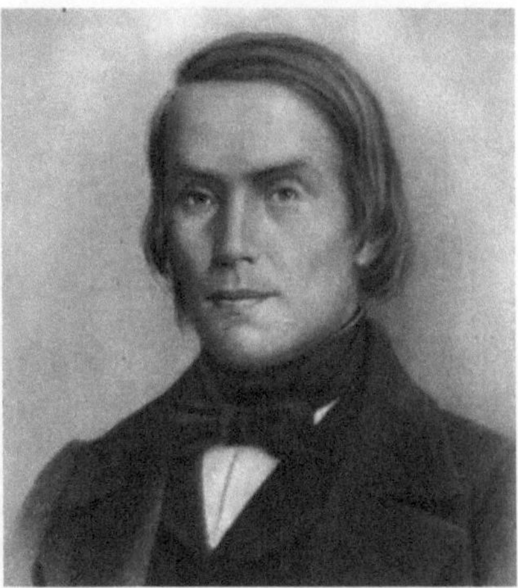

Abbildung 4.7. Der Anatom und Universitätsreformer Carl Rokitansky (links, Porträt nach einer Fotografie von E. Hartmann aus [14]) und der Internist Johann von Oppolzer (rechts, nach einer Ansichtskarte der Arzneimittelfabrik Dr. Kutiak & Co., Wien).

Alleine der Vergleich dieser beiden Abbildungen veranschaulicht die Dynamik, die Rokitansky der Entwicklung der Medizin in Wien verliehen hat. Er gilt gemeinsam mit dem Internisten Josef Skoda (1805 – 1881) als Begründer der *Zweiten Wiener Medizinischen Schule* [27]. Eine breitere Würdigung ihrer Leistungen würde den Rahmen dieser Einführung sprengen; stattdessen beschränken wir uns auf die Ohrenheilkunde und zitieren, was der Mitbegründer der Wiener Otologie, Josef Gruber (siehe 4.4.2), in einem Vortrag über die Entwicklung der Ohrenheilkunde im Jahre 1865 dazu gesagt hat [18]:

> „Nachdem er [Gruber] die Ursachen erörtert hatte, warum dieser Zweig der Heilkunde bis vor wenigen Jahren brach lag und jetzt so rasche Fortschritte mache, schrieb er diese letzteren vorzüglich dem Einflusse Rokitansky's und Skoda's zu, indem erst von dem Momente an, als Rokitansky mit hell leuchtenden Zügen die Bahnen zeichnete, welche die Krankheiten mit verschiedenen Abstufungen von ihrem Beginne bis zum Ende befolgen, von jenem Momente, als das Genie und der Scharfblick Skoda's verlässliche Zeichen ersann, mittelst deren diese Krankheiten in ihren verschiedenen Stadien erkannt werden können, von eben diesem Momente an war auch in der Ohrenheilkunde Bahn gebrochen, und es blieb nur eine Frage der Zeit, wann diese Bahn betreten wird. Durch die pathologische Anatomie gewann man klare Einsicht in die Krankheiten des mittleren und inneren Ohres, von denen man früher auch nicht annäherungsweise klare Begriffe hatte und indem man die physikalischen Zeichen auch hier wie auf anderen Gebieten verwerthete, schuf man eine objektive Diagnostik, und indem man theils die Erfahrungen, die man auf anderen Gebieten machte, theils diejenigen, die selbständige Untersuchungen ergaben, nutzbar machte, waren,

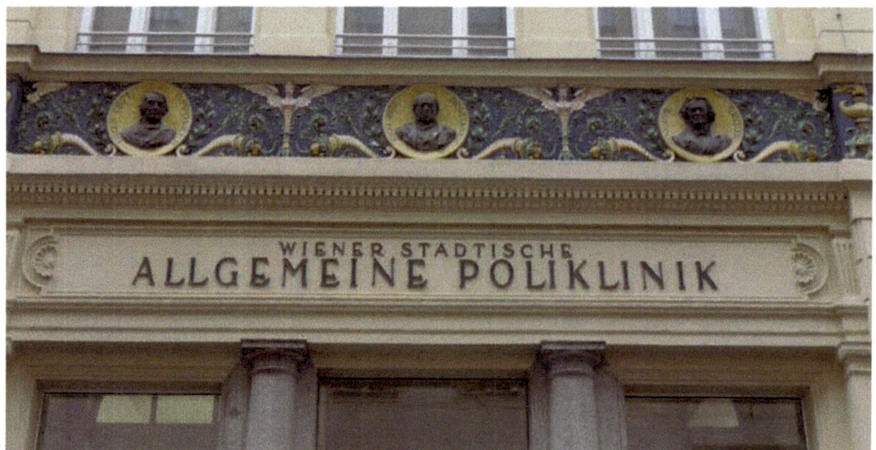

Abbildung 4.8. Die Väter der 2. Wiener Schule OPPOLZER, ROKITANSKY und SKODA auf Reliefs über dem Eingang der ehemaligen Allgemeinen Poliklinik. Zustand im Jahr 2014.

> wie mit einem Zauberschlage, an diesem Zweige der Medizin, welcher so lange verdorrt am Stamme hing, Früchte geschaffen."

Als weitere wichtige Vertreter der Wiener Schule, die auch für die sich entwickelnde Ohren- und auch Kehlkopfheilkunde wesentlich waren, nennen wir den Chirurgen THEODOR BILLROTH (1829 – 1894), den Internisten JOHANN VON OPPOLZER (1808 – 1871, Abbildung 4.7), den Neurologen LUDWIG TÜRK (1810 – 1868), den Dermatologen FERDINAND VON HEBRA (1816 – 1880) und den Anatomen JOSEF HYRTL (1810 – 1894), der die Entwicklungen 1864/65 auch als Rektor der Universität beeinflusste und in dessen berühmter anatomischer Sammlung auch viele Präparate des Gehörorgans vorhanden waren. Nicht zu vergessen ist, dass parallell auch eine bedeutsame Entwicklung der „naturgeschichtlichen" Grundlagen erfolgte [55].

Wir gehen in der Folge auf die wichtigsten Wiener Wissenschaftler ein, die direkt oder indirekt auf die Entwicklung von JOHANNES KESSEL Einfluss genommen haben. Das sind zunächst die Physiologen BRÜCKE und LUDWIG (Abschnitt 4.3), ohne die die Entwicklungswege der Mentoren KESSELs nicht vorstellbar sind, zu denen wir A. POLITZER (Abschnitt 4.4.1), S. STRICKER (Abschnitt 4.5), E. MACH (Kapitel 5) und A. ROLLETT (Kapitel 6) zählen können. Zur besseren Orientierung haben wir die Wiener Wirkungsstätten der Genannten in Abbildung 4.9 markiert.

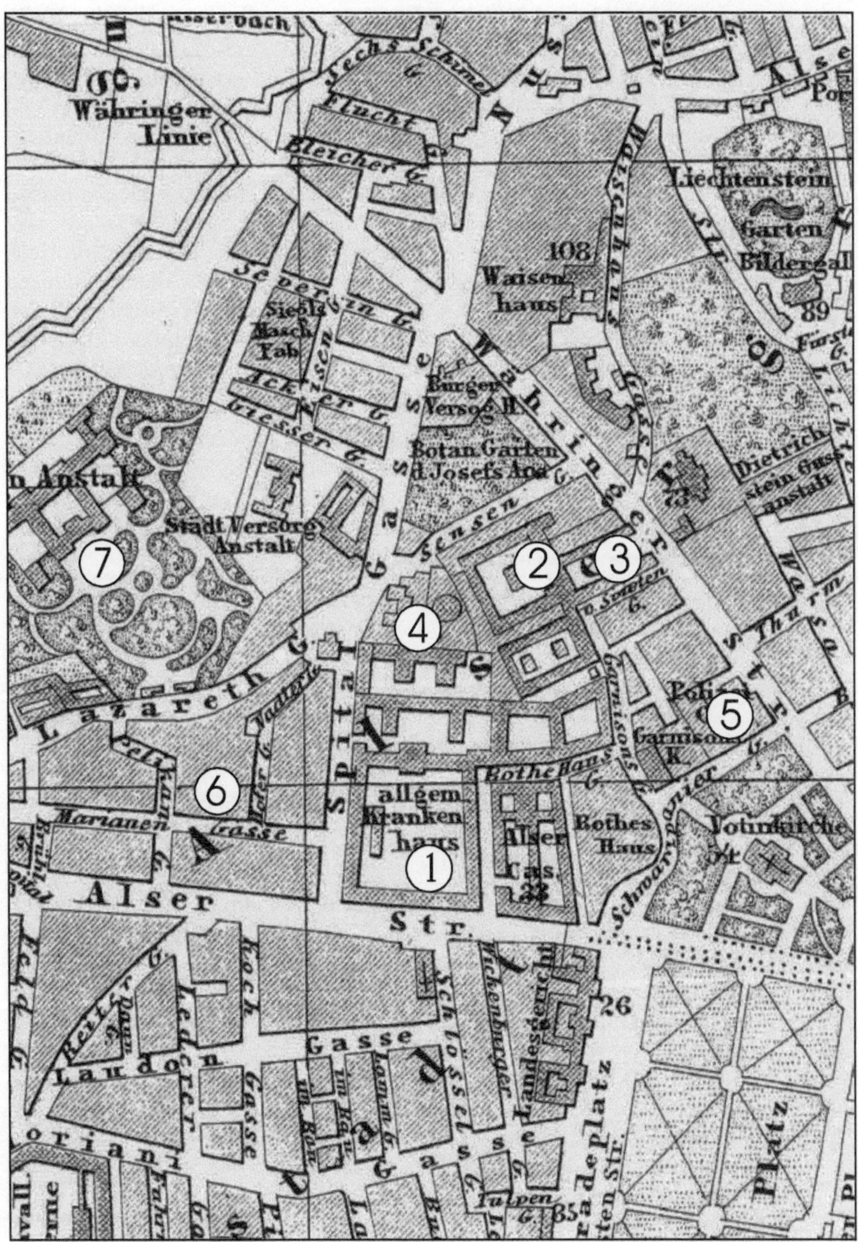

Abbildung 4.9. Die Wiener Alservorstadt um das Jahr 1875. Der Plan ist ein Ausschnitt aus [69]. Eingetragen wurden die auf den Seiten 76/77 beschriebenen, im Zusammenhang mit der Biografie von JOHANNES KESSEL erwähnenswerten Orte.

Erläuterungen zu Abbildung 4.9 (Seite 75) auf der Grundlage von [29, 66, 67, 71].

1	**Allgemeines Krankenhaus** (Abbildung 4.3). Ab 1693 als Großarmenhaus errichtet, 1784 zum Allgemeinen Krankenhaus umgebaut und erweitert. Hier hatten seit 1862 GRUBER sein „Otiatrisches Ambulatorium“ und POLITZER sein Sprechzimmer in der Medizinischen Klinik von J. VON OPPOLZER. 1873 wurde im ersten Hof links die von beiden geleitete erste Ohrenklinik der Welt eingerichtet (vgl. Seite 90). Gegenüber von dem Verwaltungebäude (das war das frei stehende Haus im ersten Hof) befanden sich getrennte Eingänge für die Abteilungen von GRUBER und POLITZER. Eine Beschreibung der Situation durch den Pariser Arzt PAUL RAUGÉ aus dem Jahre 1896 findet sich in [35, Annex 3]. Heute (seit 1998) Campusgelände der Universität Wien.
2	**Garnisonsspital.** Im Rahmen der Zentralisierung des Militär-Gesundheitswesens 1783 nach Plänen von CANEVALE als Anlage für ca. 1200 Kranke um zwei Höfe auf dem Areal des früheren „Kontumazhofes“ (Quarantäneanstalt, ursprünglich für Pestkranke) erbaut. Später wurde es Bestandteil des Allgemeinen Krankenhauses und ist heute u. a. Sitz der Wiener Universitäts-Zahnmedizin.
3	**Josephinum** (Abbildung 4.2). Erbaut 1783 – 1785 als Medizinisch-chirurgische Militärakademie. Der palaisartige Bau gilt als Hauptwerk von CANEVALE. Nach der Revolution 1848 wurde die militärärztliche Akademie geschlossen. ERNST BRÜCKE hatte hier ab Sommersemester 1849 sein Physiologisches Institut und seine Dienstwohnung bis zur Restituierung der Akademie 1854. CARL LUDWIG wurde 1855 als Physiologe an die Akademie berufen, wirkte hier bis 1865 und hatte nach eigenen Worten „ein wohleingerichtetes Institut“ [56, S. 69]. Heute Sitz des „Josephinum, Sammlungen und Geschichte der Medizin“ der Medizinischen Universität Wien.
4	**Pathologisch-Anatomisches Institut** (Abbildung 4.5). Durch CARL VON ROKITANSKY ab 1858 „durch Staatsmittel und Spenden mehrerer Professoren“ [14] nach Plänen von LUDWIG ZETTL auf dem Gelände des ehemaligen „Leichenhofes“ errichtetes, repräsentatives Institutsgebäude, das 1862 eröffnet wurde. Hier hatte auch SALOMON STRICKER seit 1868 zwei Räume für sein Institut für Experimentelle Pathologie. 1883 wurde das Gebäude aufgestockt (Abbildung 4.6); es beherbergte die Institute für Gerichtliche Medizin, für Pathologische Anatomie, für Allgemeine und Experimentelle Pathologie und für Medizinische Chemie [15]. Heute (seit 2000) Sitz des Zentrums für Hirnforschung der Medizinischen Universität Wien.

Erläuterungen zu Abbildung 4.9 (Seite 75), Fortsetzung.

---

5 **Alte Gewehrfabrik** (Abbildung 4.11). Ursprünglich das Palais Brenner, gemeinsam mit Nachbargebäuden 1785 als Gewehrfabrik eingerichtet, diente dieser Bestimmung bis zur Anlage des Arsenals (1849 – 1856), wohin sie 1852 übersiedelte, beherbergte dann mehrere Hörsäle und Institute, ab 1868 auch die Kunstgewerbeschule. Ernst Brücke hatte hier ab 1854 bis zu seinem Ruhestand 1890 seine Dienstwohnung und sein Physiologisches Institut, das sich in der 2. Etage des Hofgebäudes befand. Obwohl 1871 und 1885 Erweiterungen erfolgten, „war sein Institut nach unseren Begriffen kümmerlich und aller Hygiene spottend untergebracht“ [8]. Schrittweise wurden auf dem Gelände Neubauten für die medizinischen Grundlagenfächer errichtet (Anatomisches Institut 1886, Pharmakologisches Institut 1898, Physiologisches Institut 1904).

---

6 **Allgemeine Poliklinik.** Durch die steigende Bevölkerungszahl bestand der Bedarf nach zusätzlichen Behandlungsmöglichkeiten u. a. für mittelose Kranke. „Die Vorstellung von einer ambulanten Einrichtung [...] besaß für die Dozenten auch deshalb Attraktivität, weil die florierende 2. Wiener Medizinische Schule zu einer größeren Zahl von Habilitierten geführt hatte, die in den spärlichen und engen universitären Einrichtungen kaum Platz für ihren Lehrauftrag finden konnten“ [66]. Die Allgemeine Poliklinik wurde 1872 gegründet und erlebte großen Zuspruch, so dass 1891/92 ein Neubau nach Plänen von Andreas Streit an der Ecke Mariannen-/Höfergasse möglich wurde. Die Poliklinik besaß u. a. eine bedeutende Ohrenabteilung (vgl. auch Seite 91) [59]. Nach einer Sanierung 2008 – 2012 wird das Gebäude mit der erhaltenen historischen Fassade (Abbildung 4.8) heute neu genutzt.

---

7 **Erweiterungsgelände.** Für die nach und nach erforderlichen Erweiterungen bot sich das benachbarte Gelände jenseits der Lazarettgasse und Spitalgasse an. 1848 – 1852 wurde die Landesirrenanstalt als Nachfolgeeinrichtung des „Narrenturms“ erbaut. Da auf längere Sicht ein Neubau des Allgemeinen Krankenhauses unumgänglich schien, begann man 1904 mit den ersten Klinikneubauten und führte bis 1945 etwa ein Drittel des Gesamtplanes aus. Nach dem Krieg begann man mit den Planungen des „Neuen AKH“, das 1964 begonnen und 1994 eröffnet wurde.

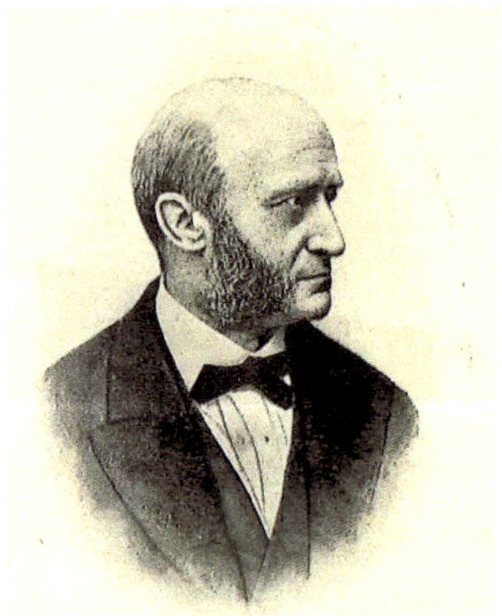

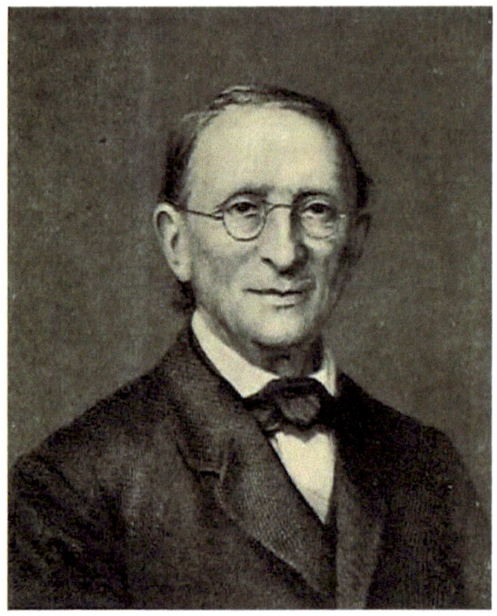

Abbildung 4.10. Die Physiologen Ernst Wilhelm von Brücke (1819 – 1892, links) und Carl Friedrich Wilhelm Ludwig (1816 – 1895, rechts). Porträts aus [20].

4.3 Die Physiologen Ernst Brücke und Carl Ludwig

Auch das Gebiet der Physiologie, das nach moderner Auffassung die Anwendung der Chemie und Physik zur Erklärung der Lebensvorgänge zum Ziel hatte, musste im Rahmen der Reformen prominent besetzt werden. Man berief auf besonderes Betreiben Hyrtls im Jahre 1849 als Nachfolger von Czermak den 30-jährigen Ernst Brücke (Abbildung 4.10) [8], einen der wichtigsten Schüler von Johannes Müller (siehe Seite 11). Sein Laboratorium befand sich zunächst im Josephinum und nach dessen Restitution 1854 in der „Gewehrfabrik", einem älteren Gebäude (Abbildung 4.11), auf dessen Gelände heute das Anatomische Institut steht. Von dort aus hat er für die gesamte Laboratoriumsmedizin schulebildend gewirkt [27]. Die bedeutende Medizinhistorikerin Erna Lesky (1911 – 1986) hat ihn mit den folgenden Worten gewürdigt [29]:

> „Brücke gehörte mit du Bois Reymond und Helmholtz zu jener physikalisch-physiologischen Berliner Avantgarde, die sich in klarer antivitalistischer Haltung verschworen hatte, gegen eine nebulos angenommene Lebenskraft nur jene physikalisch-chemischen Kräfte im Organismus gelten zu lassen, die der Materie inhärent waren. Mit Mikroskopen, Polarisationsapparaten, Magnetelektromotoren und anderen Apparaturen hat er diese Kräfte in seinem armseligen Laboratorium in der alten Gewehrfabrik aufzudecken versucht und dabei eine wissenschaftliche Großleistung auf sovielen Teilgebieten seines Faches, der optischen, Verdauungs-, Muskel-, chemischen,

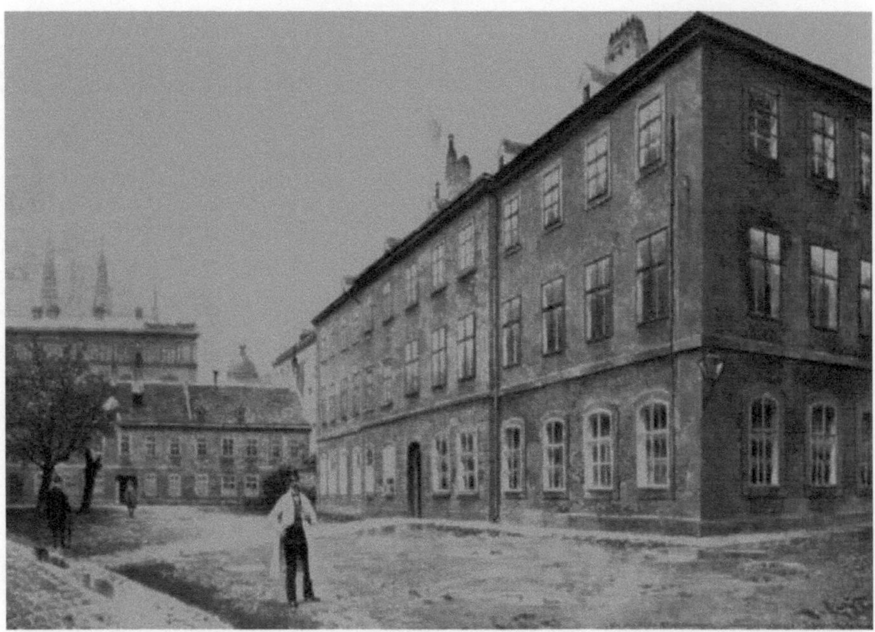

Abbildung 4.11. Die alte Gewehrfabrik, Sitz des Physiologischen Instituts von 1854 bis 1900. Aquarell von RICHARD MOSER (1874 – 1924), wiedergegeben nach [8].

> Sprach-, Stimm- und Zellphysiologie vollbracht, dass er als der vielseitigste Physiologe seiner Zeit in die Geschichte eingegangen ist.“

Von 1855 bis 1865 arbeitete in Wien ein zweiter großer Physiologe, CARL LUDWIG (Abbildung 4.10) [56], der als Professor für Physiologie und Physik an das Josephinum berufen wurde und mit BRÜCKE freundschaftlich verbunden war. LUDWIG erhielt 1865 einen Ruf an die sächsische Landesuniversität Leipzig, wo er ein physiologisches Institut aufbaute, das schnell Weltruhm erlangte. Vor diesem Hintergrund verblassen die Leistungen seines Wiener Jahrzehnts zu Unrecht [26].

Weder BRÜCKE noch LUDWIG haben persönlich entscheidende Beiträge zur Physiologie des Hörens oder gar zur Otologie geliefert. Dennoch sind sie für den weiteren Fortgang unserer Erzählung unverzichtbar. Beide waren Mitglieder der Kaiserlichen Akademie der Wissenschaften in Wien, und in dieser Eigenschaft haben sie 1863 dafür gesorgt, dass der damalige Privatdozent ERNST MACH eine Förderung seiner Untersuchungen zur „Schallleitung im menschlichen Gehörorgan“ erhielt. Diese Maßnahme, auf die wir unter 5.3.1 detaillierter eingehen werden, hat sich indirekt auch segensreich auf die wissenschaftliche Entwicklung von JOHANNES KESSEL ausgewirkt.

Übrigens hat LUDWIG bereits in seiner Marburger Zeit 1846/47 eine bahnbrechende Erfindung gemacht. Er hat sich häufig mit dem Blutkreislauf be-

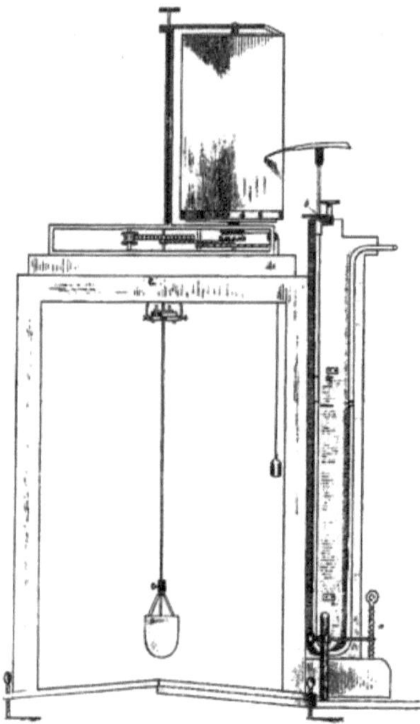

Abbildung 4.12. Darstellung des Kymographen aus der Erstveröffentlichung von CARL LUDWIG aus dem Jahre 1847 [31].

fasst und nach einer zuverlässigen Methode gesucht, die Blutdruckschwankungen aufzuzeichnen. Entsprechend Abbildung 4.12 hat er dazu ein Quecksilber-Manometer benutzt. Ein Schwimmer, der sich auf der Flüssigkeit befindet, trägt eine Tintenfeder, die den aktuellen Blutdruck auf eine gleichmäßig rotierende Trommel aufzeichnet [31]. Solche Anordnungen bezeichnete man wenig später als Kymographen (Wellenschreiber).

Das Verfahren, ein bewegliches Objekt mit einem Zeiger zu versehen, der eine Kurve auf eine sich gleichmäßig bewegende Papierbahn schreibt, war nicht grundsätzlich neu. Der Kymograph nach LUDWIG stellte jedoch eine Standardlösung dar, die ein aktuelles Bedürfnis zur Registrierung der verschiedensten Größen befriedigte und sich in kurzer Zeit verbreitete und vervollkommnete. Bei seiner klassischen, per Katalog bestellbaren Ausführung erfolgt die Aufzeichnung, indem die Trommel mit berußtem Papier bespannt wird, in dessen Rußschicht der Schreibstift die Kurve hineinkratzt.

Auch der französische Physiologe und bedeutende „Bewegungsforscher" ÉTIENNE JULES MAREY (1830 – 1904, Abbildung 4.13) soll sich bei LUDWIG in Wien aufgehalten haben. Da sich die Mehrheit seiner Biografen auf seine späteren Beiträge zur Entwicklung der Kinematografie konzentriert, werden seine Wiener Kontakte nur selten erwähnt, beispielsweise wie folgt [11]:

„At heart an engineer, his approach to biology was dominated by his conviction that, for the precise analysis of physiological phenomena, graphic

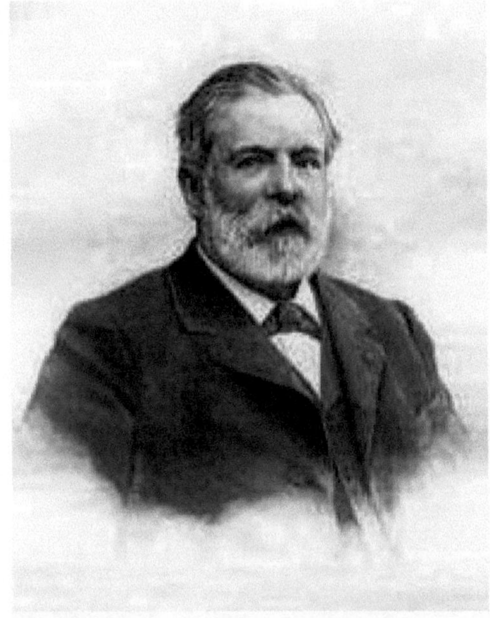

Abbildung 4.13. Porträt von E. J. MAREY von einem Gedenkblatt aus seinem Todesjahr 1904.

> data were essential. It is likely that a visit to LUDWIG in Vienna around 1859 was influential in this respect.“

Wie in [13, Anm. 13] ausgeführt wird, stützt sich die Vermutung ausschließlich auf die folgende Aussage im Nachruf des *British Medical Journal*, in dem allerdings Wien mit dem späteren Wirkungsort von LUDWIG, Leipzig, verwechselt wird:

> „After visiting Germany and making the acquaintance of LUDWIG in Leipzig, MAREY returned to France. In 1860 he invented his well-known sphygmograph.“

Auf den Sphygmographen oder Pulswellenzeichner, der eine spezielle Applikation des Kymographen darstellt, werden wir unter 5.3.1 zurückkommen. Die weiteren Arbeiten führten u. a. zur Entwicklung der sog. MAREYschen Kapseln, die es gestatten, akustische Schwingungen, die z. B. über einen Schlauch zugeführt werden, mittels einer Membran in eine Zeigerbewegung umzusetzen [33]. Das war die Voraussetzung für den weit verbreiteten Einsatz des Kymographen zur Aufzeichnung von Sprachsignalen, der bis in die 1950er-Jahre andauerte und auf den Vater der Experimentalphonetik, PIERRE-JEAN ROUSSELOT (1846 – 1924), zurückgeht [53].

Im Kontext dieser Betrachtung soll nicht unerwähnt bleiben, dass auch BRÜCKE sich die Physiologie der Stimme und Sprache als ein zusätzliches Arbeitsfeld erschlossen hat. So hat er sich darum bemüht, eine phonetische Transkription einzuführen [5, 6], lange bevor die erst 1886 gegründete *International Phonetic Association* (IPA) die im Prinzip heute noch verwendete

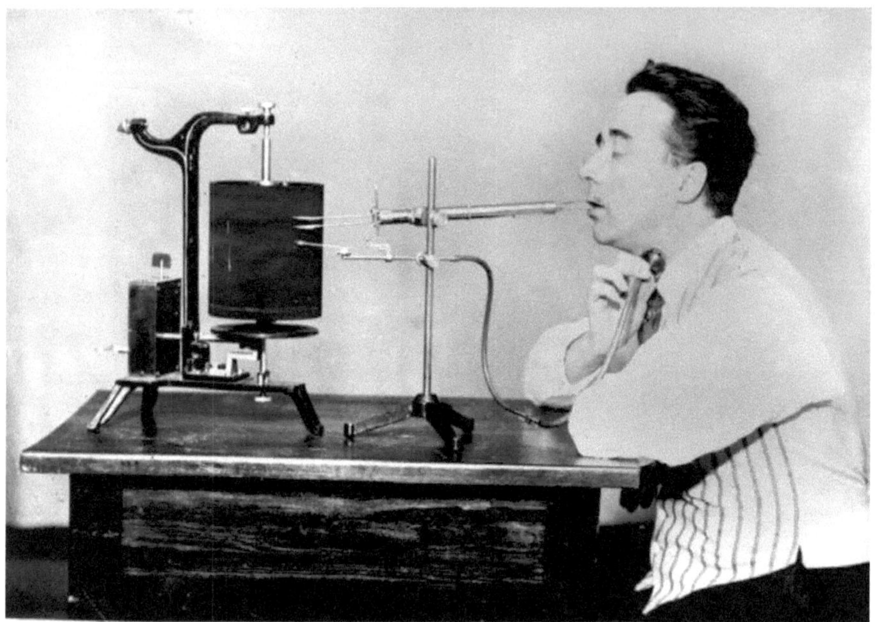

Abbildung 4.14. GULIO PANCONCELLI-CALZIA demonstriert die Anwendung eines Labiographen. Parallel dazu erfolgt die Aufzeichnung des sog. Kehltones mit Hilfe einer MAREYschen Kapsel. Als Aufzeichnungsgerät dient ein Kymograph mit einer Trommel, die mit rußgeschwärztem Papier bespannt ist. Reproduktion nach einem fotografischen Glasplatten-Negativ in der historischen akustisch-phonetischen Sammlung (HAPS) der TU Dresden.

Transkription festlegte. Er sah sich mit diesen Arbeiten in der Tradition des großen WOLFGANG VON KEMPELEN, auf den wir unter 8.2.4 kurz eingehen werden. BRÜCKEs Buch [5] gilt als Dokument der „wichtigsten Etappe in der Entwicklung der physiologischen Phonetik“ [4].

Im Jahre 1871 konstruierte BRÜCKE einen Labiographen (ein Gerät, mit dessen Hilfe man die Bewegung der Lippen auf einer Kymographentrommel aufzeichnen kann) und verwendete ihn zu Messungen der Silbendauer, mit denen er einen Brückenschlag zur Linguistik, ja sogar zur Poetik initiierte [7]. Man muss dazu feststellen, dass der Sprachrhythmus heute noch eines der diffizilsten Forschungsgebiete der Sprachtechnologie darstellt. Wir zeigen in Abbildung 4.14 die Demonstration der Anwendung eines Labiographen in Verbindung mit einem Kymographen, auch wenn diese Fotografie etwa ein halbes Jahrhundert nach den Messungen von BRÜCKE entstanden ist und daher auch bereits weiterentwickelte Apparaturen zeigt. Die Demonstration erfolgt durch den Hamburger Experimentalphonetiker GULIO PANCONCELLI-CALZIA (1878 - 1966), der wohl der bedeutendste Schüler des Abbé ROUSSELOT gewesen ist und seine Lehren in Deutschland verbreitet und weiterentwickelt hat. In seinen historischen Schriften hat er sich auch mit der Geschichte des Kymographen beschäftigt [37, 38]. Sein wissenschaftlicher Nachlass befindet sich heute in der historischen akustisch-phonetischen Sammlung (HAPS) der TU Dresden.

4.4 Die Herausbildung der Ohrenheilkunde in Wien

4.4.1 Adam Politzer

Die Herausbildung der Otologie als Spezialdisziplin ist in Wien und weit darüber hinaus mit dem Namen von ADAM POLITZER (1835 – 1920, Abbildung 3.14) verbunden. Er wird seit vielen Jahrzehnten als die überragende Persönlichkeit der sich entwickelnden Ohrenheilkunde des 19. und des beginnenden 20. Jahrhunderts in immer hellerem Lichte gewürdigt. Anlässlich seines 150. Geburtstags gab Österreich eine Sonderbriefmarke heraus, und es wurde eine „Internationale A. POLITZER Gedächtniskonferenz" durchgeführt. Die *International Society for Otologic Surgery and Science* trägt als *Politzer Society* seinen Namen. Seine Büste im Haupthof der Universität Wien (Abbildung 4.15) trägt die Aufschrift „Ars Otologiae Conditor". Sein Leben und Werk sind durch eine umfangreiche Monografie von A. MUDRY erschlossen [35].

In der Nähe von Budapest geboren, etwa 3 1/2 Jahre älter als KESSEL, führte POLITZER sein Medizinstudium an den Universitäten in Pest und in Wien ab 1854 zügig durch und wurde 1859 in Wien promoviert. Als seine wichtigsten Lehrer in Wien werden SKODA, ROKITANSKY, OPPOLZER und der Physiologe CARL LUDWIG genannt. Bei letzterem hat POLITZER auch sein Postdoktorat begonnen und sich bei seinen physiologischen Experimenten bereits auf das Ohr konzentriert. So klärte er durch Elektrostimulation, welche Nerven den Musculus stapedius und den Musculus tensor tympani reizen (Abbildung 1.4), und vermaß die Druckverhältnisse im Ohr. Da in diesen Zeitraum auch der erwähnte Aufenthalt von MAREY an LUDWIGS Institut fällt, lässt sich vermuten, dass dabei erste Kontakte zur Pariser experimentellen Medizin geknüpft wurden.

In den Jahren 1860 und 1861 hat POLITZER sein Postdoktorat weitergeführt. Er hat dabei in unglaublich konzentrierter Form die für sein Fachgebiet wichtigsten Einrichtungen besucht und dort gearbeitet. Die wenigen bekannten Details zur Chronologie ergeben sich aus POLITZERS Veröffentlichungen sowie insbesondere aus seinem Antrag auf die Ernennung zum Privatdozenten vom 16. September 1861, der von A. MUDRY ausgewertet worden ist [34].

Demnach hielt er sich zunächst in Würzburg bei ALBERT KÖLLIKER (siehe 3.3.1), HEINRICH MÜLLER (1820 – 1864, Anatom und Ophthalmologe) und dem Nestor der deutschen Otologie ANTON V. TRÖLTSCH (siehe 3.3.3) auf und setzte dort vornehmlich seine physiologischen Untersuchungen fort. Er

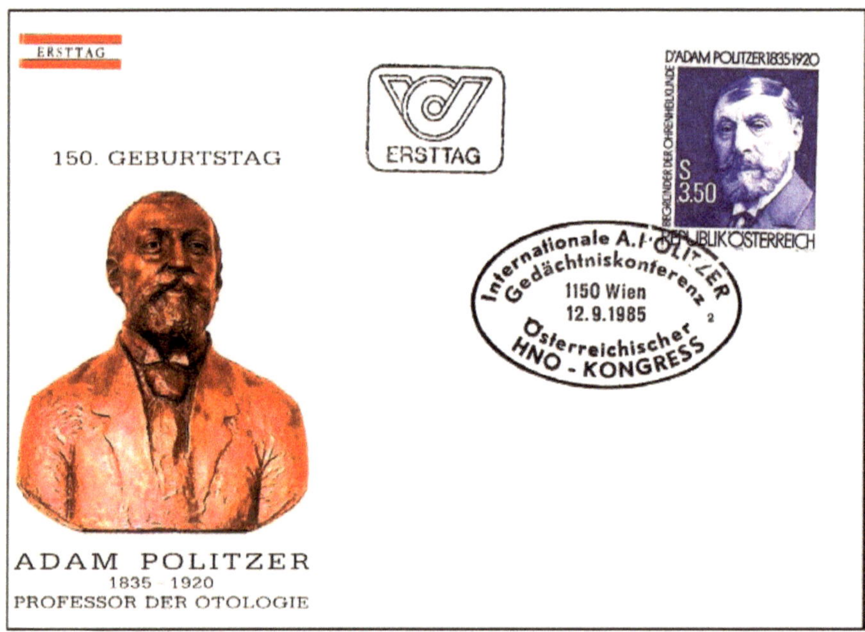

Abbildung 4.15. Die Büste von Adam Politzer im Haupthof der Wiener Universität auf einem Ersttagsbrief anlässlich seines 150. Geburtstages im Jahre 1985.

ist danach bei Hermann Helmholtz in Heidelberg gewesen. Da er diesen Aufenthalt in seinem Ernennungsantrag nicht erwähnt, gilt er nur deshalb als „aktenkundig", weil Politzer selbst in seinem Geschichtswerk darauf verweist [50, S. 290]. Es gibt aber auch noch einen weiteren Beleg, nämlich die folgende Passage aus einem Brief des (offenbar gestrengen) Lehrers Carl Ludwig an Helmholtz vom 8. September 1861 [22, S. 305]:

> „Politzer ist von Dir sehr freundlich empfangen worden. Ich danke Dir herzlich dafür. Er ist ein fähiger Arbeiter aber leider noch ohne nennenswerte theoretische Vorbildung; wenn ich das sage so will es viel heißen. Aber ich denke er wird sich noch viel aneignen können."

Ganz in diesem Sinne ging Politzer nach kurzem Aufenthalt in Heidelberg nach Paris. Dort waren seine Lehrer Claude Bernard (1813 – 1878, Physiologe und Begründer der experimentellen Medizin in Frankreich), Rudolph Koenig (1832 – 1901, Akustiker) und Prosper Menière (1799 – 1862, Taubstummenlehrer und Otologe). Auch der schon erwähnte „Bewegungsforscher" E. J. Marey zählte zu den von ihm besuchten Personen [10, S. 87].

Da damals die Schwingungsverhältnisse und die Schallleitung im Ohr besonderes wissenschaftliches Interesse beanspruchten, sei besonders auf die Zusammenarbeit von Politzer mit dem Instrumentenbauer Koenig hingewiesen, der seit 1858 in Paris eine Werkstatt für die Konstruktion akustischer

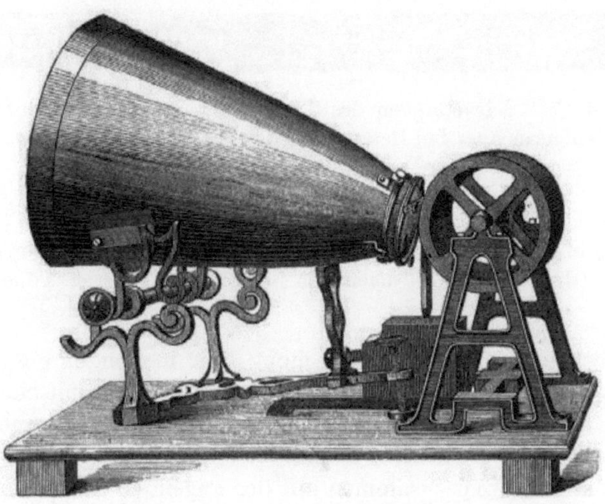

Abbildung 4.16. Der Phonautograph nach Scott und Koenig in einer Darstellung aus dem Jahre 1865 [40].

Apparate betrieb und u. a. für die „grafische Methode" Bedeutendes geleistet hat [39]. Sein „Catalogue des appareils d'acoustique construits" wurde berühmt. Koenig hatte den 1857 zum Patent angemeldeten Membran-Phonautographen nach É.-L. Scott de Martinville verbessert, bei dem der Schall über ein Hohlparaboloid auf eine Membran geführt wird, die eine Schreibfeder trägt, mit der eine Aufzeichnung auf einer Kymographentrommel erfolgt (Abbildung 4.16). Der Wiener Physiker und Gymnasialprofessor Franz Josef Pisko (1827 – 1888) hat eine detaillierte Analyse des Gerätes geliefert [40], das als Vorläufer des Phonographen von Edison angesehen werden kann.

Auf die Experimente zu den Schwingungen der Gehörknöchelchen, die Politzer mit dem Phonautographen (bzw. vornehmlich mit dessen Kymographentrommel) unternommen hat, ist er schriftlich erst im Jahre 1864 in seinem Beitrag für den Eröffnungsband des *Archivs für Ohrenheilkunde* eingegangen [41]. Ihm wurde aber durch Veranlassung von Claude Bernard die Ehre zuteil, seine Ergebnisse persönlich in der Pariser Académie des Sciences vorzutragen [27]. Details dazu kann man bei D. Pantalony nachlesen [39, S. 56 ff.]. Zeitnah hat Helmholtz eine Bemerkung zu Politzers Experimenten in seine „Lehre von den Tonempfindungen" 1863 aufgenommen. Er beschreibt dort, dass man mit dem Phonautographen akustische Schwebungen (die Interferenzsignale zweier Schwingungen mit eng benachbarten Frequenzen) besonders gut sichtbar machen kann, und merkt zu einer zugehörigen Abbildung an [19, S. 248]:

> „Ähnliche Zeichnungen endlich sind von Herrn Dr. Politzer ausgeführt worden, indem das schreibende Stielchen direct an das Gehörknöchelchen

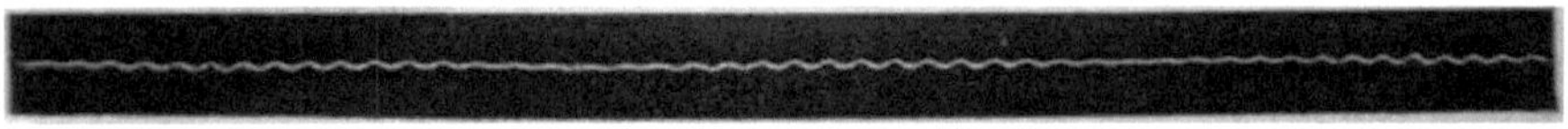

Abbildung 4.17. Schwebungen des Trommelfells unter dem Einfluss von zwei Orgelpfeifen, aufgezeichnet bei Befestigung des Griffels an der Columella [24].

> (die Columella) einer Ente angesetzt, und dann ein schwebender Ton durch zwei Orgelpfeifen hervorgebracht wurde, wodurch also nachgewiesen ist, dass auch die Gehörknöchelchen den Schwebungen zweier Töne nachfolgen."

KOENIG selbst hat für die Weltausstellung 1862 in London ein „graphisches Album" mit 64 „Phonogrammen" zusammengestellt, das mit einer Ehrenmedaille ausgezeichnet wurde [39, 52]. Es enthielt drei Phonogramme, die aus der Zusammenarbeit mit POLITZER stammten[2], von denen er eines (Abbildung 4.17) später noch einmal zusammen mit der folgenden Erläuterung reproduziert hat [24, S. 29]:

> „Diese Aufzeichnungen sind im Verlauf des Sommers 1861 in Zusammenarbeit mit Dr. POLITZER ausgeführt worden; er war hauptsächlich damit betraut, die anatomischen Präparate zu liefern, während ich selbst mit den Aufzeichnungen betraut war. Für die Experimente haben wir immer zwei Orgelpfeifen genutzt, die ein H3 und ein C4 abgaben und die das Wahrnehmen der Schwebung sehr deutlich machten. Die Töne der beiden Orgelpfeifen wirkten durch einen Resonator, der sie ungefähr gleich verstärkte und der im Gehörgang befestigt war, auf das Innere des Ohres, wo sie auf die Knöchelchen Schwingungen aufprägten, die mittels des an ihnen befestigten festen Griffels aufgezeichnet wurden."

Um zu der Studienreise von POLITZER zurückzukommen, sei ergänzt, dass sein anschließender Aufenthalt bei JOSEPH TOYNBEE (1815 – 1866) in London prägend für ihn war. Er wurde an dessen riesiger anatomischer Ohr-Sammlung [65] „einer der großen Meister der präparatorischen Technik" [61]. Ausgestattet mit diesen fundamentalen Kenntnissen, habilitierte er sich Ende 1861 in Wien für Ohrenheilkunde.

Die Kontakte POLITZERS zu CARL LUDWIG bestanden offenbar weiter [35, S. 35]. So berichtet er 1865 über Untersuchungen zur Schallleitung, die er im Laboratorium von LUDWIG durchgeführt hat [43].

Neben seinen die ganze Breite der Ohrenheilkunde umfassenden wissenschaftlichen Leistungen, waren es vor allem seine publizistischen, künstlerischen und sprachlichen Talente, die ihm einen bedeutenden Platz in der Medizingeschichte sicherten. Von seinen zeichnerischen Fähigkeiten zeugen noch heute die 1865 erstmals erschienenen „Beleuchtungsbilder des Trommelfells" [42, 44].

[2] Ein weiteres Phonogramm geht übrigens auf die Zusammenarbeit von KOENIG mit LUCAE zurück und zeigt eine Trommelfellschwingung, die durch eine Stimmgabel mittels Knochenleitung des Schalles erzeugt wurde.

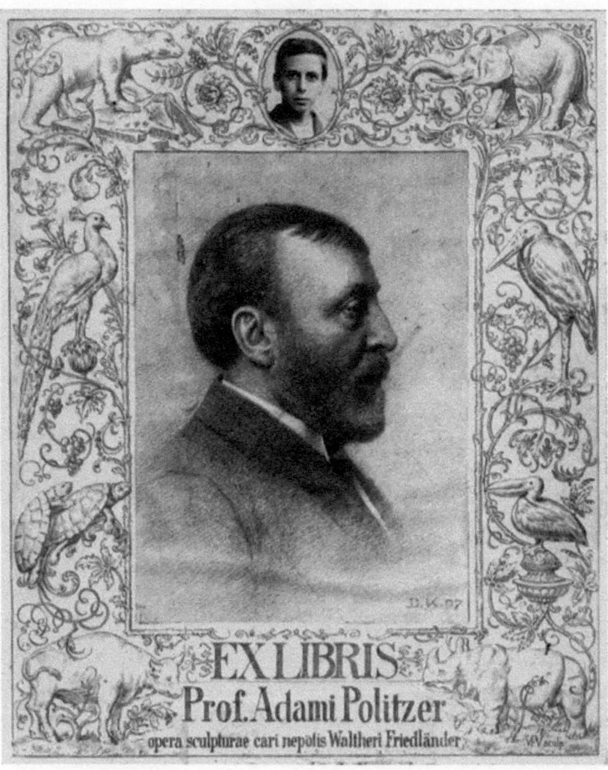

Abbildung 4.18. Exlibris von ADAM POLITZER, datiert auf 1907. – MUDRY [35] hat zwei unterschiedliche Exlibris von POLITZER nachgewiesen; die hier gezeigte dritte Variante fand sich in einem Band der HELMHOLTZ-Biografie von L. KOENIGSBERGER. Das kleine Bild zeigt vermutlich POLITZERs Enkel FRANZ FRIEDLÄNDER-RÖHN (1896 – 1989) [35, S. 210].

Im Alltag ist er uns gegenwärtig durch das „Politzern", die Lufteinblasung via Nase über die Ohrtrompete in das Mittelohr zum Beheben eines dortigen Unterdrucks. Dieser bedingt Schwerhörigkeit und nachfolgende Krankheiten wie z. B. das Cholesteatom („Knochenfraß"). Der lange Jahre währende Streit um dieses Verfahren kennzeichnete die damalige Situation der Otologie in Wien und im ganzen deutschsprachigen Raum auf typische Weise. So selbstverständlich wir den Begriff „Politzern" heute zu Recht verwenden, so strittig war damals die Priorität um das Verfahren. Sie wurde auch von J. GRUBER (Wien) und A. LUCAE (Berlin) beansprucht [30].

Ein bleibendes Denkmal hat POLITZER sich mit seiner zweibändigen *Geschichte der Ohrenheilkunde* geschaffen [49, 50]. Sein universelles historisches und kulturelles Interesse äußert sich auch in seiner Tätigkeit als Kunstsammler besonders auf dem Gebiet der Lithographie [51].

4.4.2 Josef Gruber

Zur Zeit des Postdoktorates von KESSEL in Wien gab es noch keine Ohrenklinik. POLITZER hatte den Status eines Privatdozenten für Ohrenheilkunde; er betreute die otologischen Fälle, die ihm der Internist OPPOLZER überließ, sowie als Armenarzt die Patienten der Wiener Versorgungshäuser. Jedoch gab es parallel dazu seit 1862 im Allgemeinen Krankenhaus ein „Otiatrisches Ambulatorium“ des bereits erwähnten JOSEF GRUBER (1827 – 1900, Abbildung 4.19).

JOSEF GRUBER[3] ist wie A. POLITZER eine prägende Persönlichkeit der Otologie der zweiten Hälfte des 19. Jahrhunderts. Allerdings ist er heute im Gegensatz zum ihn 20 Jahre überlebenden POLITZER – doch ähnlich JOHANNES KESSEL – weitgehend in Vergessenheit geraten. Deshalb möchten wir kurz auf sein Wirken eingehen, auch weil wir annehmen, dass er KESSELs otologische Spezialisierung durchaus beeinflusste. Gestützt wird diese Annahme durch eine Äußerung von KESSEL in seinem Beitrag für STRICKERs Handbuch, nach der er „in neuerer Zeit bei Dr. GRUBER auch an Lebenden“ Untersuchungen ausgeführt hat [KB-13, S. 843].

J. GRUBER hatte nach seiner 1855 erfolgten Promotion mehrere Jahre als Sekundararzt am Allgemeinen Krankenhaus Wien gearbeitet, war Schüler von ROKITANSKY, SKODA, HEBRA und hatte sich vor allem autodidaktisch in der Ohrenheilkunde fortgebildet. 1861 habilitiert, erhielt er 1862 das oben erwähnte „Otiatrische Ambulatorium“, das zum Anziehungspunkt für Ohrenkranke, aber auch für sich weiterbildende Ärzte wurde.

Im Mittelpunkt stand für GRUBER die klinische Tätigkeit. Doch war er, vor allem in der Morphologie des Ohres, weiter forschend aktiv, was 1867 in die Monographie „Anatomisch-physiologische Studien über das Trommelfell und die Gehörknöchelchen“ mündete [16].

Diese sind auch Thema einer umfangreichen Besprechung GRUBERs von 1869 über „HELMHOLTZ's neueste Lehre über die Mechanik der Gehörknöchelchen und des Trommelfells“ [17]. Darin drückt er mehrfach aus, dass HELMHOLTZ' Beschreibungen völlig mit seinen bereits zuvor publizierten und von Größen wie HYRTL und KÖLLIKER bestätigten Angaben übereinstimmen würden. Letztlich war das eine respektvoll vorgetragener, aber deutlicher Prioritätsanspruch. Vor allem aber betont Gruber, dass seine Untersuchungen immer „in Verbindung zum Krankenbett“ standen und „Bestätigung durch die Klinik“ erfahren hätten.

Für die weitere Entwicklung der operativen Otologie ist in diesem Beitrag interessant, dass eine morphologische Begründung für die später häufig geübte Tenotomie des M. tensor tympani gegeben wurde. Diese wird uns im Zusammenhang mit den Arbeiten und Ansichten von KESSEL noch mehrfach beschäftigen (siehe 6.4.1 und 8.1.5).

---

[3] Er wird gelegentlich verwechselt mit IGNATZ GRUBER (1803 – 1872), der sich einige Jahrzehnte zuvor um die Ohrenheilkunde in Wien verdient machte.

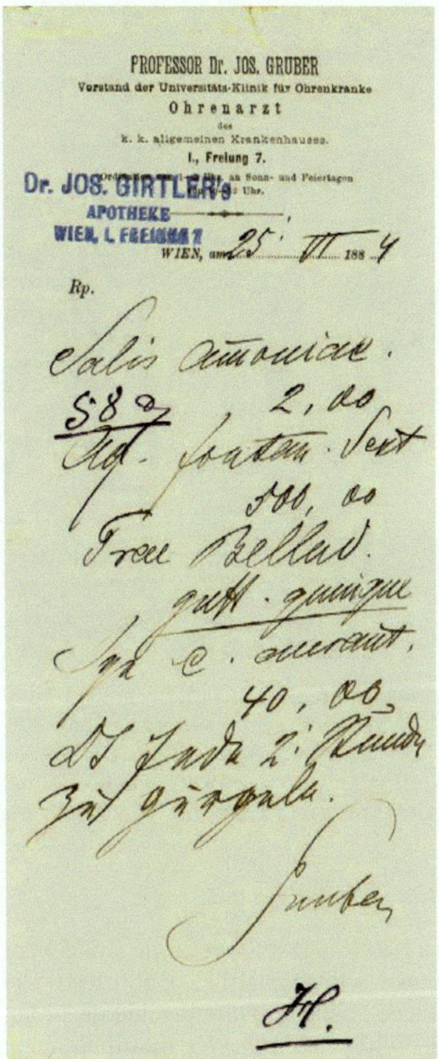

PROFESSOR Dr. JOS. GRUBER
Vorstand der Universitäts-Klinik für Ohrenkranke
Ohrenarzt
des
k. k. allgemeinen Krankenhauses.
I., Freiung 7.
Dr. JOS. GIRTLER's
APOTHEKE
WIEN, I. FREIUNG 7
WIEN, am 25. VI. 1884
Rp.

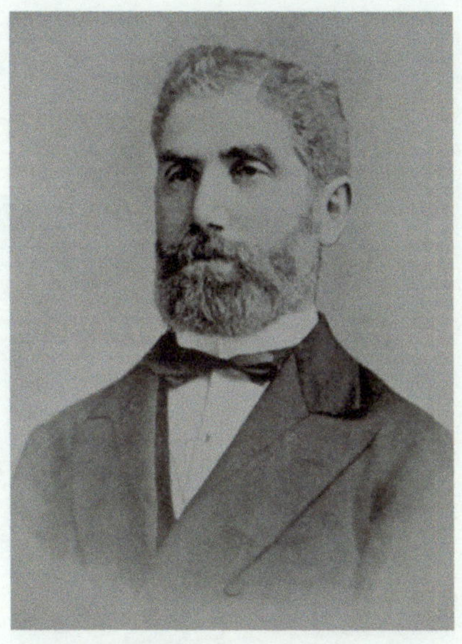

Abbildung 4.19. Porträt von JOSEF GRUBER aus [50].

Links:

Abbildung 4.20. Eigenhändiges Rezept von JOSEF GRUBER aus dem Jahre 1884.

Wir erwähnen noch, dass GRUBER bereits 1867 Mitbegründer der in Berlin erscheinenden *Monatsschrift für Ohrenheilkunde* war und 1892 erster Präsident der neu gegründeten *Österreichischen Otologischen Gesellschaft* wurde.

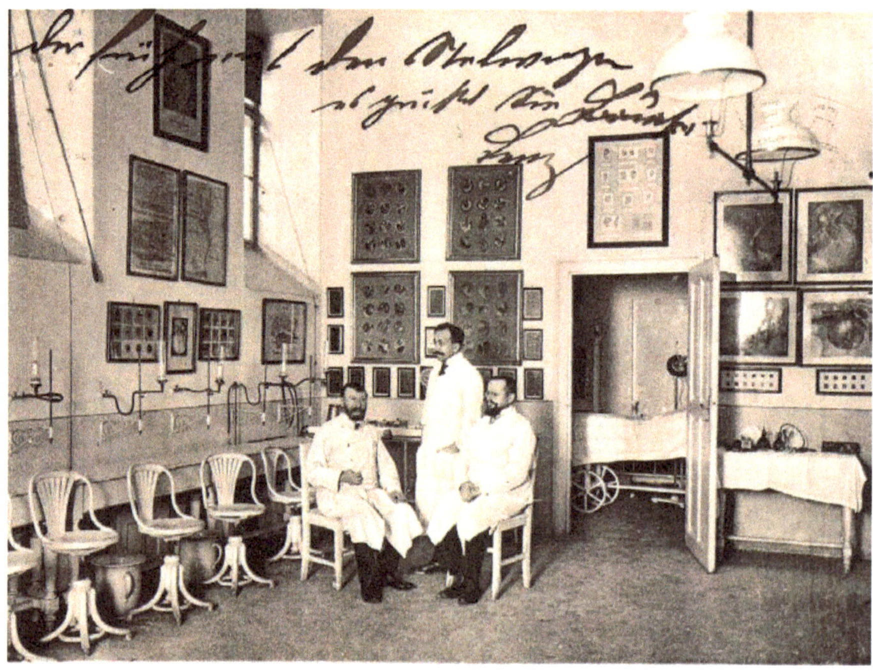

Abbildung 4.21. Ausschnitt aus einer Ansichtskarte mit einem Blick in die Räumlichkeiten der Universitäts-Ohrenklinik zu Wien nach der Erweiterung von 1898. Links sitzend A. POLITZER, rechts sein Mitarbeiter G. ALEXANDER. Die Person in der Mitte ist HEINRICH NEUMANN VON HÉTHÁRS (1873 – 1939), Klinikvorstand 1919 bis 1938 in Nachfolge von VIKTOR VON URBANTSCHITSCH [74].

4.4.3 Die weltweit erste Ohrenklinik

GRUBER war sieben Jahre älter als POLITZER und erfolgreich in praktischer Ohrenheilkunde tätig. Er arbeitete intensiv wissenschaftlich, publizierte viel und habilitierte sich kurz nach POLITZER ebenfalls für Ohrenheilkunde. „Man konnte nicht anders, als beide 1871 gleichzeitig zu Titular-Extraordinarien zu ernennen [27].“

Unverkennbar ist hier wie auch in ihren Veröffentlichungen die Rivalität der Protagonisten. Sie fand ihren Höhepunkt im Streit um das Direktorat der 1873 gegründeten Wiener Universitäts-Ohrenklinik. POLITZERs Position war zunächst, obwohl als erster 1861 für Ohrenheilkunde in Wien habilitiert, keineswegs gefestigt. So war es ihm nur durch Freundesintervention im Ministerium möglich, die bereits an JOSEPH GRUBER vergebene Leitung der neuen Universitäts-Ohrenklinik zu verhindern. Nach erneutem ministeriellem Entscheid erhielten GRUBER nun die Männer-, POLITZER die Frauenabteilung [30].

Mithin wurden beide gemeinsam 1873 Chefs der legendären ersten Ohrenklinik der Welt. Diese Klinik bestand anfangs lediglich aus zwei Zimmern mit einem Assistenten, den sich GRUBER und POLITZER teilen mussten. Dennoch gingen von ihr Impulse um den ganzen Erdball. Die Konkurrenz zweier kreativer, sehr aktiver Männer machte Wien zum Zentrum der Otologie. Bahnbrechende klinische und morphologische Untersuchungen sowie eine intensive Lehrtätigkeit ließen angehende und etablierte Ohrenärzte aus aller Welt nach Wien strömen. Beide Klinikdirektoren trugen dazu schon vor ihrer Berufung bei. „Als Lehrer genoss GRUBER einen vortrefflichen Ruf" bestätigt A. BING 1913 in POLITZERs „Geschichte der Ohrenheilkunde" [50].

POLITZER, nach dem Ausscheiden des hoch geehrten 70-jährigen GRUBER ab 1897 alleiniger Leiter der Klinik, vermittelte seine Kenntnisse vielsprachig und sehr anschaulich. Sein Schüler GUSTAV ALEXANDER gibt an, dass in seiner 46-jährigen Lehrtätigkeit „die Kurse POLITZERs von über 7.000 fremdländischen Ärzten frequentiert wurden" [50]. Abbildung 4.21 vermittelt einen Eindruck aus dieser Zeit.

Seltener erwähnt wird, dass bereits ein Jahr vor der legendären Klinikgründung (1873) eine Ohrenpoliklinik an der neuen Wiener Allgemeinen Poliklinik eingerichtet wurde. Sie stand unter der Leitung von VIKTOR V. URBANTSCHITSCH (1847 – 1921), der sich – zu dieser Zeit erst 25 Jahre alt – mit „Beiträge zur Embryologie des Ohres" habilitiert hatte und 1907 POLITZERs Nachfolger an der Universitätsohrenklinik werden sollte [59]. Wenn diese Ereignisse auch über den Zeitraum des Aufenthalts KESSELs in Wien hinausgingen, verdeutlichen sie doch, welche Rolle die „Wiener Schule" damals spielte.

4.5 Salomon Stricker und das Institut für experimentelle Pathologie

Der Lebensweg des jungen SALOMON STRICKER (1834 – 1898) ähnelt dem des knapp zwei Jahre jüngeren ADAM POLITZER auffallend. Beide wurden in kleinen ungarischen Orten[4] als Söhne jüdischer Familien geboren [2], erhielten ihre höhere Schulbildung an christlichen Gymnasien in Budapest (STRICKER am protestantischen Deutschen Gymnasium, POLITZER bei den katholischen Piaristen) und entschieden sich für ein Medizinstudium in Wien. Vorher hatte sich STRICKER kurzzeitig juristischen Studien zugewandt, während POLITZER schon ein Jahr Medizinstudium in Pest hinter sich hatte.

Schon als Medizinstudenten in Wien veröffentlichten beide im Jahre 1857 ihre ersten wissenschaftlichen Arbeiten, STRICKER eine Untersuchung über Papillen in der Mundhöhle der Froschlarven, POLITZER eine Artikelserie in der heute noch bestehenden medizinischen Wochenschrift *Orvosi Hetilap* [35]. Das Studium schlossen sie mit der Promotion 1858 (STRICKER) bzw. 1859 (POLITZER) ab.

[4] Heute gehört Waag-Neustadtl, der Heimatort von STRICKER, als Nové Mesto nad Váhem zur Slowakei.

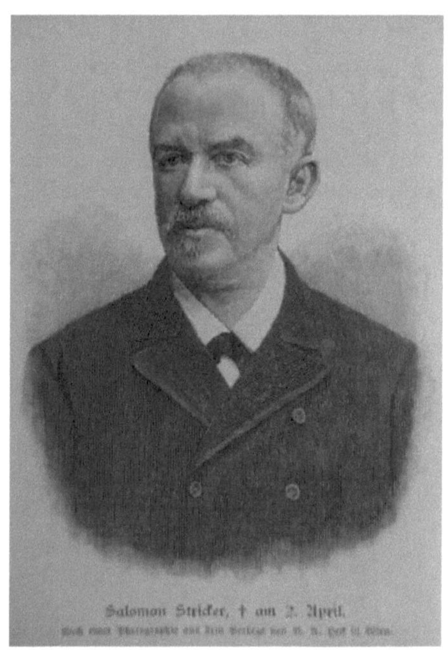

Abbildung 4.22. Porträt von SALOMON STRICKER, Holzstich, veröffentlicht 1898 aus Anlass seines Todes.

Die Parallelen lassen sich insofern fortführen, als beide entscheidende Impulse für ihre weitere (unterschiedliche) Spezialisierung durch die großen Physiologen BRÜCKE und LUDWIG erhielten. STRICKER hat schon als Student vier Jahre lang, 1855 bis 1858, bei BRÜCKE gearbeitet. Er war dann Sekundararzt im Allgemeinen Krankenhaus, habilitierte sich 1862 und kam als Assistent an das Institut von BRÜCKE zurück. In dieser Zeit erfolgte seine Zuwendung zur experimentellen Pathologie, wofür die Quellen unterschiedliche Einflüsse angeben, nämlich seinen Freund SAMUEL BASCH (1837 – 1905) [1, 27], einen Kurs bei CARL LUDWIG [21, 27, 72] und eine Reise zu CLAUDE BERNARD in Paris [21, 23, 72]. Wie auch immer; als im Jahre 1866 die strategischen Vorstellungen ROKITANSKYs durch einen Antrag von OPPOLZER auf einen eigenen Adjunkten für die experimentelle Forschung, der seinen Arbeitsplatz im pathologisch-anatomischen Institut von ROKITANSKY haben sollte, präzisiert wurden, wurde STRICKER ausgewählt. „Bereits 1868 wurde er zum Extraordinarius ernannt und gleichzeitig sein Laboratorium zum Institut für experimentelle Pathologie erhoben“ [27]. Ein Zeitgenosse berichtet darüber [23]:

> „Damals erhielt er ein, wenn auch kleines, Institut. Im ersten Stockwerke des Gebäudes in der Spitalgasse waren in 2 Zimmern der Chef mit seinen Assistenten und Arbeitern, die Bibliothek, sämmtliche Apparate und Präparate und auch die operirten Hunde untergebracht. [...] So klein die Räumlichkeiten, so groß waren die Erfolge, die hier erzielt wurden. Der physiologische Club, der sich unter STRICKER's Leitung hier versammelte, bot

der jüngeren Generation Gelegenheit, ihre Kenntnisse in ungezwungenem Verkehre mit den Alten zu festigen und zu erweitern."

Damit sind wir an dem Zeitpunkt angelangt, an dem KESSEL als Postdoktorand in das junge STRICKERsche Institut eintritt. Seine Zugehörigkeit – als Ausländer – zu dem gerade erwähnten „Club" wird von dem STRICKER-Schüler EDUARD EMANUEL KLEIN (1844 – 1925) erwähnt [64, S. 25], der 1871 nach London berufen wurde. Die von KESSEL durchgeführten Arbeiten werden wir unter 4.6 würdigen.

Da die weitere, bedeutsame Entwicklung des STRICKERschen Instituts zeitlich nach dem Aufenthalt von KESSEL und ohne wesentlichen Bezug zur Otologie erfolgte, verweisen wir lediglich auf die ausführliche Darstellung bei E. LESKY [27, S. 549 ff.]. Ein wichtiges Datum stellt die im Jahre 1872 durch ROKITANSKY durchgesetzte Berufung von STRICKER zum Professor für allgemeine und experimentelle Pathologie dar. Sein 1883 erweitertes Institut zog viele Schüler an, deren Arbeiten in [64] aufgeführt sind und von denen 62 (!) zu Professoren wurden [21]. Seine wissenschaftliche Lebensleistung wurde von MACH und REINER so gewürdigt [32]:

> „[Seine] Eigenart befähigte ihn, die histologische Untersuchung mit der embryologischen, pathologischen und mit dem Thierexperiment zu einem Ganzen zu verbinden, die bei seinen Lehrern BRÜCKE, LUDWIG und ROKITANSKY geübten Methoden zu vereinigen, und so als der Erste die *lebenden* Gewebe zu beobachten. So entdeckte er den Durchgang der Blutkörperchen durch die intacte Gefäßwand, die Contractilität der Capillaren, die Theilung der lebenden Zelle und Anderes. Eine heiß umstrittene Frage von höchster pathologischer Wichtigkeit wurde durch seine Untersuchungen über die Entzündung aufgeworfen."

Der letzte Satz bezieht sich auf die 1869 begonnene Auseinandersetzung von STRICKER mit dem Pathologen JULIUS FRIEDRICH COHNHEIM (1839 – 1884) über dessen Entzündungslehre, die lange anhielt und noch mehr als zwei Jahrzehnte später in ein Pamphlet STRICKERs mit dem Titel „Aus den Niederungen der Wissenschaft" mündete [63].

Als interessante Parallele sei abschließend erwähnt, dass auch STRICKER mit zunehmendem Alter von sprachwissenschaftlichen Themen angezogen wurde [62]. In Anknüpfung an die bereits zitierte Arbeit seines Lehrers BRÜCKE zur Artikulation der Sprachlaute [5] hat er 1880 eine Arbeit über die Gefühle und Vorstellungen des Menschen beim Sprechen vorgelegt [62], die sich aus heutiger Sicht als Baustein der Entwicklung einer „Motor-Theorie" der Sprachproduktion darstellt [9].

4.6 Die Arbeiten Kessels am Institut für experimentelle Pathologie

4.6.1 Histologische Studien

Von den frühen histologischen Arbeiten KESSELs tragen die ersten zwei aus den Jahren 1867 [KB-3] und 1869 [KB-4] die Herkunftsangabe „Gießen", obwohl sie nicht ohne Kontakte nach Wien entstanden sein können, wie wir unter 3.6 festgestellt haben. Wir beginnen unseren kurzen Bericht in diesem Kapitel mit der ersten Veröffentlichung, die auch formal die Herkunftsangabe „Wien" trägt.

Diesen Beitrag publizierte KESSEL im *Centralblatt für die medicinischen Wissenschaften* im April 1869 zu „Nerven und Lymphgefässe des menschlichen Trommelfells" [KB-5]. Er beschreibt histologische Techniken wie Versilberungs- und Vergoldungsmethoden und diskutiert seine Erkenntnisse mit denen J. GRUBERs, der an der gleichen Thematik arbeitete. Referiert wird diese Arbeit wie die drei Jahre zurückliegende Dissertation wieder von V. TRÖLTSCH, was als Hinweis darauf gewertet kann, dass weiterhin Kontakt zwischen ihm in Würzburg und KESSEL bestand.

Die folgenden zwei Beiträge [KB-6] und [KB-7] erschienen ebenfalls im *Centralblatt* und tragen den Vermerk „Aus dem Institute für experimentelle Pathologie zu Wien". Sie sind auch diejenigen, die auf der „amtlichen" Liste der Veröffentlichungen aus dem Institut von STRICKER stehen, die aus Anlass des 30jährigen Bestehens des Instituts gedruckt worden ist [64, S. 83]. Sie gehören inhaltlich zusammen und thematisieren die „Anatomie der Schleimhaut der Paukenhöhle und der Zellen des Warzenfortsatzes" beim Menschen im ersten und beim Hund und bei der Katze im zweiten Beitrag. KESSEL beschreibt darin mikroskopisch „eigenthümliche ovale oder birnenförmige Organe in auffallender Ähnlichkeit mit den PACINIschen Körperchen". Daraus entstand ein über längere Zeit verlaufender Prioritätsstreit mit POLITZER, dem wir uns im nächsten Abschnitt genauer widmen.

Trotz dieses Streites publizierte KESSEL (weiterhin „in Wien") 1870 auch im von POLITZER mitherausgegebenen *Archiv für Ohrenheilkunde* und beschrieb zottenartige Veränderungen am Trommelfell (Myringitis villosa) [KB-9], die er bei der Sektion eines an Pneumonie (Lungenentzündung) Verstorbenen entdeckte.

4.6.2 Die „Politzer-Kesselschen Körperchen"

Der Streit um die „eigenthümlichen Körperchen" belegt, wie intensiv damals fachliche Auseinandersetzungen unter Kollegen geführt wurden. Sachlich war er unnötig, da es sich offenbar um durch die Untersuchungstechnik bedingte Kunstprodukte handelte. Eine grafische Darstellung der fraglichen Objekte ist in Abbildung 4.23 wiedergegeben.

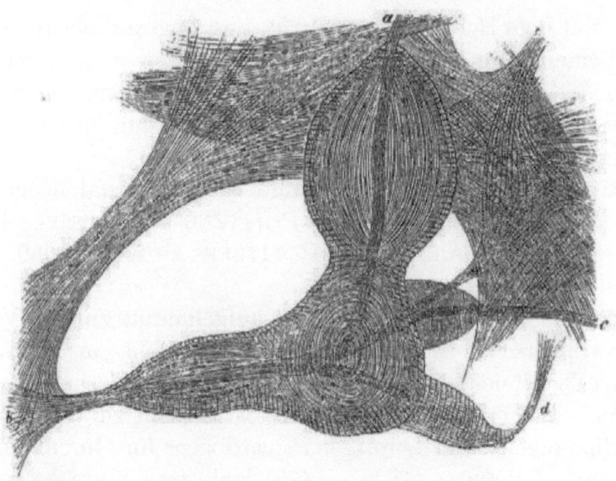

Abbildung 4.23. Die „eigenthümlichen Körper" in der zeichnerischen Darstellung von KESSEL in seinem Beitrag für STRICKERs Handbuch [KB-13, S. 859]. Dazu gehören die folgenden Erläuterungen: „*a.* Eintritt des Axenstranges. *b.* Übergang in eine Membran. Bei *c* u. *d* Abzweigungen des winklig gebogenen Axenstranges mit kleineren Körpern."

KESSEL beschreibt die „Körperchen" in seinem bereits erwähnten, auf den 10. Dezember 1869 datierten Beitrag [KB-6], der in der Ausgabe des *Centralblattes* vom 25. Dezember 1869 erscheint. Wie er am Ende der kurzen Mitteilung selbst vermerkt, stellt sie eine Reaktion auf eine „vorläufige Mittheilung des Herrn Dr. POLITZER" dar, die „über gestielte Gebilde im Mittelohre" handelte, „welche ihrer Form und Structur nach mit den von mir beschriebenen überein zu stimmen scheinen".

Diese „vorläufige Mittheilung" war am 20. November 1869 in der *Wiener Medizinischen Wochenschrift* erschienen [46] und wurde ärgerlicherweise von KESSEL falsch datiert. Da die Entdeckung POLITZERs auch vorher schon in einem Sitzungsbericht erwähnt worden war [45], fühlte sich dieser als Erstbeschreiber und reklamierte das in einer Zuschrift an das *Centralblatt* vom Februar 1870, die am 19. März 1870 abgedruckt wurde [47]. Vorher hatte A. LUCAE (Berlin) die „Mittheilung" POLITZERs im *Centralblatt* referiert, was als Unterstützung gewertet werden kann. KESSEL konterte im *Centralblatt* vom 16. April 1870 [KB-8], dass er bereits vier Monate früher diese Körperchen „häufig im STRICKERschen Laboratorium demonstrirt habe". Außerdem habe V. TRÖLTSCH solche schon 1859 in *Virchows Archiv* beschrieben.

Die Auseinandersetzung, die damit eigentlich hätte abgeschlossen sein können, wurde im *Archiv für Ohrenheilkunde* fortgesetzt. Da von POLITZER bislang nur eine als vorläufig bezeichnete Publikation seiner Beobachtungen vorlag, veröffentlichte er nun einen umfangreicheren Beitrag „Über gestielte Gebilde im Mittelohre des menschlichen Gehörorganes" [48], der wenig später von KESSEL mit dem Beitrag „Über Form- und Lageverhältnisse eigenthümlicher an der Schleimhaut des menschlichen Mittelohres vorkommender Organe“ erwidert wurde [KB-10]. POLITZER erwähnte die Arbeit von KESSEL nicht, während dieser seinen Standpunkt aus der Erwiderung im *Centralblatt* etwas ausführlicher, aber im Kern unverändert beschrieb.

Der heftige Streit dauerte also an und war emotional sicher bedeutsam. Und er belegt eine Rivalität zwischen POLITZER und KESSEL, die sich trotz (viel) späterer positiver Äußerungen POLITZERs zu KESSEL [50, S. 267] fortsetzen sollte.

Die Diskussion ist dann noch einmal aufgeflammt zur 46. Versammlung deutscher Naturforscher und Ärzte, Wiesbaden 1873, an der auch KESSEL teilgenommen hat (siehe seine Prager Periode im Abschnitt 5.4). Sie verschob sich erfreulicherweise vom Prioritätsstreit hin zur Erörterung des eigentlichen Phänomens. Der Leipziger Privatdozent für Ohrenheilkunde HERMANN FRIEDRICH WENDT (1838 – 1875) hielt zwei Vorträge zur Histologie des Trommelfells und des Mittelohrs und kam am Ende auch auf die „Körperchen“ zu sprechen, die er mehr oder weniger als Artefakte charakterisierte, was natürlich zum Widerspruch KESSELs führen musste, der glaubte, „dass dieselben eine sehr wichtige physiologische Bedeutung hätten“ [57, S. 218].

Die Untersuchungen von WENDT sind 1874 in ausführlicher Form als Zeitschriftenbeitrag erschienen, der wohl als abschließend betrachtet werden kann [68]. Er prägt dort die Bezeichnung „POLITZER-KESSELsche Körperchen“. Der Referent des Beitrags im *Archiv für Ohrenheilkunde*, MORITZ TRAUTMANN (1833 – 1901), fasst zusammen, dass „die Entdecker denselben eine größere Bedeutung beimessen, als sie in der That haben“, und schließt sich auch auf Grund eigener Untersuchungen der Ansicht an, dass es sich um „bedeutungslose Gebilde“ handele.

Auch der Protokollant der Section für Ohrenheilkunde auf der 49. Naturforscherversammlung in Hamburg 1876 verwendet den Terminus „POLITZER-KESSELsche Körperchen“, als er berichtet, dass dort von POLITZER entsprechende mikroskopische Präparate demonstriert wurden [58].

Wie sich das angespannte Verhältnis zwischen KESSEL und dem vier Jahre älteren POLITZER weiter entwickelt hat, können wir nicht belegen. Wir kennen lediglich eine aufschlussreiche Äußerung POLITZERs, die ein Jahrzehnt nach dem Prioritätsstreit zu datieren ist. Zu der Zeit ist KESSEL längst Privatdozent in Graz, und sein Förderer A. ROLLETT erbittet von POLITZER eine gutachterliche Stellungnahme für die beabsichtigte Beförderung KESSELs. POLITZER schickt am 17. Februar 1879 ein Anschreiben, in dem er die eingetretene Verspätung so begründet [KB-98, L.1080]:

> „Ich musste, um nicht oberflächlich zu sein, die Arbeiten des Herrn Dr. KESSEL nochmals durchsehen. Ich übersende Ihnen hiemit in Kürze meine Ansicht über den wissenschaftlichen Wert derselben; Sie werden daraus ersehen, dass, trotzdem dass Herr Dr. K. ohne Grund zu meinen Gegnern zählt, mein Urteil dadurch nicht beeinflusst wurde.“

Das beigefügte Gutachten kennen wir nur auszugsweise anhand eines Zitates in [KB-90]. Demnach äußert sich POLITZER sehr lobend über KESSELs Forschungsergebnisse, „die mit großem Aufwande von Zeit und geistiger Arbeit ausgeführt sind und eine große Anzahl neuentdeckter anatomischer Details des Gehörorgans enthalten, so dass die damaligen Kenntnisse wesentlich bereichert wurden."

4.6.3 Der Beitrag für Strickers Handbuch

Die Schaffensperiode von SALOMON STRICKER, in der er besonders als Histologe hervorgetreten ist, wird durch die Herausgabe des „Handbuches der Lehre von den Geweben des Menschen und der Thiere" gekrönt, das in Leipzig ab 1869 in Lieferungen erschien, die in zwei Bänden mit den Erscheinungsjahren 1871 und 1872 zusammengefasst wurden. Das Sammelwerk entstand „im Vereine mit allen damals in der Histologie bedeutenden Männern [...] Schon während seines Aufenthaltes in Paris und Berlin [1867] trug sich STRICKER mit diesem Plane, bei dessen Durchführung ihn [sein späterer fachlicher Kontrahent] COHNHEIM thatkräftig unterstützte" [23]. Es war das Standardwerk der Histologie.

Ein wenig verweist der Titel des Werkes auf die Auseinandersetzungen der Zeit um die Herausbildung eines selbständigen Fachgebietes, sollte es doch ursprünglich „Handbuch der mikroskopischen Anatomie" heißen, wie die Bogensignaturen verraten. Die nach kurzer Zeit erschienene englische Übersetzung heißt „Manual of human and comparative histology".

Das Gehörorgan bildet den Gegenstand des 34. Kapitels. STRICKER vergab dessen Bearbeitung an drei Autoren. KESSEL wurde mit der Behandlung des äußeren und des mittleren Ohrs betraut, wofür er durch seine Publikationen [KB-3, KB-4, KB-6, KB-7, KB-10] hervorragend ausgewiesen war. Wir handeln deshalb den Beitrag KESSELs an dieser Stelle ab, obwohl er sich beim Erscheinen des Handbuches bereits in Prag befand.

Ausgenommen war die Behandlung der Eustachischen Röhre, die wie auch die des häutigen Labyrinths von dem Münchener Anatomen NIKOLAUS RÜDINGER (1832 – 1896) übernommen wurde. Den Abschnitt über Hörnerv und Schnecke schrieb schließlich HEINRICH WILHELM WALDEYER (1836 – 1921), der damals Professor für pathologische Anatomie in Breslau war und später sehr bekannt als Leiter des Anatomischen Instituts der Berliner Universität wurde.

In seinem Beitrag [KB-13, KB-14] präsentierte KESSEL neben einer kritischen Zusammenfassung des damaligen Wissensstandes die eigenen histologischen Untersuchungsergebnisse. Das erklärt, dass sich sein erster Abschnitt über das äußere Ohr ganz überwiegend der Histologie des Trommelfelles, sein zweiter Abschnitt über das mittlere Ohr überwiegend der der Paukenhöhle widmet. Beigegeben wurden sieben Holzschnitte (Abbildung 4.24).

Details der Nervenversorgung z. B. des Trommelfells waren ebenso wie das Vorkommen von Schleimdrüsen in der Paukenschleimhaut noch umstritten,

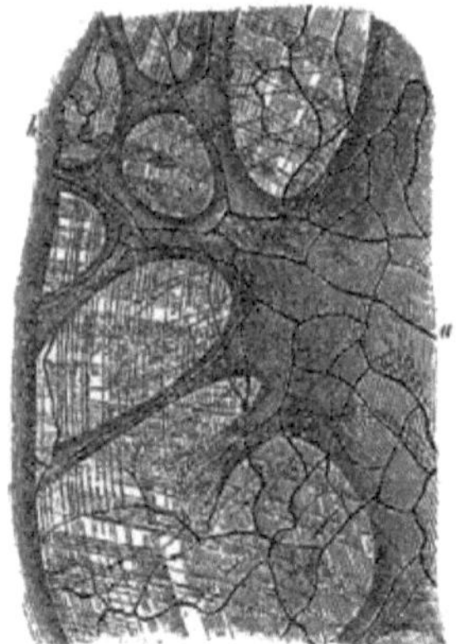

Ein Theil des hinteren Segmentes unter schwacher Vergrösserung: a) die daselbst befindliche Membran dicht unter dem Epithel mit ihren Fortsätzen nach b) dem Sehnenring. Die dunkelgehaltenen Maschen entsprechen den Blutgefässen. Chlorgoldpräparat.

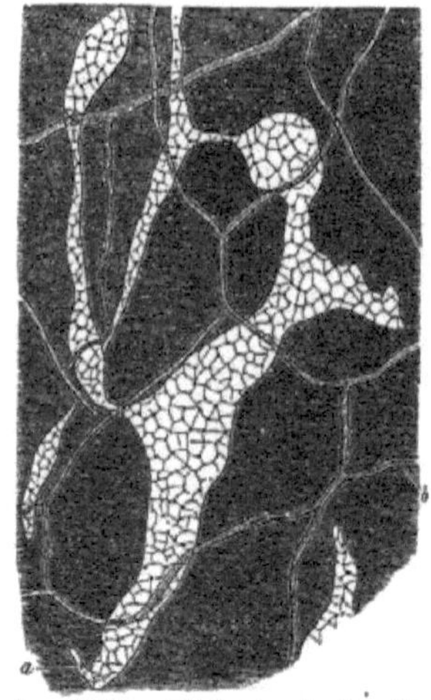

Lymphgefässe mit ihren sackartigen Erweiterungen dicht unter dem Fasergerüste der Schleimhaut gelegen. Silberpräparat.

Abbildung 4.24. Zwei Illustrationen zum Aufbau des Trommelfells von J. KESSEL aus seinem Beitrag für STRICKERs Handbuch [KB-13].

und „in der Literatur suchte ich vergebens nach Angaben über das Verhalten der Lymphgefäße der Paukenhöhle". Dieser Frage wandte er sich speziell zu.

Den bereits genannten POLITZER-KESSEL-Streit um die „eigenthümlichen Körper" stellt er nunmehr entschärft dar, indem er v.TRÖLTSCH als Erstbeschreibenden sowie sich und POLITZER als Autoren benennt, die ihnen eine physiologische Bedeutung zuwiesen.

Dieser Handbuchbeitrag KESSELs bildete den Ausgangspunkt seiner Habilitation 1875 in Graz. 20 Jahre später – 1892 – diente er in fast allen Details als Grundlage für KESSELs letzte Arbeit zu morphologischen Problemen, „Die Histologie der Ohrmuschel, das äußeren Gehörgangs, Trommelfells und Mittelohres" in H. SCHWARTZEs „Handbuch der Ohrenheilkunde" [KB-55]; vgl. auch Abschnitt 8.1.3.

4.7 Der Tod des Vaters

Am 15. August 1870 verstirbt GEORG KESSEL I, der Vater von JOHANNES, der damit nun auch sein zweites Elternteil verliert. Wir betrachten aus diesem Anlass noch einmal, als Fortsetzung von Abschnitt 2.4, die Vermögensverhältnisse von JOHANNES KESSEL, da dieser als Postdoktorand mit 31 Jahren noch nicht über eigene Arbeitseinkünfte verfügt. Die Teilung des väterlichen Erbes findet im Oktober und November 1870 in mehreren Sitzungen, wieder unter Federführung des Notars LIPPOLD, statt. Die Grundsätze sind bereits im Ehevertrag und in den schon beschriebenen Urkunden aus den Jahren 1861 und

1863 geregelt und müssen nun in Kraft gesetzt werden. Vor diesen Terminen, am 10. Oktober 1870, hat bereits eine Mobilienversteigerung stattgefunden, die einen Erlös von 1.638 Gulden erbracht hat.

In einer ersten Sitzung vom 17. Oktober 1870, an der sich JOHANNES durch seinen bevollmächtigten Vetter GEORG II vertreten lässt, werden vorrangig die künftigen Vermögensverhältnisse der Witwe CATHARINA ELISABETHA geregelt [75]. Sie behält die 14 Grundstücke, die sie in die Ehe eingebracht hat, die lebenslangen Nutzungsrechte an drei weiteren Flurstücken, und 4.300 Gulden Bargeld. Von dem vorhandenen Inventar erhält sie einen Teil als Eigentum; der andere Teil wird Eigentum der KESSELschen Kinder und steht der Witwe bis zu ihrem Lebensende zur Nutzung zur Verfügung. Diese Passagen der Verträge sind insofern interessant, als sie den Hausrat einer wohlhabenden Gutsbesitzersfamilie akribisch auflisten, von fünf Stück Rindvieh und zwei Schweinen über das Mobiliar bis zu einem Tintenfass im Wert von 12 Kreuzern.

Weiter erhält die Witwe das Wohnrecht in einem Haus der KESSELschen Söhne nach freier Wahl. Die Akten legen nahe, dass sie das Haus von JOHANNES gewählt hat, der sich ja ohnehin nur zeitweise dort aufhielt.

Am 21., 22. und 24. Oktober, nun unter persönlicher Beteiligung von JOHANNES KESSEL [76, 77, 79], werden insbesondere die Liegenschaften in Form von drei Losen verteilt; JOHANNES erhält 11 Flurstücke in der Gemarkung Selzen im Gesamtwert von 5.950 Gulden; außerdem erhält er 2.000 Gulden Bargeld.

Das Geldvermögen des Vaters ist vornehmlich in Ausständen angelegt; die Bürger von Selzen und Umgebung stehen bei ihm mit fast 16.000 Gulden in der Kreide. Ein Teil dieser Ausstände wird der Witwe zugeordnet, um ihre oben erwähnten Bargeldansprüche zu befriedigen, der Rest unter den Kindern in Form von drei Losen aufgeteilt. JOHANNES erhält 16 Ausstände im Gesamtwert von 3.626 Gulden.

Zu den Regelungen zur Versorgung der Witwe gehört auch, dass sie von jedem der KESSELschen Kinder eine jährliche Rente von 100 Gulden bezieht. Im Falle von JOHANNES wird vereinbart, dass er ihr aus seinem Erbteil Außenstände im Wert von 2.000 Gulden abtritt, die bei der überall angesetzten Verzinsung von 5 % im Jahr gerade den erforderlichen Betrag abwerfen.

In einer Schlussrechnung, die auch die Schenkungen des Jahres 1863 einschließt (darunter die 3.000 Gulden Studienkosten für JOHANNES), wird festgestellt, dass jedes der KESSELschen Kinder ein Erbteil von 36.407 Gulden erhalten hat.

Damit sind die Formalitäten nicht erledigt: In fünf Sitzungen am 10. und 12. November 1870 ([80] bis [84]) werden die Umschuldungen der Außenstände zugunsten ihrer neuen Eigentümer vorgenommen. Da bis Martini (dem 11. November) noch verschiedene Vereinbarungen zu erfüllen waren, erfolgt schließlich am 24. November 1870, immer noch unter Anwesenheit von JOHANNES KESSEL, die Verteilung der verbliebenen „kleinen Masse" und damit der Schluss der Erbteilung [85].

Literatur

1. BASCH, S. VON: Beitrag zur Entwicklungsgeschichte der Experimentellen Pathologie als Lehrfach. Berlin / Wien: Urban und Schwarzenberg 1905
2. BIRNBAUM, N.; HEPPNER, E.: Juden als Erfinder und Entdecker. Berlin: Welt-Verlag 1913. — Darin über SALOMON STRICKER: S. 34 – 36.
3. BLED, J. P.: FRANZ JOSEPH – Der letzte Monarch der alten Schule. Übersetzung aus dem Französischen. Wien, Köln, Graz: Böhlau 1988.
4. BREKLE, H. E.: Einführung in die Geschichte der Sprachwissenschaft. Darmstadt: Wissenschaftliche Buchgesellschaft 1985.
5. BRÜCKE, E.: Grundzüge der Physiologie und Systematik der Sprachlaute für Linguisten und Taubstummenlehrer. Wien: Gerold 1856. – 2. Auflage 1876.
6. BRÜCKE, E.: Über eine neue Methode der phonetischen Transscription. Sitzungsberichte der philosophisch-historischen Classe der kaiserlichen Akademie der Wissenschaften 41 (1863), S. 223 – 285.
7. BRÜCKE, E.: Die physiologischen Grundlagen der neuhochdeutschen Verskunst. Wien: Gerold 1871.
8. BRÜCKE, E. TH.: ERNST BRÜCKE. Wien: Julius Springer 1928.
9. CHRISTY, T. C.: SALOMON STRICKER's motor theory of language. In: AHLQVIST, A. (Ed.): Diversions of Galway. Papers on the history of linguistics from ICHoLS V, Galway, Ireland, 1 - 6 September 1990. Amsterdam / Philadelphia: Benjamins 1992 (Studies in the History of the Language Sciences, Bd. 68), S. 227 – 235.
10. FELDMANN, H.: Bilder aus der Geschichte der Hals-Nasen-Ohren-Heilkunde. Heidelberg: Median-Verlag 2003.
11. FLEMING, P. R.: A short history of cardiology. Amsterdam / Atlanta: Rodopi 1997 (Clio medica, Bd. 40).
12. FÖRSTER, L.: Der preisgekrönte Konkurrenz-Plan zur Stadterweiterung von Wien. Allgemeine Bauzeitung 24 (1859), S. 1 – 13, Plan S. 229.
13. FRANK JR., R. G.: The telltale heart: physiological instruments, graphic methods, and clinical hopes, 1854–1914. In: COLEMAN, W.; HOLMES, F. L. (eds.): The Investigative Enterprise. Experimental Physiology in Nineteenth-Century Medicine. Berkeley etc.: University of Califirnia Press 1988, S. 211 – 290.
14. Gallerie berühmter Ärzte IV: Professor Dr. KARL ROKITANSKY. Über Land und Meer – deutsche illustrirte Zeitung Bd. 15 = Jg. 8 (1866/1), No. 20, S. 305 (Porträt) und 307 – 308.
15. Geschichte der Wiener Universität von 1848 bis 1898. Als Huldigungsschrift zum fünfzigjährigen Regierungsjubiläum seiner k. u. k. apostolischen Majestät des Kaisers FRANZ JOSEF I. hgg. vom akademischen Senate der Wiener Universität. Wien: Alfred Hölder 1898.
16. GRUBER, J.: Anatomisch-physiologische Studien über das Trommelfell und die Gehörknöchelchen. Wien: Carl Gerold's Sohn 1867.
17. GRUBER, J.: HELMHOLTZ's neueste Lehre über die Mechanik der Gehörknöchelchen und des Trommelfells mit darauf bezüglichen klinischen Bemerkungen. Wiener Medizinische Wochenschrift 19 (1869) Nr. 3, Sp. 41 – 44; Nr. 4; Sp. 57 – 60; Nr. 5, Sp. 73 – 76.
18. Hauptversammlung der k. k. Gesellschaft der Ärzte. Sitzung vom 24. März 1865. Wiener Medizinische Wochenschrift 15 (1865) 26, Sp. 443 – 444.
19. HELMHOLTZ, H.: Die Lehre von den Tonempfindungen als physiologische Grundlage für die Theorie der Musik. Braunschweig: Vieweg und Sohn 1863.

20. HIRSCH, A., et al. (Hrsg.): Biographisches Lexikon der hervorragenden Ärzte aller Zeiten und Völker. Berlin / Wien: Urban & Schwarzenberg, 2. Aufl. 1929 ff.
21. HOLUBAR, K.: SALOMON STRICKER (1834 – 1898) – Pioneer Experimental Pathologist. The American Journal of Dermatopathology 9 (1987) 2, S. 149 – 150.
22. HÖRZ, H. (Hrsg.): Physiologie und Kultur in der zweiten Hälfte des 19. Jahrhunderts. Briefe an HERMANN VON HELMHOLTZ. Marburg: Basilisken-Presse 1994.
23. KAPSAMMER, F.: Professor STRICKER. Wiener Medizinische Wochenschrift 1898, Nr. 10, Sp. 461 – 466.
24. KOENIG, R.: Quelques expériences d'acoustique. Paris: A. Lahure 1882.
25. LEISCHING, E.: Theresianischer und Josephinischer Stil. Kunst und Kunsthandwerk 15 (1912) 10, S. 493 – 563. – Digitalisat (8. 6. 2015): `http://hauspublikationen.mak.at/viewer/image/1356360950369_0001/53/`
26. LESKY, E.: Zu CARL LUDWIGS Wiener Zeit 1855 – 1865. Sudhoffs Archiv für Geschichte der Medizin und der Naturwissenschaften 46 (1962) 2, S. 178 – 182.
27. LESKY, E.: Die Wiener medizinische Schule im 19. Jahrhundert. Graz / Köln: Böhlau 1965 (Studien zur Geschichte der Universität Wien, Bd. VI).
28. LESKY, E.: Das Wiener Allgemeine Krankenhaus. Seine Gründung und Wirkung auf deutsche Spitäler. Clio Medica 2 (1967), S. 23 – 37.
29. LESKY, E.: Meilensteine der Wiener Medizin. Große Ärzte Österreichs in drei Jahrhunderten. Wien, München, Bern: Wilhelm Maudrich 1981.
30. LÖBE, L.-P.: Briefe ADAM POLITZERS. HNO Informationen 24 (2000) 1, S. 17 – 19.
31. LUDWIG, C.: Beiträge zur Kenntnis des Einflusses der Respirationsbewegungen auf den Blutlauf im Aortensysteme. [Joh. Müllers] Archiv für Anatomie, Physiologie und wissenschaftliche Medizin (1847), S. 243 – 268, Tabellenanhang S. 269 – 302, Tafeln X – XIV.
32. MACH, E.; REINER, M.: [Nachruf auf S. STRICKER in:] Jahresbericht 1898. Almanach der Akademie der Wissenschaften in Wien 48 (1898), S. 328 – 330.
33. MEHNERT, D.; HOFFMANN, R.; DIETZEL, R.; KORDON, U.: Über den Ursprung der MAREYschen Kapseln. In: HOFFMANN, R. (Hrsg.): Sammeln und Forschen. Gesammelte Beiträge über historische phonetische Geräte. Dresden: TUDpress 2010 (Studientexte zur Sprachkommunikation, Bd. 55), S. 72 – 80.
34. MUDRY, A.; KRAFT, M.: How ADAM POLITZER (1835 – 1920) became an otologist. Otology & Neurotology 26 (2005) 2, S. 292 – 299.
35. MUDRY, A.: ADAM POLITZER – A life for otology. Asuncion: Wayenborgh S. A. 2010 (The History of Otology, vol. 1).
36. N. N.: Die Pestfälle in Wien. Wiener Bilder – Illustriertes Sonntagsblatt 3 (1898) Nr. 45, 6. November 1898, S. 1 – 4.
37. PANCONCELLI-CALZIA, G.: Zur Geschichte des Kymographions. Zeitschrift für Laryngologie, Rhinologie, Otologie und ihre Grenzgebiete 26 (1935) 3, S. 196 – 207.
38. PANCONCELLI-CALZIA, G.: WILHELM WEBER – als gedanklicher Urheber der glyphischen Fixierung von Schallvorgängen (1827). Archiv für die gesamte Phonetik 2 (1983) 1, Erste Abt., S. 1 – 11.
39. PANTALONY, D.: Altered sensations. RUDOLPH KOENIG's acoustical workshop in nineteenth-century Paris. Dordrecht etc.: Springer 2009 (Archimedes, Bd. 24).
40. PISKO, F. J.: Die neueren Apparate der Akustik. Für Freunde der Naturwissenschaft und der Tonkunst. Wien: Gerold 1865.

41. Politzer, A.: Untersuchungen über Schallfortpflanzung und Schallleitung im Gehörorgane im gesunden und kranken Zustande. I. Experimental-physiologischer Theil. Archiv für Ohrenheilkunde 1 (1864), S. 59 – 73.
42. Politzer, A.: Die Beleuchtungsbilder des Trommelfells in gesunden und kranken Zustande – klinische Beiträge zur Erkenntnis und Behandlung der Ohrenkrankheiten. Wien: Braumüller 1865.
43. Politzer, A.: Beiträge zur physiologischen Akustik und zur Diagnostik der Gehörkrankheiten (mit Demonstration). [Redaktioneller Bericht in:] K. k. Gesellschaft der Ärzte, Sitzung vom 12. Mai 1865. Wiener Medizinische Wochenschrift 15 (1865) 41, Sp. 738 – 740.
44. Politzer, A.: Atlas der Beleuchtungsbilder des Trommelfells im gesunden und kranken Zustande für praktische Ärzte und Studirende. Wien / Leipzig: Braumüller 1896.
45. Politzer, A.: Über Anatomie und pathologische Anatomie des Gehörorganes. [Redaktioneller Bericht in:] K. k. Gesellschaft der Ärzte, Sitzung vom 29. Oktober 1869. Wiener Medizinische Wochenschrift 19 (1869) 91, Sp. 1515 – 1516.
46. Politzer, A.: Über gestielte Gebilde im Mittelohre des menschlichen Gehörorganes (Vorläufige Mittheilung). Wiener Medizinische Wochenschrift 19 (1869), Nr. 93, 20. 11. 1969, Sp. 1541.
— Referat von Lucae, Centralblatt für die medicinischen Wissenschaften 8 (1870) 7, S. 112.
47. Politzer, A.: Geehrte Redaction! Centralblatt für die medicinischen Wissenschaften 8 (1870) 12, S. 192.
48. Politzer, A.: Über gestielte Gebilde im Mittelohre des menschlichen Gehörorganes. Archiv für Ohrenheilkunde 5 (1870) 3, S. 213 – 216.
49. Politzer, A.: Geschichte der Ohrenheilkunde. I – Von den ersten Anfängen bis zur Mitte des neunzehnten Jahrhunderts. Stuttgart: F. Enke 1907. – Reprografischer Nachdruck mit einer Einführung von K. E. Rothschuh. Hildesheim: G. Olms 1967.
50. Politzer, A.: Geschichte der Ohrenheilkunde. II – Von 1850 – 1911. Unter Mitwirkung bewährter Fachkräfte. Stuttgart: F. Enke 1913. – Reprografischer Nachdruck. Hildesheim: G. Olms 1967.
51. [Politzer, A.]: Sammlung des in Wien verstorbenen Hofrats Prof. Dr. A. Politzer – Blätter zur Geschichte der Lithographie. Versteigerungs-Katalog 103, Amsler & Ruthardt Berlin, 18. – 20. 5. 1922.
52. Radau, R.: Acoustique. Cosmos – Revue encyclopédique hebdomadaire des progrès des sciences et le leurs applications aux arts et a l'industrie 20 (1862,1), S. 658 – 661.
53. Rousselot, P.-J.: Principes de phonétique expérimentale. Paris / Leipzig: Welter 1897 – 1908. 2ème édition en deux tomes. Paris: Welter 1924.
54. Rumpler, H.; Denk, H. (Hrsg.): Carl Freiherr von Rokitansky (1804 – 1878). Pathologe – Politiker – Philosoph. Gründer der Wiener Medizinischen Schule des 19. Jahrhunderts. Gedenkschrift zum 200. Geburtstag. Wien / Köln / Weimar: Böhlau 2005.
55. Salvini-Plawen, L.; Mizzarü, M.: 150 Jahre Zoologie an der Universität Wien. Verhandlungen der Zoologisch-Botanischen Gesellschaft in Österreich 136 (1999), S. 1 – 76.
56. Schröer, H.: Carl Ludwig – Begründer der messenden Experimentalphysiologie. Stuttgart: Wiss. Verlagsgesellschaft 1967 (Große Naturforscher, Bd. 33).

57. Sitzungs-Protocoll der Section für Ohrenheilkunde auf der 46. Versammlung deutscher Naturforscher und Ärzte in Wiesbaden 1873. Archiv für Ohrenheilkunde 8 (1873/74) 2, S. 213 – 238.
58. Sitzungs-Protocoll der Section für Ohrenheilkunde auf der 49. Versammlung deutscher Naturforscher und Ärzte zu Hamburg 1876. Archiv für Ohrenheilkunde 11 (1876) 3-4, S. 272 – 278.
59. SKOPEC, M.; MAJER, E. (Hrsg.): Geschichte der Oto-Rhino-Laryngologie in Österreich. Eine Text-Bild-Dokumentation. Wien / München: Brandstätter, 2. Aufl. 1998 (Wiener Beiträge zur Geschichte der Medizin, Bd. 3).
60. SKOPEC, M.; ADLER-KASTNER, L. (Hrsg.): Institut für Geschichte der Medizin der Universität Wien. Wien 1999.
61. SKOPEC, M.: Bilanz an der Schwelle des Jahrtausends – Meilensteine der HNO-Heilkunde. HNO-Informationen 24 (2000) 1, S. 11 – 16.
62. STRICKER, S.: Studien über die Sprachvorstellungen. Wien: Braumüller 1880, 106 S.
63. STRICKER, S.: Aus den Niederungen der Wissenschaft. Wien: Gottlieb Geitel (1892), 44 S.
64. [STRICKER, S.]: 30 Jahre experimentelle Pathologie. Herrn Prof. Dr. S. STRICKER zur Feier seines 25jährigen Jubiläums als ordentlicher Professor der allgemeinen und experimentellen Pathologie und zur Erinnerung an den 30jährigen Bestand des Institutes für experimentelle Pathologie in Wien gewidmet von Freunden und Schülern. Leipzig und Wien: Deuticke 1898.
65. TOYNBEE, J.: A descriptive catalogue of preparations illustrative of the diseases of the ear in the museum of Joseph Toynbee. London: Churchill 1857.
66. TRAGL, K. H.: Chronik der Wiener Krankenanstalten. Wien / Köln / Weimar: Böhlau 2007.
67. WAGNER-RIEGER, R.: Wiens Architektur im 19. Jahrhundert. Wien: Österreichischer Bundesverlag 1970.
68. WENDT, H.: Die „POLITZER-KESSEL'schen Körperchen". Archiv der Heilkunde 15 (1874), S. 120 – 129.
— Referat von TRAUTMANN, Archiv für Ohrenheilkunde 9 (1874/75) 4, S. 279 – 281.
69. Wien = Vienne. Lithogr., 32 x 29 cm, ca. 1:20 000. Darmstadt: Ed. Wagner [um 1875?].
70. Wiener Allgemeines Krankenhaus 1784 - 1934. Gedenkschrift, hgg. vom Bundesministerium für soziale Verwaltung. Innbruck / Wien / München: Tyrolia-Verlag 1935.
71. WYKLICKY, H.: SKOPEC, M. (Hrsg.): 200 Jahre Allgemeines Krankenhaus in Wien. Wien: Jugend und Volk 1984.
72. WYKLICKI, H.: Zur Geschichte des Instituts für allgemeine und experimentelle Pathologie der Universität Wien. Wiener klinische Wochenschrift 97 (1985) 8, S. 346 – 349.

Ungedruckte Quellen

73. Wiener Stadt- und Landesarchiv, Mitteilung vom 8. 1. 2014.
74. Mitteilung von Prof. HERWIG SWOBODA, Vorstand der HNO-Abt. im Hanusch-Krankenhaus in Wien, 1. 4. 2015.

75. Landesarchiv Speyer K 58, Nr. 119. Urkunde Nr. 11938 des Notars LIPPOLD, Theilung vom 17. 10. 1870.
76. Landesarchiv Speyer K 58, Nr. 119. Urkunde Nr. 11945 des Notars LIPPOLD, Theilung vom 21. 10. 1870.
77. Landesarchiv Speyer K 58, Nr. 119. Urkunde Nr. 11946 des Notars LIPPOLD, Fortsetzung vom 22. 10. 1870.
78. Landesarchiv Speyer K 58, Nr. 119. Urkunde Nr. 11947 des Notars LIPPOLD, Verkauf vom 22. 10. 1870.
79. Landesarchiv Speyer K 58, Nr. 119. Urkunde Nr. 11949 des Notars LIPPOLD, Schluss vom 24. 10. 1870.
80. Landesarchiv Speyer K 58, Nr. 119. Urkunde Nr. 11975 des Notars LIPPOLD, Liquidation vom 10. 11. 1870.
81. Landesarchiv Speyer K 58, Nr. 119. Urkunde Nr. 11976 des Notars LIPPOLD, Liquidation vom 10. 11. 1870.
82. Landesarchiv Speyer K 58, Nr. 119. Urkunde Nr. 11977 des Notars LIPPOLD, Schuldbekenntniss vom 12. 11. 1870.
83. Landesarchiv Speyer K 58, Nr. 119. Urkunde Nr. 11978 des Notars LIPPOLD, Liquidation vom 12. 11. 1870.
84. Landesarchiv Speyer K 58, Nr. 119. Urkunde Nr. 11979 des Notars LIPPOLD, Liquidation vom 12. 11. 1870.
85. Landesarchiv Speyer K 58, Nr. 119. Urkunde Nr. 11991 des Notars LIPPOLD, Theilung vom 24. 11. 1870.

5

Prag
1871 – 1874

5.1 Johannes Kessel in Prag

Für die Datierung des Wechsels von KESSEL aus Wien nach Prag ist eine „Vorläufige Mittheilung“ [KB-11] hilfreich, die auf den Februar 1871 als Beginn der gemeinsamen Untersuchungen von MACH und KESSEL verweist. Zweifellos ist der nur ein Jahr ältere, als Physiologe und Physiker jedoch bereits bekannte ERNST MACH (1838 – 1916) der Grund für KESSEL gewesen, seine Studien zum Ohr unter dessen Leitung fortzusetzen. Es ist auch vermutet worden [6], dass MACH selbst KESSEL nach Prag geholt hatte, weil seine sinnesphysiologischen Untersuchungen einen Stand erreicht hatten, die die Mitarbeit eines experimentell erfahrenen Otologen erforderlich machten (siehe Abschnitt 5.3.1).

Den besten Eindruck über die äußeren Umstände der Prager Periode von KESSEL erhalten wir auf dem Umweg über MACH, dessen fast drei Jahrzehnte währendes Wirken an der Prager Universität gründlicher erforscht ist. Zunächst aber stellen wir die wenigen verfügbaren Informationen zusammen, die sich direkt auf KESSEL beziehen.

Diese Informationen sind vor allem deshalb so spärlich, weil KESSEL keine Spuren in den Archivalien der Karls-Universität hinterlassen hat. Das liegt wohl einerseits daran, dass er sein Postdoktorat selbst finanziert und daher als Gast keinen Platz in der Hierarchie der Universität eingenommen hat. Der zweite Grund ist, dass das Archiv der Karls-Universität überhaupt keine Materialien über das Institut für Physik vor 1882 besitzt [73].

Auch ERNST MACH hat sich rückblickend nur so knapp geäußert, dass wir nicht mehr erfahren als den bloßen Umstand der Zusammenarbeit [22].

Bleiben also die Prager Behörden. Im Prager Stadtarchiv finden sich keine Meldeunterlagen über KESSEL [74]. Dagegen finden sich im Staatsarchiv, das für die Prager Polizeiakten zuständig ist, wenigstens ein paar Zeilen [75]. Danach reicht KESSEL gegen Ende seiner Prager Periode beim Magistrat der königlichen Stadt Prag ein Gesuch um die Ausstellung eines Führungszeugnisses ein, und der Magistrat stellt am 29. 12. 1874 an die k. k. Polizeidirek-

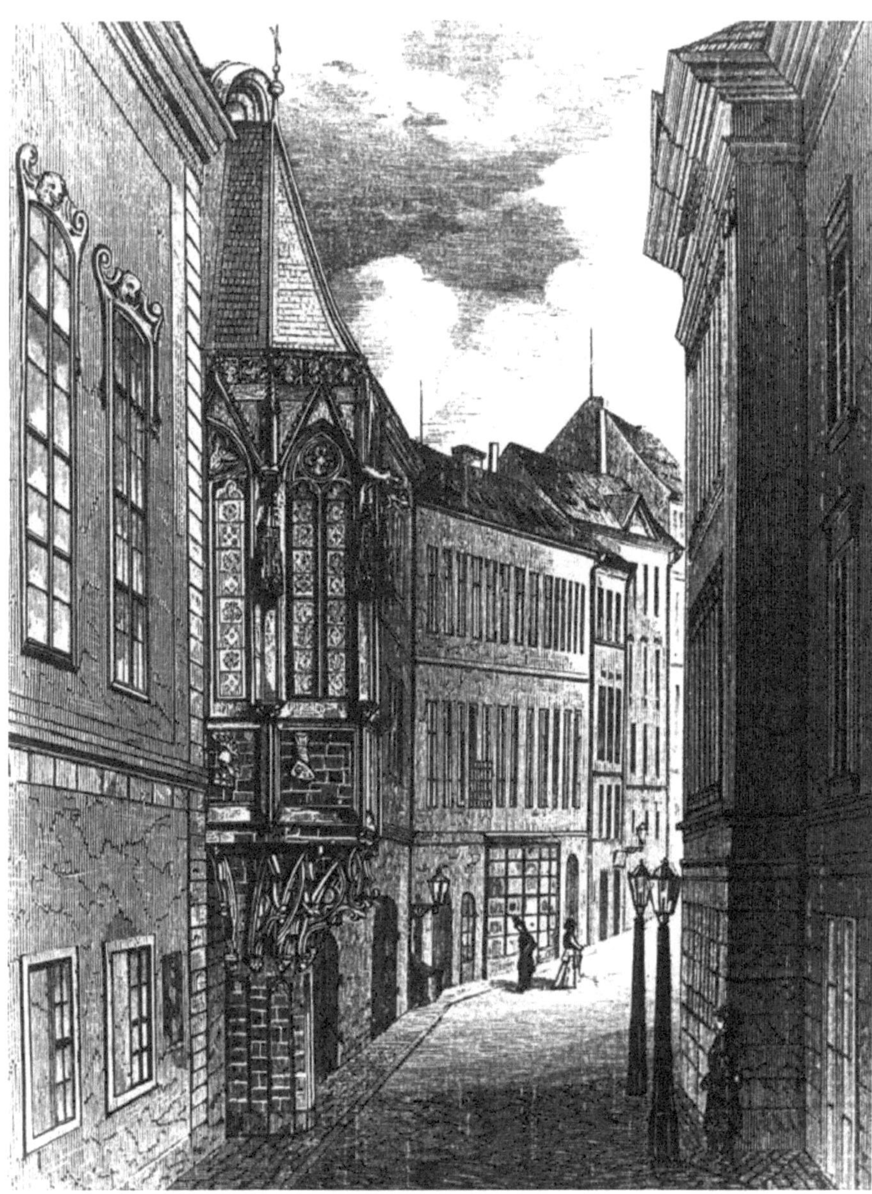

Abbildung 5.1. Der Erker des Carolinums in Prag in den 1880er-Jahren. Das Bild zeigt den Durchgang von der Eisengasse (Železná ulice) zum Obstmarkt (Ovocný trh) an der Nordseite des Landestheaters. Links steht das Carolinum, der historische Sitz der Karl-Ferdinands-Universität, mit dem Erker von 1370. Folgt man der linken Häuserzeile, schließt sich das Gebäude Obstmarkt 7 an, in dem sich Institut und Wohnung von Ernst Mach befanden. – Abbildung aus [25] mit Erlaubnis der Univerzita Karlova v Praze – Ústav dějin UK a archiv UK.

tion schriftlich die Frage, ob gegen den Antragsteller etwas Rufschädigendes vorläge. Da KESSEL an der angegebenen Adresse offenbar nicht ordnungsgemäß gemeldet ist[1], wird er für den 4. 1. 1875 vorgeladen. Er wird dieser Vorladung kaum noch Folge geleistet haben, denn wir wissen aus einem seiner Briefe (siehe B.2.3, Seite 420), dass er Ende 1874 bereits mit seiner Übersiedlung nach Graz beschäftigt war.

Immerhin erfahren wir aus diesen Notizen die womöglich letzte Wohnanschrift KESSELs in Prag: *Spálená* 32. Die deutsche Bezeichnung der Straße ist *Brennte Gasse*, eine wörtliche Übersetzung[2]. Zusätzlich kennen wir noch die Wohnanschrift *Breite Gasse 32* aus zwei Briefen KESSELs (vom 7. 7. 1873, siehe B.2.1, Seite 419, sowie vom 22. 10. 1874, unter L.770 abgedruckt in [KB-98]). Die phonetische Ähnlichkeit der beiden deutschen Straßennamen legt die Vermutung nahe, dass sich ein Irrtum eingeschlichen hat und beide Adressen auf das gleiche Objekt verweisen. Auch die oben erwähnte Polizeinotiz lässt Raum für diese Annahme[3]. Wir haben mangels besseren Wissens beide Adressen in dem zeitgenössischen Stadtplan (Abbildung 5.2) markiert. Heute sind beide Grundstücke mit jüngeren Gebäuden bebaut.

Der heutige Prag-Tourist kennt sowohl die Brennte Gasse, die immer noch Spálená heißt, als auch die Breite Gasse, heute Jungmannová, als Verbindungsstraßen zwischen der Národní třída und dem Karlsplatz. Die Eleganz der heutigen Národní, der damaligen Ferdinand-Straße, bildete sich seinerzeit erst; zum Beispiel war der Vorgängerbau des heutigen Nationaltheaters, das die Straße zur Moldau abschließt, seit 1868 im Entstehen. Überhaupt muss man sich das damalige Prag bei aller Großartigkeit der geschichtlichen, kulturellen und städtebaulichen Tradition eher als provinziell vorstellen. So berichtet die Tochter von ERNST MACH, LINA LEDERER [14, S. 16 f.]:

> „In sanitärer Beziehung ließ die Stadt alles zu wünschen übrig. Die Straßen unsauber, staubig und elend gepflastert. [...] Das weitaus schlimmste war der Mangel an gutem Trinkwasser. Dieses war meistens nur mittels Ziehbrunnen erhältlich und infolge schlechter Kanalisation total verseucht. [...] Die Verbindung zwischen den Stadtteilen war höchst mangelhaft. Wenn man Entfernungen nicht zu Fuß bewältigen konnte, standen nur sogenannte Droschken zur Verfügung, zweifelhafte zwei- bis viersitzige Wagen, mit einem alten abgerackerten Pferd bespannt.“

Eine durchgreifende Modernisierung begann erst in den 1880er-Jahren [63].

---

[1] Eine undatierte Polizeinotiz, die der genannten Polizeiakte von 1874/75 beiliegt, lautet: „Herr JOHANN KESSEL Med. Dr. ist im Hause No. 32 II alt Breitegasse noch Brentegasse neue Brenntegasse nicht bekannt. [Unterschrift:] WÜST.“

[2] spálená (tschechisch) = verbrannt. – Die Änderung der Schreibweise von Brentegasse (alt) in Brenntegasse (neu) lässt sich anhand zeitgenössischer Stadtpläne verifizieren.

[3] Die eigenhändige Angabe KESSELS, *Breite Gasse*, ist nicht anzuzweifeln. Die Polizeibehörde könnte diesen Straßennamen falsch gelesen und in Spalená übertragen haben. Anderenfalls müsste KESSEL Ende 1874 noch einmal umgezogen sein, was wenig wahrscheinlich ist.

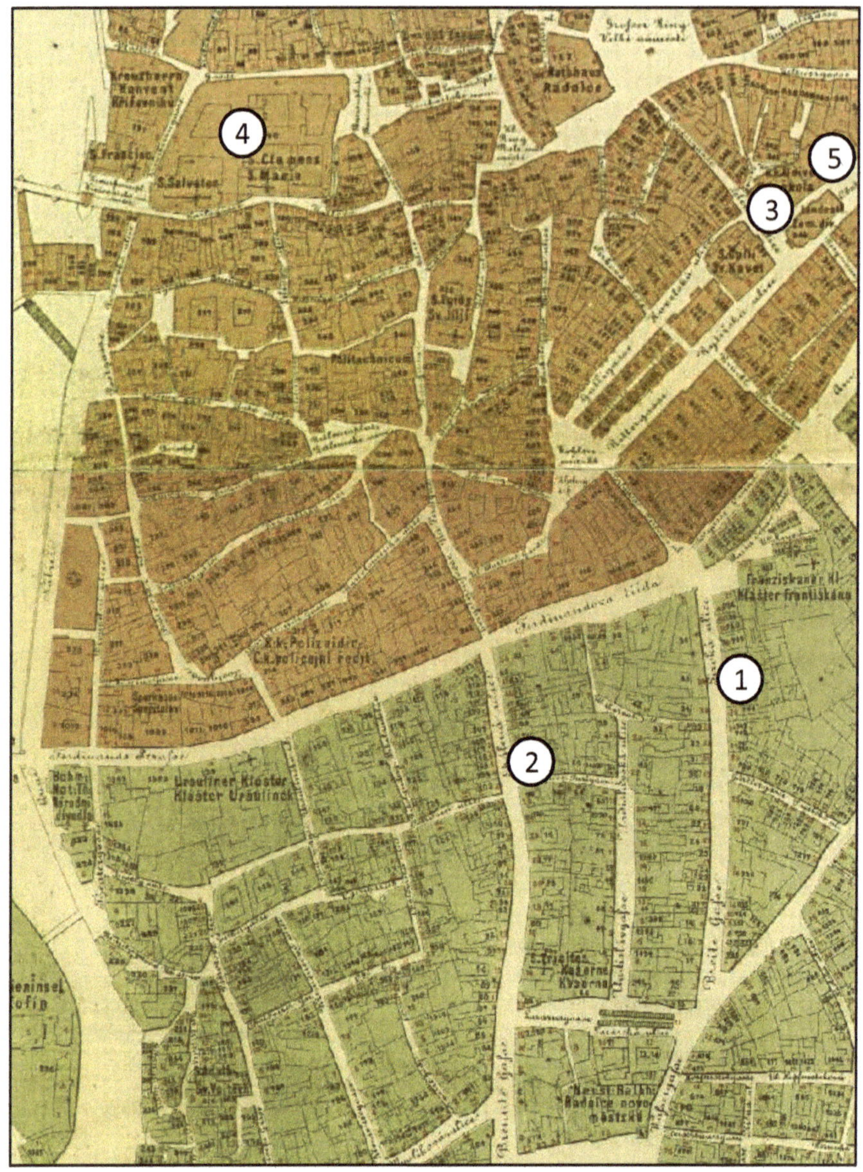

Abbildung 5.2. Ausschnitt aus einem Stadtplan von Prag 1869 [57]. Der Ausschnitt wird begrenzt im N durch den Altstädter Ringplatz, im O durch den Wenzelsplatz, im S durch den Karlsplatz und im W durch die Moldau.
(1) Breite Gasse 32 (Adressangabe von KESSEL in zwei Briefen von 1873/74),
(2) Brennte Gasse 32 (Adressangabe in der Polizeiakte von 1874/75),
(3) das Carolinum, Sitz der Prager Universität,
(4) das Clementinum, seit 1654 mit der Universität vereinigt,
(5) Obstmarkt 7, Sitz des Physikalischen Instituts von 1859 bis 1879/80 und Wohnsitz der Familie MACH von 1870 bis 1874.

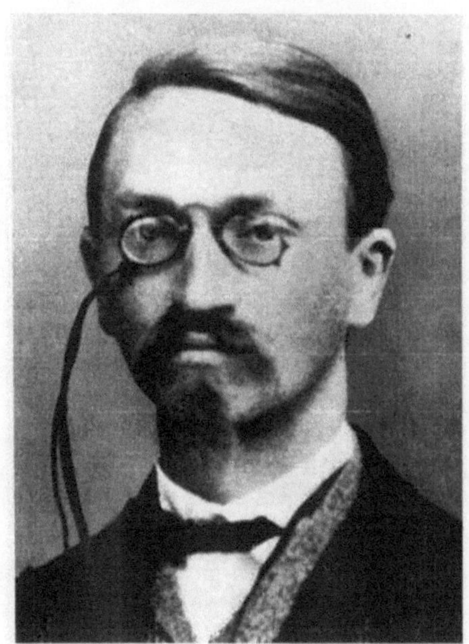

Abbildung 5.3. Ernst Mach (1838 – 1916) in jungen Jahren (in [18] „um 1865" datiert). Fotografie, Archiv des Deutschen Museums München, NL 174/16.

5.2 Ernst Mach in Prag

5.2.1 Biografische Bemerkungen

Der Bedeutung von Ernst Mach entsprechend, gibt es über ihn mehrere biografische Werke [14, 16], von denen die Monografie von Blackmore [1] das ausführlichste ist. Vertiefte Informationen liefert u. a. eine Anzahl von Sammelbänden, von denen wir [13, 20] und die von Blackmore et al. herausgegebene Serie [2, 3, 4, 5] hervorheben wollen. Eine Übersicht über Machs Publikationen und einen Teil der umfangreichen Sekundärliteratur bietet die Bibliographie von J. Thiele [67] (fortgesetzt in [2, S. 431 ff.]), und sein im Deutschen Museum München bewahrter Nachlass ist durch ein gedrucktes Verzeichnis [10] erschlossen.

Der am 18. 2. 1838 in Mähren in der Nähe von Brünn (Brno) geborene Ernst Mach (Abbildung 5.3) legte sein Abitur 1855 am Gymnasium in Kremsier (Kroměříž) ab und studierte an der Universität in Wien Mathematik und Physik. 1860 wurde er in Wien promoviert, und schon 1861 habilitierte er sich ebendort. Er verbrachte in Wien als Privatdozent einige materiell schwierige Jahre, die in [18] näher beleuchtet worden sind, bevor er 1864 an die Universität Graz als ordentlicher Professor für Mathematik berufen wurde. 1866 wurde er in Graz ordentlicher Professor der Physik, heiratete 1867 in Graz und folgte im April 1867 einem Ruf auf den Lehrstuhl für Experimentalphysik der Universität in Prag.

Die Universität in Prag, der Hauptstadt des Königreiches Böhmen, Kronlands der österreich-ungarischen Monarchie, war und ist bekannt als die älteste

Universität des deutschen Sprachraums. 1348 von KARL IV. gegründet, wurde sie 1654 mit dem Clementinum vereinigt und erhielt die Bezeichnung Karl-Ferdinands-Universität. Sie war allerdings häufig durch Nationalitäten- und Sprachstreitigkeiten betroffen, ein Problem, das seit dem Prager Pfingstaufstand 1848 eskalierte und 1882 zur Teilung in eine deutsche und eine tschechische Universität führte. Schon vorher (1869) war das Prager Polytechnikum in zwei Teile getrennt worden [63]. Auch das Wirken von MACH konnte davon nicht unbeeinflusst bleiben; er war sogar 1879/80 Rektor der noch ungeteilten und 1883/84 Rektor der deutschen Universität. Er verließ Prag 1895 wegen eines Rufes an die Wiener Universität, erlitt 1898 einen Schlaganfall, wurde 1901 emeritiert, übersiedelte 1913 zu seinem Sohn in die Nähe von München und verstarb dort am 19. 2. 1916.

Doch kommen wir zurück auf seine ersten Dienstjahre in Prag ab 1867. Auf diesen Teil seiner Biografie nimmt nur ein kleiner Teil der umfangreichen Literatur über MACH Bezug. Insbesondere sind die Forschungsergebnisse von D. HOFFMANN ([21] und [2, S. 29 ff.]), denen wir ein Großteil der hier wiedergegebenen Informationen verdanken, und die neuere Studie von E. TĚŠÍNSKÁ [66] zu erwähnen.

In die ersten Prager Jahre fällt der größte Teil der MACHschen Forschungsarbeiten zur Psychophysik. Die erste Auflage seines berühmten Werkes über die „Analyse der Empfindungen“ [56] erschien zwar erst 1885, aber große Teile des Textes entstanden schon wesentlich früher. Auf die Teile seiner inhaltlich breit gefächerten Arbeiten, die für die Zusammenarbeit mit KESSEL wichtig sind, gehen wir unter 5.3.1 ein.

Eine eigens an der Physik interessierte Hörerschaft musste sich MACH in Prag erst erarbeiten. In dem uns hier interessierenden Zeitraum konzentrierten sich seine Lehraufgaben in erheblichem Umfang auf Nebenfach-Hörer aus den Studienrichtungen Lehramt, Pharmazie und Medizin. Daneben hat MACH, der ein talentierter und fesselnder Redner gewesen sein muss, eine Vielzahl populärwissenschaftlicher Vorlesungen gehalten, deren älteste noch in seiner Grazer Zeit liegen [36] und die später in einem Sammelband, der auch in englischer Sprache erschien, zusammengefasst wurden [54]. Dazu kommt eine rege Vortragstätigkeit in dem Prager naturhistorischen Verein „Lotos“, in dem MACH seit 1870 Mitglied und seit 1872 Vorstandsmitglied war und in dessen gleichnamiger Vereinszeitschrift zahlreiche Beiträge aus seiner Feder erschienen.

5.2.2 Das Physikalische Institut

Als in dem Jahrzehnt nach der Auflösung des Jesuitenordens 1773 die Prager Universität neu strukturiert wurde, erhielt auch die Physik einen eigenen Lehrstuhl an der Philosophischen Fakultät [25]. Zugleich begann die Herauslösung der Ingenieurwissenschaften aus der Fakultät, die 1815 mit der Selbständigkeit des Polytechnikums endete. Die Naturwissenschaften waren am Polytechnikum prominenter vetreten; so wirkte dort der Mathematiker

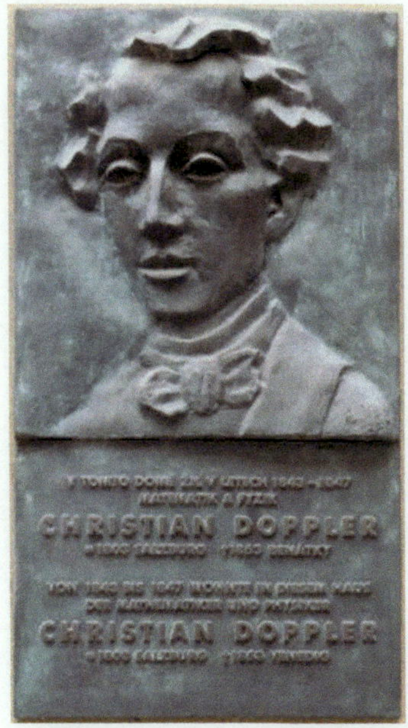

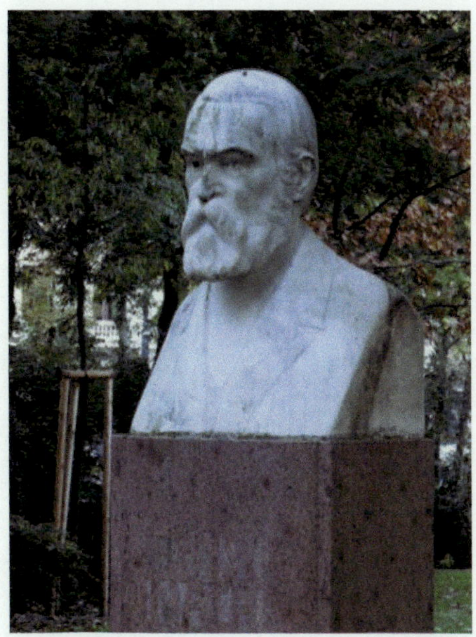

Abbildung 5.4. Plakette zum Andenken an Christian Doppler (links) an seinem Wohnhaus in Prag, U Obecního Dvora (Gemeindehofgasse) 7, und Denkmal für Ernst Mach (rechts) im Wiener Rathauspark von Heinz Peteri, errichtet 1926 zum zehnten Todestag. Fotografien aus dem Jahr 2014.

und Physiker Christian Doppler (1803 – 1853, Abbildung 5.4), der 1842 seine berühmte Arbeit über den später nach ihm benannten Effekt veröffentlichte. Er wurde 1851 Direktor des Physikalischen Instituts der Universität Wien, wo sein Nachfolger Andreas von Ettingshausen (1796 – 1878) den dort ab 1855 studierenden Ernst Mach zum experimentellen Nachweis des Doppler-Effektes anregte.

Übrigens hatte sich auch Mach 1867 von Graz aus zuerst auf den Lehrstuhl für Allgemeine und Technische Physik des Polytechnikums in Prag beworben [21], wurde aber nicht berücksichtigt und folgte wenig später dem Ruf an die Prager Universität. Im Vorwort zu Machs „Optisch-Akustischen Versuchen“ findet sich die folgende, auf 1872 datierte Passage [45]:

> „Einige der hier beschriebenen Versuche habe ich schon vor mehreren Jahren in Graz begonnen, musste dieselben aber, wegen vollständigen Mangels aller Mittel, bald aufgeben und konnte sie erst jetzt wieder vornehmen. Auch diesmal ist mir bei manchen Theilen meiner Arbeit, anderer Übelstände nicht zu gedenken, namentlich der morsche schwankende Boden desjenigen Locales, in welchem das physikalische Institut der Prager Universität untergebracht ist, sehr hinderlich geworden.“

Die Möglichkeiten der wissenschaftlichen Arbeit haben sich für Mach demnach durch seinen Wechsel von Graz nach Prag signifikant verbessert, wenn

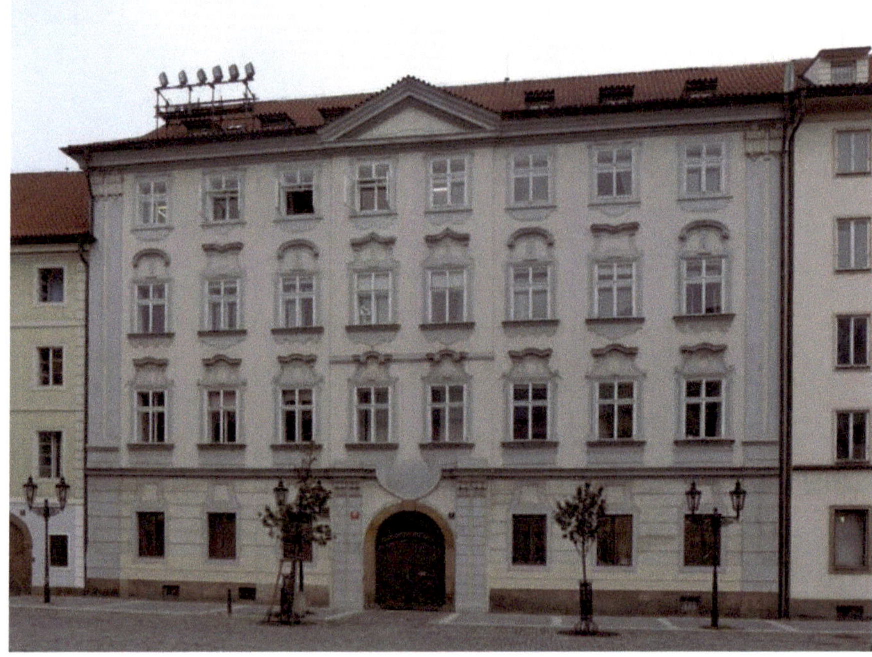

Abbildung 5.5. Heutige Ansicht der zum Ovocný trh weisenden Seite des Buquoyschen Hauses der Universität in Prag. Zustand im Jahr 2014.

auch die Beschaffenheit des *Locales* viele Wünsche offen ließ. Da es dabei um die Räumlichkeiten geht, in denen sich die Zusammenarbeit von MACH und KESSEL vollzog, wollen wir sie hier etwas näher betrachten, zumal das Gebäude heute noch im Herzen von Prag besichtigt werden kann (Abbildung 5.5).

Es handelt sich um das Haus Nr. 562 in der Prager Altstadt, das als Buquoysches Haus bekannt ist. Als eines der typischen Prager „Durchhäuser" besitzt es zwei Straßenseiten: Ovocný trh (Obstmarkt) Nr. 7 und Celetná (Zeltnergasse) Nr. 20. Im Kern gotisch, erhielt es seine heutige Fassade mit der Inschrift *Sibi et Posteris* (Uns und unseren Nachfahren) durch ANTONÍN PRACHNER im Jahre 1773. In den Besitz der Familie BUQUOY (BUCQUOI) kam es 1627, als FERDINAND II. den Verkauf an MARIA MAGDALENA BUQUOY veranlasste, die Witwe des Feldmarschalls KARL VON BUQUOY (1571 - 1621) [69].

Im Jahre 1754 erwarben die beiden „weltlichen Fakultäten" (die juristische und die medizinische) dieses sowie das benachbarte „Stockhaus" Nr. 560 für ihre Professoren. Der durch seine lokalgeschichtlichen Beiträge in der „Bohemia" seinerzeit bekannte „alte Prager" HEINRICH RITTER VON KOPETZ (1821 - 1904) hat dem Gebäude, seinem Geburtshaus, ein kleines literarisches Andenken gewidmet [27, S. 247 - 254]. Dort schildert er liebevoll die

Atmosphäre des „alten Professorenhauses", die er als Sohn des Professors für politische Wissenschaften, Wenzel Gustav Ritter von Kopetz (1782 – 1857), erlebte.

Das Physikalische Kabinett war im Jahre 1859 aus dem Clementinum in das Bouquoische Haus umgezogen, weil seine bisherigen Räumlichkeiten „den Bedürfnissen des Unterrichts und der Wissenschaft durchaus ungenügend, und der guten Konservierung der physikalischen Apparate und Instrumente in hohem Grade abträglich befunden wurden", wie es in einem Bericht an das Kultusministerium in Wien heißt (zitiert in [21]), in welchem man den Umzug in diejenigen Räumlichkeiten empfiehlt, „welche dermal von der Witwe Kopetz als Wohnung gemietet sind".

Mach hat dort seit seiner Berufung nach Prag gewirkt und mit seiner Familie von 1870 bis 1874 auch gewohnt. Die im zweiten Geschoss gelegenen Räume waren jedoch beengt und, wie schon zitiert, für einen modernen experimentellen Forschungsbetrieb ungeeignet, so dass er sich für einen Institutsneubau einsetzte. Dieser entstand erst nach langwierigen Bemühungen [21], von denen sich Spuren auch in den Machschen Notizbüchern finden, auf die wir weiter unten noch ausführlicher eingehen werden. 1879/80 konnte das Physikalische Kabinett, das in der Folgezeit als Physikalisches Institut bezeichnet wurde, gemeinsam mit anderen naturwissenschaftlichen Einrichtungen der Universität in das neue Gebäude in der Viničn a (Weinberggasse) 3 umziehen, in dem die Familie Mach ab 1880 auch wohnte.

Das neue Institut bot deutlich verbesserte Arbeitsmöglichkeiten, ohne die z. B. Machs berühmt gewordene ballistische Experimente nicht möglich gewesen wären. Es wird heute durch Teile der naturwissenschaftlichen Fakultät der Karls-Universität genutzt.

5.3 Die wissenschaftlichen Arbeiten von Mach und Kessel

5.3.1 Sinnesphysiologische Arbeiten von Ernst Mach

Der Ruhm von Ernst Mach beruht hauptsächlich auf seinen Leistungen als Physiker, Erkenntnistheoretiker und Philosoph. Zu ihren Wurzeln gehören auch Arbeiten zur Sinnesphysiologie und Psychophysik, die Mach als Privatdozent in Wien und als Professor in Graz und Prag, also als junger Wissenschaftler, durchgeführt hat. In theoretischer Hinsicht ist er stark durch zwei richtungsweisende Veröffentlichungen der 1860er-Jahre beeinflusst worden:

- Der Leipziger Physiker und Philosoph Gustav Theodor Fechner (1801 – 1887, Abbildung 5.6) veröffentlichte 1860 seine zweibändigen „Elemente der Psychophysik" [7]. Sein wichtigstes wissenschaftliches Ergebnis ist der als Weber-Fechnersches Gesetz bekannte logarithmische Zusammenhang zwischen einer Empfindungsgröße E und dem Verhältnis des erregenden Reizes R zu seiner Reizschwelle R_0,

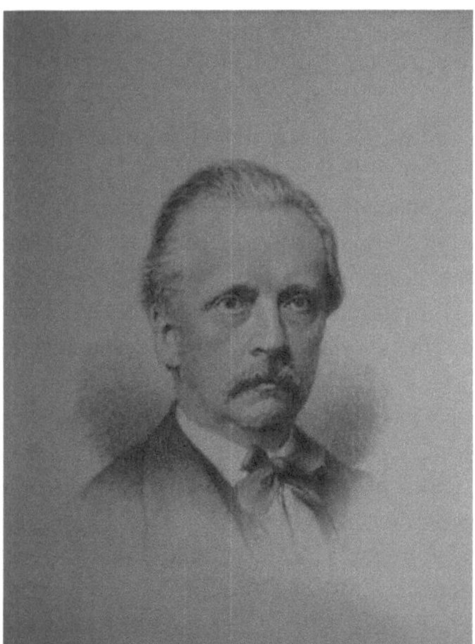

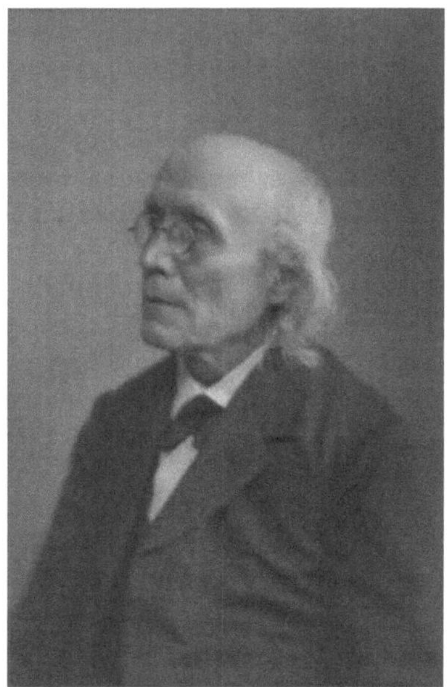

Abbildung 5.6. Bildnis von HERMANN HELMHOLTZ (links) nach einem Kupferstich aus dem Jahre 1867 [26] und Bildnis von GUSTAV THEODOR FECHNER (rechts) nach einer Fotografie von G. BROKESCH [8].

$$E \sim \lg(R/R_0)\,.$$

Das Buch von FECHNER hat MACH zu seinen Vorlesungen über Psychophysik im Wintersemester 1862/63 und im Sommersemester 1863 angeregt[4].

- Im Jahre 1863 veröffentlichte der vielseitige Gelehrte HERMANN HELMHOLTZ (Abbildung 5.6; den Adelstitel erhielt er erst 1883), der damals die Professur für Physiologie der Universität in Heidelberg innehatte, sein vielleicht berühmtestes Buch, die „Lehre von den Tonempfindungen" [15]. Im Wintersemester 1863/64 hielt MACH Vorlesungen über „Akustik als physikalische Grundlage der Theorie der Musik", die 1866 mit ausdrücklichem Bezug auf das Werk von HELMHOLTZ publiziert wurden [40].

MACH schreibt in seiner Selbstbiographie von 1913 zu dieser Phase über sich selbst als junger Privatdozent in Wien [17, 55]:

> „Er gewann seinen Unterhalt durch Privatvorlesungen über Mathematik, über FECHNERS Psychophysik, über HELMHOLTZ' Lehre von den Ton-

[4] In [11] heißt es detaillierter: „Als Vorboten der persönlichen und sachlichen Entwicklung, die erst in der Gegenwart für unsere [Wiener] Universität zur Reife kommen sollte, finden wir in den Jahren 1863 und 1864 kurz nach dem Erscheinen von G. TH. FECHNERS ‚Elementen der Psychophysik' Vorlesungen des Privatdocenten der Physik ERNST MACH über die Elemente der Psychophysik mit Rücksicht auf die Theorie der Empfindung und Wahrnehmung und über den Zusammenhang physikalischer und psychologischer Grundfragen."

empfindungen. Natürlich gieng auf diese Weise viel Zeit verloren, welche zweckmäßiger auf eigene Studien verwendet worden wäre. Doch gewann MACH nach und nach einen Kreis von auserwählten, nachher berühmten Zuhörern. Durch den Verkehr mit den beiden bedeutenden Physiologen BRÜCKE und LUDWIG erhielt MACH Einsicht in die wissenschaftliche Arbeit Deutschlands und kam auf das Gebiet der Sinnesphysiologie, welches er ohne kostbaren Apparat bearbeiten konnte, das ihn auch zu seinen kritischen Untersuchungen über Erkenntnistheorie leitete.“

Die wissenschaftlichen Arbeiten, die MACH zur Sinnesphysiologie und Psychophysik in seinen frühen Jahren durchgeführt hat, sind vielfältig. Wir müssen uns hier auf seine Forschungsarbeiten mit Bezug zum Ohr beschränken, weil zweifellos sie es sind, die KESSEL und MACH zusammengebracht haben, der deren Anziehungskraft in die folgenden Worte gekleidet hat [36, S. 5 f.]:

> „Während die Lehre von der Organisation und den Verrichtungen des Auges bereits zu einer verhältnismässig bedeutenden Klarheit gediehen ist, während gleichzeitig die Augenheilkunde eine Stufe erreicht hat, welche das vorige Jahrhundert kaum ahnen konnte, [...] liegt die Theorie des Ohres zum Theil noch in einem ebenso geheimnissvollen als für den Forscher anziehenden Dunkel.“

MACHs Veröffentlichungen über das Hören beginnen im Jahre 1863, also noch in Wien, unter Bezugnahme auf seine Vorarbeiten zur Aufzeichnung physiologischer Signale. Wir haben in 4.3 bereits darauf hingewiesen, dass sich in dieser Zeit die experimentelle Medizin entwickelte und die verschiedensten Aufzeichnungsgeräte für zeitveränderliche physiologische Größen entstanden, darunter der von dem ebenfalls schon erwähnten französischen Physiologen ETIENNE JULES MAREY im Jahre 1860 erfundene Pulswellenzeichner oder *Sphygmograph* (Abbildung 5.7) [58].

Ein Sphygmograph zeichnet die Bewegung der Pulsader (Arteria radialis) auf. Ein kleiner gepolsterter Rahmen wird mit Gummibändern am Handgelenk befestigt. Dabei wird ein metallischer Hebel mit einem kleinen Elfenbein-Plättchen am Ende auf die Pulsader gedrückt. Jeder Pulsschlag lenkt das kurze Hebelende geringfügig aus. Die stark vergrößerten Auslenkungen des anderen Hebelendes lassen sich mit einer Schreibspitze auf einer dünnen berußten Platte aufzeichnen. Sie bewegt sich, von einem Uhrwerk gleichmäßig angetrieben, in horizontaler Richtung. MAREY hob hervor, dass seine Konstruktion deutliche Verbesserungen gegenüber einem 1854 von KARL VON VIERORDT beschriebenen Vorgängertyp aufwies.

MACH hat sich 1862/63 mit dem Pulswellenzeichner beschäftigt[5] und immerhin drei Beiträge über ihn geschrieben, in denen er

[5] Aus einem Schreiben von MACH an ALEXANDER ROLLETT (damals Assistent bei BRÜCKE) vom 24. Dezember 1862 geht hervor, dass er seinen „modifizierten Sphygmographen in der Akademie der Wissenschaften und in der Gesellschaft der Ärzte“ am 8. und 9. Januar 1863 vorstellen wird [KB-98, L.89].

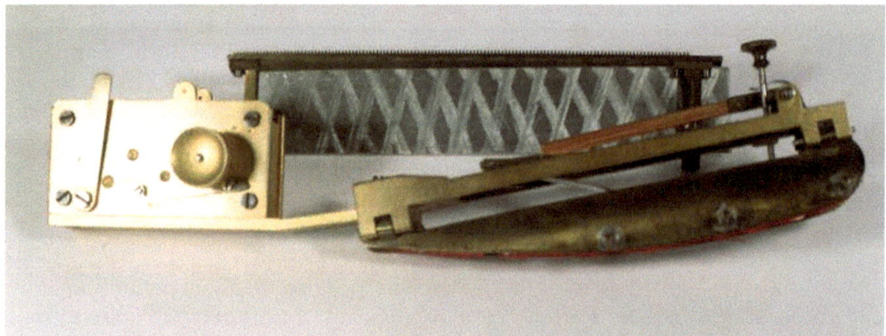

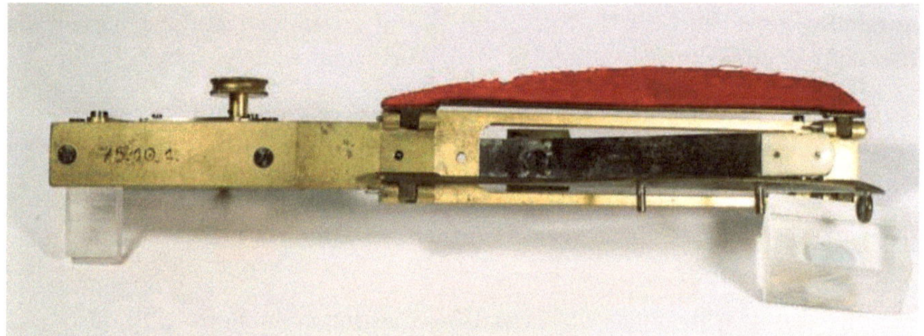

Abbildung 5.7. Sphygmograph von MAREY. Ansicht von der Seite und von unten. Städtische Museen Beaune, Musée MAREY. Fotos: R. DIETZEL.

- eine umfassende mathematische und experimentelle Analyse des Kymographen[6] und der Sphygmographen von VIERORDT und von MAREY durchführt [31],
- diese Untersuchungen zu einer Theorie des „Mitschwingens" verallgemeinert und durch weitere Experimente belegt [32] und
- eine konstruktive Verbesserung des MAREYschen Sphygmographen vorschlägt [33].

Wir erwähnen diese Arbeiten, weil MACH sich auf sie in seiner ersten Publikation über die „Theorie des Gehörorgans" ausdrücklich bezieht und argumentiert [34]:

> „Das Ohr ist auch ein Kymographion. Es zeichnet die Schallwellen in die Labyrinthflüssigkeit, wo dieselben vom Gehörnerv aufgenommen werden."

Auch in seiner Selbstbiographie von 1913 hat er diesen fachlichen Zusammenhang hergestellt [55]:

> „Meine Arbeiten richteten sich einstweilen zunächst nach den Bedürfnissen der Mediziner und Physiologen. So wurde ich auf die Theorie des Kymo-

[6] Zum Kymographen als Aufzeichnungsgerät vgl. oben die Bemerkungen zu den Abbildungen 4.12 und 4.14.

graphions, der Pulswellenzeichner und der Registrirapparate geführt, was wieder zu Arbeit[en] über das Gehörorgan leitete.“

Mach diskutiert in der Arbeit [34] von 1863 die damals noch strittige Frage, ob die Gehörknöchelchen den Schall einfach „durchleiten“ oder ihn durch ihre eigene Bewegung, also durch „Mitschwingen“, übertragen. Als Physiker findet er schnell die Argumente, die – zumindest bei niedrigen Frequenzen – für die zweite Ansicht sprechen. Folgt man dieser (richtigen) Argumentation, ergibt sich die Frage, warum dann der Mensch „Töne von sehr verschiedener Höhe gleich gut“ hört. Mach erklärt das damit, dass das System mit einer erheblichen Dämpfung arbeitet[7], und führt eine mathematische Modellierung durch, die man auch heute noch nicht nur mit Gewinn, sondern auch mit Genuss liest.

Es folgt eine Diskussion, die für die folgenden Jahre die Weichen stellt. Ausgehend von der Akkomodationsfähigkeit des Auges, die die Anpassung des Gesichtsorganes an verschiedene Entfernungen gestattet, vermutet Mach eine analoge Eigenschaft des (Mittel)-Ohres, nämlich die Fähigkeit zur Verschiebung seiner Empfindlichkeit zu variablen Tonhöhen, also zu einer Steuerung seiner Resonanzfrequenz. Er nimmt – wie schon andere vor ihm – an, dass dafür hauptsächlich der als *Tensor tympani* bezeichnete Muskel verantwortlich ist. Der Schluss des Beitrags ist Programm und lautet:

> „Das Ohr muss Stück für Stück experimentell geprüft werden. Unerlässlich wird es hierbei sein, die Experimente an anatomischen Präparaten durch solche an willkürlich construirten physikalischen Instrumenten zu unterstützen. Das letztere gedenke ich demnächst in ähnlicher Weise zu thun, wie ich es für die Theorie des Kymographions ausgeführt habe. Was aber erstere Arbeit betrifft, hat Herr Dr. Politzer versprochen, dieselbe in Gemeinschaft mit mir durchzuführen. Wir haben zunächst vor, nach genauen geodätischen Methoden die Bewegungen am Gehörorgane zu untersuchen, welche bei Aufnahme verschiedener Töne auftreten.“

Die Umstände haben es mit sich gebracht, dass die Ausführung dieser Pläne fast ein Jahrzehnt warten musste und schließlich nicht gemeinsam mit Politzer, sondern mit Kessel stattfand.

Dass die Arbeiten zum Gehörorgan überhaupt mit so langem Atem durchgeführt werden konnten, verdankte Mach den Physiologen Brücke und Ludwig, auf deren Bedeutung unter 4.3 hingewiesen wurde. Sie sorgten dafür, dass Mach von der Kaiserlichen Akademie der Wissenschaften im Januar 1864 eine Zuwendung von 500 Gulden erhielt, um weiter über die Leitung

[7] Wie wir heute wissen, ist die Empfindlichkeit des Ohres durchaus frequenzabhängig; am größten ist sie im Bereich um (1 ... 2) kHz. Entsprechende Messungen wurden aber erst im 20. Jahrhundert durchgeführt (vgl. auch Seite 210). Im Gegensatz zum Schallpegel, der in Dezibel gemessen wird, berücksichtigt die in Phon gemessene Lautstärke diese Frequenzabhängigkeit.

des Schalles im Mittelohr forschen zu können[8]. MACH erinnert sich in seiner Selbstbiographie [55]:

> „Im Jahre 1864 wies mir die Wiener Akademie eine Summe von 500 fl zu, teils als Anerkennung für bereits publizirte, teils als Aufmunterung für noch auszuführende Arbeiten, welche ich nicht ohne Besorgnis annahm, da ich nicht wissen konnte, ob mir ein genügend interessanter Fund dieser Art gelingen würde. In der Tat musste ich fast ein Dezennium das Gebiet mit Aufmerksamkeit sondiren [...]"

Das Antragsschreiben von BRÜCKE und LUDWIG und die Sitzungsprotokolle der Akademie bis zum Dankschreiben von MACH (Abbildung 5.8) sind im Archiv der Österreichischen Akademie der Wissenschaften erhalten und werden in Anhang A wiedergegeben [76].

In der Folgezeit erschienen weitere Arbeiten von MACH zur Funktionsweise des Ohres. Ein umfangreicher Aufsatz von 1864 schließt sich inhaltlich an den vorgenannten an und beschreibt Beobachtungen und Experimente zur Knochenleitung des Schalles und zur Empfindung der Tonhöhe [35]. Im nächsten Jahr folgten eine Untersuchung „Über den Zeitsinn des Ohres" [37] sowie „Bemerkungen über die Accomodation des Ohres", in denen der Vermutung, dass sich das Gehör mit Hilfe des *Tensor tympani* an bestimmte Tonhöhen anpassen kann, weiter nachgegangen wird [38], und schließlich wenige ergänzende „Bemerkungen über den Raumsinn des Ohres" [39]. Auch ein Teil der populärwissenschaftlichen Publikationen aus dieser Zeit behandelt akustische Themen [36, 40].

5.3.2 Zur Entwicklung der stroboskopischen Messverfahren

Abbildung 5.9 zeigt ein trommelförmiges Gerät, auf dessen Innenseite die Bewegungsphasen der menschlichen Sprechwerkzeuge in Gips modelliert sind, die beim Übergang von einem Vokal zu einem Nasal auftreten. Dreht man die Trommel und schaut dabei durch die vorbeiziehenden Schlitze, sieht man ein bewegtes Bild. Dieses Demonstrationsgerät ist ein relativ spätes Beispiel für eine Erfindung, die mehrere Väter in mehreren Ländern hatte und schließlich 1833 durch den Wiener Mathematikprofessor SIMON STAMPFER (1792 – 1864) patentiert wurde [68, S. 406 f.]. Auf ihn geht auch die Bezeichnung *stroboscopische Scheibe* zurück, und aufgrund der weiten Verbreitung von STAMPFERs Erfindung bürgerte sich insgesamt die Bezeichnung „Stroboskopie" für die Betrachtung von Objekten bei intermittierender Beleuchtung ein.

---

[8] Um ein Gefühl für das Volumen der relativ bescheidenen Summe zu vermitteln, sei erwähnt, dass MACH bei Antritt seiner Professur in Graz 1864 mit einem Jahresgehalt von 1.050 Gulden ausgestattet wurde [55]. In Prag beginnt er 1867 mit 1.365 Gulden; sein Jahresgehalt steigert sich schrittweise bis auf 5.000 Gulden in Wien [21].

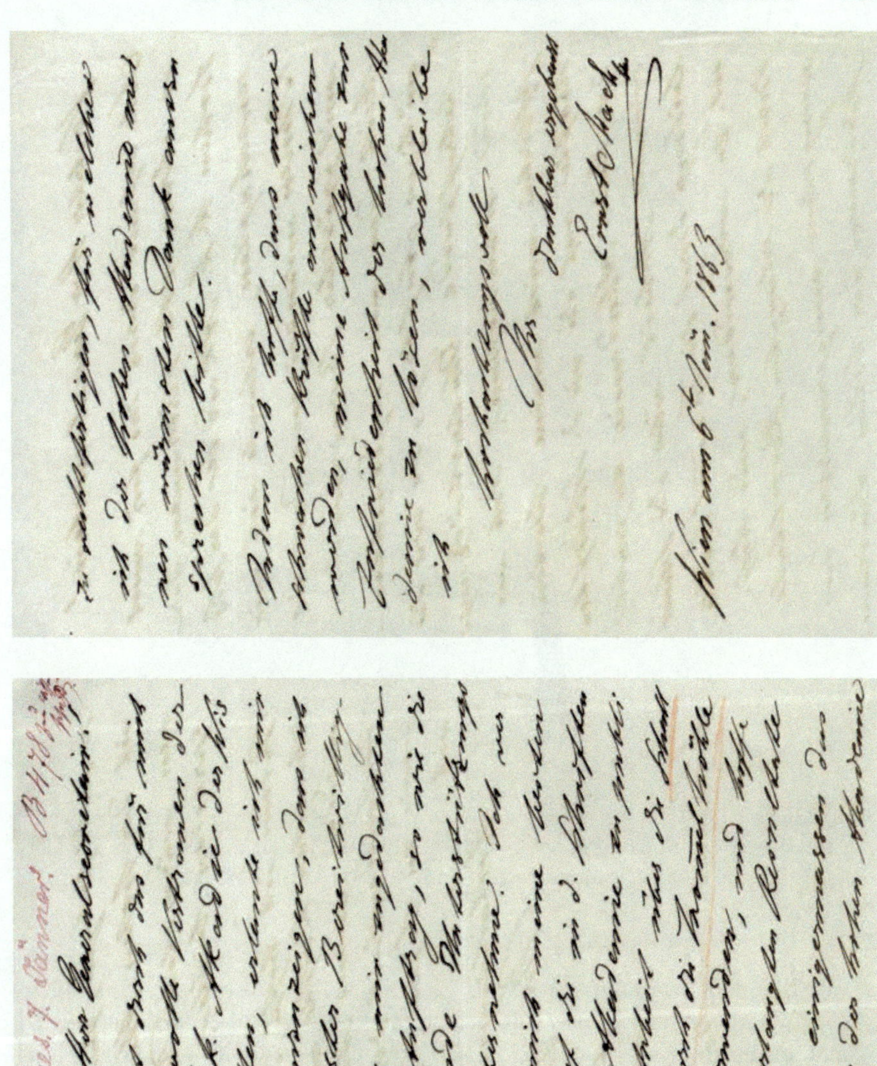

Abbildung 5.8. Dankschreiben von Ernst Mach an die Kaiserliche Akademie der Wissenschaften Wien für die Zuwendung zur Finanzierung der weiteren Forschungsarbeiten am Mittelohr [76]. Transkription siehe Anhang A.1.7. Foto: Archiv der Österreichischen Akademie der Wissenschaften, Wien.

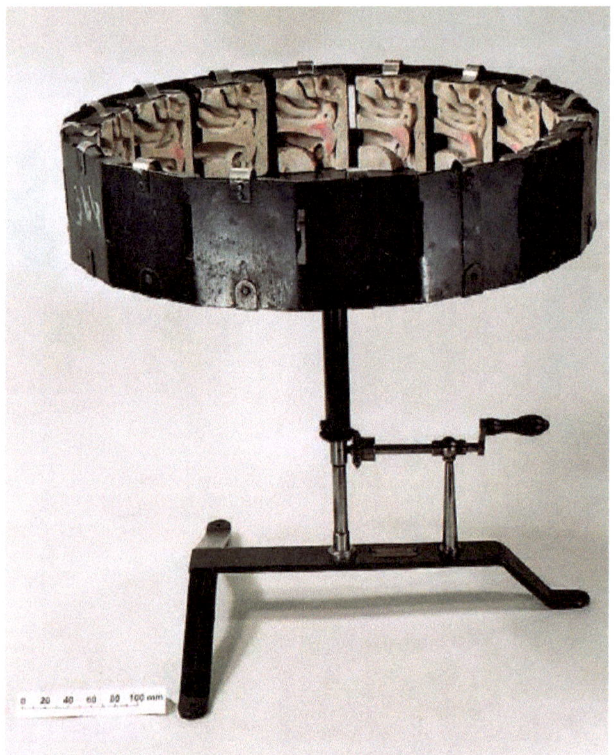

Abbildung 5.9. Wundertrommel (auch Mutoskop genannt) zur Veranschaulichung der Bewegung der Sprechorgane; J. GANSKE, Berlin, inventarisiert 1912. TU Dresden, historische akustisch-phonetische Sammlung (HAPS), Fotografie von R. DIETZEL [59].

Während diese phantasievoll als Zauberscheiben, Zoetrope, Phänakistoskope, Wundertrommeln usw. bezeichneten Produkte frühe Vorläufer der Kinematografie sind, bietet die Stroboskopie außerdem die Möglichkeit, schnell ablaufende periodische Vorgänge verlangsamt sichtbar und damit beobachtbar zu machen. Zum Beispiel möge ein Pendel in einem verdunkelten Raum so schwingen, dass es eine Schwingungsperiode pro Sekunde ausführt. Beleuchtet man nun dieses Pendel mit kurzen Lichtimpulsen im Abstand von jeweils einer Sekunde, sieht man das Pendel immer in der gleichen Stellung, also scheinbar in Ruhe. Verlängert man den Abstand der Lichtimpulse auf beispielsweise 1,2 Sekunden, sieht man von Blitz zu Blitz das Pendel um ein Weniges weitergerückt. Man überlegt leicht, dass sich so für den Beobachter eine scheinbare Schwingungsdauer von 5 Sekunden ergibt. Hätte man den Abstand nur auf 1,1 Sekunden erhöht, betrüge die scheinbare Schwingungsdauer 10 Sekunden.

Die Zahlenwerte dieses Beispiels haben noch den Nachteil, dass der Beobachter die Lichtblitze einzeln wahrnehmen würde. Untersucht man jedoch

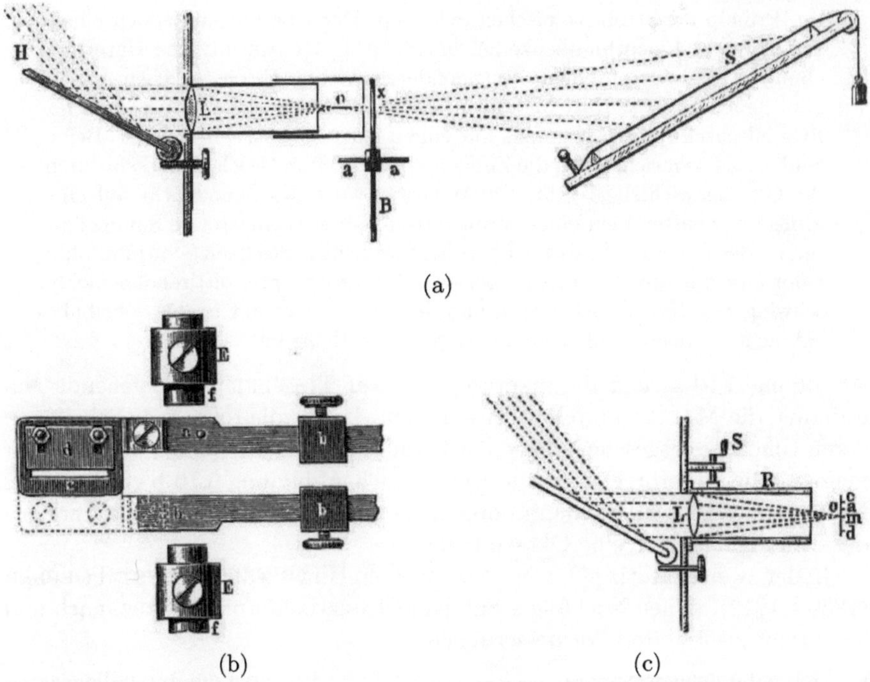

Abbildung 5.10. Veranschaulichung der stroboskopischen Messverfahren. Illustrationen von L. PFAUNDLER aus [60].
(a) Versuchsanordnung zur stroboskopischen Betrachtung schwingender Objekte. *H* Heliostat; *L* Linse; *o* Abbild der Sonne; *B* stoboskopische Scheibe mit Schlitzen *x*, die um *a* rotiert; *S* Beobachtungsobjekt, hier eine schwingende Saite.
(b) Zinken der Stimmgabel mit aufgeschraubten Blechplättchen zur Ezeugung des Spaltes für die stroboskopische Beleuchtung. *E* Pole des Elektromagneten; *b* verstellbare Zusatzmassen zum Verstimmen der Gabel.
(c) Vorrichtung zur Variation der Phase der stroboskopischen Beleuchtung. *R* Röhre zur Halterung der Linse *L*; *S* Schraube mit Kurbel zur Auf- und Ab-Bewegung der Röhre *R*.

schneller ablaufende Vorgänge mit entsprechend kürzeren Abständen zwischen den Blitzen, erhält man eine kontinuierliche Empfindung wie beim Kinofilm, sieht also eine kontinuierliche, verlangsamte Schwingungs- oder auch Drehbewegung beziehungsweise ein stillstehendes Objekt, falls dessen Schwingungsfrequenz mit der Beleuchtungsfrequenz genau übereinstimmt.

MACH hat die stroboskopische Messtechnik zwar nicht erfunden, aber entscheidend zu ihrer Vervollkommnung und Verbreitung beigetragen. 1870 veröffentlicht er zwei Kurznotizen zur Beobachtung von Schwingungen [41, 42], deren erste die folgende Beschreibung seiner Versuchsapparatur liefert:

> „Der von mir construirte Apparat beruht auf dem von PLATEAU und DOPPLER angegebenen und von andern und mir bereits vielfach verwende-

ten Princip der stroboskopischen Scheiben. Derselbe möchte jedoch einige vortheilhafte Eigenthümlichkeiten haben. Eine HELMHOLTZsche Unterbrechungsgabel trägt an einem Zinkenende ein kleines Blechstückchen mit einem feinen Schlitz. Hart an diesem Blechstück befindet sich ein größerer fixer Blechschirm, der ebenfalls mit einem feinen Schlitz versehen ist. Beide Schlitze decken sich, wenn die Zinke mit der größten Geschwindigkeit durch die Gleichgewichtslage geht. Ein Heliostat wirft das Sonnenlicht auf eine große, im Fensterladen eines verfinsterten Zimmers eingesetzte Sammellinse und der Brennpunkt dieser Linse liegt im Schlitz des fixen Schirmes. Man kann nun mit diesem noch immer sehr intensiven intermittirenden Lichte schwingende Körper beleuchten und dieselben direct mit beiden sehr nahe gebrachten Augen beobachten, was große Vortheile hat."

Abbildung 5.10 a zeigt die ursprüngliche, auf TOEPLER zurückgehende Anordnung, die MACH dadurch verbessert hat, dass er die rotierende Scheibe B, deren Umdrehungsgeschwindigkeit sich schlecht regeln ließ, durch eine elektromagnetische Unterbrechungsstimmgabel nach Abbildung 5.10 b ersetzte. Die Beleuchtungsfrequenz ist dann doppelt so groß wie die Schwingungsfrequenz der Stimmgabel, also eine Oktave höher.

In der zweiten Notiz [42] trägt MACH einen Hinweis auf AUGUST TOEPLER (1836 – 1912), seinen Nachfolger auf dem Physik-Lehrstuhl in Graz, nach und beschreibt zwei weitere Verbesserungen:

- „Ich habe meinen Apparat auch so eingerichtet, dass man die durch die elektrische Gabel selbst erregten Schwingungen beobachten kann, wodurch alle Regulirungsschwierigkeiten vollständig wegfallen." Gemeint ist, dass die Stimmgabel, die für die Beleuchtungsfrequenz verantwortlich ist, auch die Schwingungen des Untersuchungsobjektes anregt. Damit entfallen alle Synchronisationsprobleme. MACH hat später dieses Prinzip als „stroboskopische Selbstregulierung" bezeichnet. Mit dem heute verwendeten Begriff der automatischen Regelung hat diese Bezeichnung natürlich wenig zu tun.
- „Die Sammellinse sammt der fixen Spalte wurde zum Heben und Senken eingerichtet. Man macht sich die Bewegung in einem beliebigen Tempo willkürlich mit der Hand sichtbar, indem man durch Heben und Senken der Spalte verschiedene Phasen beleuchtet." Abbildung 5.10 c illustriert diese manuelle Veränderungsmöglichkeit der Phasenlage der stroboskopischen Beleuchtung des Beobachtungsobjektes.

Demnach hatte MACH bereits vor der Ankunft KESSELs die apparativen Voraussetzungen für die Beobachtung der Schwingungen von Teilen des Ohres geschaffen. Wir haben eingangs dieses Kapitels schon erwähnt, dass sich die Datierung des Beginns der Zusammenarbeit aus einer „Vorläufigen Mittheilung" [KB-11] ergibt, und zitieren nun deren ersten Abschnitt als Programm für die gemeinsamen Arbeiten von MACH und KESSEL, denen wir uns anschließend detaillierter widmen wollen [42]:

> „Wir stellen seit Februar 1871 Untersuchungen über die Bewegungen des Gehörorgans an nach einem Verfahren, welches man kurz die stroboskopische Selbstregulirung nennen könnte und welches Einer von uns im Wesentlichen bereits früher angegeben hat."

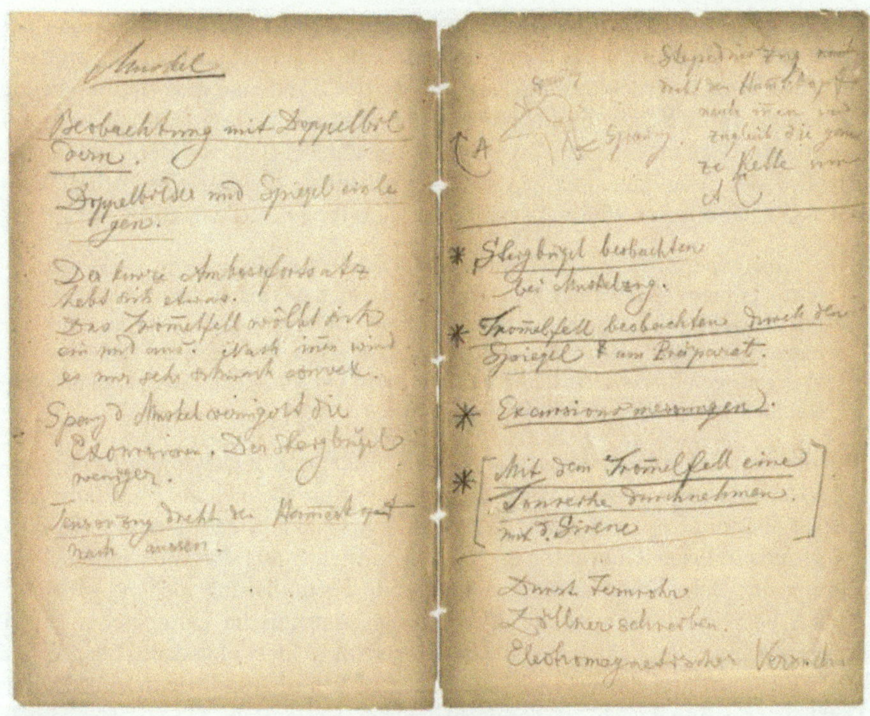

Abbildung 5.11. Doppelseite aus dem Notizbuch NL174-505 von Ernst Mach mit Bemerkungen u. a. zur Rolle des M. tensor tympani und einer Skizze zu Messungen an den Gehörknöchelchen. Foto Deutsches Museum.

5.3.3 Die gemeinsamen Arbeiten von 1871/72

Ernst Mach hat zeitlebens Tagebücher geführt, eigentlich einfache Notizbücher in Form von schlichten Oktavheften, in denen er alles festhielt, was im Laborbetrieb, teils aber auch im Alltagsleben anfiel. Sie werden heute im Archiv des Deutschen Museums München aufbewahrt und bilden eine wichtige Quelle für die Mach-Forschung, die sich allerdings vorwiegend auf die späteren Jahre seines Schaffens konzentriert hat, so dass die Notizbücher der uns hier interessierenden Jahre weitgehend unausgewertet geblieben sind. Es handelt sich um die Archivalien NL 174/505 bis 509 ([77] bis [81]), die die erste Hälfte des 1870er-Jahrzehnts überstreichen.

Diese Hefte enthalten zahlreiche Belege für die Beschäftigung mit der Hörakustik von der Hand Machs. Das chronologisch erste Beispiel ist die in Abbildung 5.11 wiedergegebene Doppelseite aus dem Notizbuch NL 174/505 [77]. Dasselbe Notizbuch enthält eine Überraschung: Ein Einlageblatt mit Messergebnissen an einem Ohrpräparat, das wir in Abbildung 5.12 reproduziert haben, trägt ganz offensichtlich die Handschrift von Kessel und ist ein weiterer Beleg für die Zusammenarbeit der beiden Wissenschaftler [23].

Für die Publikation der Ergebnisse boten sich die Sitzungsberichte der Kaiserlichen Akademie der Wissenschaften in Wien schon deshalb an, weil die schon länger zurückliegende Zuwendung der Akademie eine entsprechende Forderung enthielt. Die Sitzungsberichte waren ein verbreitetes und sehr renommiertes Organ, in dem MACH schon verschiedentlich veröffentlicht hatte. Mitglied der Akademie war er damals noch nicht; dazu erfolgte seine Wahl erst 1880. Über seine Veröffentlichungen schreibt er 1913 rückblickend [55]:

> „... die experimentellen Methoden, die ich selbst eigentlich erst zu lernen hatte, ergaben sich verhältnismäßig schnell durch das gemeinsame Arbeiten mit den Eleven, zunächst durch akustische Untersuchungen, die mir aus meiner physiologischen Zeit näher und geläufiger waren. Viele der auf diese Weise ausgeführten Arbeiten erschienen meist nur unter dem Namen meines Gehilfen in der Wiener Akademie."

Aus der Zeit der gemeinsamen Arbeit von MACH und KESSEL gibt es hörphysiologische Arbeiten sowohl von beiden gemeinsam als auch als Einzelautoren, so dass sich die Entwicklung der Zusammenarbeit deutlich ablesen lässt. Deren grundsätzlicher Charakter ergibt sich natürlich aus der spezifischen Vorbildung der Beteiligten, so dass die folgende Formulierung nicht überrascht: „Die Arbeit wurde so getheilt, dass K. die anatomische Untersuchung und die Herstellung der Präparate, M. die Herstellung [der] physikalischen Apparate übernahm und die Versuche gemeinschaftlich angestellt wurden." Dieser Textbaustein findet sich als handschriftlicher Entwurf in MACHs Notizbuch NL 174/507 [79].

Die erste Gruppe von Veröffentlichungen, zwei gemeinsame Beiträge [KB-15, KB-16] sowie ein Einzelbeitrag von MACH [44], wurde der XXII. Sitzung der Wiener Akademie vom 17. Oktober 1872 übersandt. Wir gehen deshalb davon aus, dass die erste Hauptphase der Zusammenarbeit in den Jahren 1871/72 liegt, und betrachten nachfolgend deren Ergebnisse, die sich etwa folgendermaßen gruppieren lassen:

- Experimente zur Funktion der Trommelhöhle anhand von anatomischen Präparaten,
- experimentelle Untersuchung der Funktion der Tuba Eustachii,
- Untersuchungen zum Einfluss der Muskulatur des Mittelohres auf seine Funktion anhand von anatomischen Präparaten,
- Untersuchungen des Schwingungsverhaltens des Trommelfelles am lebenden Ohr mit Hilfe eines speziell konstruierten „Ohrenspiegels".

Die Entstehung dieser Arbeiten lässt sich anhand der MACHschen Notizbücher nachvollziehen. Neben dem erwähnten Einlegeblatt von der Hand KESSELs (Abbildung 5.12) finden sich zahlreiche Notizen MACHs in den beiden zeitlich passenden Heften NL 174/505 und 174/506, darunter die Entwürfe der Abbildungen der Veröffentlichungen. Eine große Rolle spielte bereits damals die messtechnische Erfassung der dreidimensionalen Bewegungen der Gehörknöchelchen, worauf auch die Datierung des in Abb. 5.17 wiedergegebenen Messprotokolles auf den 22. Oktober 1871 verweist. Publiziert wurden

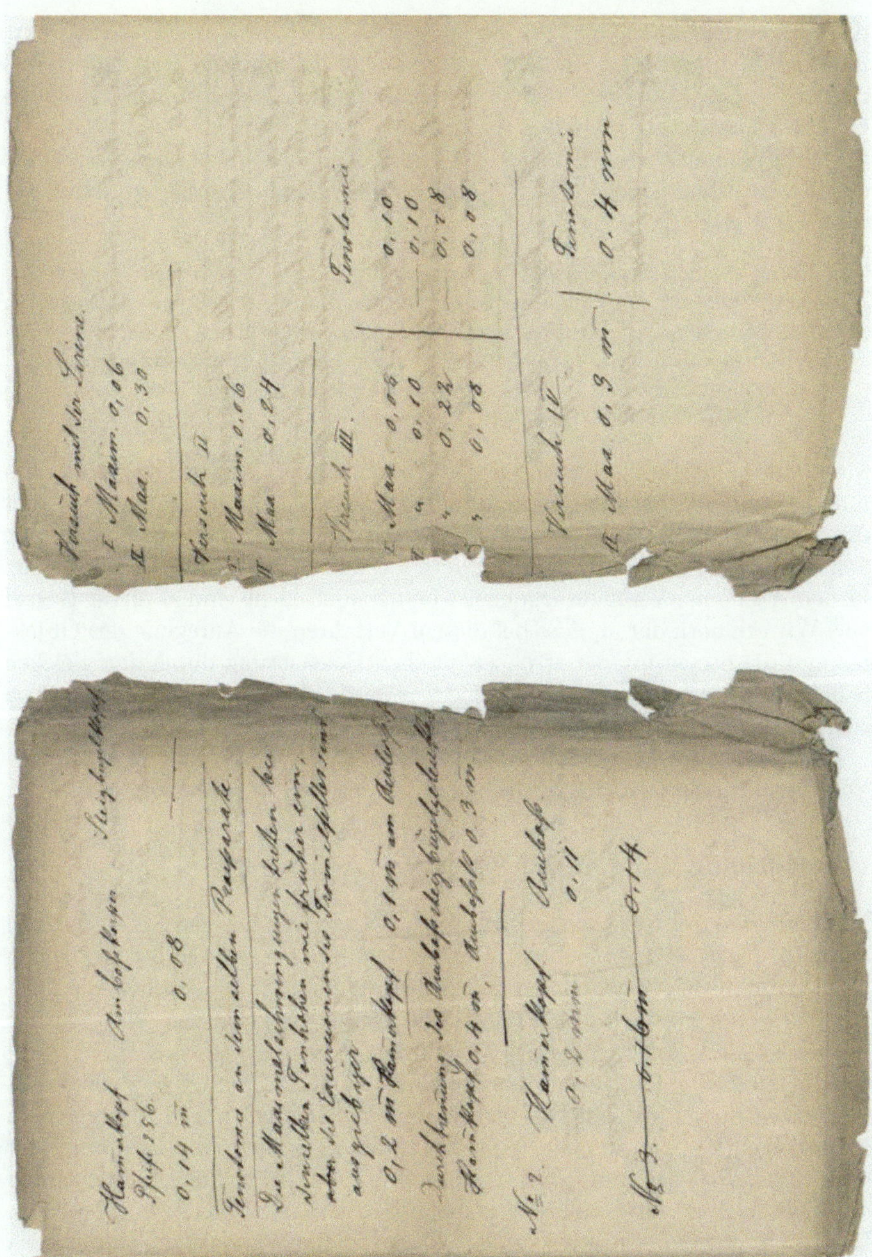

Abbildung 5.12. Vorder- und Rückseite eines Messprotokolls, beschriftet von JOHANNES KESSEL. Beilage zu MACHs Notizbuch NL 174/505 [77], Archiv des Deutschen Museums München. Foto Deutsches Museum.

diese Ergebnisse zwar erst 1874 (siehe Abschnitt 5.3.5), aber Mach referierte über dieses komplizierte Problem bereits am 26. Oktober 1871 im naturhistorischen Verein „Lotos“ unter dem Thema „Methode die einzelnen Theile des Gehörorganes richtig graphisch darzustellen“ [43].

Die Untersuchungen müssen 1871 zügig begonnen haben, denn schon die „Vorläufige Mittheilung“ vom 17. August 1871 fasst wichtige Aussagen zusammen [KB-11]:

> „Es lässt sich z. B. sicher und leicht constatiren, dass die Membran des runden Fensters labyrinthauswärts geht, während die Steigbügelplatte labyrintheinwärts schwingt, dass Spannung der Binnenohrmuskeln die Excursionen und Drehaxen der Knöchelchen ändert, dass die Excursionen des hinteren Trommelfellsegmentes am lebenden Ohr beträchtlich größer sind, als jene der übrigen Theile des Trommelfells etc.“

Man muss jedoch kritisch konstatieren, dass diese in der „Vorläufigen Mittheilung“ angekündigten Ergebnisse in den Publikationen von 1872 *nicht* näher ausgeführt werden. Auch wurde dort festgestellt, dass die „stroboskopische Selbstregulierung“ die bevorzugte Methode der Untersuchungen sein werde. In den Akademie-Veröffentlichungen kommt noch nicht einmal dieser Begriff vor. Wir erinnern daran, dass bei diesem Verfahren die Anregung des Objektes und die Steuerung der stroboskopischen Beleuchtung durch den gleichen Schallgenerator erfolgen. Anscheinend war es mit den damaligen Mitteln doch sehr schwierig, diese Synchronisation praktisch auszuführen.

Wir wollen ein wenig ausführen, welche Untersuchungen in den Akademie-Veröffentlichungen von 1872 tatsächlich beschrieben worden sind.

Untersuchung anatomischer Präparate des Ohres

Ein Hauptziel der Untersuchungen war der Nachweis, dass der Schall nur von einer Seite auf das Trommelfell eintreffen darf, um die ordungsgemäße Übertragung durch das Mittelohr zu gewährleisten [KB-15]. Dazu muss die Ohrtrompete oder Eustachische Röhre normalerweise geschlossen sein. Um das nachzuweisen, wurden Präparate des Ohres so eingerichtet, dass der Schall sowohl in den Gehörgang als auch in die Paukenhöhle eingeleitet werden konnte.

Bei der dazu notwendigen Öffnung der Paukenhöhle wurde zusätzlich ein Beobachtungsfenster aus Glas eingesetzt, das es erlaubt, die Bewegung der Gehörknöchelchen mit Hilfe eines Mikroskopes zu betrachten. Dazu wurden die Knöchelchen mit Goldbronze bestäubt und mit Sonnenlicht beleuchtet. Ihre Bewegung äußerte sich dann durch „in Linien ausgezogene Goldpunkte“.

Man benötigt für derartige Versuche recht hohe Schalldrücke. Mach und Kessel benutzten in diesem Falle zur Schallerzeugung eine Pfeife, deren Schall über eine Bohrung im Schwingungsknoten abgeleitet wurde. Erwartungsgemäß schwingt das Trommelfell nur dann heftig, wenn es nur auf einer Seite vom Schall getroffen wird. Die Autoren haben zusätzlich ein etwas größeres Modell mit einer Membran gebaut, das zur Demonstration dieses Verhaltens des Trommelfelles diente.

In diesem Zusammenhang wurden auch die akustischen Eigenschaften der Paukenhöhle diskutiert. KESSEL demonstrierte, dass sie mit den zahlreichen „schwammigen Hohlräumen" in Warzenfortsatz, Schläfenschuppe und Felsenbein verbunden ist. Er deutete die Hohlräume als Schallabsorber, die einen störenden Einfluss von Resonanzen der Paukenhöhle verhindern. Er demonstrierte, „dass eine zu seichte Trommelhöhle, namentlich bei tiefen Tönen nachtheilig wirken muss".

Bei einer weiteren Gruppe von Versuchen ging es um die schon lange anhängige Frage, ob mit Hilfe der Binnenohrmuskulatur eine Beeinflussung des Übertragungsverhaltens des Mittelohres möglich ist [KB-16]. Dazu wurden Präparate von Leichenohren sorgfältig so bearbeitet, dass der Musculus tensor tympani (Trommelfellspanner) und der Musculus stapedius (Steigbügelmuskel) über geeignet angebrachte Seidenfäden belastet werden konnten. Der Hammerkopf wurde wieder mit Goldbronze bestäubt, so dass seine Schwingungen unter einem Mikroskop wieder als feine goldene Fäden erschienen.

Es zeigte sich, dass eine künstlich erzeugte Spannung des Tensor tympani die Empfindlichkeit bei niedrigen Frequenzen merklich herabsetzt, bei höheren Frequenzen dagegen kaum. Ein Einfluss des M. stapedius konnte dagegen nicht nachgewiesen werden. Die beiden benutzten Frequenzen, die wieder mit Hilfe von Orgelpfeifen erzeugt wurden, betrugen 256 bzw. 1024 „einfache Schwingungen"[9], also 128 bzw. 512 Hz.

Mit den gleichen Frequenzen wurden außerdem Präparate ausschließlich über den Gehörgang beschallt. Der Hammerkopf wurde mit Goldpunkten markiert, deren Bewegung sich durch ein LISSAJOUSsches Vibrationsmikroskop beobachten ließ. Das ist ein Mikroskop, dessen Objektiv L nicht am Rohr des Gerätes M, sondern kurz davor am Ende eines Schenkels einer Normstimmgabel G befestigt ist (Buchstaben siehe Abbildung 5.13). Betrachtet man den (leuchtenden) Punkt eines Objektes (hier den goldbronzierten Hammerkopf), das gerade senkrecht zu der Schwingungsrichtung der Stimmgabel schwingt, beobachtet man eine sog. LISSAJOUS-Figur, die Auskunft über das Verhältnis der beiden beteiligten Schwingungen gibt. Im einfachsten Fall erhält man einen Kreis, falls sich die vertikal schwingende Stimmgabel und das horizontal schwingende Objekt völlig synchron verhalten (gleiche Frequenz, Phase und Amplitude). Das Verfahren war damals noch relativ neu; der französische Physiker JULES ANTOINE LISSAJOUS (1822 – 1880) hatte die nach ihm benannten Figuren in den 1850er-Jahren beschrieben (zusammengefasst in [30]), und HELMHOLTZ hatte das darauf beruhende Mikroskop in seiner „Lehre von

[9] In älteren Lehrbüchern, z. B. in [60], wird zu Schwingungsvorgängen definiert: „Die Zeit, welche verstreicht von einer äußersten Lage bis zur anderen, also die Zeit zwischen zwei Umkehrungen oder zwischen zwei Durchgängen durch die Ruhelage, nennen wir *Schwingungsdauer*, die Anzahl der Schwingungen in einer Sekunde die *Schwingungszahl*." Diese Zahl muss halbiert werden, um zu der heute verwendeten Frequenz, der Zahl der „Doppelschwingungen", zu kommen.

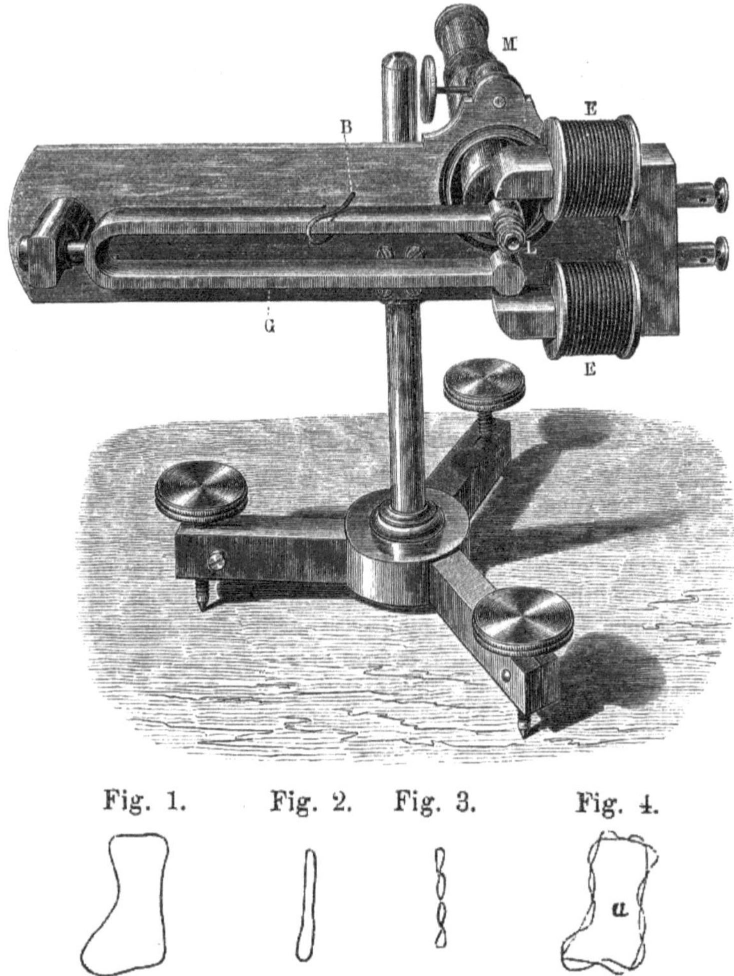

Abbildung 5.13. Ansicht eines LISSAJOUSschen Vibrationsmikroskops (oben, Holzstich aus [15]). Darunter die durch MACH und KESSEL erzeugten LISSAJOUS-Figuren der Bewegung des Hammerkopfes aus [KB-16]. Die Stimmgabelfrequenz des LISSAJOUSschen Vibrationsmikroskops beträgt 128 Hz (vertikale Komponente).
Fig. 1: Figur bei Anregung des Ohrpräparates mit 128 Hz.
Fig. 2: Ebenso, aber mit Belastung des Musculus tensor tympani. Die Trommelfellschwingung (horizontale Komponente) verringert sich deutlich.
Fig. 3: Anregung des Ohrpräparates mit 512 Hz. Bei Belastung des Musculus tensor tympani ändert sich das Bild nicht.
Fig. 4: Gemischte Anregung mit 128 und 512 Hz. Bei Belastung des Musculus tensor typani verändert sich die Fläche a, aber nicht der Einfluss der höherfrequenten Komponente in der Umrandung der Figur.

den Tonempfindungen“ 1863 angegeben [15]. Die Ergebnisse am Ohrenpräparat stimmten mit denen der vorhergehenden Versuchsanordung überein: Bei 128 Hz konnte man die Form der Figur durch Ziehen am M. tensor tympani beeinflussen, bei der vierfachen Frequenz nicht (Abbildung 5.13 unten).

Untersuchungen am lebenden Ohr

MACH und KESSEL kommt das Verdienst zu, als erste die Schwingungen des menschlichen Trommelfells am Lebenden sichtbar gemacht zu haben [KB-16]. Das war nicht nur technisch schwierig, sondern setzte bei den Versuchspersonen auch eine gewisse Leidensbereitschaft voraus, da eine „vorzügliche Fixirung des beobachteten Kopfes“ notwendig war. In technischer Hinsicht bestand die Aufgabe, eine mikroskopische Betrachtung zu ermöglichen und dabei gleichzeitig Schall und Licht auf das Beobachtungsobjekt, das Trommelfell, zu leiten. Sie wurde gelöst, indem der in Abbildung 5.14 wiedergegebene und erklärte „Ohrenspiegel“ entwickelt wurde, die später auch als „MACH-KESSELscher Mikroskopenspiegel“ bezeichnet worden ist.

Trotz des kurzen Hinweises, dass man mit der Anordnung auch Beobachtungen unter stroboskopischer Beleuchtung durchführen könne, wurden Ergebnisse nur für die beiden Betrachtungsmethoden veröffentlicht, die auch für die anatomischen Präparate verwendet wurden. Bei der Betrachtung des Abbildes t' vom Trommelfell t mit einem Mikroskop konnte man die Auslenkung der aufgebrachten Goldpünktchen messen und so die Bewegung der unterschiedlichen Regionen des Trommelfells einschätzen. Bei der Betrachtung mit einem LISSAJOUS-Mikroskop ergaben sich ganz ähnliche Verhältnisse wie am Präparat (Abbildung 5.13 unten).

Es gelang jedoch nicht, den am Präparat gezeigten Einfluss der Spannung des Musculus tensor tympani durch willkürliche Anstrengung des Probanden am lebenden Ohr ebenfalls hervorzurufen.

Stroboskopische Bestimmung der Tonhöhe

Für die dritte der 1872 publizierten Akademieschriften [44] zeichnet MACH als alleiniger Autor verantwortlich, aber nicht ohne darauf zu verweisen, dass sie bei gemeinsamen Arbeiten mit KESSEL am lebenden menschlichen Ohr entstanden ist. Dabei erfolgte die Schallanregung nicht wie bei den vorstehend beschriebenen Versuchen mit einer Pfeife, sondern mit einer Sirene.

Bei einer Sirene wird im einfachsten Fall ein Luftstrom auf eine rotierende Scheibe geleitet, die an ihrem Umfang mit einer Anzahl regelmäßig angeordneter Löcher versehen ist. Durch die Löcher wird der Luftstrom in eine Folge von Impulsen zerlegt, deren Frequenz sich aus der Drehzahl der Scheibe, multipliziert mit der Anzahl der Löcher, berechnet. Man kann also im Labor kräftige Schalle erzeugen, deren Tonhöhe man durch Veränderung der Drehzahl der Sirene steuern kann.

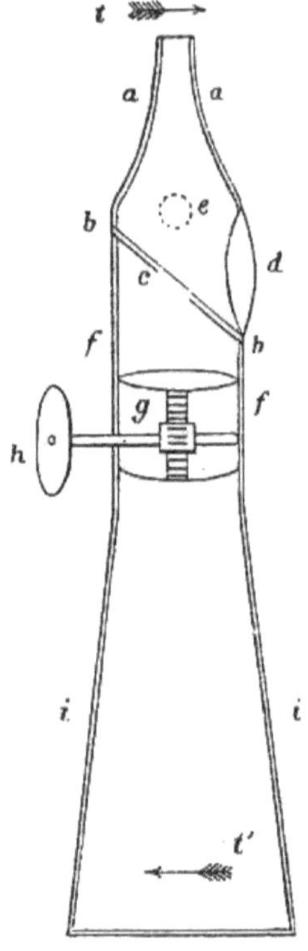

Abbildung 5.14. „Ohrenspiegel" von MACH und KESSEL aus [KB-16].

t	Objekt (Trommelfell)
$a-a$	Ohrentrichter
$b-b$	Planspiegel
c	Stelle im Planspiegel, an der die Belegung entfernt wurde
d	Linse zur Einleitung von Sonnenlicht von einem Heliostaten (im Falle stroboskopischer Beleuchtung über eine Unterbrechungsgabel)
e	Öffnung zum Anschluss eines Rohres zur Schalleinleitung, z. B. von einer Pfeife
$f-f$	Rohr zur Halterung der Linse g
g	Linse (aplanatische Lupe), in deren doppelter Brennweite sich das Objekt t befindet
h	Verstellmöglichkeit für die Linse g
$i-i$	leicht trichterförmig erweitertes Rohr
t'	reelles, verkehrtes, gleich großes Bild des Objektes t

Das haben MACH und KESSEL bei ihren Versuchen genutzt. Dabei entstand die Aufgabe, die momentane Frequenz der Sirene auf bequemere Weise zu bestimmen, als das durch die Ermittlung der aktuellen Drehzahl möglich gewesen wäre. MACH hat dazu die Achse der Sirene mit einer Trommel versehen, auf deren Umfang eine spezielle Skala angebracht war. Bei stroboskopischer Beleuchtung mit einer Normfrequenz konnte man auf dem Zylinder die Frequenz des Sirenentones ablesen.

Weitere Untersuchungen am lebenden Menschen

Es soll noch erwähnt werden, dass zur Untersuchung der „Function der Tuba Eustachii" (Ohrtrompete) bei wechselndem Luftdruck ein aufwendiger Versuchsaufbau erfolgte, indem ein dicht abschließender Holzkasten gebaut wurde, der Platz für eine Versuchsperson bot [KB-15]. Der Luftdruck darin konnte variiert werden, um die Rückwirkungen auf die Ohrtrompete bzw. das gesamte Hörvermögen subjektiv beschreiben zu können. In Verbindung mit den übrigen Untersuchungen konnten so definitive Aussagen zur Physiologie der Ohrtrompete, der Wirkung der ansetzenden Muskeln, dem Einfluss der Atmung etc. gewonnen werden.

5.3.4 Die Einzelveröffentlichungen des Jahres 1873

Aus dem Jahre 1873 gibt es keine gemeinsamen Veröffentlichungen von MACH und KESSEL. ERNST MACH war 1872/73 Dekan der Philosophischen Fakultät und konnte sich den gemeinsamen Arbeiten weniger intensiv widmen. KESSEL publizierte deshalb die nächstfolgenden Ergebnisse alleine im Jahre 1873 [KB-17] im *Archiv für Ohrenheilkunde*, nicht ohne MACH, „dem durch Abhalten von Vorlesungen und Beschäftigung mit anderen wissenschaftlichen Arbeiten, sowie durch den Zeitverlust, der ihm aus der zuerkannten Dekanatswürde erwachsen, bisher keine Zeit blieb, selbst einzugreifen", zu danken.

Diese Arbeit hat KESSEL im Juli 1873 eingereicht. Wenig später, im September, reist er zur Versammlung der Naturforscher und Ärzte in Wiesbaden (siehe Abschnitt 5.4), wo er den ersten Konferenzbeitrag seiner Laufbahn liefert, der natürlich auch mit seinen Prager Aktivitäten zusammenhängt. Aus seinen Briefen, auf die wir unter 5.5.2 eingehen werden, lässt sich schließen, dass er von Wiesbaden aus direkt in seinen nahe gelegenen Heimatort Selzen gereist und erst Mitte November nach Prag zurückgekehrt ist.

MACH war natürlich durch seine Pflichten als Ordinarius und die zusätzlichen Aufgaben als Dekan belastet, auch stand er zunehmend im öffentlichen Leben. So wurde er im Oktober 1873 in die altehrwürdige Akademie Leopoldina aufgenommen [20, S. 343]. Trotzdem verzeichnet seine Bibliografie in diesem Jahr die erstaunliche Zahl von elf wissenschaftlichen Publikationen, darunter auch solche mit Bezug zum Ohr.

Obwohl also im Jahre 1873 eine gewisse Trennung der Arbeiten offensichtlich ist, beziehen sich die Arbeiten von MACH und KESSEL in stärkerem Maße aufeinander, als es zunächst den Anschein hat. Auch sie sollen nachstehend etwas näher betrachtet werden.

Fortgesetzte Untersuchung von anatomischen Präparaten

Für KESSEL stand weiterhin die Frage im Vordergrund, welche Rolle die Binnenmuskulatur der Paukenhöhle beim Hören spielt. Bevor er weitere Experimente an Ohrpräparaten in [KB-17] beschreibt, gibt er eine zusammengefasste anatomische Beschreibung des Trommelfells[10].

Die so beschriebenen Experimente bilden methodisch eine unmittelbare Fortsetzung der in [KB-16] beschriebenen Versuche, die Auswirkung der Belastung der Muskulatur des Mittelohres aus dessen Übertragungsverhalten zu untersuchen. KESSEL stellt fest: „Es ist nun klar, dass wir jetzt nach den gegebenen anatomischen Thatsachen dazu gelangt sind, durch das Experiment das wirkliche Verhalten der einzelnen Partien [des Trommelfells] gegen Luftschwingungen zu ermitteln ..." Insbesondere wurde festgestellt, dass die

[10] Der anatomische Aufbau des Trommelfelles war erst 1868 zusammenfassend durch HELMHOLTZ beschrieben worden, übrigens als Teil des umfangreichen Eröffnungsbeitrages des *Archivs für die gesamte Physiologie des Menschen und der Tiere* (später bekannt als Pflügers Archiv).

beiden untersuchten Muskeln (Tensor tympani und Stapedius) antagonistisch wirken.

Untersuchungen stroboskopischer Bewegungen von anatomischen Präparaten

Der in Abbildung 5.14 dargestellte „Ohrenspiegel“, der ursprünglich für die Anwendung am lebenden Ohr konzipiert war, wurde von KESSEL genutzt, um die Schwingungen des Trommelfells, wiederum anhand von Präparaten, mit stroboskopischen Mitteln zu untersuchen [KB-17].

Das war technisch nicht so einfach, weil für die stroboskopische Beleuchtung nur das Sonnenlicht von einem Heliostaten zur Verfügung stand. MACH kündigt einen Bericht über diese Experimente, der in dieser Form nicht zustande kam, in einem Brief vom 6. April 1873 (siehe Anhang B.1.3) mit den Worten an: „Wir brauchen nur einige schöne sonnige Tage zu einigen Controllversuchen.“

KESSEL beschreibt zunächst eine Versuchsreihe mit monofrequenten Testsignalen. Die stroboskopische Unterbrechungsgabel schwang mit 128 Hz, und die Anregung des Trommelfelles erfolgte durch eine Orgelpfeife mit etwa der gleichen Frequenz. Man sieht die Bewegungen des Trommelfells und der Gehörknöchelchen im Mikroskop „in vorzüglicher Weise“ und kann natürlich auch studieren und beschreiben, was geschieht, wenn die kleinen Muskeln belastet werden.

Dass die Anspannung des Musculus tensor tympani die Schwingungen des Trommelfells bei niedrigen Frequenzen dämpft, hatte KESSEL ja bereits gezeigt. Er interpretierte das als Fähigkeit des Gehörs, höhere Töne bewusst stärker hervortreten zu lassen. Um zu studieren, welche Partien des Trommelfells daran beteiligt sind, hat er noch eine weitere Versuchsreihe beschrieben, bei der zwei Anregungsfrequenzen (Grundton und Oktave) benutzt werden. Er verweist dann aber auf den grundsätzlichen Mangel der stroboskopischen Verfahren, nur für Vielfache der Beleuchtungsfrequenz sinnvolle Ergebnisse zu liefern, und diskutiert den Einsatz kontinuierlicher Schallquellen, z. B. der von MACH in [44] verwendeten Sirene.

Er spricht auch erstmals das Problem an, dass die für die Experimente erforderlichen Schalldrücke unnatürlich hoch sind[11] und stellt die Anwendung verbesserter Verfahren in Aussicht. Speziell wird auf die Möglichkeit verwiesen, einen kleinen Spiegel auf den Hammerkopf zu kleben und die Schwingungslinien des reflektierten Lichtes zu beobachten.

Unter diagnostischem Aspekt hat KESSEL seine Ergebnisse in seinem Wiesbadener Konferenzbeitrag zusammengefasst, auf den wir unter 5.4 noch kommen werden.

[11] Die gemessenen Schalldrücke liegen im Schwingungsknoten der Pfeife bei 3 bis 4 Zoll, bei der Sirene bei 6 bis 7 Zoll Wassersäule. Selbst der kleinste dieser Werte (3 Zoll WS $\approx$ 760 Pa) liegt weit über der Schmerzgrenze des Ohres.

Zur stroboskopischen Methode selbst hat sich 1873 auch MACH geäußert. In diesem Jahr erscheint seine Monografie über „Optisch-akustische Versuche“ [45], in der die „stroboskopische Methode“ ausführlich erörtert wird. Die historische Entwicklung des Verfahrens wird penibel dargestellt und seine Anwendung beschrieben. Auch die „stroboskopische Selbstregulierung“ wird erörtert. Unter anderem heißt es:

> „Die Bewegungen von Saiten, Membranen, Stimmgabeln, welche nahezu auf die höhere Octave der Unterbrechungsgabel gestimmt sind, lassen sich mit Hilfe des beschriebenen Apparates ohne Schwierigkeiten einem ganzen Auditorium demonstriren. Über die Schwingungen des lebenden und todten menschlichen Ohres, die Dr. KESSEL und ich gemeinschaftlich mit Hilfe dieses Apparates und eines eigenen Ohrenspiegels mit freiem Auge und mikroskopisch untersucht haben, werden wir in einer eigenen Schrift Bericht erstatten.“

Ein kurzes Konzept der angekündigten Publikation findet sich ziemlich am Anfang des Notizbuches NL 174/507, das am 12. April 1873 begonnen wurde.

Das Physikalische Institut war im gleichen Jahr mit mehreren wissenschaftlichen Instrumenten von der Hand des Institutsmechanikers FRANZ HÁJEK auf der Weltausstellung in Wien vertreten, darunter auch solchen zur Anwendung stroboskopischer Verfahren [6].

Versuche zum Gleichgewichtssinn

Unter den zahlreichen, thematisch breit gestreuten Einzelveröffentlichungen MACHs aus dem Jahre 1873 findet sich eine mit direktem Bezug zum Ohr, das ja auch Sitz des Gleichgewichtsorganes ist: Im Herbst erscheint in den Sitzungsberichten der Kaiserlichen Akademie sein Beitrag über „Physikalische Versuche über den Gleichgewichtssinn des Menschen“.

Seine Beschäftigung mt dem Gleichgewichtssinn hat eine kleine Vorgeschichte aus der Anfangszeit der Zusammenarbeit von MACH und KESSEL. Bei ihrem gemeinsamen Auftritt im naturhistorischen Verein „Lotos“ in Prag am 26. Oktober 1871 referierte KESSEL zur „Bedeutung der halbzirkelförmigen Kanäle des Ohrlabyrinthes“ [KB-12]. Heute nennen wir diese Zirkelkanäle Bogengänge und wissen, dass sie wichtigste Teile des Gleichgewichtsorgans sind (Abbildung 5.15). Damals befand man sich in intensiver Diskussion, da sie anfangs als Teil des Hörorgans angesehen wurden. In Anknüpfung an die älteren Experimente von P. FLOURENS [9] und die aktuelle Arbeit von F. GOLTZ [12] sowie nach eigenen Versuchen an Tauben postulierte KESSEL, dass „die Zirkelkanäle, da ihre Leistungen als Gehörorgan nicht erwiesen, Vorrichtungen bilden, welche der Erhaltung des Gleichgewichtes dienen. Sie sind sozusagen Sinnesorgane für das Gleichgewicht des Kopfes und mittelbar des ganzen Körpers.“ Diese Erkenntnis würde dadurch untermauert, dass bei Labyrintherkrankungen Schwindel auftrete.

Über den Anteil KESSELs an MACHs Arbeiten über die Bewegungsempfindungen ist gelegentlich spekuliert worden [6]. Sicher ist, dass MACH ohne

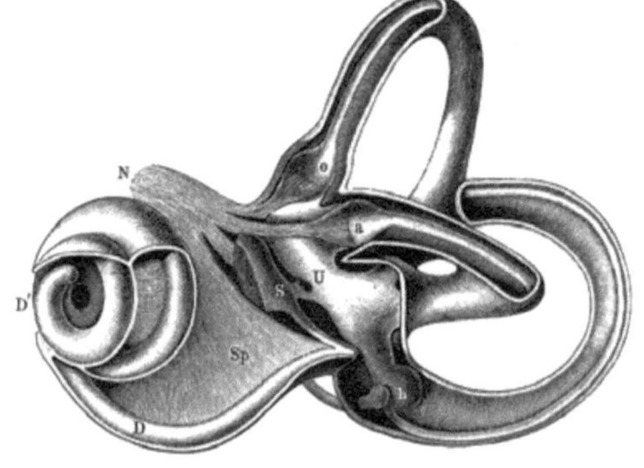

Abbildung 5.15. Darstellung des Innenohres aus [60], bei der die Bogengänge des Gleichgewichtsorgans besonders deutlich dargestellt sind.

die Unterstützung durch KESSEL die inneren Strukturen des Ohres so detailliert nicht kennen gelernt hätte, da ihm die Vorkenntnisse für das anatomische Präparieren oder die Vivisektion fehlten. Daher ist er auch von KESSEL bei Tierexperimenten unterstützt worden, wie seine folgende Bemerkung aus [52] zeigt: „Einige der FLOURENS'schen Versuche sind von Herrn Dr. KESSEL in meinem Laboratorium wiederholt worden."

An den Experimenten, die MACH 1873 in [46] beschrieben hat, war KESSEL jedoch nicht beteiligt, da es sich um rein physikalische, „unblutige" Untersuchungen handelte, bei denen seine Mitwirkung nicht erforderlich war. MACH scheint bei dieser Arbeit das Gefühl gehabt zu haben, die Erwartungen der Kaiserlichen Akademie der Wissenschaften, die an die „Subvention" von 1863 geknüpft waren, nun endlich erfüllt zu haben. Jedenfalls schreibt er rückblickend in seiner Selbstbiographie von 1913 [55] einen Satz, den wir schon unter 5.3.1 teilweise zitiert haben und nun komplettieren:

> „In der Tat musste ich fast ein Dezennium das Gebiet mit Aufmerksamkeit sondiren, als ich durch eine zufällige Beobachtung auf einer Eisenbahnfahrt, auf die von GOLTZ angeschnittene Labyrinthfrage aufmerksam wurde, welche bald nach mir noch durch BREUER in Wien und durch CRUM BROWN in Edinburg in verwandter, aber durchaus eigenartiger Weise gefördert wurde."

Wir würden zwar gerne wissen, welche Eisenbahnreise MACH damals unternommen hat, müssen uns aber damit begnügen, den ersten Abschnitt seines Aufsatzes [46] zu zitieren:

> „Fährt man auf der Eisenbahn durch eine starke Krümmung, so scheinen die Häuser und Bäume oft beträchtlich von der Vertikalen abzuweichen und zwar scheint sich der Gipfel der Bäume auf der convexen Seite der Krümmung von der Bahn wegzuneigen. Andererseits bemerkt man sehr oft auch eine Schiefstellung des Wagens und hält nun die Bäume für vertical."

Um den Gründen für derartige Beobachtungen auf die Spur zu kommen, hat MACH für seine Versuche einen beweglichen Sitz mit kardanischer Aufhängung konstruiert, mit dem er eine Versuchsperson drehen und beschleunigen konnte. Er beschreibt eine Vielzahl durchgeführter Experimente und kommt zu dem Schluss, dass sich die gewonnenen Beobachtungen am besten durch die Wirkung der Flüssigkeit in den Bogengängen erklären lassen. Wichtig war auch seine Feststellung, dass der Mensch dabei Beschleunigungen registriert, während eine gleichförmige Bewegung nicht festgestellt wird.

5.3.5 Die Veröffentlichungen von 1874

Am 23. April 1874 legen MACH und KESSEL der mathematisch-naturwissenschaftlichen Klasse der Kaiserlichen Akademie noch einmal eine gemeinsame Arbeit vor, die wenig später in den „Sitzungsberichten" erscheint [KB-19]. Sie trägt den Titel „Beiträge zur Topographie und Mechanik des Mittelohres", der auch als Generalthema über den knapp vier Jahren ihrer Zusammenarbeit stehen könnte. Dass die gemeinsame Arbeit tatsächlich bis 1874 angehalten hat, belegen Eintragungen in MACHs Notizbuch NL 174/508, das am 16. 3. 1874 begonnen wurde. Nach wie vor gibt es Notizen und Skizzen zu den Gehörknöchelchen sowie zur Stroboskopie.

Im Laufe des Jahres endet die Zusammenarbeit von MACH und KESSEL. Letzterer bereitete sich auf seinen Wechsel nach Graz vor, auf den wir unter 5.6 noch kommen werden.

MACH hat 1874 noch eine kleinere Arbeit zum äußeren Ohr und viel über das Gleichgewichtsorgan und die Bewegungsempfindungen geschrieben. Wir gehen nun auf die Hauptinhalte des gemeinsamen Beitrages von 1874 und danach noch kurz auf die Einzelarbeiten von MACH ein.

Geometrische Beschreibung des Mittelohres

Der vorstehende Titel steht über dem ersten der beiden Hauptteile des gemeinsamen Beitrages [KB-19]. Seit dem Beginn der Arbeiten am Mittelohr war es eine der Hauptaufgaben, die Geometrie des komplizierten Apparates zu vermessen und möglichst exakte Angaben über die dreidimensionalen Bewegungen der Gehörknöchelchenkette zu liefern.

Hinweise auf diese Arbeiten ziehen sich seit dem Lotos-Vortrag von MACH aus dem Jahre 1871 [43] durch die Publikationen und natürlich auch durch die Notizbücher MACHs, jedoch erfolgt jetzt erstmals eine zusammenhängende Darstellung und die Angabe von Messwerten. Für das grundlegende Verständnis reicht die folgende Zusammenfassung aus dem Lotos-Vortrag aus:

> „Es wurde die Lage der wichtigsten Punkte des Gehörorgans bestimmt, indem man dieselben auf drei passend gewählte und leicht im Kopfe anatomisch bestimmbare rechtwinklige Coordinatenebenen bezog. Hiernach wurden dann nach dem Princip der descriptiven Geometrie zwei orthogonale Projectionen des Gehörorgans gezeichnet."

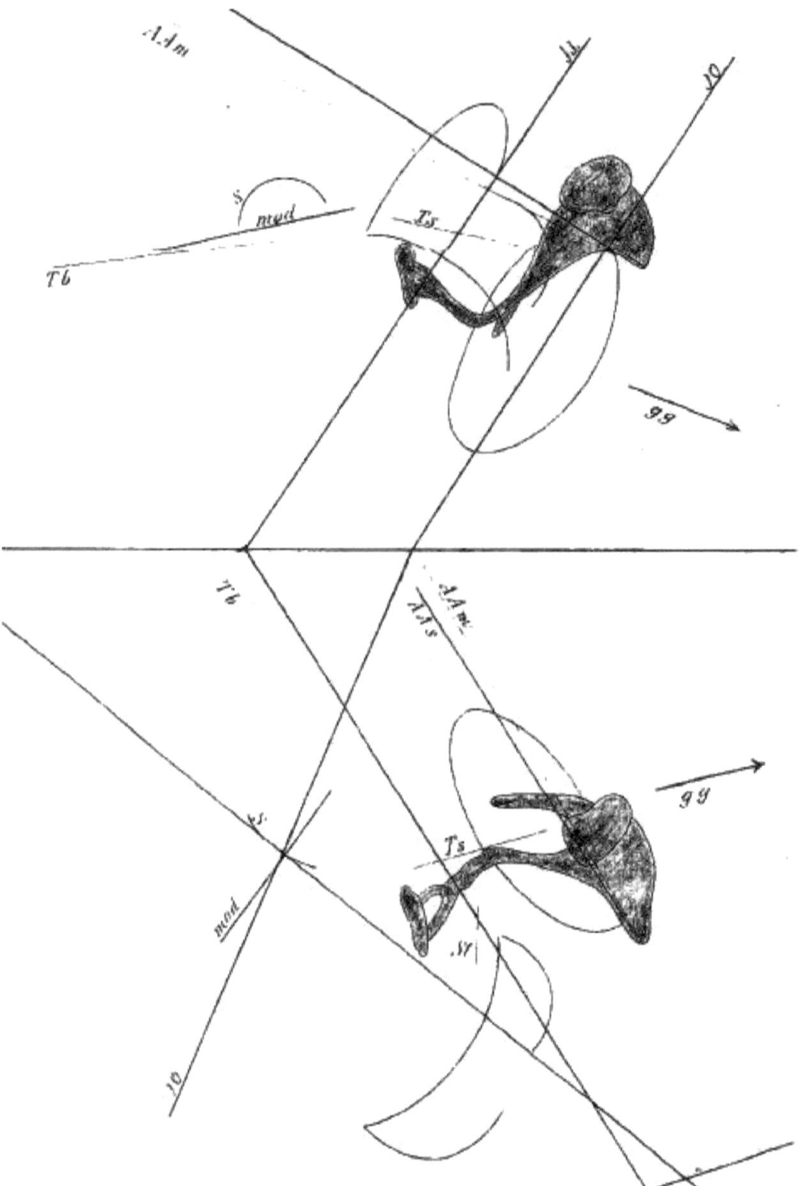

Abbildung 5.16. Ausschnitt aus der [KB-19] beigegebenen Tafel zur Projektion der Gehörknöchelchen auf zwei Ebenen. Um den Vergleich mit Abbildung 5.17 zu erleichtern, haben wir die Knöchelchen grau markiert. Leider wird der Vergleich dadurch erschwert, dass Abbildung 5.16 ein rechtes Ohr, Abbildung 5.17 ein linkes Ohr zeigt. Man muss die Bilder demnach noch gedanklich spiegeln.

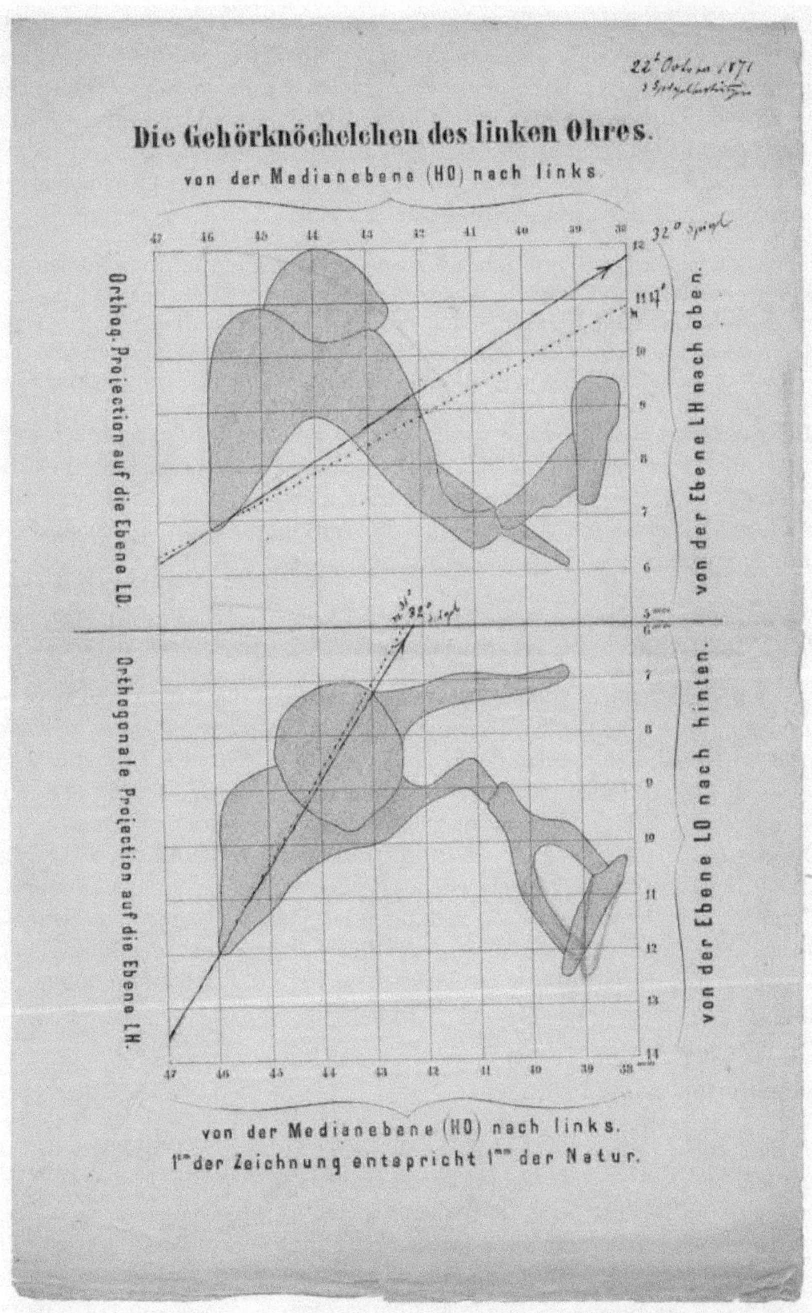

Abbildung 5.17. Vorgedrucktes Messprotokoll mit Eintragungen. Beilage zu MACHs Notizbuch NL 174/506 [78], Archiv des Deutschen Museums München. Foto Deutsches Museum.

Abbildung 5.16 zeigt einen Ausschnitt aus der [KB-19] beigegebenen Tafel, aus dem man erkennt, dass die Gehörknöchelchenkette so auf die beiden Ebenen projiziert wird, wie man es heute von technischen Zeichnungen kennt. Die beiden Projektionen findet man in den beiden Teilbildern des Vordruckes wieder, den Mach und Kessel offenbar für ihre Messprotokolle benutzt haben und der in Abbildung 5.17 wiedergegeben ist. Auch für die anschließenden Schritte folgen wir der Zusammenfassung aus [43]:

> „Die Drehungsaxen und Schraubenelemente der Bewegung der Knöchelchen wurden bestimmt theils durch Aufsetzung kleiner Spiegelchen auf die Knochen [...], theils durch Bestimmung der Bewegungsprojectionen von auf den Knochen aufgebrachten Punkten. Aus letzteren werden die Axen und Schraubenelemente wieder mit Hilfe der descriptiven Geometrie abgeleitet."

Der Beitrag liefert Beispiel-Messwerte von zwei Präparaten. Gelegentlich werden auch die Bogengänge erwähnt, was die Ansicht bestärkt, dass die Untersuchungen Machs zum Gleichgewichtssinn auch von diesen anatomischen Arbeiten profitiert haben. Auch kommt die Wirkung der Binnenohrmuskeln wieder zur Sprache.

Stroboskopische Untersuchung der Trommelhöhle

Im zweiten Hauptteil des gemeinsamen Beitrages [KB-19] werden die stroboskopischen Untersuchungen wieder aufgenommen, und zwar unter den gleichen technischen Randbedingungen, die Kessel in seinem Einzelbeitrag von 1873 [KB-17] schon beschrieben hat (Unterbrechungsgabel 128 Hz, Anregung durch Pfeife mit etwa 128 Hz). Untersucht wurden wieder Felsenbeinpräparate.

Die angegebenen Ergebnisse sind fast ausschließlich qualitativ, aber sehr detailreich und anschaulich beschrieben. Die Bewegungen von Hammer, Amboss und Steigbügel sowie der sie verbindenden Gelenke werden untersucht. Man muss anerkennend feststellen, dass die Möglichkeiten der klassischen Stroboskopie hier durch äußerst geschickte Experimentatoren an ihre Grenzen geführt worden sind.

Einzelarbeiten von Mach

Die Arbeit von Mach zum Außenohr [51] ist eine weitere Publikation, die ihr Erscheinen der Prioritätssicherung verdankt. 1873 war im *Archiv für Ohrenheilkunde* ein Beitrag über die Bedeutung der Ohrmuschel erschienen [28]. Der Autor Küpper vertrat die Ansicht, die Ohrmuschel habe im Lauf der Entwicklung ihre ursprüngliche Funktion, den Schall zu bündeln, verloren. Mach sah sich veranlasst, seine etwas differenziertere Ansicht in Form eines Diskussionsbeitrages darzulegen. Trotz dieses vorläufigen Charakters werden viele wichtige Aspekte angesprochen, die teilweise von Kessel einige Jahre später wieder aufgegriffen werden (siehe 6.4.6).

Im Übrigen hat MACH seine Untersuchungen zum Gleichgewichtssinn offenbar engagiert weitergeführt. 1874 erscheinen noch zwei weitere Mitteilungen „Über den Gleichgewichtssinn“ [49, 50], in denen es teils um präzisierende Experimente, teils um die Auseinandersetzung mit konkurrierenden Arbeiten geht[12]. KESSEL wird nur einmal als Mitwirkender erwähnt, als ein Experiment mit mehreren bedauernswerten Fischen beschrieben wird, deren Verhalten nach Stromschlägen untersucht wird. Im August 1874 hat MACH die Arbeit an einer zusammenfassenden Monographie über die Bewegungsempfindungen abgeschlossen, die im Folgejahr erschienen ist [52] und die Reihe seiner Publikationen zu diesem Thema abschließt.

5.3.6 Bilanz der Zusammenarbeit

Für KESSEL ist seine Prager Periode von großer Bedeutung gewesen. Er kam aus Wien als Spezialist für die Morphologie des Ohres und lernte bei MACH alles damals Erreichbare über seine Funktion. Dass er seine Beobachtungen durchaus auch unter medizinischem Aspekt zu verwerten wusste, zeigt sein Beitrag auf dem Wiesbadener Kongress (siehe 5.4). Er besaß nun alle Voraussetzungen für eine selbständige wissenschaftliche und ärztliche Tätigkeit auf dem Gebiet der Ohrenheilkunde, die er vom Folgejahr an auch ausüben konnte.

Wir haben bereits dargelegt, dass umgekehrt MACH von der Kompetenz KESSELs in seiner Eigenschaft als Mediziner profitiert hat. Auf dem Gebiet der Physik dagegen war er MACH natürlich unterlegen, was diesen zu der Bemerkung veranlasst hat, dass er „KESSEL, obgleich er ungeheuer eifrig und fleißig ist, in physikalischer Richtung nicht gerade sehr entwicklungs- und bildungsfähig gefunden habe“ [KB-98, L.743].

Fragt man nach dem Beitrag, den die Zusammenarbeit für die Entwicklung der Wissenschaft erbracht hat, kann man feststellen dass MACH und KESSEL – neben HELMHOLTZ – diejenigen gewesen sind, die die entscheidenden Untersuchungen zur Geometrie und Mechanik des Mittelohres beigetragen haben. Ihre Beobachtungen sind so gründlich gewonnen und anschaulich wiedergegeben, dass es nicht nur eine historische Reminiszenz ist, wenn heutige einschlägige Arbeiten MACH und KESSEL in ihre Literaturverzeichnisse aufnehmen.

Dieses kontinuierliche Nachwirken liegt vornehmlich daran, dass manche der von MACH und KESSEL behandelten Fragen bis heute nicht abschließend beantwortet worden sind. Beispielsweise legten U. WILLI et al. [70] unlängst dar, dass die Beweglichkeit des Gelenkes zwischen Hammer und Amboss noch heute unterschiedlich interpretiert wird. Sie beziehen sich ausdrücklich auf die Experimente von MACH und KESSEL.

Auch die Funktion der Binnenohrmuskulatur, die ja für MACH und KESSEL eine zentrale Frage darstellte, bietet immer noch Rätsel. Überwiegend

[12] Die hier nur angedeuteten Prioritätsfragen werden in MACHs Briefen noch etwas deutlicher, die wir unter 5.5.1 behandeln werden.

nimmt man heute an, dass sie das Innenohr vor Überlastung schützt, indem bei übergroßen Schalldrücken die Gehörknöchelchen durch die Muskeln aus ihrer Arbeitslage gebracht werden [72].

Spätestens seitdem man weiß, wie frequenzabhängig das Übertragungsverhalten des Ohres ist, ist die ursprünglich verfolgte Theorie obsolet, dass die Binnenohrmuskeln eine Akkomodation des Ohres an unterschiedliche Frequenzen zur Aufgabe haben. Mach hat das schnell erkannt, denn er schreibt schon 1875 [52]: „Ich habe z. B. vor Jahren den tensor tympani als einen Accomodationsmuskel aufgefasst und mich erst später durch Versuche überzeugt, dass er diese Function nicht hat."

Wir werden noch sehen, dass sich Kessel zeitlebens diesem Standpunkt nicht anschließen konnte. Auch zu der Funktion der Bogengänge hatte er eine sehr persönliche Meinung, auf die wir zu gegebener Zeit zurückkommen werden.

Wenn eine Kritik an den Arbeiten angebracht ist, dann nur im Blick auf die unnatürlichen Randbedingungen, die aber durch die verfügbaren messtechnischen Methoden vorgegeben waren. Dass sehr hohe Schalldrücke aufgewendet werden mussten, um am Präparat erkennbare Bewegungen des Mittelohrapparates hervorzurufen, haben wir schon erwähnt. Außerdem liegen die Frequenzen, bei denen die Untersuchungen durchgeführt wurden, durchweg unterhalb des Bereiches, in dem das Ohr optimal überträgt und der z. B. für das Sprachverstehen wichtig ist.

Aus der Perspektive von Mach war vermutlich das wichtigste Ergebnis der Zusammenarbeit die Verfeinerung der stroboskopischen Messtechnik, denn er vermerkt das sehr nüchtern in seinen gelegentlichen biografischen Äußerungen. Beispielsweise heißt es in [55]: „In diese Zeit fallen auch die stroboskopischen Untersuchungen mit Dr. J. Kessel, nachmals Professor in Jena."

Der verständliche Wunsch der Biographen, auch etwas über das private Verhältnis von Mach und Kessel zu erfahren, bleibt unerfüllt, weil sich beide in ihren Äußerungen persönliche Exkurse nicht gestattet haben. Auch über eventuelle spätere Kontakte zwischen beiden ist nichts überliefert.

5.4 Beginnende Konferenzteilnahmen Kessels

Im Leben eines Wissenschaftlers spielt der Austausch mit Fachkollegen, der sich auf Fachkonferenzen vollzieht, eine bedeutende Rolle. Dies galt natürlich auch für Kessel, der seine ersten Schritte in dieser Richtung in seiner Prager Periode machte. Da sich in dieser Zeit die Herausbildung eines otologischen Tagungswesens überhaupt erst vollzog, holen wir etwas weiter aus und gehen auf die ersten einschlägigen Konferenzen im deutschen Sprachraum ein.

Eine besondere Rolle spielte die *Versammlung deutscher Naturforscher und Ärzte*, die 1822 gegründet wurde und heute noch als *Gesellschaft deutscher Naturforscher und Ärzte* (GDNÄ) existiert. Ihre Jahrestreffen waren im 19. Jahrhundert die wichtigste naturwissenschaftlich-medizinische Konferenzreihe im deutschen Sprachraum; die Übersicht über die Hauptvorträge von der Gründung bis zum Ersten Weltkrieg [29, 65] verzeichnet die bedeutendsten Köpfe ihrer Zeit[13]. Einer statistischen Übersicht zufolge wurden seit 1828 fachliche „Sectionen“ eingerichtet, unter denen sich von Anfang an auch medizinische Fächer befanden [71, S. 240 ff.].

Die Otologie hielt als eigenes Fach zuerst nur am Rande eines Jahrestreffens Einzug: Während der 42. Versammlung der deutschen Naturforscher und Ärzte in Dresden findet der erste otologische Kongress als Parallelveranstaltung vom 20. bis zum 24. September 1868 statt.

Man darf sich den Umfang eines solchen „Kongresses“ nicht nach heutigen Maßstäben vorstellen; die Teilnehmer lassen sich noch auf wenigen Zeilen namentlich auflisten. Es waren die Herren Dr. ANDERSON (Glasgow), Dr. GUYE (Amsterdam), Dr. HINTON (London), Dr. HOTZEN (Bremen), Dr. JONES (Chicago), Dr. KÖLLNER (Hannover), Dr. LUCAE (Berlin), Dr. MAGNUS (Königsberg), Dr. PEPPMÜLLER (Chemnitz), Hofarzt Dr. SCHURIG (Dresden), Prof. Dr. SCHWARTZE (Halle, Vorsitzender), Dr. WENDT (Leipzig, Schriftführer), Dr. WURFBAIN (Amsterdam).

Die in [62] festgehaltene Diskussion war offenbar so fruchtbar, dass man beschloss, sich am Rande der 43. Versammlung deutscher Naturforscher und Ärzte, die für 1869 in Innsbruck geplant war, zu einer „zweiten ohrenärztlichen Besprechung“ wieder zu treffen. Leider wissen wir nicht, ob diese stattgefunden hat, da das *Archiv für Ohrenheilkunde* in diesen Jahren nur sporadisch erschien und seine Kongress-Berichterstattung daher lückenhaft ist. Sicher ist dagegen, dass die entscheidende Institutionalisierung der ohrenärztlichen Treffen im Jahre 1872 erfolgte, da dann erstmals die Versammlung deutscher Naturforscher und Ärzte eine eigene *Section für Ohrenheilkunde* aufwies.

Diese 45. Versammlung fand vom 12. bis zum 18. August 1872 in Leipzig statt [71]. An den Sitzungen der otologischen Section nahmen insgesamt 36 Herren teil. Erwähnenswert ist, dass auf dieser Versammlung zwei weitere Sectionen neu eingeführt wurden, darunter die für pathologische Anatomie und allgemeine Pathologie. In dieser begegnen wir den bereits früher erwähnten Professoren BIESIEADECKI (Krakau, siehe Seite 61) und STRICKER, Mentor KESSELs aus seiner Wiener Zeit, dessen Anmeldung wir als Autograph in Abbildung 5.18 zeigen können. STRICKER trug auf der Versammlung über Experimente zu bestimmten Entzündungsprozessen vor und geriet darüber in eine heftige Kontroverse mit dem Pathologen JULIUS FRIEDRICH COHNHEIM, die sich in die langjährigen Auseinandersetzungen einordnet, die wir schon auf Seite 93 erwähnt haben.

KESSEL selbst finden wir erstmalig im Folgejahr als aktiven Konferenzteilnehmer. Im September 1873 reist er als einer der 36 Teilnehmer der *Section*

[13] Leider verschwand das Archiv der GDNÄ als Kriegsbeute des Zweiten Weltkrieges, so dass sich die Forschung auf die gedruckten Tagungsunterlagen beschränken muss, die in [29] bibliographisch erfasst sind.

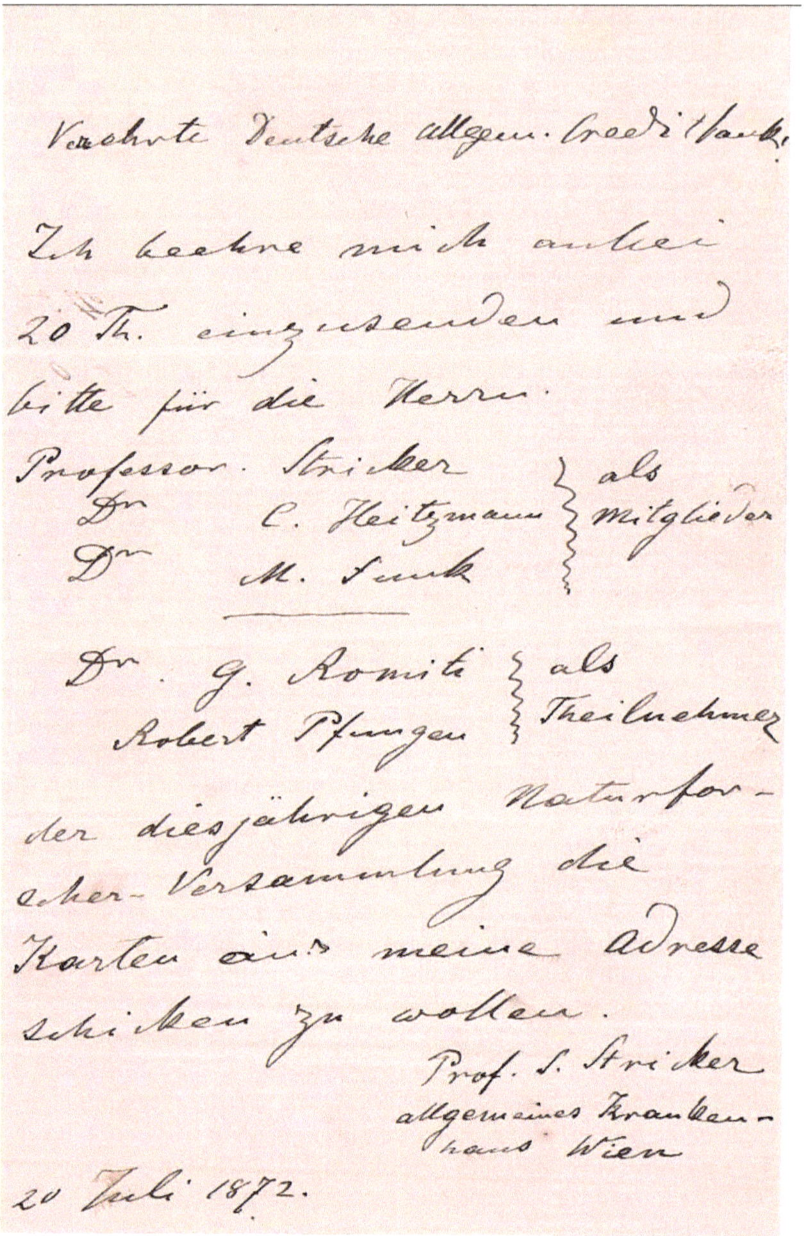

Verehrte Deutsche allgem. Creditbank.

Ich beehre mich anbei
20 Th. einzusenden und
bitte für die Herrn:
Professor. Stricker
Dr C. Heitzmann
Dr M. Funk
als Mitglieder

Dr. G. Romiti
Robert Pfungen
als Theilnehmer

der diesjährigen Naturfor-
scher-Versammlung die
Karten an meine Adresse
schicken zu wollen.

Prof. S. Stricker
allgemeines Kranken-
haus Wien

20 Juli 1872.

Abbildung 5.18. Anmeldung des Wiener Pathologen S. STRICKER und seiner Mitarbeiter zur 45. Versammlung deutscher Naturforscher und Ärzte in Leipzig, 12. – 18. 8. 1872. Eigenhändiges Schreiben an die Deutsche Allgemeine Creditbank vom 20. 7. 1872.

Tabelle 5.1. Teilnehmerliste der otologischen Section der 46. Versammlung deutscher Naturforscher und Ärzte, Wiesbaden, 18. bis 24. September 1873 (aus [KB-18, S. 238]).

1.	Dr. BERNSTEIN (Odessa)	19.	Prof. MOOS (Heidelberg)
2.	Dr. BRESGEN (Neuenahr)	20.	Dr. NATHANSON (Berlin)
3.	Dr. COHEN (Hannover)	21.	Dr. PAGENSTECHER (Wiesbaden)
4.	Dr. COHN (Ems)	22.	Dr. PAASCH (Berlin)
5.	Dr. CUNTZ (Wiesbaden)	23.	Dr. RICHTER (Erfurt)
6.	Dr. DOEBNER (Aschaffenburg)	24.	Dr. RIMANN (Hirschberg i. Schl.)
7.	Dr. GOTTSTEIN (Breslau)	25.	Dr. RIMBERGER
8.	Dr. GUYE (Amsterdam)	26.	Prof. SCHWARTZE (Halle a. S.)
9.	Dr. HEDINGER (Stuttgart)	27.	Dr. SERRHEIM (Würzburg)
10.	Dr. HEUSNER (Kreuznach)	28.	Dr. STAKE (Langenschwalbach)
11.	Dr. VAN HOEK (Nymwegen)	29.	Dr. STEGEHARD (London)
12.	Dr. KESSEL (Prag)	30.	Dr. THIERY (Freiburg i. Br.)
13.	Dr. KLINGER (Leisnig)	31.	Dr. TRAUTMANN (Breslau)
14.	Dr. KOPPEN (Heiligenstadt)	32.	Prof. VON TRÖLTSCH (Würzburg)
15.	Dr. KUHN (Strassburg i. E.)	33.	Dr. WELSCH (Kissingen)
16.	Dr. LANG (Oehringen)	34.	Dr. WENDT (Leipzig)
17.	Dr. MAYER (Hagenau)	35.	Dr. O. WOLF (Frankfurt a. M.)
18.	Dr. MICHEL (Cöln)	36.	Dr. WREDEN (St. Petersburg)

für Ohrenheilkunde zur 46. Versammlung deutscher Naturforscher und Ärzte in Wiesbaden. Insgesamt wird es die Versammlung auf eine Teilnehmerzahl von 1.335 „Mitgliedern" bringen.

Die Teilnehmerliste (Tabelle 5.1) weist fast alle führenden Fachvertreter aus. Nicht vertreten sind erstaunlicherweise die Wiener A. POLITZER, dessen Abwesenheit nicht einmal erwähnt wird, und J. GRUBER, welcher vom Veranstalter A. PAGENSTECHER (Wiesbaden) „aus Versehen nicht besonders eingeladen worden sei". Das ist insofern bemerkenswert, als beide wenige Monate zuvor Chefs der ersten Universitäts-Ohrenklinik der Welt in Wien geworden waren! Als Präsident der Tagung wurde A. V. TRÖLTSCH gewählt.

KESSEL kommt in den Sitzungsprotokollen auch als Diskussionredner vor; so zur Histologie des Trommelfells und zu den immer noch umstrittenen „POLITZER-KESSELschen Körperchen".

Am 23. September trug KESSEL schließlich seinen Beitrag „Über die diagnostische Verwerthung einiger Befunde am Trommelfelle und der Paukenhöhle" [KB-18] vor, der bei „Untersuchungen am todten Ohre" entstanden war. Er hatte „eine grosse Zahl von Sektionen" durchgeführt, um Material für seine „Untersuchungen über die Structurverhältnisse und physiologischen Leistungen des Ohres" zu erhalten. In dem Beitrag liefert er eine Übersicht über die teils mit MACH gemeinsam durchgeführten Arbeiten, die wir unter 5.3.3 und 5.3.4 ausführlich erörtert haben.

Unter den zahlreichen Hinweisen auf die Rolle pathologischer Veränderungen bleibt im Hinblick auf weitere Entwicklungen sein Bericht zu einer „Ankylose des Steigbügels" interessant. Der Begriff bedeutet, dass der Steigbügel unbeweglich war. KESSEL beobachtete dabei, dass „Trommelfell, Hammer und Amboss ausgiebige Schwingungen ausführen, ohne dass am Labyrinthwasser die geringste Andeutung einer Bewegung sichtbar war". Der Schalldruck wurde also vom Steigbügel nicht auf das Labyrinth fortgeleitet.

Hierbei könnte es sich durchaus um eine Otosklerose – wie wir heute wissen, eine erbliche, durch Knochenumbau bedingte Fixierung des Steigbügels – gehandelt haben. Diese Krankheit wurde erst später von POLITZER erkannt, war aber in Verkennung ihrer tatsächlichen Natur durch VON TRÖLTSCH zuvor als Sklerose gedeutet und so benannt worden. POLITZER beließ es bei Otosklerose, die heute die Domäne der Steigbügeloperationen ist. Damals aber sollte sich KESSELs Schicksal eng mit der Stapesankylose und solchen Operationen verknüpfen.

5.5 Mach, Kessel und das Archiv für Ohrenheilkunde

Bei der Beschreibung der Prager Periode bietet es sich an, auf das *Archiv für Ohrenheilkunde* zurückzukommen, denn in ihr entwickelte sich ein Briefwechsel mit seinem Herausgeber H. SCHWARTZE, aus dem sechs Briefe von MACH aus den Jahren 1872 bis 1874 sowie neun Briefe von KESSEL aus den Jahren 1873 bis 1876 erhalten sind, die uns einen vertieften Einblick in diese Phase gestatten. Die Briefe sind im Anhang B vollständig wiedergeben.

5.5.1 Ernst Mach und das Archiv

Wie unter 3.7 schon dargestellt wurde, erschienen die ersten sechs Jahrgänge des *Archivs für Ohrenheilkunde* unter der Herausgeberschaft von TRÖLTSCH, POLITZER und SCHWARTZE. Ab Jahrgang 7 (1873), also Band I der *Neuen Folge*, werden im Titel zehn Mitarbeiter benannt, mit denen die Herausgabe „im Verein" erfolgt, darunter auch „Prof. E. MACH in Prag". Dieser Nennung seines Namens stimmt MACH in seinem Brief vom 30. Oktober 1872 zu (siehe B.1.1 und Abbildung 5.19), wobei er zu bedenken gibt, dass er nicht Otiatriker sondern Physiker sei. Er teilte bei dieser Gelegenheit mit, dass KESSEL in seinem Labor arbeitet, und kündigt einen Beitrag darüber an.

An der Gewinnung von MACH als Mitarbeiter ist offenbar auch VON TRÖLTSCH beteiligt gewesen. Er teilt SCHWARTZE im Rahmen der Umstrukturierung des *Archivs* am 26. Oktober 1872 mit: „An MACH habe ich eben geschrieben." Kurz danach am 4. November 1872:

> „MACH wäre also auch befragt, wenn auch auf Umwegen, doch unter Hindernissen. Ich konnte mich mit dem ersten Brief nicht zufrieden geben und schrieb, ich müsse mich sehr ungeschickt ausgedrückt haben. Es läge uns mehr am Wesen als am Schein, also nicht bloß an seinem Namen sondern an seiner Mitarbeiterschaft."

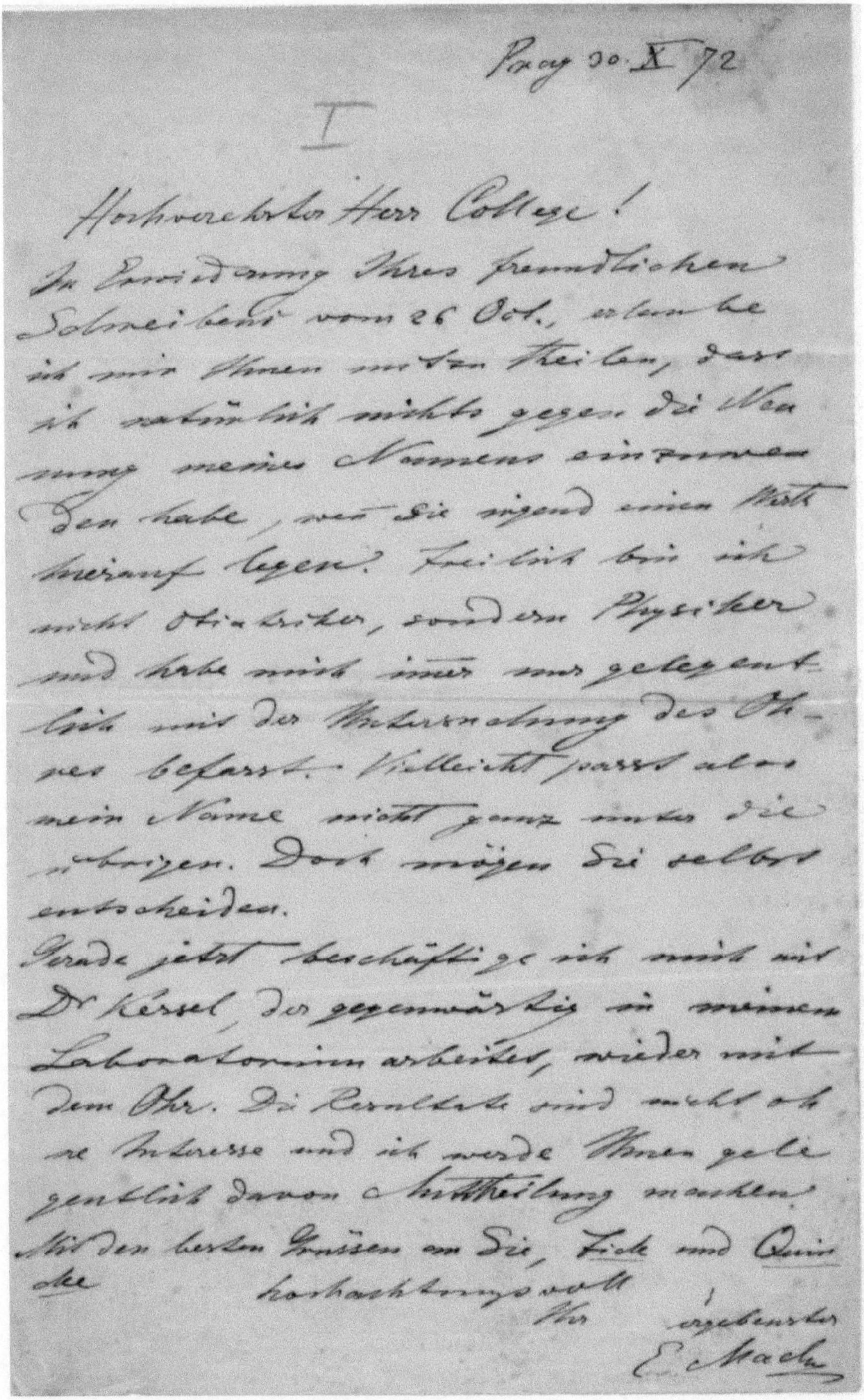

Prag 30. X 72

I

Hochverehrter Herr College!

In Erwiederung Ihres freundlichen Schreibens vom 26 Oct., erlaube ich mir Ihnen mitzutheilen, dass ich natürlich nichts gegen die Nennung meines Namens einzuwenden habe, wenn Sie irgend einen Werth hierauf legen. Freilich bin ich nicht Otiatriker, sondern Physiker und habe mich immer nur gelegentlich mit der Untersuchung des Ohres befasst. Vielleicht passt also mein Name nicht ganz unter die übrigen. Doch mögen Sie selbst entscheiden.

Gerade jetzt beschäftige ich mich mit Dr Kessel, der gegenwärtig in meinem Laboratorium arbeitet, wieder mit dem Ohr. Die Resultate sind nicht ohne Interesse und ich werde Ihnen gelegentlich davon Mittheilung machen.

Mit den besten Grüssen an Sie, Fick und Quincke

hochachtungsvoll

Ihr

ergebenster

E Mach

Abbildung 5.19. Faksimile des ersten Briefes von Ernst Mach an H. Schwartze, den Herausgeber des *Archivs für Ohrenheilkunde*, in dem er auf seine Zusammenarbeit mit Kessel hinweist. Transkription siehe Abschnitt B.1.1.

Die Briefe von MACH sind ausschließlich sachbezogen, knapp, fast nüchtern zu nennen, sieht man von der Entschuldigung für ein Missverständnis ab (Brief vom 2. November 1872, siehe B.1.2), das sich vielleicht durch die eben zitierte Bemerkung von v. TRÖLTSCH erklären lässt. Sie ermöglichen die Rekonstruktion der sich zeitlich anschließenden Publikationen. So erlaubt MACH in seinem Brief vom 6. April 1873 (siehe B.1.3) den Nachdruck der beiden gemeinsamen Arbeiten mit KESSEL, die 1872 in den Sitzungsberichten der Wiener Akademie erschienen waren und der in Band 8 der *Archivs* erfolgte. Von der dritten gemeinsamen Arbeit von 1874 gab es dann keinen Nachdruck, sondern in Band 9 ein längeres Referat des Würzburger Physiologen ADOLF FICK (1829 – 1901).

Den Herausgebern war es wichtig, Arbeiten von MACH in ihre Zeitschrift zu bekommen. So moniert POLITZER am 12. April 1873 in einem Brief an SCHWARTZE:

> „Sie schreiben mir, dass MACHs Arbeit kaum mehr in diesem Band ?! erscheinen wird. Nach meiner Berechnung würde die Arbeit nahezu 3/4 Jahr liegen bleiben, und ebenso ginge es mit anderen Arbeiten. Nun kann es aber dem Autor nicht gleichgültig sein, dass seine Arbeit fertig ad acta gelegt wird und er wird das nächste Mal sich dorthin wenden, wo ihm eine baldige Publikation in Aussicht gestellt wird.“

Kurz darauf, am 26. April 1873, teilt Dr. LAMPE vom Verlag Vogel in Leipzig unter redaktionellen Aspekten mit, dass „der Beitrag von MACH und KESSEL mit 15 Seiten“ in Heft 2 oder 3 erscheinen wird.

Weitere hörakustische Arbeiten von MACH haben im *Archiv* gebührende Aufmerksamkeit gefunden. Im Jahre 1872 erschien in Prag ein separater Nachdruck seiner fast ein Jahrzehnt alten Arbeit „Zur Theorie des Gehörorganes“ [34]. Das ARCHIV nahm das in Band 7 (1873) zum Anlass, die bisher nicht besprochene Abhandlung durch ein Referat von A. FICK zu würdigen. In dem gleichen Band befindet sich eine ausführliche Besprechung von MACHs Büchlein über „Optisch-acustische Versuche“ [45] durch A. LUCAE, der insbesondere auf die Teile eingeht, die sich der stroboskopischen Methode widmen, und diese durch die Erklärung einer der seinerzeit verbreiteten „stroboskopischen Scheiben“ ergänzt.

Zwischenzeitlich scheint es eine kleinere Unstimmigkeit gegeben zu haben, von der wir nur aus einem Brief von EMANUEL ZAUFAL (1837 – 1910) wissen, der damals gerade zum außerordentlichen Professor für Ohrenheilkunde in Prag ernannt und mit der Errichtung einer Ohrenklinik beauftragt worden war [61]. Er schreibt am 16. Oktober 1873 an SCHWARTZE: „MACH ist, wie Sie ihn geschildert. Er ist ergrimmt gegen Sie und seine Berichtigung soll Revanche für Wiesbaden sein und dafür, dass über seinen Aufsatz im Archiv nicht referiert wurde. Er will Krakehl im Archiv haben.“ Da MACH definitiv nicht auf der Teilnehmerliste der Konferenz in Wiesbaden steht, können wir keine Erklärung liefern.

Kommen wir zurück auf die Briefe, die MACH selbst an SCHWARTZE gerichtet hat. Seine beiden folgenden Schreiben beziehen sich auf seine Arbeit „Über den Gleichgewichtssinn“, die 1873 in den Sitzungsberichten der Wiener Akademie erschien [46] und auf die wir unter 5.3.4 eingegangen sind. Die Arbeit war in Wien am 6. November vorgelegt worden, und schon am 23. November bittet MACH um die Veröffentlichung einer „vorläufigen Mittheilung“ im *Archiv* (siehe Brief B.1.4). Der Grund für diese Eile ist offenbar die etwa zeitgleiche Bekanntgabe von Arbeiten zum Gleichgewichtssinn, die der Wiener Arzt und Physiologe JOSEF BREUER (1842 – 1925, später bekannt als Mitbegründer der Psychoanalyse) am 14. November vorgenommen hatte. Die Mitteilung erschien umgehend in Heft 2 von Band 8 (1873/74) des *Archivs* [47], beschrieb kurz das wichtigste Resultat und wies auf die Unabhängigkeit von den BREUERschen Arbeiten hin, die gleichwohl zu dem gleichen Resultat geführt hätten. Kurz darauf, in Heft 3, erschien eine ausführliche gemeinsame Besprechung der Ergebnisse von BREUER *und* MACH, die wieder A. FICK verfasst hatte. Wie uns der Brief MACHs vom 16. März 1874 (siehe B.1.5) zeigt, war dieser mit dem Referat nicht völlig zufrieden und bat um die Veröffentlichung einer weiteren Bemerkung zur Abgrenzung von BREUER, die schließlich im ersten Heft von Band 9 erschien [48]. Heute findet man in der Literatur über das Gleichgewichtsorgan vielfach die Bezeichnung „MACH-BREUERsche Strömungstheorie der Endolymphe“.

Der letzte erhaltene Brief von MACH an SCHWARTZE folgt kurz darauf am 30. März 1874 (siehe B.1.6) und begleitet die Einreichung seines Beitrages über die Funktion der Ohrmuschel, den wir unter 5.3.5 kurz behandelt haben. Es handelt sich dabei um den einzigen Originalbeitrag, den MACH im *Archiv* jemals veröffentlicht hat. Sein wissenschaftliches Interesse richtete sich künftig auf andere Themen, so dass es sich zugleich um die vorläufig letzte Arbeit im Gesamtwerk von MACH zu hörakustischen Problemen handelt. Erst ein Jahrzehnt später äußert er sich noch einmal zur Analyse der Tonempfindungen [53]. Trotzdem verbleibt der Name von ERNST MACH als Mitarbeiter auf den Titelseiten der Jahrgänge des *Archivs für Ohrenheilkunde* bis zum Band 58 (1903).

5.5.2 Johannes Kessel und das Archiv

Auch der erste Brief von KESSEL an SCHWARTZE (7. Juli 1873, siehe B.2.1 und Abbildung 5.20) betrifft die Einreichung einer Veröffentlichung für das *Archiv*. Gemeint ist offenbar der bereits unter 5.3.4 besprochene Aufsatz [KB-17] über die Bewegungen des Trommelfells.

HERMANN SCHWARTZE (1837 – 1910, Abbildung 3.14) war nur zwei Jahre älter als KESSEL, hatte aber eine zielgerichtete Entwicklung als Arzt betrieben, sich für die Ohrenheilkunde spezialisiert und darin 1863 habilitiert. Basis dafür war sein „Otiatrischer Bericht“, der die weltweite fachliche Entwicklung zusammenfasste und unter dem Titel „Die wissenschaftliche Entwicklung der

Ohrenheilkunde im letzten Dezennium“ 1864 zum ersten Artikel des frisch gegründeten *Archivs für Ohrenheilkunde* wurde [64].

An der Friedrichs-Universität Halle-Wittenberg konnte SCHWARTZE 1863 eine Ohrenpoliklinik eröffnen. Schon 1868 wurde er Professor extraordinarius. Damit war er der erste Professor für Ohrenheilkunde in Deutschland (Preußen), wobei angefügt sei – weil häufig vergessen –, dass im gleichen Jahr der Breslauer R. VOLTOLINI zum Professor extraordinarius sowohl für Otiatrie als auch Laryngologie ernannt wurde. SCHWARTZE war also 1873 im Gegensatz zu KESSEL in bereits sehr etablierter Position. Besonderen Einfluss gewann er, wie oben ausgeführt, durch die Redaktion des *Archivs*. Dementsprechend formell liest sich auch KESSELs erstes Schreiben: „... und bitte daher Euer Hochwohlgeboren, die Vermittlung gütigst übernehmen zu wollen.“

Ganz anders im Stil und Ton das nächste Schreiben vom 2. November 1873, das aus KESSELs Heimatort Selzen kommt und ausgesprochen herzlich ist. Er schickt SCHWARTZE und dessen „liebenswürdiger Gemahlin“ mit launigem Kommentar „zwei Artikel“. Der erste ist wohl die Langfassung seines Wiesbadener Konferenzbeitrages [KB-18], die bald danach in Heft 2 des 9. Jahrgangs des *Archivs* erscheint, während es sich bei dem zweiten um ein Präsent aus dem Rheinhessischen handelt. Er bemerkt weiter: „Unter dem heutigen beginnt die Weinlese für mich, ich habe Glück, indem ich mehr Quantität und bessere Qualität ernte, als ich nur irgendwie erwarten könnte; äußere Verhältnisse die aber einem erst im Werden begriffenen Privatdozenten der Ohrenheilkunde sehr zum Vortheil gereichen.“ Es scheint naheliegend, dass sich SCHWARTZE und KESSEL während des Wiesbadener Kongresses, der nur wenige Wochen zuvor statt fand und unter 5.4 schon beschrieben wurde, näher gekommen sind. Der Brief, der unter B.2.2 wiedergegeben ist, beschreibt die Gegebenheiten besser als alle Kommentare. Auf die Ironie, mit der KESSEL „GRUBERs Handbuch“ bewertet, sei besonders hingewiesen: Dieser habe „zur Ordnung der dabei stattfindenden Vorgänge sein Vorbild in der Rumpelkammer seines Großvaters vorgefunden.“

Weiter erfahren wir, dass KESSEL noch Beziehungen nach Gießen pflegte, denn er äußert die Absicht, auf seiner Rückreise nach Prag dort Station zu machen.

Der dritte uns vorliegende Brief KESSELs aus seiner Prager Periode stammt vom 19. November 1874 (siehe B.2.3) und belegt, dass er gedanklich bereits in seiner „Grazer Zeit“ angekommen war. Wir gehen gleich noch unter 5.6 auf diese Übergangsphase ein.

Aus den ersten beiden Jahren in Graz sind weitere sechs Briefe von KESSEL an SCHWARTZE erhalten, die uns in Kapitel 6 wichtige Informationen liefern werden. Darüber hinaus zeigen sie, dass KESSEL das Gedeihen des *Archivs* am Herzen lag. So thematisiert er die weitere Mitarbeit MACHs (Brief B.2.4) und die potentielle Fusion von Otologie und Laryngologie (Brief B.2.6). Eine offizielle Mitarbeit KESSELs am *Archiv* setzt allerdings erst später ein: Auf der Titelseite des Bandes 14 (1879) steht erstmals „Dr. J. KESSEL in Graz“ auf der Liste der Mitarbeiter, ab Band 23 (1886) geändert in „Prof. J. KESSEL in Jena“. So wird er bis Band 71 (1907) in seinem Todesjahr geführt.

Wir wollen noch ergänzen, dass sich unter den Briefen an SCHWARTZE auch einige von V. TRÖLTSCH befinden, in denen dieser Interesse an der weiteren Entwicklung seines früheren Schülers äußert, wie die folgenden Zitate belegen:

- „KESSEL !? im Zusammenhang mit der Übertragung von Referaten für das AfO. Das ist positiv zu werten.“ (26. Oktober 1873)
- „KESSEL hab ich sehr gerne und wünsche daher doppelt, dass ich mich in meiner Prognose irren möge. Hast Du etwas von ihm gehört? Einmal schien es mir, als ob er Lust hätte, sich in Berlin niederzulassen. Sollte er dort sein?“ (26. November 1873)
- „Hat denn KESSEL sich endlich fixiert?“ (17. April 1875)

Wir wissen nicht, was SCHWARTZE auf die letzte Frage geantwortet hat, aber sicher war die Antwort positiv, denn KESSEL befand sich zu diesem Zeitpunkt bereits als Privatdozent in Graz. Im Hinblick auf die ungewöhnlich lange Dauer der nun zu Ende gegangenen Zeit des Studiums und des Postdoktorates kann man Verständnis für das VON TRÖLTSCH’sche „endlich“ aufbringen.

5.6 Vorbereitung des Wechsels nach Graz

1874, im letzten Jahr seiner Prager Zeit, hat KESSEL seinen Wechsel als Privatdozent nach Graz vorbereitet. Das Ziel, eine Privatdozentur zu erreichen, folgt logisch aus der Zielstrebigkeit seiner wissenschaftlichen Arbeit; auch bezeichnet er sich selbst in dem oben zitierten Brief vom 2. November 1873 als im Werden begriffener Privatdozent der Ohrenheilkunde (siehe B.2.2). Aus den Unterlagen des Habilitationsverfahrens, auf das wir in Abschnitt 6.3.1 eingehen werden, ergibt sich, dass KESSEL seinen Beitrag für STRICKERs Handbuch der Gewebelehre von 1872 [KB-13] als Habilitationsschrift an der Medizinischen Fakultät der Universität Graz eingereicht hat. Der Auftrag des Dekans ROLLETT zur Prüfung des Habilitationsgesuches trägt das Datum 21. 12. 1874 [82].

Warum sich KESSEL für die Habilitation in Graz und nicht eventuell an einer deutschen Universität entschieden hat, können wir nicht sagen. Einerseits können es persönliche Gründe sein, die ihn in Österreich halten, denn er hat 1874 in Prag seine künftige Frau kennengelernt (siehe 6.5.2), die aus Villach stammt, das nicht allzu weit von Graz entfernt ist. Andererseits hat es eine wichtige Rolle gespielt, dass sein Mentor ERNST MACH bis 1867 in Graz gewirkt hatte und weiterhin gute Beziehungen zu der dortigen Universität pflegte. Er hat am 7. Mai 1874 in einem Brief an ALEXANDER ROLLETT, den Dekan der Medizinischen Fakultät in Graz, den Kontakt angebahnt und die Frage KESSELs weitergegeben, „unter welchen Modalitäten er sich in Graz für Ohrenheilkunde habilitieren könnte“ [KB-98, L.743].

Jedenfalls hatte die Entscheidung für eine österreichische Universität die Konsequenz, dass sich KESSEL um seine Nostrifizierung kümmern musste.

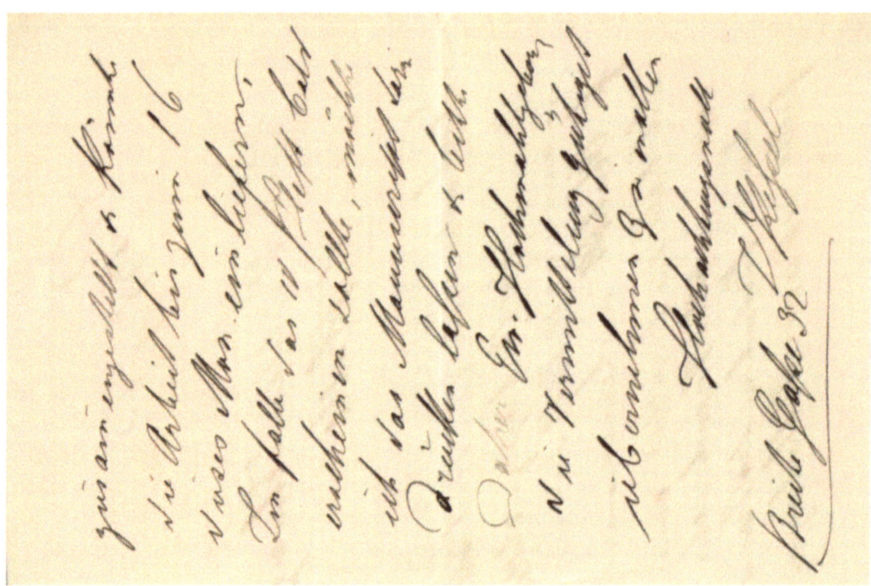

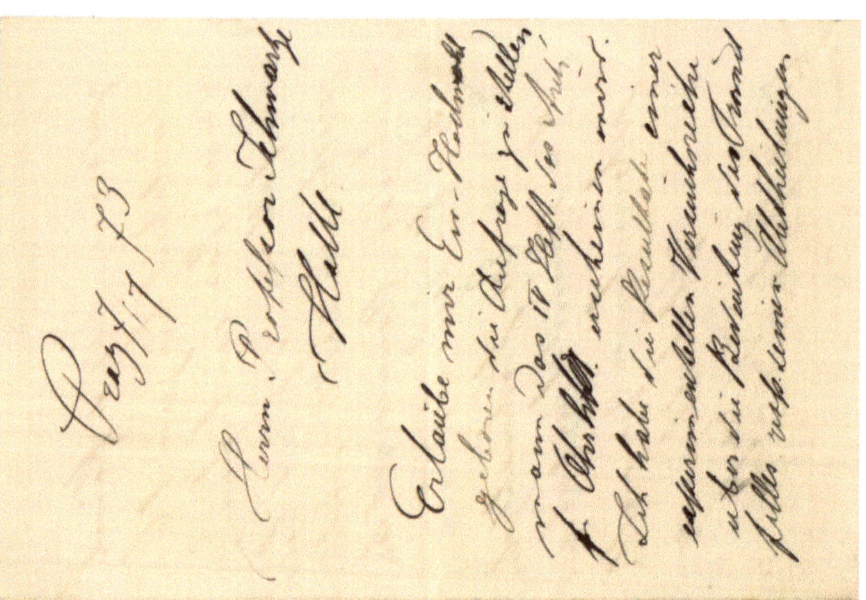

Abbildung 5.20. Faksimile des ersten Briefes von KESSEL an H. SCHWARTZE, den Herausgeber des *Archivs für Ohrenheilkunde*. Transkription siehe Abschnitt B.2.1.

Dieser Begriff wird sowohl für die Einbürgerung als auch für die Anerkennung von ausländischen akademischen Graden gebraucht; im Falle der Habilitation wird wohl beides erforderlich gewesen sein. So beschließt das medizinische Professoren-Collegium der Universität Graz am 27. 1. 1875 die Zulassung zum Habilitations-Kolloquium unter der Bedingung, dass „er sich vorher über die erworbene österreichische Staatsbürgerschaft ausweist" [83]. Das war zu diesem Zeitpunkt kein Problem mehr, denn KESSEL schreibt schon im Dezember 1874, dass er nun „in Oesterreich nostrifizirt" sei (siehe B.2.3).

Wie die Nostrifikation abgelaufen ist, lässt sich nicht genau verfolgen. Am 7. Juni 1874 folgt der Prager Physiologe EWALD HERING (1834 – 1918) einer Bitte KESSELs und teilt dem Grazer Dekan ROLLETT mit, dass alle erforderlichen Voraussetzungen für ein Nostrifizierungsverfahren gegeben seien und dass dieses sowohl in Graz als auch in Prag durchführbar sei [KB-98, L.745].

Die Anerkennung der Promotion hat juristisch zur Folge, dass fortan für die österreichischen Behörden das Nostrifikationsdatum als Promotionsdatum gilt. Die Habilitationsakte in Graz gibt an, dass er „am 12 September 1874 an der Universität Prag zum Doctor der gesamten Heilkunde promovirt" worden sei [84]. Damit kennen wir auch das offizielle Datum der Anerkennung, das sich aus den Akten der Karls-Universität leider nicht herausfinden lässt. Das dortige Archiv verwahrt zwar eine *Matricula facultatis medicinae Universitatis Pragensis ab anno 1783 – 1876*, die auch einige Nostrifikationen verzeichnet, aber nicht die von KESSEL [85].

Trotz dieser Datumsangabe hat KESSEL seine Unterlagen im Oktober 1874 noch nicht in der Hand gehabt, wie aus zwei Briefen hervorgeht, die er selbst am 5. und am 21. 10. 1874 an ROLLETT gerichtet hat [KB-98, L.764 und L.770]. Die Briefe bestätigen, dass das Verfahren in Prag durchgeführt wurde. Wohl irrtümlich gibt eine spätere Akte abweichend an, dass die Nostrifikation des Doktordiploms 1874 an der Universität Graz erlangt worden sei [86].

5.7 Zur ärztlichen Tätigkeit Kessels

Zu einer Tätigkeit KESSELs als aktiver Ohrenarzt während der „Prager Zeit" ist uns ebenso wenig wie aus der „Wiener Zeit" bekannt. Auch aus seinen neun Briefen an H. SCHWARTZE geht hierzu nichts hervor. Seine in Deutschland erworbene Approbation galt nicht in Österreich, das seit 1866 nicht mehr dem Deutschen Bund angehörte. Andererseits ist es kaum vorstellbar, dass KESSEL in diesen Jahren nicht auch praktische ohrenärztliche Erfahrungen gesammelt hat. Seine bald folgende Ernennung zum Privatdozenten für Ohrenheilkunde an der Universität Graz scheint ohne diese kaum möglich. Gleiches gilt für die dort bewiesenen außerordentlichen Fähigkeiten als Operateur.

Man kann spekulieren, dass KESSEL vielleicht in der damals üblichen Weise zeitweilig bei verschiedenen Otologen in deren Praxen mitarbeitete. Das würde auch erklären, weshalb in der Literatur immer wieder – aber ohne Angabe von

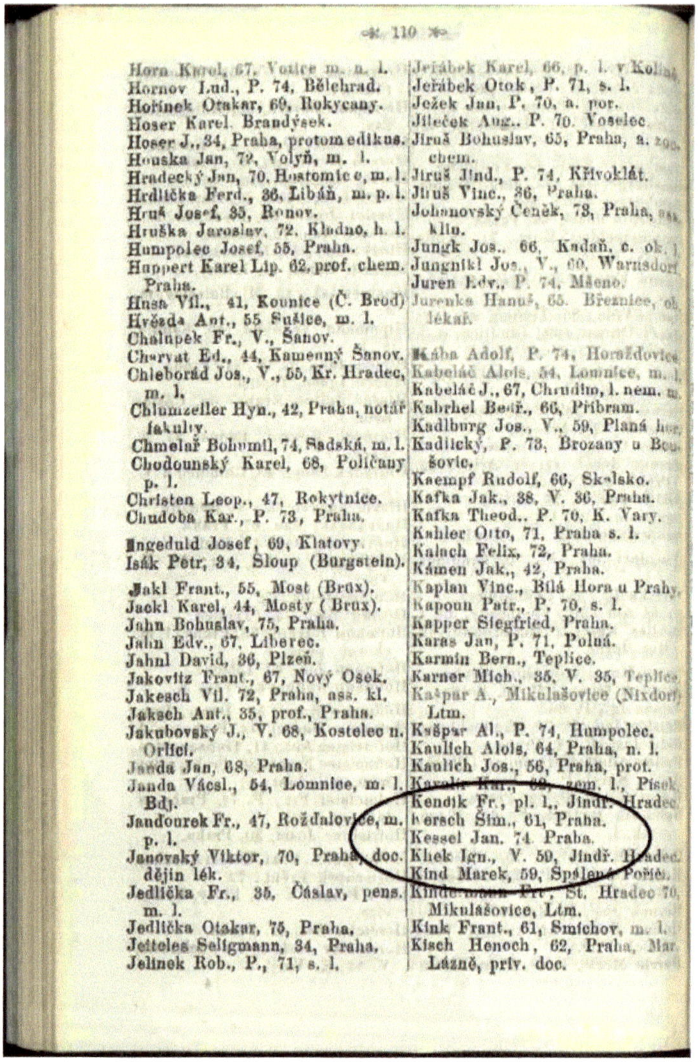

110

Horn Karel, 67, Votice m. a. l.
Hornov Lud., P. 74, Bělehrad.
Hořinek Otakar, 69, Rokycany.
Hoser Karel, Brandýsek.
Hoser J., 34, Praha, protomedikus.
Houska Jan, 72, Volyň, m. l.
Hradecký Jan, 70, Hostomice, m. l.
Hrdlička Ferd., 36, Libáň, m. p. l.
Hruš Josef, 35, Ronov.
Hruška Jaroslav, 72, Kladno, h. l.
Humpolec Josef, 55, Praha.
Huppert Karel Lip. 62, prof. chem. Praha.
Husa Vil., 41, Kounice (Č. Brod)
Hvězda Ant., 55 Sušice, m. l.
Chalupek Fr., V., Šanov.
Charvat Ed., 44, Kamenný Šanov.
Chleborád Jos., V., 55, Kr. Hradec, m. l.
Chlumzeller Hyn., 42, Praha, notář fakulty.
Chmelař Bohumil, 74, Sadská, m. l.
Chodounský Karel, 68, Poličany p. l.
Christen Leop., 47, Rokytnice.
Chudoba Kar., P. 73, Praha.

Ingeduld Josef, 69, Klatovy.
Isák Petr, 34, Sloup (Burgstein).

Jakl Frant., 55, Most (Brüx).
Jackl Karel, 44, Mosty (Brüx).
Jahn Bohuslav, 75, Praha.
Jahn Edv., 67, Liberec.
Jahnl David, 36, Plzeň.
Jakovitz Frant., 67, Nový Osek.
Jakesch Vil. 72, Praha, ass. kl.
Jaksch Ant., 35, prof., Praha.
Jakubovský J., V. 68, Kostelec n. Orlicí.
Janda Jan, 68, Praha.
Janda Vácsl., 54, Lomnice, m. l. Bdj.
Jandourek Fr., 47, Rožďalovice, m. p. l.
Janovský Viktor, 70, Praha, doc. dějin lék.
Jedlička Fr., 35, Čáslav, pens. m. l.
Jedlička Otakar, 75, Praha.
Jeitteles Seligmann, 34, Praha.
Jelinek Rob., P., 71, s. l.

Jeřábek Karel, 66, p. l. v Kolíně
Jeřábek Otok, P. 71, s. l.
Ježek Jan, P. 70, a. por.
Jileček Aug., P. 70, Voselec.
Jiruš Bohuslav, 65, Praha, a. zoo. chem.
Jiruš Jind., P. 74, Křivoklát.
Jiruš Vinc., 36, Praha.
Johanovský Čeněk, 73, Praha, as. klin.
Jungk Jos., 66, Kadaň, c. ok. l.
Jungnikl Jos., V., 60, Warnsdorf
Juren Edv., P. 74, Mšeno.
Jurenka Hanuš, 65, Březnice, ob. lékař.

Kába Adolf, P. 74, Horažďovice
Kabeláč Alois, 54, Lomnice, m. l.
Kabeláč J., 67, Chrudim, l. nem. m.
Kabrhel Bedř., 66, Příbram.
Kadlburg Jos., V., 59, Planá hor.
Kadlický, P. 73, Brozany u Bohušovic.
Kaempf Rudolf, 66, Skalsko.
Kafka Jak., 38, V. 36, Praha.
Kafka Theod., P. 70, K. Vary.
Kahler Otto, 71, Praha s. l.
Kalach Felix, 72, Praha.
Kámen Jak., 42, Praha.
Kaplan Vinc., Bílá Hora u Prahy.
Kapoun Patr., P. 70, s. l.
Kapper Siegfried, Praha.
Karas Jan, P. 71, Polná.
Karmin Bern., Teplice.
Karner Mich., 35, V. 35, Teplice.
Kašpar A., Mikulašovice (Nixdorf) Ltm.
Kašpar Al., P. 74, Humpolec.
Kaulich Alois, 64, Praha, n. l.
Kaulich Jos., 56, Praha, prot.
Karolik Kar., 62, zem. l., Písek
Kendik Fr., pl. l., Jindř. Hradec
Kersch Šim., 61, Praha.
Kessel Jan. 74 Praha.
Khek Ign., V. 59, Jindř. Hradec
Kind Marek, 59, Spálené Poříčí.
Kindermann Fr., St. Hradec 70, Mikulášovice, Ltm.
Kink Frant., 61, Smíchov, m. l.
Kisch Henoch, 62, Praha, Mar. Lázně, priv. doc.

Abbildung 5.21. Erstmaliger Eintrag KESSELs im Ärztekalender Böhmens für 1876 [24]. Die angegebenen Zahlen bezeichnen die Promotionsjahre. Abbildung aus dem Museum der Medizin, Prag.

Belegen – zu finden ist, dass KESSEL z. B. ein Schüler POLITZERs oder auch GRUBERs gewesen sei.

Die Angehörigen der medizinischen Fakultät in Prag im fraglichen Zeitraum sind vom Assistenten bis zum Professor vollständig erfasst [19]; erwartungsgemäß kommt KESSEL dort nicht vor [87].

Eine Dokumentation der praktizierenden Ärzte gibt es nicht mit vergleichbarer Genauigkeit, jedoch existiert der jährliche *Kalender der Ärzte Böhmens*

(Kalendář českých lékařů). In diesem Kalender erscheint ab dem Jahrgang 1876 ein JAN (tschechische Form des Vornamens JOHANNES) KESSEL mit dem Promotionsjahr 1874, das wiederum mit KESSELs Nostrifikationsjahr übereinstimmt (Abbildung 5.21). Es besteht daher kein Grund zu bezweifeln, dass es sich hier um „unseren" KESSEL handelt. Unerwartet ist lediglich die Feststellung, dass er in diesen Kalendern bis zum Jahrgang 1879 verzeichnet ist [88], also deutlich bis in seine Grazer Zeit hinein.

Literatur

1. BLACKMORE, J. T.: ERNST MACH – His work, life, and influence. Berkeley etc.: University of California Press 1972.
2. BLACKMORE, J. T. (Ed.): ERNST MACH – A deeper look. Documents and new perspectives. Dordrecht etc.: Kluwer Academic Publishers 1992 (Boston Studies in the Philosophy of Science, vol. 143).
3. BLACKMORE, J. T.; ITAGAKI, R.; TANAKA, S. (Eds.): ERNST MACH's Vienna 1895 – 1930, or phenomenalism as philosophy of science. Dordrecht etc.: Kluwer Academic Publishers 2001 (Boston Studies in the Philosophy of Science, vol. 218).
4. BLACKMORE, J. T.; ITAGAKI, R.; TANAKA, S. (Eds.): ERNST MACH's science – Its character and influence on EINSTEIN and others. Kanagawa: Tokai University Press 2006.
5. BLACKMORE, J. T.; ITAGAKI, R.; TANAKA, S.: ERNST MACH's Graz 1864 – 1867, where much science and philosophy were developed. Bethesda & Tokyo: Sentinel Open Press (2010).
6. BLACKMORE, J. T.; ITAGAKI, R.; TANAKA, S.: ERNST MACH's Prague 1867 – 1895 as a human adventure. Sentinel Open Press, s. L., 2010.
7. FECHNER, G. T.: Elemente der Psychophysik. 2 Teile. Leipzig: Breitkopf & Härtel 1860.
8. FECHNER, G. T.; PREYER, W.: Wissenschaftliche Briefe. Hamburg und Leipzig: Leopold Voss 1890.
9. FLOURENS, P.: Recherches expérimentales sur le propriétés et les fonctions du système nerveux, dans les animaux vertébrés. Paris: Crevot 1842.
10. FÜSSL, W.; PRUSSAT, M. (Bearb.): Der wissenschaftliche Nachlass von ERNST MACH. München: Deutsches Museum 2001 (Veröffentlichungen aus dem Archiv des Deutschen Museums; 4).
11. Geschichte der Wiener Universität von 1848 bis 1898. Als Huldigungsschrift zum fünfzigjährigen Regierungsjubiläum seiner k. u. k. apostolischen Majestät des Kaisers FRANZ JOSEF I. hgg. vom akademischen Senate der Wiener Universität. Wien: Alfred Hölder 1898.
12. GOLTZ, F.: Ueber die physiologische Bedeutung der Bogengänge des Ohrlabyrinths. Pflüger's Archiv für die gesamte Physiologie des Menschen und der Tiere 3 (1870), S. 172 – 192.
13. HALLER, R.; STADLER, F. (Hrsg.): ERNST MACH – Werk und Wirkung. Wien: Hölder-Pichler-Tempsky 1988.
14. HELLER, K. D.: ERNST MACH – Wegbereiter der modernen Physik. Mit ausgewählten Kapiteln aus seinem Werk. Leipzig: Johann Ambrosius Barth 1915.

15. HELMHOLTZ, H.: Die Lehre von den Tonempfindungen als physiologische Grundlage für die Theorie der Musik. Braunschweig: Vieweg und Sohn 1863.
16. HENNING, H.: ERNST MACH als Philosoph, Physiker und Psycholog. Wien / New York: Springer-Verlag 1964.
17. HERNECK, F.: Über eine unveröffentlichte Selbstbiographie ERNST MACHS. Wiss. Ztsch. der Humboldt-Universität zu Berlin, math.-naturwiss. Reihe VI (1956/57) 3, S. 209 – 220. — Nachdruck in [20], S. 107 – 140.
18. HERNECK, F.: Wiener Physik vor 100 Jahren. Physikalische Blätter 17 (1961) 10, S. 455 – 461.
19. HLAVAČKOVÁ; SVOBODNÝ: Biografický slovník pražské lékařské fakulty 1348 – 1939; I. (A – K); II (L – Ž). Pague 1988, 1993.
20. HOFFMANN, D.; LAITKO, H. (Hrsg.): ERNST MACH. Studien und Dokumente zu Leben und Werk. Berlin: Deutscher Verlag der Wissenschaften 1991.
21. HOFFMANN, D.: ERNST MACH in Prag. In: [20], S. 141 – 178.
22. HOFFMANN, R.; LÖBE, L.-P.: Die gemeinsamen Beiträge von JOHANNES KESSEL und ERNST MACH zur Entwicklung der Hörakustik. DAGA 2008, Dresden, Tagungsband „Fortschritte der Akustik", S. 709 – 710.
23. HOFFMANN, R.; LÖBE, L.-P.: Die gemeinsamen Arbeiten von JOHANNES KESSEL and ERNST MACH in Prag 1871 – 1874. Proceedings of the International Conference on Acoustics, AIA-DAGA 2013, Merano, March 18 – 21, 2013.
24. Kalendář českých lékařů v 1876, ročník VIII. Praha: Spolek českých lékařů 1875.
25. KAVKA, F., et al. (Eds.): History of Charles University, vol. 2 (1802 – 1990). Prague: Charles University 2001.
26. KOENIGSBERGER, L.: HERMANN VON HELMHOLTZ. 3 Bde. Braunschweig: Vieweg & Sohn 1902/03.
27. KOPETZ, H. V.: Plaudereien eines alten Pragers. Sammlung der in der „Bohemia" erschienenen Artikel. Prag: A. Haase 1905.
28. KÜPPER: Über die Bedeutung der Ohrmuschel des Menschen. Archiv für Ohrenheilkunde 8 (1873/74) 2, S. 158 – 162.
29. LAMPE, H.; QUERNER, H.; GÄRTNER, I.: Die Vorträge der allgemeinen Sitzungen auf der 1. – 85. Versammlung 1822 – 1913. Mit einer Bibliographie der Berichte über die Versammlungen. Hildesheim: H. A. Gerstenberg 1972 (Schriftenreihe zur Geschichte der Versammlungen deutscher Naturforscher und Ärzte, Bd. I).
30. LISSAJOUS, M. J.: Mémoire sur l'etude optique des mouvements vibratoires. Mémoire présenté à l'Académie des Sciences dans la séance du 6 avril 1857. Annales de Chimie et de Physique, Ser. 3, 51 (1857), S. 147 – 242.
31. MACH, E.: Zur Theorie der Pulswellenzeichner. Sitzungsberichte der mathematisch-naturwissenschaftlichen Classe der kaiserlichen Akademie der Wissenschaften 46 (1862), II. Abt., S. 157 – 174.
32. MACH, E.: Über die Gesetze des Mitschwingens. Sitzungsberichte der mathematisch-naturwissenschaftlichen Classe der kaiserlichen Akademie der Wissenschaften 47 (1863), II. Abt., S. 33 – 48.
33. MACH, E.: Über eine neue Einrichtung des Pulswellenzeichners. Sitzungsberichte der mathematisch-naturwissenschaftlichen Classe der kaiserlichen Akademie der Wissenschaften 47 (1863), II. Abt., S. 53 – 56.
34. MACH, E.: Zur Theorie des Gehörorgans. Sitzungsberichte der mathematisch-naturwissenschaftlichen Classe der kaiserlichen Akademie der Wissenschaften 48 (1863), II. Abt., S. 283 – 300.

— 2., unveränderter Abdruck. Prag: Calve 1872.
— Referat von Fick, Archiv für Ohrenheilkunde 6 (1873), S. 275 - 276.

35. Mach, E.: Über einige der physiologischen Akustik angehörige Erscheinungen. Sitzungsberichte der mathematisch-naturwissenschaftlichen Classe der kaiserlichen Akademie der Wissenschaften 50 (1864), II. Abt., S. 342 - 362.
— Nachdruck: J. Moleschott (Hrsg.): Untersuchungen zur Naturlehre des Menschen und der Thiere 9 (1865), S. 509 - 529.
36. Mach, E.: Zwei populäre Vorlesungen über musikalische Akustik. Graz: Leuschner & Lubensky 1865.
37. Mach, E.: Untersuchungen über den Zeitsinn des Ohres. Sitzungsberichte der mathematisch-naturwissenschaftlichen Classe der kaiserlichen Akademie der Wissenschaften 51 (1865), II. Abt., S. 133 - 150.
— Nachdruck: J. Moleschott (Hrsg.): Untersuchungen zur Naturlehre des Menschen und der Thiere 10 (1866), S. 181 - 200.
38. Mach, E.: Bemerkungen über die Accomodation des Ohres. Sitzungsberichte der mathematisch-naturwissenschaftlichen Classe der kaiserlichen Akademie der Wissenschaften 51 (1865), II. Abt., S. 343 - 346.
— Nachdruck: J. Moleschott (Hrsg.): Untersuchungen zur Naturlehre des Menschen und der Thiere 10 (1866), S. 201 - 204.
39. Mach, E.: Bemerkungen über den Raumsinn des Ohres. Annalen der Physik, 2. Folge 126 = 202 (1865), S. 324 - 330.
— Nachdruck: J. Moleschott (Hrsg.): Untersuchungen zur Naturlehre des Menschen und der Thiere 10 (1866), S. 319 - 321.
40. Mach, E.: Einleitung in die Helmholtz'sche Musiktheorie. Populär für Musiker dargestellt. Graz: Leuschner & Lubensky 1866.
41. Mach, E.: Vorläufige Mittheilung über einen Apparat zur Beobachtung der Schallbewegung. Anzeiger der Kaiserlichen Akademie der Wissenschaften, Mathematisch-Naturwissenschaftliche Klasse 7 (1870), S. 3 - 4.
42. Mach, E.: Weitere Mittheilung über die Beobachtung von Schwingungen. Anzeiger der Kaiserlichen Akademie der Wissenschaften, Mathematisch-Naturwissenschaftliche Klasse 7 (1870), S. 43 - 44.
43. Mach, E.: Methode die einzelnen Theile des Gehörorgans richtig graphisch darzustellen. Lotos - Zeitschrift für Naturwissenschaften 21 (1871) 11, S. 198.
— Kurzreferat eines Vortrages vom 26. 10. 1871 im Naturhistorischen Verein „Lotos“ in Prag.
44. Mach, E.: Über die stroboskopische Bestimmung der Tonhöhe. Sitzungsberichte der mathematisch-naturwissenschaftlichen Classe der kaiserlichen Akademie der Wissenschaften 66 (1872), II. Abt., S. 267 - 274.
45. Mach, E.: Optisch-Akustische Versuche. Die spectrale und stroboskopische Untersuchung tönender Körper. Prag: Calve 1873.
— Referat von Lucae, Archiv für Ohrenheilkunde 7 (1873), S. 214 - 222.
46. Mach, E.: Physikalische Versuche über den Gleichgewichtssinn des Menschen. Sitzungsberichte der mathematisch-naturwissenschaftlichen Classe der kaiserlichen Akademie der Wissenschaften 68 (1873), III. Abt., S. 124 - 140.
— Referat von Fick, Archiv für Ohrenheilkunde 8 (1873/74) 3, S. 302 - 307.
47. Mach, E.: Vorläufige Mittheilung. Archiv für Ohrenheilkunde 8 (1873/74) 2, S. 240.
48. Mach, E.: Bemerkung zu dem Referate Bd. VIII, Heft 4 [richtig: Heft 3], S. 305. Archiv für Ohrenheilkunde 9 (1874/75) 1-2, S. 132.

49. MACH, E.: Versuche über den Gleichgewichtssinn (Zweite Mittheilung). Sitzungsberichte der mathematisch-naturwissenschaftlichen Classe der kaiserlichen Akademie der Wissenschaften 69 (1874), II. Abt., S. 121 – 135.
50. MACH, E.: Über den Gleichgewichtssinn (Dritte Mittheilung). Sitzungsberichte der mathematisch-naturwissenschaftlichen Classe der kaiserlichen Akademie der Wissenschaften 69 (1874), III. Abt., S. 44 – 51.
51. MACH, E.: Bemerkungen über die Function der Ohrmuschel. Archiv für Ohrenheilkunde 9 (1874/75) 1-2, S. 72 – 76.
52. MACH, E.: Grundlinien der Lehre von den Bewegungsempfindungen. Leipzig: Wilhelm Engelmann 1875.
53. MACH, E.: Zur Analyse der Tonempfindungen. Sitzungsberichte der mathematisch-naturwissenschaftlichen Classe der kaiserlichen Akademie der Wissenschaften 92 (1885), II. Abt., S. 1283 – 1289.
54. MACH, E.: Populär-wissenschaftliche Vorlesungen. Leipzig: J. A. Barth 1896.
55. MACH, E.: Selbstbiographie (1913). Manuskript im Wilhelm-Ostwald-Archiv der Berlin-Brandenburgischen Akademie der Wissenschaften. Gedruckt in [20], S. 428 – 441.
56. MACH, E.: Die Analyse der Empfindungen und das Verhältnis des Physischen zum Psychischen. Nachdr. der 9. Aufl., Jena, Fischer, 1922, mit einem Vorw. zum Neudr. von GEREON WOLTERS. Darmstadt: Wiss. Buchges. 1991.
57. MAYR, J.: Situations-Plan der königl. Hauptstadt Prag nebst Smichov u. Karolinenthal mit Angabe der alten und neuen Hausnummern, nebst neuer Gassen- und Plätzebezeichnung. Selbstverlag des Vereins der Notare in Böhmen, Dezember 1869.
58. MEHNERT, D.; HOFFMANN, R.; DIETZEL, R.; KORDON, U.: Über den Ursprung der MAREYschen Kapseln. In: HOFFMANN, R. (Hrsg.): Sammeln und Forschen. Gesammelte Beiträge über historische phonetische Geräte. Dresden: TUDpress 2010 (Studientexte zur Sprachkommunikation, Bd. 55), S. 72 – 80.
59. MEHNERT, D.: Historische phonetische Geräte. Katalog der historischen akustisch-phonetischen Sammlung (HAPS) der TU Dresden, erster Teil. Dresden: TUDpress 2012 (Studientexte zur Sprachkommunikation, Band 62).
60. PFAUNDLER, L.: Mechanik und Akustik. 10. umgearb. und vermehrte Aufl. Braunschweig: Vieweg & Sohn 1905 (MÜLLER-POUILLETs Lehrbuch der Physik und Meteorologie, Bd. 1).
61. POLITZER, A.: Geschichte der Ohrenheilkunde. II – Von 1850 – 1911. Stuttgart: F. Enke 1913. – Reprografischer Nachdruck. Hildesheim: G. Olms 1967.
62. Protocoll des ersten otologischen Congresses während der 42. Versammlung deutscher Naturforscher und Aerzte in Dresden 1868. Archiv für Ohrenheilkunde 4 (1869) 1, S. 145 – 161.
63. SCHÜRER, O.: Prag – Kultur, Kunst, Geschichte. München: Callwey; Brünn: Rohrer; 4. Aufl. 1940.
64. SCHWARTZE, H.: Die wissenschaftliche Entwicklung der Ohrenheilkunde im letzten Decennium. Archiv für Ohrenheilkunde 1 (1864), S. 1 – 14, 76 – 91, 236 – 266.
65. SUDHOFF, K.: Hundert Jahre deutscher Naturforscher-Versammlungen. Gedächtnisschrift zur Jahrhundert-Tagung der Gesellschaft Deutscher Naturforscher und Ärzte, Leipzig, im September 1922. Leipzig: F. C. W. Vogel 1922.
66. TĚŠÍNSKÁ, E.: ERNST MACH, his Prague physics students and their careers. In: DUB, P.; MUSILOVÁ, J. (Eds.): ERNST MACH, Fyzika, Filosofie, Vzdělávání. Brno: Masarykova univerzita 2010, S. 75 – 117.

67. THIELE, J.: ERNST MACH-Bibliographie. Centaurus – an international journal of the history of science and its cultural aspects 8 (1963), S. 189 – 237.
68. Verzeichniss der in der österreichischen Monarchie in den Jahren 1833, 1834 und 1835 auf Erfindungen, Entdeckungen und Verbesserungen ertheilten Privilegien oder Patente. In: PRECHTL, J. J. (Hrsg.): Jahrbücher des kaiserlichen königlichen polytechnischen Instituts in Wien. Wien: Carl Gerold, Bd. 19 (1837), S. 394 – 507.
69. VLČKA, P. (Hrsg.): Umělecké památky Prahy. [1.] Staré Město / Josefov. Praha: Academia 1996.
70. WILLI, U.; FERRAZINZI, M.; HUBER, A.: Die Beweglichkeit des Incudomalleolaren Gelenkes und die Transferfunktion des Mittelohres. 5. DGA-Jahrestagung, 2002, S. 1 – 3.
71. WINTER, A. (Hrsg.): Tageblatt der 45. Versammlung deutscher Naturforscher und Ärzte in Leipzig vom 12. bis 18. August 1872. Leipzig: E. Wilfferodt 1872. — Teilabdruck in Archiv für Ohrenheilkunde 6 (1873) 1, S. 290 – 300.
72. ZAHNERT, T.: Laserinterferometrische Untersuchungen zur Dynamik des gesunden, pathologisch veränderten und rekonstruierten Mittelohres. Habilitationsschrift, TU Dresden 2002.

Ungedruckte Quellen

73. Mitteilung des Archivs der Karls-Universität, 28. 12. 2011.
74. Mitteilung des Odbor Archiv hlavního města Prahy, 18. 2. 2008.
75. Auskunft des Národní archiv Praha, 18. 4. 2008.
76. AÖAW (Archiv der Österreichischen Akademie der Wissenschaften), Allgemeine Akten, No. 1109/1863 und No. 17/1864.
77. Archiv des Deutschen Museums München, Nachlass ERNST MACH, Notizbuch NL 174/505 – bezeichnet „Notizen 70er Jahre“.
78. Archiv des Deutschen Museums München, Nachlass ERNST MACH, Notizbuch 174/506 – bezeichnet 1871.
79. Archiv des Deutschen Museums München, Nachlass ERNST MACH, Notizbuch 174/507 – bezeichnet 12 April 1873.
80. Archiv des Deutschen Museums München, Nachlass ERNST MACH, Notizbuch 174/508 – bezeichnet 16 März 1874.
81. Archiv des Deutschen Museums München, Nachlass ERNST MACH, Notizbuch 174/509 – bezeichnet 18 Sept 1874.
82. UAG, Medizinische Fakultät, Dekanatsakten, 102 ex 1874/75.
83. Auskunft des Universitätsarchivs Graz, 29. 1. 2008.
84. UAG, Medizinische Fakultät, Dekanatsakten, 144 ex 1874/75.
85. Auskunft des Archivs der Karls-Universität, 28. 12. 2011.
86. Österreichisches Staatsarchiv Wien, Allg. Verwaltungsarchiv, Bestand Unterricht-Allg., Fasz. 884, Zahl 1359.
87. Mitteilung des Instituts für Geschichte der Medizin der Karls-Universität Prag, 8. 12. 2011.
88. Rechercheergebnis des Museums für Medizin in Prag, vermittelt durch das Institut für Geschichte der Medizin der Karls-Universität Prag, 22. 12. 2011.

6

Graz
1875 – 1886

6.1 Johannes Kessel in Graz

JOHANNES KESSEL war also an seiner neuen Wirkungsstätte Graz Anfang 1875 angekommen. Es sollte seine kreativste und vielleicht auch glücklichste Lebensphase werden. Die Nostrifizierung war vollzogen, und die Habilitation zum Privatdozenten für Ohrenheilkunde stand bevor.

Die wichtigsten Quellen über das Schaffen KESSELs in seinen Grazer Jahren sind natürlich seine zahlreichen Veröffentlichungen. Wir sind in der glücklichen Lage, ergänzend – wie schon in Kapitel 5 – auf einige bisher unveröffentlichte Briefe KESSELs zurückgreifen zu können. Die Tätigkeit KESSELs als Privatdozent führt zudem dazu, dass in stärkerem Maße archivalische Quellen zur Verfügung stehen. Unter diesen ist die erste Gruppe im Zusammenhang mit der Habilitation entstanden und befindet sich im Universitätsarchiv Graz [55]. Da die Habilitation vom Ministerium für Cultus und Unterricht bestätigt werden musste, sind Teile der Habilitationsakte nach Wien abgegeben worden [56], die ins Allgemeine Verwaltungsarchiv (Teil des Österreichischen Staatsarchivs) gelangt sind [57], jedoch abgetreten wurden und nicht mehr verfügbar sind [58].

Immerhin findet sich dort eine zweite Akte [59], die 1886, am Ende der Grazer Periode KESSELs, entstanden ist und den Antrag auf seine Ernennung zum außerordentlichen Professor zum Gegenstand hat. Da dieser Antrag naturgemäß auf KESSELs Leistungen Bezug nimmt, stellt er eine wertvolle Quelle dar, die wir im Laufe des vorliegenden Kapitels unter der Kurzbezeichnung *Ernennungsantrag* zitieren wollen.

Zwischen diesen beiden Materialien, die am Anfang und am Ende der Grazer Periode KESSELs stehen, konnten weitere Archivalien erschlossen werden, die allerdings auch zeigen, dass er 1879/80 zwei schwierige Jahre zu überstehen hatte.

Der Zufall will, dass in dem Jahr des Antritts KESSELs in Graz dort auch die 48. Versammlung der Deutschen Naturforscher und Ärzte stattfindet, auf

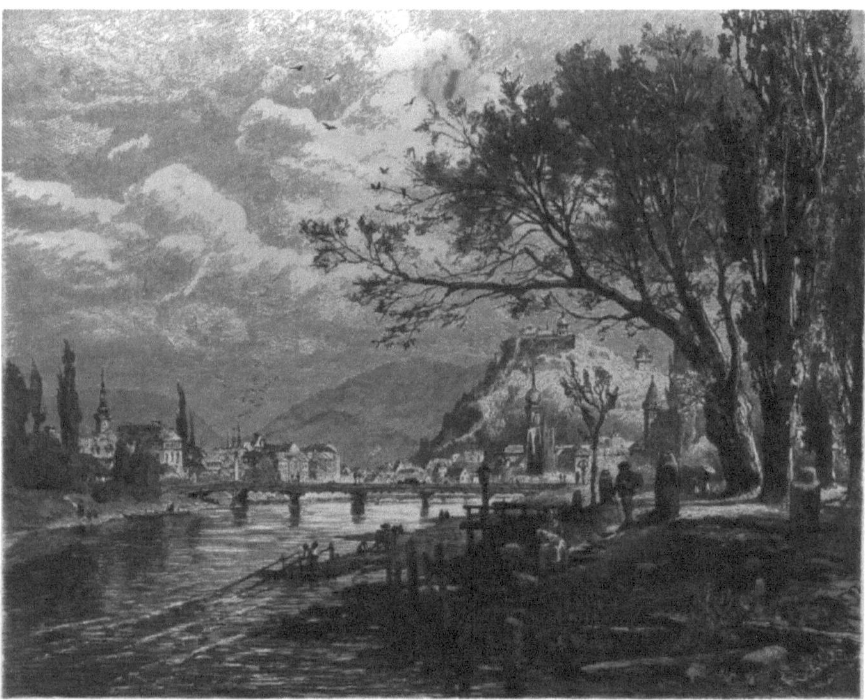

Abbildung 6.1. Graz und der Schlossberg vom Ufer der Mur aus. Illustration aus [38] von RICHARD PÜTTNER (1842 – 1913).

deren otologische Sektion wir noch zurückkommen werden (Abschnitt 6.4.1)[1]. Die Organisatoren der Versammlung lassen eigens für die Teilnehmer ein Buch über Geschichte und Topographie von Graz und Umgebung herstellen [21], mit dessen Hilfe wir uns ein Bild der Hauptstadt des österreichischen Kronlandes Steiermark zum damaligen Zeitpunkt machen können. Darin beginnt der Abschnitt über die jüngere Geschichte der Stadt (ab 1815) mit einer zitierenswerten Passage:

> „Den gewaltigen Erschütterungen, welche die französische Revolution und die napoleonischen Kriege über ganz Europa gebracht, folgte eine so allgemeine Erschöpfung, dass es der heiligen Allianz wenigstens anfänglich nicht schwer wurde, ihre Maßregeln zur Niederhaltung alles geistigen und politischen Fortschrittes durchzuführen und die Principien des patriarchalischen Regimentes zur Geltung zu bringen. Am besten gelang dies in Österreich, und sowie in allen Provinzen derselben, so herrschte bis 1848 auch in Stei-

[1] Bereits im Jahre 1843 hatte Graz die 21. Versammlung der Deutschen Naturforscher und Ärzte unter Beteiligung namhafter Gelehrter beherbergt. Wenn jemand einen frühzeitigen Beleg über die kommunikative Rolle wissenschaftlicher Konferenzen sucht, sei er auf das in [21, S. 242 f.] wiedergegebene Zitat des Geologen und Montanwissenschaftlers BERNHARD (VON) COTTA (1808 – 1879) verwiesen.

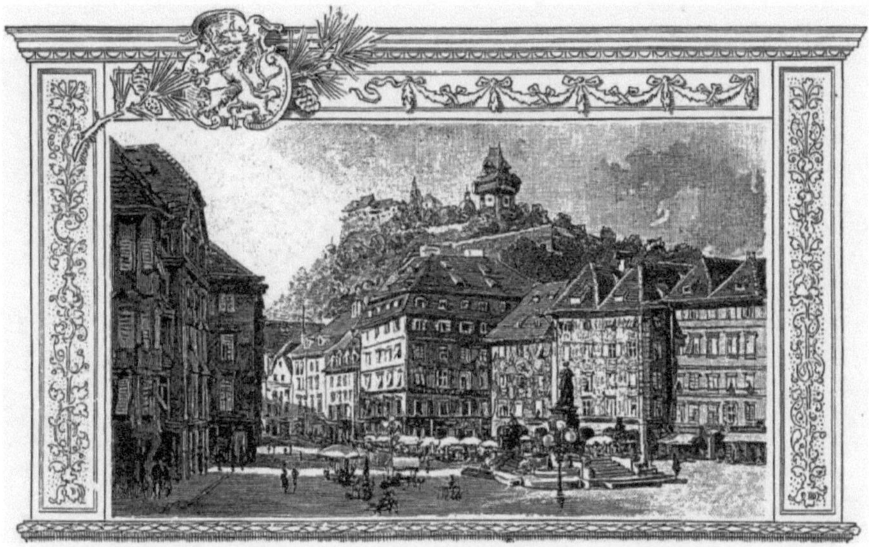

Abbildung 6.2. Der Hauptplatz von Graz. Historische Darstellung aus [32].

> ermark die tiefste Ruhe und wenn auch nur scheinbar Zufriedenheit mit den bestehenden Verhältnissen. – Es sind wenige Thaten, wenige Ereignisse, welche diesen Schlummer, den auch Graz in diesem Zeitraume schlief, unterbrachen, und nur solche, welche von localem und auch da meist nur minder bedeutendem Interesse sind.“

Diese Situation hatte sich bis zu der Zeit, der wir uns hier widmen, gründlich verändert. Beginnend mit dem Jahre 1844 wurde Graz an mehrere Eisenbahnlinien angeschlossen, die alten Befestigungsanlagen wichen schrittweise modernen Gebäuden, und zahlreiche Industrieanlagen entstanden. Die Einwohnerzahl erreichte den Wert von 100.000. Peter Rosegger (1843 – 1918), der große Schilderer seiner steirischen Heimat, hat Graz auf seinem Weg zu einer modernen Stadt im Jahre 1877 liebevoll beschrieben [38].

Zur Entwicklung der Stadt trug nicht unwesentlich der Aufschwung der lange darniederliegenden Universität bei, auf die wir nachstehend eingehen, wie auch die technische Lehranstalt, die den Rang einer technischen Hochschule erreichte (Abbildung 6.5).

Aus den Lehrveranstaltungsverzeichnissen und Personalständen der Universität lassen sich drei Anschriften entnehmen, die Johannes Kessel in Graz innegehabt hat [55]. Sie sind in unserem Stadtplan-Ausschnitt (Abbildung 6.3) verzeichnet und in den Abbildungen 6.4 und 6.5 wiedergegeben.

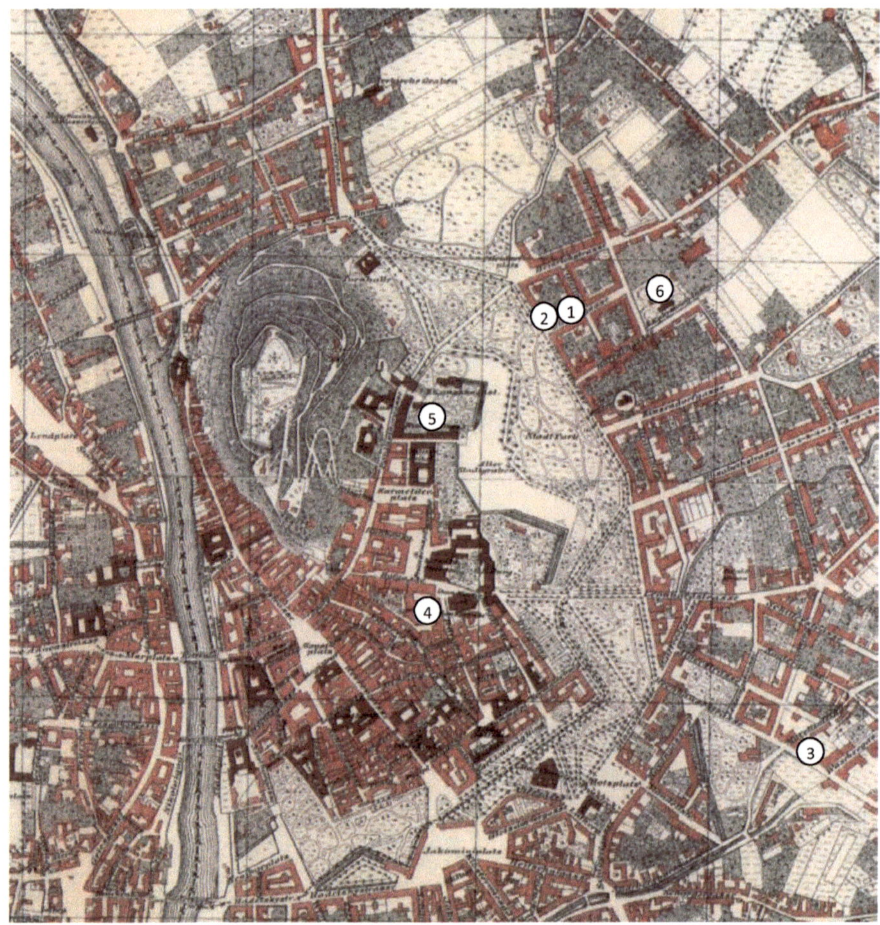

Abbildung 6.3. Ausschnitt aus dem Stadtplan von Graz 1875.
Der Plan war dem Buch über Graz beigegeben, das für die Teilnehmer der 48. Versammlung der deutschen Naturforscher und Ärzte in Graz hergestellt wurde [21]. Gekennzeichnet wurden die aus den Personal- und Vorlesungsverzeichnissen der Universität bekannten Wohnadressen Kessels:
(1) Attemsgasse 7 (Wintersemester 1875/76),
(2) Glacisstraße 7 (Wintersemester 1876/77),
(3) Rechbauerstraße 29 (Studienjahr 1882/83).
Außerdem wurden die folgenden Gebäude markiert:
(4) Hauptgebäude der Universität, Bürgergasse 2,
(5) Allgemeines Krankenhaus, Paulusthorgasse 8, Sitz der meisten Kliniken,
(6) Institut für Anatomie und Physiologie, Harrachgasse 21, Neubau 1870 – 1872.

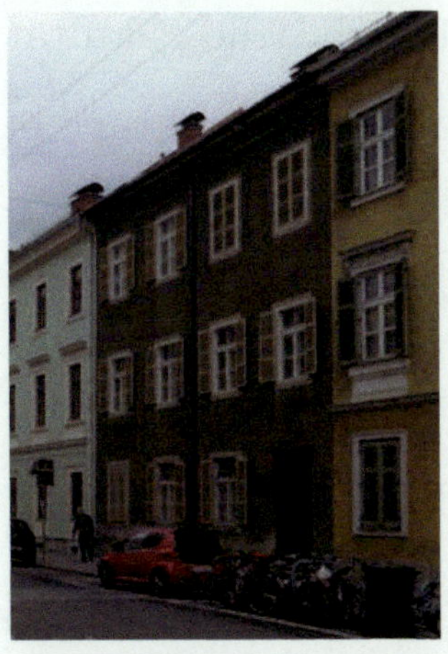

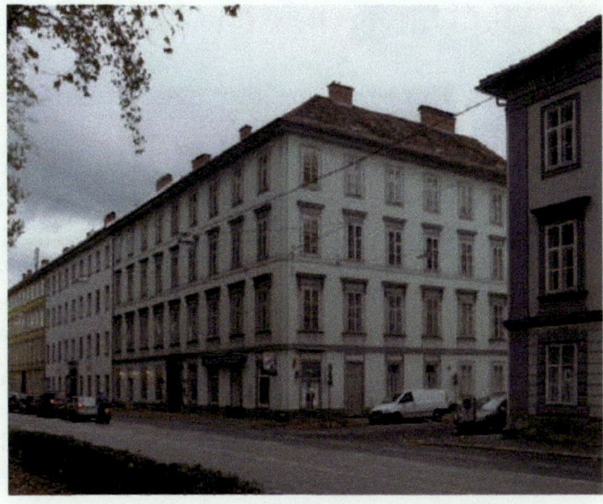

Abbildung 6.4. Die Gebäude mit den ersten beiden Wohnadressen KESSELs in Graz: Links Attemsgasse 7 (nach Kriegsschäden im Jahre 1955 wiederhergestellt), rechts Glacisstraße 7. Fotografien aus dem Jahr 2014.

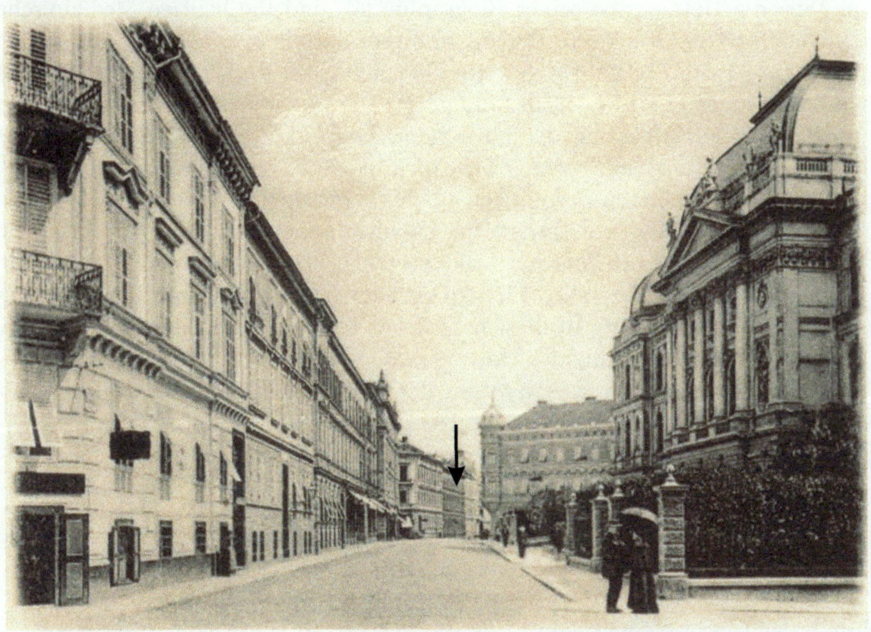

Abbildung 6.5. Blick in die Rechbauerstraße in Graz auf einer undatierten Ansichtskarte um 1900. Die letzte Grazer Wohnadresse KESSELs, Rechbauerstraße 29, ist durch einen Pfeil markiert. Das rechts stehende Hauptgebäude der Technischen Hochschule wurde 1884 – 1888 errichtet.

6.2 Die Universität Graz und ihre Medizinische Fakultät

6.2.1 Die Entwicklung der Medizinischen Fakultät

Nach den Universitäten in Prag (1348), Wien (1365) und Krakau (1401) war die am 14. April 1586 durch Erzherzog KARL II. gegründete Grazer Universität die viertälteste in Österreich-Ungarn. Sie bestand aus einer theologischen und einer philosophischen Fakultät, ergänzt durch das bereits 1573 gegründete Gymnasium, das als „Sprachenfakultät" gezählt wurde. Es gab also zunächst keine juristische und keine medizinische Fakultät. Es bestand eine enge Verbindung mit dem schon 1573 gegründeten Grazer Jesuiten-Collegium; beide Einrichtungen hatten einen gemeinsamen Rektor. In den Jahren 1607 – 1609 erhielt die Universität ein eigenes Gebäude [21].

Der durch die Erfindung der Perkussion als diagnostische Methode berühmt gewordene Arzt JOSEPH LEOPOLD VON AUENBRUGGER (1722 – 1809), später EDLER VON AUENBRUGG, stammte aus Graz. Obwohl sich sein Studium und sein medizinisches Wirken in Wien abspielten, wird sein Andenken in Graz besonders gepflegt. So veranlasste der *Verein der Ärzte in Steiermark* im Jahre 1865 die Herausgabe seiner Biographie [4], und die heutige Medizinische Universität Graz führt sein Porträt in ihrem Siegel.

Unter MARIA THERESIA gewann die Universität durch die Aufhebung des Jesuitenordens (1773) an Selbständigkeit. Die Naturwissenschaften erhielten durch die Reorganisation der philosophischen Fakultät (1774) eine größere Bedeutung. Mit einem Professor für Chirurgie (1774) und einem für Anatomie (1776) gab es die ersten Berufungen auf medizinischem Gebiet. 1778/89 wurde die Universität durch eine juristische Fakultät erweitert.

Trotzdem sank die Zahl der Studenten erheblich, so dass JOSEPH II. die Grazer Universität im Jahre 1782 kurzerhand aufhob und ihre Umwandlung in ein Lyceum verfügte. In diesem Zustand verblieb die Bildungseinrichtung bis zur Wiederherstellung der Universität im Jahre 1827.

Zum Zeitpunkt der Restauration der Universität befand sich das medizinische Fach unter dem Dach der 1804 – 1811 eingerichteten „medicinisch-chirurgischen Lehranstalt". Diese bildet den Ausgangspunkt für die medizinische Fakultät, mit deren Einrichtung im Jahre 1863 die Universität komplettiert wurde. Wir zitieren dazu W. HÖFLECHNER [17]:

> „Damit rückte man der Erfüllung der Forderung näher, die 1863 auch der große Mann der österreichischen Medizin, KARL VON ROKITANSKY, in einer bedeutsamen Stellungnahme zum österreichischen Universitätswesen erhoben hatte: Die ‚*Gleichschaltung*' mit den deutschen Universitäten sollte die erneuerten österreichischen Universitäten möglichst nahe an das große Vorbild heranrücken."

Im Sommersemester des Studienjahres 1874/75, also gerade beim Amtsantritt KESSELs, wirkten an der medizinischen Fakultät neun ordentliche und fünf außerordentliche Professoren und fünf Privatdozenten für 151 immatrikulierte und 14 außerordentliche Hörer. Wir folgen mit diesen Angaben immer noch [21], wo schließlich noch die folgenden Institute und Kliniken der Fakultät aufgezählt werden:

- Institut für Anatomie und Physiologie (Neubau 1870 – 1872),
- Pathologisch-anatomisches Institut (Neubau 1867/68)[2],
- Pharmakognostische und pharmakodynamische Sammlung,
- Medicinische Klinik,
- Chirurgische Klinik,
- Klinik für Augenheilkunde,
- Gynaekologische Klinik,
- Klinik für Hautkrankheiten und Syphilis,
- Laboratorium für physiologische und pathologische Chemie,
- Psychiatrische Klinik,
- Institut für Staatsarzneikunde.

Die Betreuung der Patienten erfolgte im Allgemeinen Krankenhaus (Abbildung 6.6), das uns auch unter den Bezeichnungen „landschaftliches Krankenhaus" und „Paulusthorspital" begegnet. Seinen Standort haben wir in der Abbildung 6.3 gekennzeichnet. Es gehört wie das Allgemeine Krankenhaus in Wien zu den Gründungen, die JOSEPH II. veranlasst hat.

Die Beziehungen zwischen der Medizinischen Fakultät und dem Krankenhaus waren – nach einer summarischen Darstellung wiedergegeben – wie folgt geregelt [15]:

> „Als beiläufig um die Zeit der bevorstehenden Gründung der Grazer medizinischen Fakultät sie sogenannten Landes-Wohltätigkeitsanstalten, das Krankenhaus, das Gebär- und Findelhaus und die Irrenanstalt in Graz, aus der ärarischen Verwaltung in jene des Landes übergingen – 1862 oder 1863 – wurde in den betreffenden Vertrag die Bestimmung aufgenommen, dass sich der Staat die Benützung jener Anstalten zu Unterrichtszwecken in unbeschränkter Weise vorbehalte, selbstverständlich unter der Zusicherung der Vergütung der Kosten an den Landesfond. Dieser theoretische Vorbehalt wurde im Statute des Krankenhauses einverständlich zwischen der Regierung und dem Landtage dahin geregelt, dass der Professor der klinischen Medizin zugleich Primararzt der 1. medizinischen Abtheilung – im Dienste des Landes – sei und dafür auch einen Gehalt beziehe; das Entsprechende gilt vom Professor der Chirurgie, dem für Syphilis und Dermatologie, dem für Geburtshilfe und Gynäkologie, ja von dem für pathologische Anatomie, der zugleich bezahlter Prosektor, und jenem für medizinische Chemie, der sogleich besoldeter Chemiker des Spitals ist."

So wichtig diese Regelungen waren, boten sie auch das Potential für Konflikte. Das eben angegebene Zitat stammt aus der Berichterstattung über einen solchen Fall aus dem Jahre 1880. Wir werden noch darlegen (Abschnitt 6.3.5), dass im gleichen Jahre auch KESSEL in einen Konflikt mit der Krankenhausverwaltung geriet.

[2] Dieses Institut ehrte die 48. Versammlung der deutschen Naturforscher und Ärzte durch eine spezielle Veröffentlichung [16].

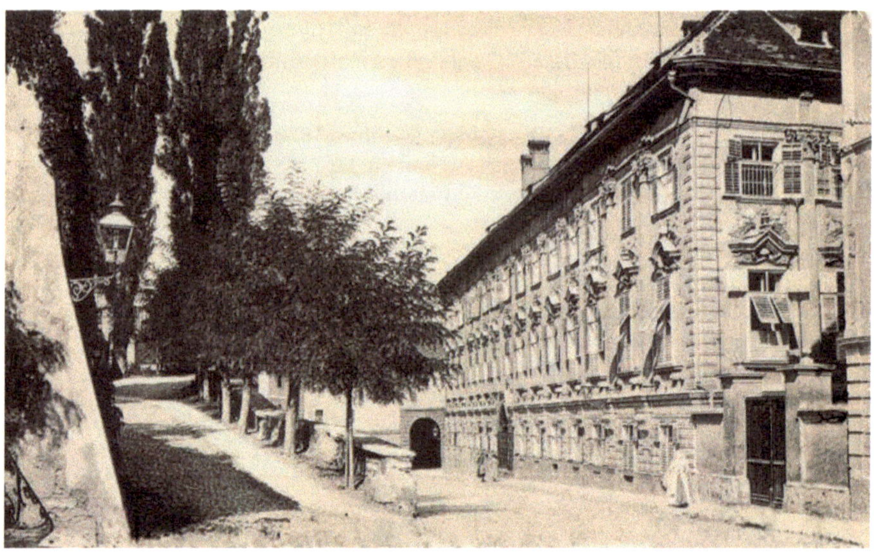

Abbildung 6.6. Das ehemalige Palais Wildenstein in Graz, Paulusthorgasse 8, ab 1786 als Allgemeines Krankenhaus genutzt. Im Hintergrund das Paulustor. Ausschnitt aus einer Ansichtskarte, gelaufen 1905.

Zur räumlichen Situation sei erwähnt, dass im Jahre 1871 das Land Steiermark einen Trakt im Hofraum des Allgemeinen Krankenhauses anbauen ließ (Abbildung 6.9), der der Aufnahme der medizinischen, chirurgischen und der Augenklinik diente. Hier müssen wir uns auch das Tätigkeitsfeld KESSELs vorstellen.

Trotz dieses Anbaus fehlten an dem genannten Standort die Erweiterungsmöglichkeiten, so dass Ende des 19. Jahrhunderts der Neubau des Landeskrankenhauses geplant wurde, der 1912 im Osten von Graz vollendet wurde (Abbildung 6.25) und das heutige Universitätsklinikum der Medizinischen Universität Graz bildet.

6.2.2 Das Wirken von Alexander Rollett

Die Universität Graz mit ihrer Medizinischen Fakultät kann auf eine Vielzahl bedeutender Wissenschaftler verweisen. Wenn wir uns hier auf einige Aussagen zu A. ROLLETT beschränken, liegt das daran, dass dieser allem Anschein nach eine besondere Bezugsperson für KESSEL gewesen ist, sogar bis in dessen Jenaer Periode hinein.

ALEXANDER R. ROLLETT (1834 – 1903, Abbildung 6.7) entstammte einer Medizinerfamilie, die in Baden bei Wien ansässig war. Nach dem Abschluss seiner Gymnasialausbildung im Stift Melk studierte er ab 1851 in Wien Medizin, wo seine Spezialisierung als Physiologe erfolgte [18]:

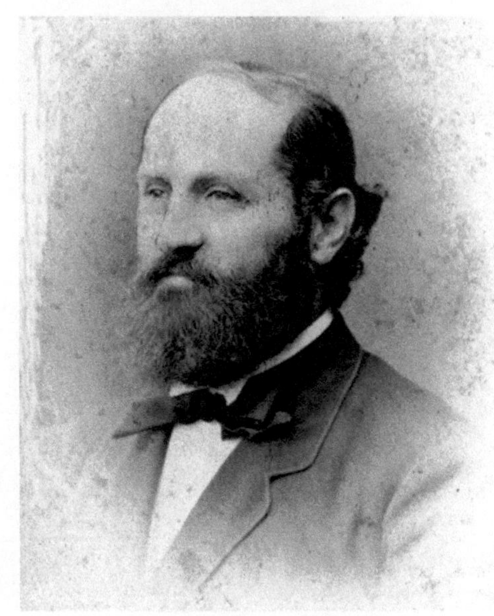

Abbildung 6.7. ALEXANDER ROLLETT. Ausschnitt aus einer Fotografie von 1876, © Universitätsarchiv Graz.

> „1854 begann sich ALEXANDER ROLLETT auf Arbeiten im Physiologischen Institut von ERNST WILHELM BRÜCKE zu konzentrieren, wo er 1856 seine erste wissenschaftliche Arbeit veröffentlichte und 1857, noch vor [...] der Promotion zum Doktor der Medizin (1858), [...] BRÜCKEs Assistent wurde. Besondere Freundschaft verband ihn aus dieser Zeit das ganze Leben hindurch mit dem älteren, an der Josephinischen Akademie tätigen Physiologen CARL LUDWIG.“

1863 wurde er zum ordentlichen Professor für Physiologie und Histologie an der Universität in Graz ernannt, wo er bis zu seinem Tod wirkte. Für das bereits erwähnte STRICKERsche „Handbuch der Lehre von den Geweben des Menschen und der Thiere“ hat er die Kapitel *Von den Bindesubstanzen*, *Vom Blut* und *Über die Hornhaut* verfasst. Damit ist aber die Richtung seiner weit gespannten fachlichen Interessen nur angedeutet. Eine Zusammenstellung seiner Veröffentlichungen findet sich in [18]. Sein Nachfolger OSKAR ZOTH (1864 – 1933) hat ihm einen ausführlichen Nachruf gewidmet [54]. Darin würdigt er drei Gebiete, auf denen ROLLETT Hervorragendes geleistet hat:

- Arbeiten über das Blut,
- Arbeiten zur Histologie und Physiologie des quergestreiften Muskels,
- Arbeiten zur physiologischen Optik.

Eine hier nur anzudeutende Verbindung zu unserem Abschnitt 4.3 ergibt sich aus dem Hinweis von ZOTH, dass ROLLETT mit Erfolg experimentelle Verfahren einsetzte, die auf MAREY zurückgehen, insbesondere den Myographen, der eine Variante des Kymographen darstellt.

ROLLETT war in zahlreichen Funktionen innerhalb der Universität, wo er je viermal Dekan und Rektor war, aber auch in der Öffentlichkeit und in

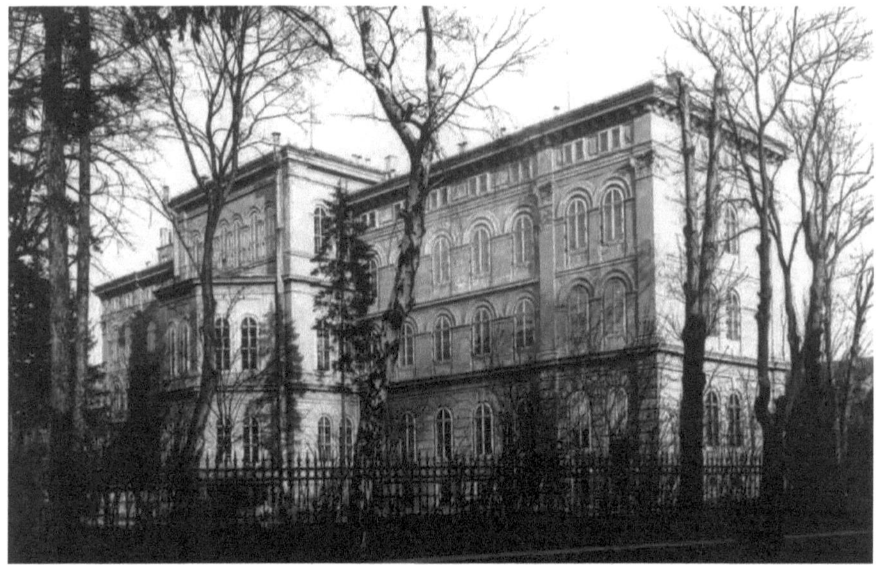

Abbildung 6.8. Der Neubau des Anatomisch-Physiologischen Instituts der Universität Graz von 1872. Fotografie aus dem Jahre 1900, © Universitätsarchiv Graz.

Gremien tätig. In den Jahren, in denen KESSEL in Graz arbeitete, war er in den Studienjahren 1874/75 und 1882/83 Dekan der Medizinischen Fakultät und im Studienjahr 1883/84 Rektor.

Für die 46. Naturforscherversammlung in Graz im Jahre 1875 war ROLLETT als erster Geschäftsführer tätig. In dem Graz-Führer, der für die Teilnehmer aufgelegt wurde, findet sich eine anschauliche Beschreibung des Instituts für Anatomie und Physiologie [21, S. 267 ff.]. Diesen Neubau von 1872 (Abbildung 6.8), der sich in der Harrachgasse 21 befand, teilte sich ROLLETT mit dem Anatomen JULIUS VON PLANER.

Für die Forschung ist es ein glücklicher Umstand, dass ein großer Teil der Korrespondenz ROLLETTs erhalten geblieben ist. Seit 2012 liegt eine vom Universitätsarchiv Graz veranstaltete Edition vor, die 2814 Briefe enthält, die überwiegend an ROLLETT gerichtet sind [KB-98]. Darunter befinden sich 12 Briefe von KESSEL und 6 Briefe von MACH. Die Edition war sehr hilfreich für die vorliegende biografische Arbeit. Insgesamt haben 30 Briefe unterschiedlicher Verfasser einen Bezug zur Biografie von KESSEL. In den Kapiteln 4 und 5 haben wir bereits einige von ihnen zitiert. Die Briefe bezeugen KESSELs Verbundenheit mit ROLLETT, der sich sehr für ihn eingesetzt hat, als er 1879/80 zwischen die Fronten konkurrierender Gruppen in der Professorenschaft der Medizinischen Fakultät geriet. Wir werden im Abschnitt 6.3.5 versuchen, Struktur in die „KESSEL-Affäre“ zu bringen, und dabei dankbar die Briefedition hinzuziehen.

6.3 Johannes Kessel als Privatdozent

6.3.1 Das Habilitationsverfahren

A. Politzer schreibt [37]: „Der otiatrische Unterricht an der Universität in Graz beginnt im Jahre 1875 mit der Habilitation Dr. Johannes Kessels, eines Schülers Politzers, zum Dozenten dieses Spezialfaches.“ Wie wir bereits in Abschnitt 5.6 ausgeführt haben, hatte Kessel von Prag aus seinen Beitrag zu Strickers Handbuch der Gewebelehre als Habilitationsschrift eingereicht und beantragt, die Befugnis als Privatdozent der Ohrenheilkunde zu erhalten.

Mit der Abfassung des Berichtes über das Habilitationsgesuch wurden die Professoren Victor Ritter v. Ebner, Extra-Ordinarius für Histologie und Embryologie, und Karl Blodig, Ordinarius für Augenheilkunde, betraut, die das folgende Urteil abgaben: „Im Ganzen muss die Abhandlung, als eine sorgfältige durchaus streng wissenschaftlich gehaltene, die anatomische Kenntniß des Mittelohres vielfach erweiternde Arbeit bezeichnet werden.“ Ihr Bericht schließt mit der folgenden Passage [60]:

> „Aus dem Inhalte der Habilitationsschrift und der übrigen hier besprochenen Schriften geht klar hervor, dass Herr J. Kessel in den verschiedensten die Ohrenheilkunde berührenden Wissenszweigen selbständige zum Theil neue Resultate ergebende Arbeiten durchgeführt hat, so dass demselben die wissenschaftliche Befähigung für die angestrebte Dozentur *wohl zugestanden werden muss*. Nachdem auch alle anderen gesetzlichen Erfordernisse zur Habilitation erfüllt sind so beantragen die Unterzeichneten das löbl. Professorenkollegium wolle den Herrn J. Kessel zum Colloquium zulassen.
> Graz, den 23. Jänner 1875. Ebner. Blodig“

Am 27. Januar 1875 beschließt das medizinische Professoren-Collegium, den Kandidaten zum Kolloquium zuzulassen, zu dessen Abhaltung wieder die Professoren Ebner und Blodig bestimmt werden [61]. Das Kolloquium dürfte am 12. März 1875 stattgefunden haben, denn am gleichen Tag findet eine außerordentliche Sitzung des Professorenkollegiums der medizinischen Fakultät statt, auf der sich „das Collegium [...] von dem Erfolg des Colloquiums befriedigt“ erklärt. In dieser Sitzung wird auch das Thema der Probevorlesung festgelegt, das „Untersuchungsmethoden des Gehörorgans und ihre Anwendung in der Praxis“ lauten soll. „Als Zeit für dieselbe wird über das eigene Ansuchen des Dr. Kessel Montag d. 15. um 12 Uhr bestimmt“ [62].

Nach gehaltener Probevorlesung soll der Habilitationsakt dem hohen Ministerium zur Bestätigung vorgelegt werden. Das entsprechende Anschreiben an das Ministerium für Cultus und Unterricht ist als Anlage zu [62] erhalten und enthält außer dem Hinweis auf die Ablegung des Staatsbürgereides am 9. März 1875 die Betonung, dass „das genannte Fach aber bisher an der hiesigen Fakultät nicht vertreten war“ und eine Dozentur eine „sehr wesentliche und wünschenwerthe Ergänzung der Lehrfächer“ darstellen würde.

Die Universität bestätigt in einem Brief an Kessel die Dozentur. Die beigeheftete Bestätigung des Ministeriums trägt das Datum vom 9. April 1875

[63]. Damit war KESSEL – mit erheblichem persönlichen Einsatz – zum ersten Vertreter der Ohrenheilkunde an der Universität Graz geworden. Für die Entwicklung des Faches, das damit weitere akademische Anerkennung auf dem Weg zur selbständigen medizinischen Disziplin fand, war das wichtig und aus medizinhistorischer Sicht bedeutsam.

Doch bedeutete es für KESSEL selbst wie für jeden Privatdozenten damaliger Zeit keineswegs die Sicherung der Existenz. Während die Professoren vom Staat bleibend angestellt wurden, war die Stellung der Privatdozenten in Österreich durch ein Gesetz vom 27. April 1873, betreffend die Organisation der akademischen Behörden, so geregelt [5]:

> „Privatdozenten dagegen sind nicht vom Staate bestellte, sondern von diesem nur zugelassene Lehrer, welche durch die Zulassung das Recht erwerben, ihre Vorlesungen an der Universität öffentlich anzukündigen und in einem Hörsaale derselben zu halten.“

Privatdozent war damit zwar ein akademischer Titel, der jedoch mit keinerlei staatlichen Einkünften verbunden war. Seitens der Administration war dies durchaus gewollt, um einerseits Ausgaben zu sparen, andererseits die wissenschaftliche Aktivität der jüngeren Generation herauszufordern, die so (wie im Falle von KESSEL) neue, noch nicht etablierte Fachgebiete besetzen konnte.

Tabelle 6.1. Zusammensetzung der medizinischen Fakultät der Karl-Franzens-Universität Graz (Stand 1877 – 1879) nach [24].

Fach	Ordinarius	Privatdozent	Extraordinarius
Anatomie	PLANER		
Path. Anatomie	KUNDRAT		
Physiologie	ROLLETT		
Allg. Pathologie	SCHROFF		
Spec. Pathologie	REMBOLD	HAIMEL	
Experim. Pathologie		KLEMENSIEWICZ	
Chirurgie	RZEHACZEK	QUASS	
Histologie			EBNER
Augenheilkunde	BLODIG		
Geburtshilfe	HELLY	BÖRNER	
Path. Chemie			HOFFMANN
Psychiatrie			KRAFFT-EBING
Gerichtl. Arzneikunde	SCHAUENSTEIN		
Seuchenlehre			KOCH
Dermatologie			LIPP
Zahnheilkunde		TANZER	
Balneologie		CLAR	
Laryngoscopie		EMELE	
Ohrenheilkunde		KESSEL	
Kinderheilkunde		TSCHAMER, ZINI	

Die materielle Sicherstellung musste sich aus den Einnahmen für die Lehrtätigkeit ergeben. Ein Erlass des Ministeriums für Kultus und Unterricht vom 19. Dezember 1848 regelte, dass die Privatdozenten berechtigt sind, „von ihren Zuhörern Honorare zu fordern“. 1850 wurde für die unbesoldeten außerordentlichen Professoren und die Privatdozenten ein gesetzliches Minimum des Kollegiengeldes festgelegt. Es betrug „für jedes Semestral-Kollegium so viele Gulden Konv. Münze, wie viele Stunden das Kollegium wöchentlich ausfüllt“ [5].

Bei geringen Studentenzahlen, die auch bei KESSEL zunächst vorlagen, reichten diese Honorare nicht aus. Daher waren weitere Einnahmen aus der eigenen ärztlichen Praxis erforderlich. Aus all dem ergab sich das Bestreben eines Privatdozenten, die Position als besoldeter außerordentlicher (Extraordinarius) oder, noch besser, ordentlicher Professor (Ordinarius) zu erreichen.

Das zitierte Gesetz von 1873 sicherte den Privatdozenten eine Vertretung im Professoren-Kollegium. Nach den Angaben in den Personal- und Vorlesungsverzeichnissen hat KESSEL vom Sommersemester 1877 bis inklusive Studienjahr 1878/79 als „Vertreter der Privatdocenten im Collegium“ gewirkt ([55]; vgl. auch [KB-98, L.786]). Diese akademische Gruppe war an der medizinischen Fakultät stark angewachsen: Nach einer Übersicht von F. V. KRONES [24] bestand ihr Lehrkörper in diesem Zeitraum aus neun Ordinarien, die vor allem die klassischen Disziplinen wie Anatomie, Pathologie, Physiologie und Chirurgie vertraten, fünf Extra-Ordinarien und zehn Privatdozenten. Vergleicht man diese Angaben mit denen in Abschnitt 6.2.1, stellt man fest, dass sich die Zahl der Privatdozenten in nur drei Jahren verdoppelt hatte. Wir haben die Namen der Hochschullehrer in Tabelle 6.1 zusammengestellt, weil viele von ihnen auf den folgenden Seiten eine Rolle spielen werden.

6.3.2 Lehrtätigkeit

Die erwähnte Bestätigung der Dozentur durch die Fakultät [63] enthält auch die Aufforderung an den frisch ernannten Privatdozenten, seine Lehrtätigkeit aufzunehmen. Erhalten ist ein Brief KESSELs an das Medizinische Dekanat vom 20. April 1875, wonach „er im Laufe nächster Woche seine Vorlesung ‚über Ohrenkrankheiten' beginnt“ [64].

Erstmalig zum Wintersemester 1875/76 erfolgt die Ankündigung seiner Lehrveranstaltung im Personal- und Vorlesungsverzeichnis: „Über theoretisch-praktische Ohrenheilkunde, wöchentlich 5 Stunden, von 12 – 1 Uhr, vom Privatdocenten Dr. JOHANN KESSEL.“ In den darauffolgenden Semestern finden sich diese Angaben mit nur geringfügigen Abweichungen; 1885 wird ein Umfang von 6 Stunden angegeben. In den Sommersemestern wird ab 1878 als Ort der Hörsaal der Augenklinik genannt [55].

Obwohl KESSEL in einer Eingabe, die wir im folgenden Abschnitt wiedergeben werden, von anfänglich elf Hörern schreibt, ist nach der offiziellen Statistik die Nachfrage aus den Reihen der Studenten zunächst sehr gering gewesen. Es hat sich eine Mitteilung der Universitätskanzlei aus dem Jahre

1880 erhalten, nach der die Frequenz des Kolloquiums „Über Ohrenheilkunde" folgendermaßen aussah [111]:

Winter-Semester 1875/76	1 Hörer
Sommer-Semester 1876	2 Hörer
Winter-Semester 1876/77	—
Sommer-Semester 1877	2 Hörer
Winter-Semester 1877/78	2 Hörer
Sommer-Semester 1878	3 Hörer
Winter-Semester 1878/79	—
Sommer-Semester 1879	—
Winter-Semester 1879/80	—
Sommer-Semester 1880	—

Diese Situation scheint sich später gebessert zu haben, denn in dem Ernennungsantrag von 1886 wird auf die „in den letzten Jahren erfreuliche[n] Resultate" der lehramtlichen Tätigkeit KESSELs verwiesen und ausgeführt [59]:

> „KESSEL hält seit dem Jahr 1875 in jedem Semester ein 6stündiges Collegium über theoretisch-praktische Ohrenheilkunde, welches zwar weniger von Studierenden mit Rücksicht darauf, dass die Ohrenheilkunde dermalen kein obligates Fach bildet und nicht geprüft wird, desto eifriger jedoch von praktischen Ärzten frequentirt wird."

Noch stehen wir aber mit unserer Beschreibung der Grazer Periode am Anfang, an dem KESSEL sich auch erst einmal um die materiellen Grundlagen einer erfolgreiche Lehre und Forschung kümmern musste. Erhalten ist eine Eingabe von ihm, die er am 27. Juni 1875 über das Dekanat an das Ministerium richtete. Darin beantragt er die Anschaffung von Instrumenten zur wissenschaftlichen Forschung in der Ohrenheilkunde im Wert von 1.000 Gulden und für die „Herstellung einer anatomischen Sammlung" zu 100 Gulden pro Jahr inklusive laufende Kosten und legt eine Liste der bereits auf eigene Kosten besorgten Instrumente vor [55]. Da dieses Schreiben eine Fülle von Informationen über die näheren Umstände des Beginns der Tätigkeit KESSELs in Graz enthält, geben wir es im nächsten Abschnitt samt Anlage vollständig wieder [65].

6.3.3 Kessels Eingabe an das Dekanat vom 27. Juni 1875

Wohllöbliches Professorencollegium der medizinischen Fakultät!

Es liegt in dem Gange der Naturwissenschaften, dass sich ihre Theorien wenig um die Praxis bekümmern, wohl aber nicht umgekehrt, denn die Erfahrung lehrt, dass die letztere zur einfachen Manipulation herabsinkt, wo sie nicht durch bereits feststehende Gesetze begründet werden kann. Es soll damit die Wichtigkeit der Manipulationen insbesondere für den praktischen Arzt nicht unterschätzt werden, allein die Erfahrung lehrt zur Genüge, dass ihre Anwendungen am Ohr die genaueste Kenntnis der Funktion jedes einzelnen seiner Theile voraussetzt, wenn damit genützt und nicht geschadet werden soll. Eine rationelle Behandlung des Gehörorganes hat die genaue Kenntnis der physiologischen Leistungen desselben zur Grundbedingung, welche unbedingt erfüllt sein muss, wenn es sich nicht um einen therapeutischen sindern operativen Eingriff handelt.

Durch die Forschungen der letzten Decennien ist nun aber die Physiologie des Gehörorganes soweit festgestellt, dass eine Anzahl funktioneller Störungen desselben von Erkrankungen einzelner seiner Theile abgeleitet werden können; ich will hier nur auf die Störungen am CORTIschen Organ, besonders aber auf die Störungen am mechanischen Mittelohrapparat hinweisen, auf die Veränderungen am Trommelfelle, auf die Retraction der Sehne des Trommelfellspanners, auf die Anwesenheit von Flüssigkeit in der Paukenhöhle und auf die überaus häufigen Verwachsungen in der letzteren, welche die Durchbohrung des Trommelfelles und die Durchschneidung der Sehne des Trommelfellspanners zur Folge haben.

Während demnach ein Theil der klinischen Erscheinungen genügend erlärt [ist], harren andere noch darauf und der Grund warum man hierin so langsam weiterschreitet ist meines Erachtens nach in dem Umstand zu suchen, dass nur Wenige von den Ärzten, welche sich in dem Gebiete der Ohrenheilkunde beschäftigen, die zur theoretischen Begründung der Erscheinungen nothwendigen Hilfsapparate in Anwendung ziehen. Es ist ja bekannt, dass die funktionellen Störungen mit demselben Instrumententhum nachgewiesen werden, dessen sich der Physiologe bedient um die Norm zu bestimmen.

Da nun aber die Fortschritte in der Erkenntnis des Gehörorganes an das physiologische Instrumententhum geknüpft sind, so ist es klar, dass auch der Unterricht vorzugsweise durch dasselbe, durch die direkte Versinnlichung der Vorgänge, anschaulich, anregend und fördernd gestaltet wird.

Aus beiliegendem Verzeichnis geht hervor, dass ich eine Anzahl von Apparaten aus eignen Mitteln zur Verfügung habe, allein sie genügen nicht zu einem umfassenden Unterricht und auch nicht um die Arbeiten, die ich begonnen weiter zu führen; einmal weil sie nicht vollständig genug sind um eine wissenschaftliche Beweisführung vorzunehmen und dann, weil die nöthigen Räumlichkeiten fehlen, um dieselben aufzustellen. Ich habe eilf Zuhörer, obwohl ich meine Vorlesungen erst Ende April, also nach Beginn des Semesters ankündigen konnte und eine ausreichende Anzahl von Patienten um den Unterricht leiten zu können. Das Krankenhaus allein stellt soviel Ohrenleidende zur Verfügung als zum Unterricht nothwendig, dazu kommen nun noch ein Theil der Stadtarmen, so dass ein Mangel an Fällen nicht existirt.

Nun nehmen meine Apparate Raum ein und ich kann meine Hörer und Patienten, die ja zu gleicher Zeit erscheinen, nicht zwischen denselben anbringen; auch lässt sich leicht einsehen, dass ich die Patienten vertreibe, wenn ich in ihrer Gegenwart anatomische Praeparate und meine pathologisch-anatomische Sammlung demonstrire oder gar an Leichenschädel den Catheterismus und andere Operationen vornehmen lasse. Es geht auch nicht gut an, ohne störende Unterbrechung des Unterrichtes derartige Demonstrationen weit von dem Hörsaale wegzulegen, da der Hörer auf die Fehler bei der Ausführung einer Operation am Lebenden aufmerksam gemacht und an der Leiche zurecht geführt werden muss; dazu kommen die blutigen Eingriffe, deren Anblick gerade nicht sehr ermuthigend auf die umstehenden Patienten wirkt.

Es sei hier mit schuldigem Dank erwähnt, dass mir Herr Professor KÖRNER gestattet, Vorlesungen in seinem Hörsaale abzuhalten, allein es möge mir auch gestattet sein hinzuzufügen, dass es mich peinlich berührt, die Interessen dieses Forschers durch die meinigen geschädigt zu wissen. Herr Prof. KÖRNER ist mit der Untersuchung eines akustischen Themas seit längerer Zeit beschäftigt und der Umfang der Arbeit dürfte auch noch fernerhin Zeit beanspruchen. Nun ist aber klar, dass zwei akustische Versuche, wie sie hier vorgenommen werden, nicht gleichzeitig gemacht werden können, die Arbeit des einen Untersuchers schließt diejenige des Anderen aus. Ein Gebläse zur Erhaltung eines konstanten Druckes in Pfeifen und der Sirene zur Erzielung von Maaßeinheiten, kann ich nicht anbringen, weil ich die Wasserleitung nicht zu meinen Zwecken verwenden kann, da sie Herr Prof. KÖRNER zu den seinigen ebenfalls dringend nothwendig hat, ganz abgesehen davon dass der Hörsaal für uns beide nicht Raum genug bietet und abgesehen von den oben erwähnten Nachtheilen, die für meine Ordinationsstunde erwachsen. Ich glaube hiermit einleuchtende Gründe hervorgebracht zu haben, um die Nothwendigkeit geeigneter Räumlichkeiten für die Zwecke der Ohrenheilkunde dargethan zu haben.

Nothwendig ist es ferner für ihre Zwecke geeignete Instrumente und Apparate bei operativen Eingriffen zur Verfügung zu haben. Außer dem Catheterismus sind es besonders die Durchbohrung des Trommelfelles, die Durchschneidung der Sehne des Trommelfellspanners und die Trennung von Verwachsungen an der Paukenhöhle, welche mit Erfolg vorgenommen werden.

Die Schwierigkeit der Operationstechnik bedingt es, dass der Operateur unter möglichst günstigen Verhältnissen manipuliren muss, wenn sichere Erfolge erzielt und nich störende Zufälligkeiten mit in Rechnung genommen werden sollen. Man bedarf einer intensiven Lichtquelle durch den Heliostaten, oder wenn die Sonne nicht scheint eines der neueren Beleuchtungsapparate.

Der Umstand, dass nicht alle Patienten Muth genug besitzen um bei Bewusstsein eine Operation vornehmen zu lassen oder sich nicht genügend ruhig verhalten um mit Sicherheit in der Paukenhöhle operiren zu können, bedingen, dass sie chloroformirt und zweckentsprechend gelagert werden, was nur durch einen Operationssessel erzielt werden könnte.

Die Durchbohrung des Trommelfelles wird am geeignetsten durch galvanokaustische Vorrichtungen vorgenommen, weil der Schmerz dabei gering [ist] und keine störenden Reactionen auftreten. Dazu sind aber electrische Batterien nothwendig, die außerdem noch zu diagnostischen und therapeutischen Zwecken verwendet werden könnten.

Um den Hörern den Causalnexus zwischen den pathologischen Veränderungen und den Funktionsstörungen zu erklären und um die klinischen Erscheinungen in fasslicher Weise abzuleiten, dienen außer den Pfeifen und der Sirene, das Vibrationsmikroskop, weil es Vorgänge registrirt, die mit anderen Apparaten nicht dargestellt werden können. Der Mikroskopenspiegel ist nothwendig, wenn man außer dem Aussehen und der Beweglichkeit des Trommelfelles und des Hammergriffes, noch die einzelnen Componenten bestimmen will, um welche die Bewegungen vor sich gehen und die Größe der Beweglichkeit in Zahlen haben will, wodurch ein gültiger Rückschluss auf die Vorgänge an den Gehörknöchelchen und zugehörigen Muskel gemacht werden kann.

Die Untersuchung des Innenohres ist in der Neuzeit mehrfach vorgenommen worden. Man hat die Bewegungen der Basilarmembran der Schnecke an Praeparaten gesehen und gemessen, man hat die patholigen [sic] Veränderungen durch das Mikroskop analysirt und mit den Funktionsausfällen beim Lebenden in Zusammenhang gebracht. Zur Bearbeitung der Schnecke dient unter anderem eine Luftpumpe, um ihre Räumlichkeiten mit Substanzen zu füllen, welche das Gewebe vor dem Entkalkungsmittel schützen und beim Schneiden in der natürlichen Lage erhalten; außerdem könnte die Pumpe zugleich als Compressionsapparat dienen um flüchtige Arzneimittel durch den Catheter in die Paukenhöhle zu bringen ect.

Es wäre leicht weitere Instrumente als zweckdienlich erscheinen zu lassen, allein ich will mich auf die oben angeführten beschränken, da ihre Verwendung in der Praxis bereits stattgefunden [hat] und ihre Nothwendigkeit einleuchtet.

Da vor mir ein Vertreter der Ohrenheilkunde an der Universität nicht wirksam war, so erklärt es sich, dass besondere Vorrichtungen, wie sie eben beschrieben wurden, nicht existiren. Das Princip der Arbeitstheilung, auf welchem die Existenz des Specialisten beruht, bedingt aber, dass sich derselbe nicht bloß mit den gegebenen Erscheinungen in eingehender Weise beschäftigt, sondern dass er sie auch in streng wissenschaftlicher Weise zu verwerthen sucht, was jedoch nur dann möglich ist, wenn die nöthigen Hilfsmittel zu Gebote stehen.

Gestützt auf die voranstehenden Auseinandersetzungen erlaube ich mir hiermit an das wohllöbliche Professorencollegium der medizinischen Fakultaet die ergebene Bitte zu richten, dieses mein Gesuch beim hohen k. k. Ministerium für Kultus und Unterricht dahin befürworten zu wollen, dass im allgemeinen Krankenhause zur Förderung der Ohrenheilkunde ein Ambulatorium, bestehend aus zwei aneinanderstoßenden Zimmern errichtet wird und zur Beschaffung der zur Praxis und den Vorlesungen nothwendigen Instrumente die geringe Summe von Tausend Gulden und außerdem zur Herstellung einer anatomischen Sammlung und zu weiteren Anschaffungen ein jähriger Betrag von Hundert Gulden gütigst bewilligt wird.

Hochachtungsvoll
Dr. J. Kessel
Privatdozent der Ohrenheilkunde.

Graz

Tabelle 6.2. Anlage zu KESSELs Eingabe an das Dekanat vom 27. Juni 1875.

Verzeichnis der Instrumente und anderweitigen Hilfsmittel, welche Dr. Kessel aus eignen Mitteln angeschafft und bei seinen Vorlesungen über theoretisch-praktische Ohrenheilkunde benützt

		fl.
1.	Sirene für die stroboskopische Methode eingerichtet	100
2.	Serie von Pfeifen	30
3.	Blasbalg	32
4.	Serie von Stimmgabeln, 3 davon für LISSAJOUS' Versuch	50
5.	10 KÖNIGsche Klangstäbe	36
6.	Eine electromagnetische Stimmgabel	42
7.	Einen 6oktavigen Zungenapparat zur isolirten Prüfung der Knochen- und Luftleitung nach eignen Angaben	32
8.	Ein Monochord mit Nonius	12
9.	Ein Apparat zur Erzeugung von Combinationstönen	14
10.	Ein Rotationsspiegel und KÖNIGsche Brenner zur Demonstration der Vokale	16
11.	Appar. zur Demonstration des Stoßes	10
12.	WHEATSTONE's Kaleidophon mit Stahlstäben	16
13.	MACH's Wellenmaschine für Longitud. und Transversalw.	32
14.	STEFAN's Interferenzapparat	8
15.	Ein Projectionsapparat (Messinstrument des Gehörorg.)	10
16.	Apparat zur Bestimmung der Schwingungsebene der Gehörknöchelchen nach eignen Angaben	45
17.	Beleuchtungsapparat des Gehörorganes	18
18.	Ohrenspiegel nach MACH und KESSEL	8
19.	Apparat zur Demonstration des Lichtkegels und der Lichtreflexe am Trommelfell	10
20.	Ein HARTNACKsches Mikroskop mit 5 Systemen und Messapp.	450
21.	Einen Galvanokauter	35
22.	Ein HELMHOLTZsches Ohrschema	14
23.	Ein GEISSLERsches Schema zur Demonstration der Wasserschwingungen im Innenohr	18
		Summe 1037 fl.

– Eine anatomische und eine pathologisch-anatomische Sammlung und mikroskopische Praeparate von sämmtlichen Theilen des Gehörorganes mit Einschluss der Entwickelungsgeschichte.

6.3.4 Die Einrichtung eines otiatrischen Ambulatoriums

Das eben wiedergegebene Dokument enthält den Bearbeitungsvermerk des Dekans ROLLETT vom 28. Juni 1875 [65]: „Herr Prof. Dr. SCHAUENSTEIN wird um gefällige Berichterstattung ersucht."

Nach der Quellenlage muss festgestellt werden, dass eine Genehmigung von KESSELs Antrag auf Einrichtung eines Ambulatoriums seitens des Ministeriums auf offiziellem Wege ausdrücklich nicht erfolgt ist. Es ist „wahrscheinlich, dass das Ministerium für Cultus und Unterricht die Sache mit einer Nichtuntersagung als abgetan erachtete. [...] Das Ministerium erachtete eine solche Aktivität als zusätzliches Engagement, das nur begrüßenswert sein könne und gleichermaßen im Sinne der Wissenschaft wie auch der Patienten sei" [66].

Wir müssen uns also KESSELs *Ambulatorium* als eine eher bescheidene Einrichtung vorstellen, deren Ressourcen vom Wohlwollen sowohl des Krankenhauses als auch der Fakultät abhängig waren. Aus der Eingabe, die wir im vorhergehenden Abschnitt zitiert haben, geht hervor, dass er zunächst den Hörsaal des Internisten MORITZ KÖRNER (1820 – 1876) mit nutzen konnte. Dieser war seit 1863 Vorstand der medizinischen Klinik und Professor für spezielle medizinische Pathologie und Therapie [24, 46]. Als KÖRNER schon im April 1876 verstarb, dürfte sich die Frage der räumlichen Zuordnung neu gestellt haben. KESSEL selbst berichtet dazu [88]:

> „Auf mein Gesuch vom 5. April 1877 wurde mir laut Beschluss der Sitzung des Professoren-Collegiums vom 20. Juli Z 189 vom Dekanate mitgetheilt, dass mir die Lokalitäten, um die ich angesucht, nicht bewilligt werden könnten, dass sich jedoch Herr Professor BLODIG bereit erklärt hätte, mir die Benutzung eines an den Hörsaal der okulistischen Klinik anstoßenden Zimmers so lange zu gestatten, als dasselbe nicht zu anderen Zwecken benöthigt würde."

Das Gebäude, in dem sich die Augenklinik befand, ist in Abbildung 6.9 wiedergegeben. Am 10. März 1880 teilt BLODIG der Fakultät mit, dass er den Raum „mit Beginn des Sommersemesters für klinische Zwecke (als Dunkelzimmer)" selbst benötigt [85]. Dieser Vorgang kann nicht losgelöst von den Problemen betrachtet werden, die KESSEL gerade zu dieser Zeit mit dem Krankenhaus hatte[3]. KESSEL beantragt daraufhin bei der Fakultät Ersatz [88]. Der Erfolg ist insofern begrenzt, als das Professoren-Collegium lediglich beschließt, ihm „den okulistischen Hörsaal zur Abhaltung Ihrer Vorlesungen [u. Demonstrationen][4] Ihres Ambulatoriums für Ohrenkranke solange zu überlassen, als H. Prof. BLODIG seinen Hörsaal nicht anderweitig benötiget" [92].

---

[3] Der Ordinarius für Augenheilkunde KARL BLODIG (1820 – 1891) war 1878/79 Dekan und 1879/80 Rektor, war also von Amts wegen in die unter 6.3.5 dargestellten Vorgänge involviert und hatte KESSEL kurz vorher (am 6. März) mitgeteilt, dass er auf Verlangen der Direktion des Krankenhauses den Raum freizugeben habe [KB-33].

[4] Das Wort „Demonstrationen" ist in dem Dokument durchgestrichen.

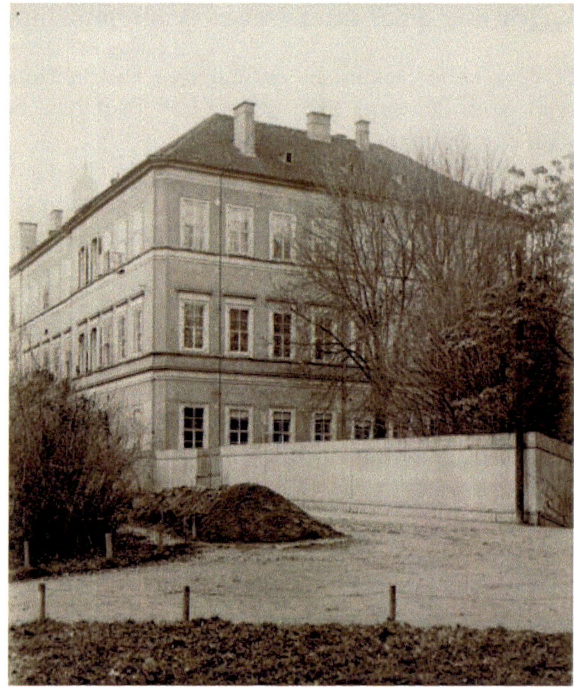

Abbildung 6.9. Der hofseitige Anbau an das Allgemeine Krankenhaus in Graz, Paulusthorgasse 8. Im zweiten Stock befanden sich von 1870 – 1912 die Räumlichkeiten der Augenklinik (das Eckzimmer war der Hörsaal) [11]. Fotografie um 1900, © Universitätsarchiv Graz.

Auch im Hinblick auf die Ausstattung seines Ambulatoriums scheint Kessel nur wenig oder keine Unterstützung gefunden zu haben. Die in Tabelle 6.2 aufgezählten Instrumente der Erstausstattung hatte er auf eigene Kosten angeschafft, und im Jahre 1880 beklagt er [75]:

> „[Ich] bestreite seit 5 Jahren die Auslagen für sämmtliche Medikamente und Instrumente, welche für meine Ordination und Behandlung im Krankenhause notwendig sind – das Wasserglas, aus dem meine Patienten trinken, ist mein Eigenthum.“

Wir wenden uns nun der wichtigsten Ressource zu, den Patienten. Aus der Sicht der Abteilungsvorstände des Krankenhauses war es eine Großzügigkeit, wenn sie dem Dozenten Kessel Patienten überließen. Der damalige Vorstand der chirurgischen Abteilung, Karl von Rzehaczek, hat das folgendermaßen zusammengefasst [108]:

> „Als Kessel im Jahre 1875 zum Docenten für Ohrenheilkunde an der hiesigen Universität ernannt war, musste ihm sehr daran gelegen sein, ein seinen Zwecken entsprechendes klinisches Lehrmaterial für seine Vorträge und Demonstrationen zu gewinnen. Er wendete sich in dieser Angelegenheit an

> mich, als den Vorstand der chirurgischen Abtheilung, in welcher die meisten dem Krankenhause zugewachsenen Gehörkranken behandelt werden. Auf sein Ansuchen und bloß in der collegialen Absicht, ihn bei seinem Auftreten als Docent hilfreich zu unterstützen, gestattete ich ihm mit Rücksicht auf die vom Ministerium für Kultus und Unterricht mit dem Erlasse vom 12. August 1873 Z. 10135 genehmigte Instruction über die Benützung der Abtheilungen des allgemeinen Krankenhauses zu Unterrichtszwecken §1, einzelne auf der Abtheilung befindliche, mit Gehörleiden behaftete Kranke zum Unterricht verwerthen zu dürfen. [...] Nach dem Wortlaute der oben anbezogenen Instruction war dem Dr. KESSEL, als einem im Verbande der Universität stehenden Docenten nur das Dociren auf der Abtheilung – resp. die Demonstration der Symptome der Krankheiten, die weitere Erörterungen der Untersuchungs- und Heilmethoden, etc etc – nicht aber die wirkliche Behandlung der Kranken gestattet. Demungeachtet nahm ich keinen Anstand, ihm unter meiner Verantwortung auch einen Einfluss auf die Behandlung bzw. diese selbst zu überlassen, denn eine streng wörtliche Auslegung dieser Instruction hieße, den meisten Docenten das Dociren d. h. die Sichtlichmachung der Applicationsweisen der speziell fachlichen Heilmethoden und ihrer Erfolge, ganz unmöglich [zu] machen."

RZEHACZEK überließ nach seinen Angaben „KESSEL seit 1875 alle auf der Abtheilung befindlichen Gehörkranken (durchschnittlich im Jahre 30 bis 35 an Zahl)". Es bestand also ein durchaus pragmatisches Verhältnis, wovon auch ein Brief von RZEHACZEK aus dem Jahre 1878 zeugt, nach dem er KESSEL in einem Fall, welchen letzterer als beginnende Karies des Proc. mastoid. bezeichnet hatte, um eine Konsultation bittet [69].

Trotzdem hat sich KESSEL selbst nicht in dem von RZEHACZEK postulierten Abhängigkeitsverhältnis gesehen, sondern auf seinem Recht als diplomierter Arzt bestanden: „Mein Befugniss, Operationen vorzunehmen, kann von einer Konzession des Herrn Professor Dr. RZEHACZEK nicht abhängig sein oder gemacht werden" [118]. KESSELs Unterstützer KARAJAN hat die Gegenposition zu RZEHACZEK folgendermaßen verdeutlicht:

> „[Es ist] hervorzuheben, dass hier Bestimmungen [...] auf Dr. KESSEL angewendet werden, obgleich diese Regulativen ihrem Geiste und Wortlaute nach sich auf Spitalärzte, auf klinische Professoren, klinische Docenten und Assistenten beziehen. Dr. KESSEL ist nichts von alledem, sondern ausschließlich Privatdocent, dem von seiten des medicinischen Professorencollegiums zeitweilig der Hörsaal der oculistischen Klinik für seine Vorlesungen und die Behandlung ambulanter Ohrenkranker angewiesen ist. In diesem ihm als Pricatdocenten eingeräumten Hörsaale hatte er unzweifelhaft das Recht, jeden beliebigen Ohrenkranken, ohne erst zu fragen woher er kam, ob von einer Abtheilung des l. Krankenhauses oder direct von der Straße, in Behandlung zu nehmen. KESSEL's Wirken in diesem Ambulatorium schloss demnach von vornherein keinerlei dienstliches Subordinationsverhältnis zu der chirurgischen Abteilung des Krankenhauses oder deren Chef, noch zu irgend einer anderen Spitalsabtheilung oder deren Vorständen ein, und war Dr. KESSEL's Ambulatorium höchstens in dem Sinne von dem allgemeinen Krankenhause abhängig, als es im Belieben der einzelnen Vorstände

der Spitalsabtheilungen lag, ohrenkranke Patienten des allgemeinen Krankenhauses in Dr. Kessel's Ambulatorium zu senden oder nicht. Die von dem Primarius Prof. Dr. von Rzehaczek in seinem Gutachten vertretene Meinung, als hätte er die von Dr. Kessel im Ambulatorium entwickelte Thätigkeit zu controllieren gehabt [...], erweist sich schon dadurch als nicht zutreffend, dass ja nicht bloß von der chirurgischen Abtheilung des Spitales sondern thatsächlich auch von den beiden medicinischen und der syphilitischen Abtheilung Patienten in das otiatrische Ambulatorium Dr. Kessel's geschickt wurden [...] – gar nicht davon zu reden, dass der weitaus größte Theil der Ambulanten aus Externen bestand und dermalen noch besteht."

Trotz dieser Diskrepanzen bildete das Ambulatorium Kessels natürlich die Grundlage für seine Tätigkeit als Arzt, Lehrer und Forscher. Wir werden seine wissenschaftlichen Leistungen im Abschnitt 6.4 anhand seiner Publikationen und Briefe nachzeichnen. Am Ende der Grazer Periode steht eine erfolgreiche Bilanz, zusammengefasst in dem Ernennungsantrag von 1886 [59]:

„[Kessels] Ambulatorium, welches in den ersten Jahren 200 – 250 Fälle jährlich zählte, hat sich in den letzten Jahren auf mehr als 500 Fälle gesteigert, von denen per Jahr über 100 Operationen gemacht wurden."

Zu diesen beeindruckenden Zahlen müsste man noch die aus der Privatordination in Kessels Wohnung hinzufügen, jedoch ist über diese nichts bekannt. Überhaupt kennen wir aus seiner „alltäglichen" ärztlichen Tätigkeit nur die drei Fälle, die sich aus den Akten der „Kessel-Affäre" rekonstruieren lassen. Die ältesten verfügbaren Krankengeschichten, die an der HNO-Klinik in Graz gesammelt wurden, datieren vom Jahr 1893, also nach dem Wechsel von Kessel nach Jena [67].

Kessels ärztliche Reputation in Graz muss gut gewesen sein. So entnehmen wir der Rollett-Briefausgabe [KB-98], dass dieser Kessel seine Familie anvertraut hat. Überliefert sind darin die Behandlungen von zwei kleineren Gesundheitsproblemen (L.785, L.1133), aber auch die Behandlung einer sequestrierenden Nasenentzündung bei Alexander Rollett selbst im Jahre 1882 (L.1249, L.1250, L.1252). Letztere ist dadurch interessant, dass sie durch den Otologen behandelt wurde.

6.3.5 Die „Kessel-Affäre" von 1879/80

Der Ernennungsantrag von 1879

Wie sich bei der Betrachtung der Leistungen Kessels noch zeigen wird, dürfen wir die Jahre 1875 bis 1878 als Höhepunkt seiner Entwicklung auf wissenschaftlichem Gebiet, aber auch im persönlichen Leben, ansehen. Er wurde in ihnen „zum Begründer der hörverbessernden Chirurgie" [44]. Dies erkannte man auch in der medizinischen Fakultät [KB-71]:

„Da derselbe während einer 5jährigen Wirksamkeit in Graz sich durch treffliche Publikationen neuerlich hervorgethan, insbesondere auch die operative

> Otiatrik durch von ihm erdachte Methoden ganz wesentlich gefördert hat und er überdies als Ohrenarzt sich eines steigenden Zuspruches erfreute, muss wohl die Absicht einiger Fakultätsmitglieder, Dr. KESSEL durch Ernennung zum a. o. Professor an Graz zu fesseln, ausreichend gerechtfertigt erscheinen."

Dementsprechend hat sich ALEXANDER ROLLETT auch um Unterstützung für einen Berufungsantrag durch die namhaftesten Fachkollegen bemüht. Aus den Reaktionen von POLITZER und MACH haben wir bereits auf den Seiten 96 bzw. 139 zitiert; GRUBER äußerte sich positiv im Hinblick auf die mit MACH durchgeführten Arbeiten [KB-98, L.1072], während wir von SCHWARTZE nur die Ankündigung eines Gutachtens kennen [KB-98, L.1074]. Anlässlich einer Sitzung des Professoren-Collegiums der Medizinischen Fakultät am 1. Januar 1879 bringt ROLLETT den Antrag ein, „beim hohen Min[isterium] zu beantragen, dass dem Privatdoz. Dr. J. KESSEL in Anbetracht seiner wissenschaftl. Verdienste der Titel eines außerord. Prof. der Ohrenheilkunde verliehen wird" [70].

Was nun folgt, kann man nur vor dem Hintergrund verstehen, dass die Professoren der Medizinischen Fakultät in Graz damals zerstritten waren und grob in zwei sich bekämpfende Lager eingeteilt werden konnten. Wir wollen diesen Zustand nicht im Detail analysieren, müssen aber festellen, dass KESSEL zwischen die Fronten geraten ist.

Nach Aktenlage sieht der weitere Ablauf folgendermaßen aus: Zunächst „wird beschlossen, den Gegenstand auf die Tagesordnung der nächsten Sitzung zu setzen" [70]. Diese findet am 28. Februar 1879 statt. Dort wird „einstimmig beschlossen, nach Antrag des Prof. SCHAUENSTEIN einen Ausschuss von fünf Mitgliedern zu wählen, welcher Vorschläge über eventuell zu beantragende Auszeichnung von Privatdozenten der med. Fakultät durch die Ernennung zu außerordentlichen Professoren zu erstatten hat, und diesem Ausschusse die Berichterstattung über den Antrag des Prof. ROLLETT zuzuweisen" [71]. In den Ausschuss werden die Professoren RZEHACZEK, BLODIG, HELLY, SCHAUENSTEIN und KUNDRAT gewählt.

Der Ausschuss lässt sich Zeit bis zur Sitzung des Professorencollegiums am 22. Juli 1879, berichtet dort zu mehreren Punkten, darunter „den Antrag Prof. ROLLETTs bezüglich Dr. KESSELs dem Collegium zur Annahme nicht empfehlend. Prof. ROLLETT hält seinen Antrag aufrecht." Letzterer „wird hierauf zur Abstimmung gebracht, und mit 7 Stimmen gegen 5 abgelehnt. Die Professoren ROLLETT und EBNER kündigen hierauf ein Separat-Votum an" [72]. Dieses Separat-Votum ist nicht erhalten.

Aus den Briefen[5] an ROLLETT lässt sich rekonstruieren, dass dieser nicht sofort aufgegeben und die Sache KESSELs an höherer Stelle weiter betrieben hat. Sein Unterstützer VON KARAJAN schreibt ihm am 23. August 1879

[5] Vgl. die Briefe L.1070 (undatiert), L.1071 (undatiert) und L.1102 (6. August 1879) von KESSEL an ROLLETT in [KB-98].

[KB-98, L.1105]: „Fehlt nur noch KESSELs Ernennung, die, wie ich gestern – freilich auf sehr indirektem Wege – hörte, gar nicht schlecht stehen soll.“

KESSELs Schwiegervater war der Reichsratsabgeordnete ANTON MORITSCH, den wir unter 6.5.3 noch vorstellen werden. Er hat sich am 5. November 1879 beim Minister für seinen Schwiegersohn verwendet, musste aber feststellen, dass dort das wichtige Separatvotum nicht vorlag [KB-98, L.1106].

Die Eingabe an den Senat vom 4. November 1879

Während die Professorengruppe um ROLLETT auf die positive Erledigung des Ernennungsantrages hoffte, war die gegnerische Gruppe, zu deren Wortführern der Gerichtsmediziner SCHAUENSTEIN und der Pathologe KUNDRAT (Abbildung 6.10) zu zählen sind, nicht untätig. Im Verlauf des Sommersemesters 1879 wurde KESSEL angedeutet, dass über ihn verschiedene Gerüchte im Umlauf seien. Zunächst konnte er nicht mehr feststellen, als „dass Herr Professor KUNDRAT sich vor den Sekundärärzten und Studierenden des allgemeinen Krankenhauses über meine Befähigung als Lehrer und Arzt in abfälliger Weise ausgesprochen habe.“ Er erfuhr dann, dass diese Anschuldigungen auch in die Fakultät getragen worden waren, wo sie zur Ablehnung des ihn betreffenden Ernennungsantrages beigetragen hatten, und recherchierte, dass man ihn in folgenden Punkten beschuldigte:

1. dass er „von einem Patienten des Herrn Professor RZEHACZEK ein schmutziges Honorar genommen habe“,
2. dass er behauptet habe, dass ein Patient des allgemeinen Krankenhauses gestorben sein, weil man einen Eingriff am Sinus transversus unterlassen habe,
3. dass er den Patienten ANTON STELZER einer lebensgefährlichen Operation unterworfen hätte, ohne dass dazu eine Veranlassung vorgelegen hätte,
4. dass er die Patientin SUSANNA HOFMANN falsch behandelt habe und diese daraufhin verstorben sei.

Zur Wiederherstellung seiner bürgerlichen, ärztlichen und wissenschaftlichen Ehre beantragt KESSEL beim Senat am 4. November 1879 die Einleitung einer Disziplinaruntersuchung gegen sich selbst mit dem Ziel, seine Handlungsweise als korrekt anzuerkennen [75]. Darin nimmt er zu den Vorwürfen wie folgt Stellung:

- Zum ersten Punkt erklärt KESSEL, dass er den Patienten JAKOB KOROSCHETZ zwar im allgemeinen Krankenhaus untergebracht habe, ihn aber in seiner Wohnung (Glacis Nr. 7) als Privatpatienten behandelt und operiert habe und daher auch ein Honorar von ihm erhalten habe. Er legt ein Schreiben des Patienten vor, in dem dieser den Sachverhalt bestätigt [73]. Er legt dar, dass er nach seiner Sicht mit der Rechtslage übereinstimmend gehandelt hat.
- Zu Punkt 2 erklärt er, dass er die Beschuldigung für absurd halte und einen solchen lebensgefährlichen Eingriff nie empfohlen haben könne. Er verweist dazu auf seine Dissertation, auf den Inhalt seiner Vorlesungen und auf seine vier bisher in Graz glücklich vorgenommenen Anbohrungen des Warzenfortsatzes, bei denen das Augenmerk darauf gerichtet sein müsse, den Sinus transversus nicht zu verletzen.

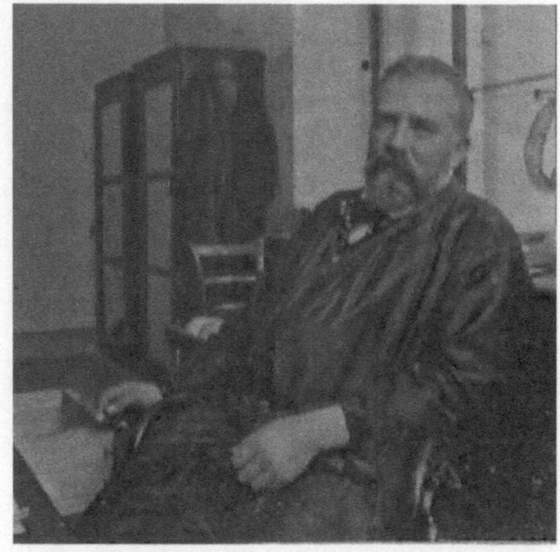

Abbildung 6.10. Der Pathologe und Anatom JOHANN (HANS) KUNDRAT (1845 – 1893). Ausschnitt aus einer zeitgenössischen Fotografie, KRAFFT-EBINGsches Familienarchiv, Graz [68].

- Zu den beiden verstorbenen Patienten (Punkt 3 und 4) stellt er die Krankengeschichte ausführlich dar und fügt ein bestätigendes Schreiben des Sekundararztes Dr. SCHLÖMICHEN bei [74]. Er erläutert, dass im Falle STELZER kein ärztlicher Fehler vorlag, während im Falle HOFMANN die Patientin die vorgeschlagene Behandlung abgelehnt habe.

Der Senat nimmt die Eingabe in seiner Sitzung vom 21. November 1879 zur Kenntnis und beschließt die Einsetzung einer Kommission, die unter Leitung des Prorektors GROSS arbeiten und weiter aus den Professoren DEMELIUS (Jurist), RIEHL (Philosoph), SCHAUENSTEIN (Mediziner) und KLINGER (Theologe) bestehen soll. Der Philologe VON KARAJAN versucht, die Wahl von SCHAUENSTEIN zu verhindern, da dieser eventuell als Zeuge gehört werden müsse, kann sich aber nicht durchsetzen [76]. Die Kommission setzt einen Sitzungstermin am 2. Dezember 1879 fest und lädt dazu den Direktor des landschaftlichen Krankenhauses, den Dermatologen LIPP, als Sachverständigen ein [77].

Die Kommission bereitet für die nächste Senatssitzung einen ausführlichen Bericht vor [78]. Darin wird festgestellt, dass KESSEL eine Untersuchung *gegen sich selbst* beantragt habe, und da sich nur der Punkt 1 der Vorwürfe gegen ihn selbst richte, könne auch nur dieser ein Gegenstand des Verfahrens sein, das sich damit auf die Honorarangelegenheit des Patienten KOROSCHETZ beschränkt. Das ist sehr nachteilig für KESSEL, der in diesem Punkt zwar im guten Glauben gehandelt hat, aber angreifbar ist. Nach Ansicht des Direktors des Krankenhauses, LIPP, war KOROSCHETZ Patient dieser Einrichtung und musste daher von KESSEL unentgeltlich behandelt werden, der demzufolge nicht korrekt gehandelt habe.

In der Senatssitzung vom 16. Dezember 1879 widerspricht lediglich V. KARAJAN dem Bericht [79]. Er fordert vergeblich die Behandlung *aller* Punkte des Antrags sowie die persönliche Anhörung von KESSEL und kündigt daraufhin ein Separatvotum an, das er am 18. Dezember verfasst [81]. Über das Ergebnis, dass nur Punkt 1 der Eingabe berücksichtigt wurde und dass die

Annahme des Honorars „nicht als correct bezeichnet werden kann“, wird KESSEL am 17. Dezember 1879 durch Prorektor GROSS schriftlich informiert [80]. Außerdem verfasst GROSS ein Erläuterungsschreiben, das er dem Protokoll der Senatssitzung bei dessen Vorlage im Ministerium für Cultus und Unterricht beifügt, um die Einwände des Separatvotums zu entkräften. Dort stellt er abschließend fest [82]: „Zu einer formellen Schuldigsprechung oder Schuldloserklärung des Dr. KESSEL lag kein Anlass vor.“

KESSEL selbst muss mit dem Ergebnis unzufrieden sein, insbesondere weil er auf eine persönliche Einvernahme durch den Ausschuss und eine Behandlung *aller* Vorwürfe gehofft hat. Er richtet deshalb am 30. Dezember 1879 einen ausführlichen Rekurs an das Ministerium für Cultus und Unterricht mit der Bitte, die Entscheidung des Senates „aufzuheben und die Einleitung einer ordnungsmäßigen Disciplinarverhandlung, wobei dem Unterzeichneten die Gelegenheit sich *persönlich* zu vertheidigen gewahrt bleibt, zu verfügen“ [83].

Die Bearbeitung dieses Rekurses durch das Ministerium zog sich bis zum 3. April 1880 hin. Das war genügend Zeit, den bis dahin in geregelten Bahnen verlaufenden Streit eskalieren zu lassen.

Die Eskalationsphase des Konflikts

Während aus dem Ministerium vorerst nichts zu hören war, ergaben sich für KESSEL neue Schwierigkeiten, die von befreundeter Seite so zusammengefasst wurden [KB-71]:

> „Um seine Wirksamkeit als Dozent und Arzt lahm zu legen, wussten sie [K.'s Gegner] es durch Mittel von mehr als fragwürdiger Natur durchzusetzen, dass ihm das Betreten des allgemeinen Krankenhauses und endlich auch des ihm für sein Ambulatorium vom Professorenkollegium eingeräumten Lokales auf der okulistischen Klinik untersagt wurde [...] Da nun aber ein Dozent prakt.-mediz. Fächer ohne Patienten nicht zu unterrichten vermag, so ist durch obige Maßregelung Dr. K. *faktisch* die Ausübung der Dozentur bis auf Weiteres unmöglich gemacht.“

Diese Vorgänge kennen wir nur bruchstückhaft. In seiner Sitzung vom 21. Februar 1880 hat sich der Steiermärkische Landesausschuss mit dem Fall JOHANNES KESSEL befasst. Im Sitzungsprotokoll[6] wurde notiert [84]:

> „Zl. 1791. Über die Anzeige der Krankenhaus-Direction in Graz von den Unzukömmlichkeiten, welche mit dem vom Privatdocenten Dr. C. [sic!] KESSEL im allg. Krankenhause eröffneten Ambulatorium für Ohrenkranke verbunden sind, wird dem genannten Docenten die Ausübung seiner Docentur im allgemeinen Krankenhause in Graz untersagt, der Direction aber das Befremden ausgesprochen, das es zu solchen Unzukömmlichkeiten kommen konnte, und Selbe angewiesen, in Hinkunft darauf zu dringen, dass genau die Vorschriften der Instruktion beobachtet werden.“

[6] Dieses Protokoll ist das einzige Dokument zur „KESSEL-Affäre“, das sich im Steiermärkischen Landesarchiv finden lässt [122].

Ein entsprechender Erlass des Landesausschusses vom 24. Februar 1880 veranlasste KESSEL am 7. März 1880 zu einer Eingabe, in der er um Klärung seiner Situation bat. Die Antwort des Landesausschusses vom 13. März 1880 liegt vor [86], ist aber zu weitschweifig, um hier referiert zu werden. Eine bündige Zusammenfassung liefert ein Schreiben der Direktion des Krankenhauses vom 5. März 1880 an KESSEL, das in [KB-33] und [KB-71] abgedruckt ist und dem Empfänger bekannt gibt,

> „... dass ein h. Landesausschuss Ihnen die fernere Benützung der Pfleglinge des allgemeinen Krankenhauses zu Demonstrationen, sowie jede Ordination bei Pfleglingen, endlich die Ausübung der Dozentur auf den Abtheilungen des allgem. Krankenhauses von nun an untersagt, nachdem Sie den den Privatdozenten zukommenden Wirkungskreis überschritten [...] haben."

Einen Tag später präzisiert BLODIG (ausdrücklich *nicht* in seiner Eigenschaft als Rektor) diese Maßnahme in einem in [KB-33] abgedruckten Schreiben, in dem es heißt:

> „[...] stelle ich an Euer Wohlgeboren das Ansuchen, das Ihnen seinerzeit neben dem klinischen Hörsaale eingeräumte Zimmer, so wie den Kasten baldmöglichst räumen und die auch im Hörsaale aufgestellten, Ihnen gehörigen Gegenstände entfernen lassen zu wollen."

Die Nutzung des Hörsaals der okulistischen Klinik zu Vorlesungszwecken scheint hiervon nicht betroffen gewesen zu sein [86, 92]; anderenfalls hätte eine grobe Kompetenzüberschreitung des Krankenhauses im Hinblick auf die Vertragssituation mit der Medizinischen Fakultät vorgelegen. Trotzdem steht die Sache KESSELs zu dieser Zeit schlecht; er ist „faktisch aus dem Krankenhaus geworfen", wie der Histologe VIKTOR VON EBNER seinem Freund ROLLETT schreibt [KB-98, L.1123].

Durch die Einschaltung des Landesausschusses ist der Fall keine interne Fakultätsangelegenheit mehr und gelangt auf dem Weg über die Presse an die Öffentlichkeit. Ohne Anspruch auf Vollständigkeit zu erheben, verweisen wir auf die folgenden Pressemeldungen:

- Die *Wiener Medizinische Wochenschrift* veröffentlicht am 13. März 1880 unter dem Titel „Fakultäts-Zustände in Graz" zwei anonyme Briefe zugunsten von KESSEL [KB-71], in denen die Situation geschildert und insbesondere das oben zitierte Schreiben der Krankenhausdirektion vom 5. März abgedruckt wird.
- Am 21. März druckt die *Wiener Medizinische Presse* einen Brief von KESSEL ab [KB-33]. Da die Angelegenheit „ohne mein Wissen und Willen in die Öffentlichkeit gedrungen" ist, erklärt er seine Lage und veröffentlicht zusätzlich das oben erwähnte Schreiben von BLODIG vom 6. März. Er beklagt, dass ihm dadurch „die Ausübung der Dozentur faktisch bis auf Weiteres untersagt und unmöglich gemacht worden" ist. Die *Allgemeine Wiener medizinische Zeitung* bringt am 23. März einen zusammenfassenden redaktionellen Bericht [KB-72], der mit der Aufforderung *Audiatur et altera pars!* schließt.

- In diesem Sinne reagiert KESSELs Widersacher KUNDRAT in seiner Eigenschaft als stellvertretender Direktor des Landeskrankenhauses mit einer berichtigenden Erklärung, die die *Wiener Medizinische Presse* am 28. März abdruckt [KB-73]. Die Redaktion bemerkt korrekt, dass die Erklärung „indess nichts berichtigt, sondern die Angaben unseres Korrespondenten nur bestätigt". Die *Allgemeine Wiener medizinische Zeitung*, die zwei Tage später eine redaktionelle Zusammenfassung druckt [KB-74], hat offenbar entgegengesetzte Sympathien und stellt KESSEL in die Kategorie des undankbaren Ausländers.
- In einem offenen Brief, den die *Wiener Medizinische Presse* am 11. April veröffentlicht [KB-34], wehrt sich KESSEL gegen die Darstellung von KUNDRAT. Der Brief enthält insbesondere einen Hinweis auf eine offenbar inzwischen erfolgte, leichte Entschärfung der Situation im Krankenhaus, die wir anderweitig nicht belegen können. KESSEL schreibt, „dass der Landesausschuss erklärt hat, dass auf seinen Erlass hin meine Entfernung aus den Räumlichkeiten der staatlichen Klinik unzulässig sei", und bedauert, dass KUNDRAT diesen Umstand nicht erwähnt hat.

In dieser verfahrenen Situation reagiert endlich das Ministerium auf den Rekurs KESSELs mit einem Schreiben vom 3. April 1880 an das Rektorat [87]. Es befindet,

- dass sich der Ausschuss zu Recht auf die Honorarangelegenheit KOROSCHETZ beschränkt hat,
- dass KESSEL die Gelegenheit zu einer Anhörung hätte gewährt werden müssen,
- dass der Ausschuss zu einer klaren Entscheidung kommen müsse, die entweder in einer Schuldlossprechung oder in einer Strafe bestehen könne.

Das Schreiben gelangt in die Senatssitzung vom 27. April 1880, in der die Angelegenheit zur weiteren Behandlung an die bereits bestehende Disziplinarkommission verwiesen wird [89]. Deren Obmann GROSS lädt daraufhin KESSEL für den 30. April 1880 zu einer Vernehmung über Punkt 1 seiner Eingabe vor [90].

Jetzt begeht KESSEL einen schwerwiegenden Fehler. Da ihn niemand darüber informiert hat, dass sein Rekurs inzwischen bearbeitet worden ist, teilt er am 29. April 1880 der Kommission kurzerhand mit, dass er noch auf die Erledigung seines Rekurses warte und deshalb nicht zu der Vernehmung erscheinen könne [91].

Die Kommission ist verständlicherweise empört und liefert am 1. Mai 1880 einen Bericht an das Rektorat [93], in dem sie die Verletzung der akademischen Disziplin anprangert und erstens eine baldige Senatssitzung, zweitens eine Information des Ministeriums fordert. KESSEL reagiert zwar schnell [94], macht aber sein Erscheinen vor der Kommission immer noch davon abhängig, dass ihm die Antwort auf seinen Rekurs zugestellt wird. Die Kommission verfasst inzwischen einen weiteren Bericht [96], in dem von sträflicher Renitenz die Rede ist und eine strenge Rüge empfohlen wird. Dieser Bericht geht erstens mit der Bitte des Rektorats um Weisung an das Ministerium [95] und bildet zweitens den alleinigen Gegenstand einer Sitzung des Senats am 4. Mai 1880 [97]. Die strenge Rüge wird erteilt und KESSEL in einem Schreiben davon in

Kenntnis gesetzt [98]. Dagegen scheitert ein Zusatzantrag, KESSEL doch noch persönlich anzuhören. Dieser richtet umgehend einen erneuten Rekurs an das Ministerium [99].

Im Ministerium gibt es offenbar wie in der Medizinischen Fakultät zwei sich bekämpfende Lager. Hinter den Kulissen haben sich Freunde KESSELs weiterhin für ihn eingesetzt, wie man aus einem Brief eines nicht identifizierten Insiders des Politikbetriebes an ROLLETT vom 6. Mai 1880 entnehmen kann, in dem es u. a. heißt [KB-98, L.1129]: „Die Dinge im Ministerium stehen leider nicht gut.“ Immerhin reagiert das Ministerium diesmal schneller und teilt dem Rektorat am 18. Mai 1880 mit,

- dass der Inhalt des Erlasses des Ministeriums vom 3. April hätte KESSEL mitgeteilt werden müssen,
- dass KESSEL durch die Senatskommission anzuhören sei und
- dass die Entscheidung über den letzten Rekurs KESSELs, die strenge Rüge betreffend, bis auf Weiteres vorbehalten bleibe.

KESSEL erhält daraufhin aus dem Rektorat eine äußerst knappe Zusammenfassung des Erlasses vom 3. April [101]. Prorektor GROSS wird gebeten, wieder als Obmann der Kommission tätig zu werden [102], setzt die Anhörung KESSELs für den 31. Mai 1880 an [103] und lädt ihn erneut vor [104].

Von der Anhörung KESSELs bis zur Entscheidung

In der folgenden Phase befasst man sich gründlicher mit dem Honorarfall KOROSCHETZ, der nach wie vor den einzigen Gegenstand der Untersuchungen bildet. Wir haben nachstehend die endlosen Erörterungen der Frage, ob KOROSCHETZ nun Privatpatient oder Patient der chirurgischen Abteilung des Krankenhauses war, so weit ausgeblendet, dass vorrangig der Ablauf des Verfahrens sichtbar bleibt.

Die Anhörung KESSELs findet planmäßig am 31. Mai 1880 statt; seine durch einen weiteren Krankenhausarzt gestützte Darstellung sowie 14 Fragen und Antworten werden festgehalten [105].

Der Ausschuss stellt schriftlich ergänzende Anfragen an die Direktion des Landeskrankenhauses [106] und an dessen Primarchirurgen V. RZEHACZEK [107]. Beide Antworten [108, 109] sowie ein Ergänzungsschreiben von V. RZEHACZEK [112] fallen nicht im Sinne von KESSEL aus, der für den 1. Juli 1880 zur Fortsetzung seiner Vernehmung vorgeladen wird [110], auf der er seine Sicht auf die Darstellung von V. RZEHACZEK vorträgt [113]. Er kann die Kommission jedoch nicht überzeugen, die einen abschließenden Bericht vorlegt, in dem sie dem Senat empfieht, KESSEL eine strenge Verwarnung zu erteilen [114]. Der Senat folgt in seiner Sitzung vom 13. Juli 1880 diesem Antrag mit elf gegen drei Stimmen [115].

KESSEL wird diese Entscheidung am Folgetag schriftlich mitgeteilt [116]. Er legt wieder Rekurs beim Ministerium für Cultus und Unterricht ein [118] und findet dabei erneut Unterstützung durch ein Separatvotum des Senatsmitgliedes v. KARAJAN [117].

Während der nun einsetzenden Wartezeit auf eine Antwort des Ministeriums hat KESSEL am 7. August 1880 beim Bezirksgericht Klage gegen KUNDRAT eingereicht, wie wir aus einem Schreiben von v. KARAJAN an ROLLETT erfahren [KB-98, L.1147]. Der Brief zeigt, dass sich Freunde KESSELs auch jetzt um seine Sache bemühen. KARAJAN rechnet mit „zuverlässig günstigem Erfolge für KESSEL“, gibt aber besorgt zwei Empfehlungen:

- Da er fürchtet, dass KESSEL „in seiner Aufregung die ganze Affäre verhauen kann“, bittet er, ihm „zuzusprechen, dass er sich vor Gericht nicht zu Äußerungen hinreißen lasse, die seiner Sache nachteilig werden oder ihm eine richterliche Zurechtweisung zuführen könnten“.
- Er empfiehlt, vorsorglich Kontakte zu nutzen, damit „der Bericht, welchen die ‚Tagespost‘ sicher über die Gerichtsverhandlung bringen wird, nicht gegenparteiisch gefärbt ausfalle“.

Wie der Prozess ausgegangen ist, wissen wir nicht, denn die zugehörigen Gerichtsakten sind nicht mehr vorhanden [123]. In der Lokalpresse scheint die Affäre kaum Spuren hinterlassen zu haben. Wenn man die verbreitete *Tagespost* aus Graz durchsieht, bekommt man ohnehin den Eindruck, dass die Zielgruppe des Blattes nur geringes Interesse an dem Geschehen an der Universität gehabt hat.

Zum Rekurs von KESSEL entscheidet schließlich das Ministerium und teilt dem Senat am 17. Oktober 1880 die folgenden, hier kurz zusammengefassten Punkte mit [119]:

- Im Hinblick auf die Schuld von KESSEL in der Honorarfrage kann seinem Rekurs nicht stattgegeben werden, jedoch hat er sich nicht mit Absicht über die Bestimmungen hinweggesetzt, so dass die strenge Verwarnung in eine Ermahnung durch das Rektorat zu mildern ist.
- Im Hinblick auf das Nichterscheinen vor der Kommission ist nachvollziehbar, dass KESSEL erst die Antwort auf seinen damaligen Rekurs abwarten wollte, so dass keine sträfliche Renitenz vorliegt und die strenge Rüge aufzuheben ist.

Mit dem neuen Studienjahr 1880/81 hat der Botaniker CONSTANTIN VON ETTINGSHAUSEN (1826 – 1897) die Funktion des Rektors übernommen. Dieser informiert KESSEL über die Entscheidung des Ministeriums schriftlich und lädt ihn für den 3. November 1880 ins Rektorat zur Entgegennahme der Ermahnung vor [120]. Der Senat nimmt in seiner Sitzung vom 22. November 1880 den Erlass des Ministeriums „ohne Bemerken zur Kenntnis“ [121]. Ein Unterton der Erleichterung ist spürbar.

6.4 Medizinische Leistungen und Veröffentlichungen

6.4.1 Die 48. Naturforscherversammlung

Wie erwähnt, fand die 48. Versammlung deutscher Naturforscher und Ärzte vom 18. bis zum 24. September 1875 in Graz statt, also gerade in dem Jahr des Dienstantrittes KESSELs in dieser Stadt. Er nutzte natürlich die Gelegenheit, sich dort zu präsentieren, weshalb wir genauer auf diese Tagung und die Beiträge KESSELs, die ersten Veröffentlichungen seiner Grazer Periode, eingehen wollen.

Das *Tageblatt* der Versammlung [KB-20] weist eine noch gemeinsame „Section für Ophthalmologie und Otiatrie" (Augen- und Ohrenheilkunde) aus. Deren Protokolle gewähren einen authentischen Einblick in die Verhandlungen.

Das Ohr-Mikroskop

Gleich zu Beginn der ersten Sitzung demonstrierte WEBER-LIEL (Berlin) „das neue von ihm angegebene Instrument, das Ohrmikroskop". Mit ihm sollte es möglich sein, bei Sonnenbeleuchtung[7] „das Trommelfell beim lebenden Menschen in seinen einzelnen Abschnitten 15-mal (deutlich) vergrößert zu sehen". Es sei auf der Basis von VOLTOLINIs Ohrlupe, deren Leistung deutlich übertroffen würde, „mit Benützung des BRUNTONschen Ohrspiegels" konstruiert.

Folgt man dem Sitzungsprotokoll im *Tageblatt*, ist man erstaunt, dass anscheinend kein Kommentar hierzu von KESSEL erfolgte, obwohl er durch WEBER-LIEL nicht zitiert worden war. Aus den beiden Briefen B.2.4 und B.2.5 (Seiten 421 ff.)[8] von KESSEL an den Herausgeber des *Archivs für Ohrenheilkunde* ist jedoch zu entnehmen, dass er durchaus interveniert hat: „Der Spiegel, der von WEBER vorgezeigt wurde ist eine unvollständige Imitation des von MACH und von mir konstruierten und bitte deshalb an geeigneter Stelle folgende Anmerkung zu geben, wenn Sie es für nöthig halten unter meinem Namen, sie enthält den Sinn der Worte, welche ich an WEBER in der Versammlung richtete." Diese Anmerkung hat SCHWARTZE als Fußnote in den Nachdruck der Sitzungsprotokolle im *Archiv für Ohrenheilkunde* [KB-20] aufgenommen:

> „Das ‚Ohrmikroskop' ist nach dem Prinzip des MACH-KESSELschen Mikroskopenspiegels construirt. Letzterer hat noch an der Eintrittsstelle der Lichtstrahlen in den Spiegel eine Sammellinse und ist daher auch bedeutend lichtstärker, ermöglicht ferner das Einschieben einer aplanatischen Linse zwischen Mikroskop und Spiegel und damit viel stärkere Vergrößerungen als ersteres. Dr. KESSEL."

---

[7] Man beachte, dass bei allen Beobachtungen, Versuchen, klinischen Untersuchungen und auch Operationen zu dieser Zeit noch kein elektrisches Licht zur Verfügung stand!

[8] Wir können nicht erklären, warum KESSEL seine Briefe, die sich eindeutig auf die Naturforscherversammlung vom September beziehen, auf den August datiert hat, es sei denn, er bezeichnet nach Lateinersitte den Oktober als „8ber".

Wieder ein Prioritätsstreit, der bis heute Interesse findet [20, 30], wobei wir die Urheberschaft des Ohr-Mikroskops bei MACH und KESSEL sehen. Historisch interessant ist, dass in POLITZERs *Geschichte der Ohrenheilkunde* von 1913 hierzu ausgeführt wird: „‚Ohrmikroskop' WEBER-LIELs und ‚Ohrlupe' VOLTOLINIs sind außer Gebrauch“ [37, S. 72]. Das MACH-KESSEL-Mikroskop findet dagegen keine Erwähnung.

Der Beginn der Tenotomie-Diskussionen

WEBER-LIEL hielt anschließend das Hauptreferat des Tages: „Zur Tenotomie des Tensor tympani“ (Durchschneidung der Sehne des Muskels, der das Trommelfell spannt). Diese Operation habe er bei mehr als 300 Patienten durchgeführt. Sie sei nicht Gefahr bringend und würde häufig Schwindelerscheinungen, die mit Hörstörungen verbunden auftreten, und auch Ohrgeräusche vollständig beseitigen. Dies erklärte er dadurch, dass die Tenotomie den Druck im Labyrinth vermindern würde. Hierzu wurde durch KESSEL u. a. kritisch angemerkt [KB-20], dass für die Durchführung dieser Operation bisher keine Indikationen (Begründungen) durch WEBER angegeben worden seien, und

> „dass die Symptome der Retraktion der Sehne des Trommelfellspanners vorhanden sein können, ohne dass labyrinthäre Erscheinungen auftreten, ja dass selbst nicht einmal eine sehr hochgradige Schwerhörigkeit damit verknüpft sein müsse; außerdem sei es bisher gar nicht erwiesen, dass die subjektiven Erscheinungen im Klange und Geräusche von Belastungen des Trommelfells, resp. Steigbügelplatte abhängen, da die von MACH und von HENSEN[9] und SCHMIDEKAM[10] dazu angestellten Versuche zu ganz entgegengesetzten Resultaten führten.“

Es entfaltete sich eine lebhafte Diskussion, die fast die ganze Breite der Hörphysiologie einbezog. GRUBER (Wien) unterstützte WEBER, welcher argumentierte: „Seit jeher habe die wissenschaftliche Begründung den therapeutischen Erfolgen nachgehinkt“. Wissenschaftstheoretisch ist diese Auffassung durchaus interessant und für einige Situationen zutreffend. Aus jüngerer Zeit könnte man die Entwicklung des „Cochlea-Implants“ so sehen. Deren klinische Einführung als „Ersatz“ für nicht funktionsfähige Hörsinneszellen eröffnete tauben Menschen eine akustische Wahrnehmung, wobei die Praxis teilweise der Theorie vorauseilte. Allerdings stimmten hierbei die grundlegenden hörphysiologischen Vorstellungen, was für WEBERs Begründung, die eher mangels Argumenten erfolgte, nicht zutraf.

Das Echo der Tenotomie-Diskussion

Da KESSELs Einstellung zur Tenotomie sich in den folgenden Jahren erstaunlich wandeln sollte, seien zum besseren Verständnis einige Bewertungen dieser

[9] VIKTOR HENSEN (1835 – 1924), Anatom und Physiologe aus Kiel, der sich intensiv mit dem Ohr beschäftigte

[10] Doktorand bei HENSEN

Methode eingefügt, die sich nicht auf dieser Tagung, sondern in den Folgejahren ergaben.

Zunächst die von KESSEL selbst – im gleichen, noch ablehnenden Sinne formuliert. In seiner Arbeit „Über die Durchschneidung des Steigbügelmuskels beim Menschen und über die Extraktion des Steigbügels ... “, die ihn berühmt machen sollte, legte er dar [KB-22]:

> „In neuerer Zeit wurde die Durchschneidung der Sehne des Trommelfellspanners als wirksames Mittel gegen den erhöhten Labyrinthdruck und die davon abgeleiteten Erscheinungen anempfohlen. Meine Erfahrungen, und damit stimmen die von SCHWARTZE überein, sprechen nicht zu Gunsten dieser Operation.“ Weiter „... dies um so mehr, als die Bewegungsvorgänge an den Gelenken der Gehörknöchelchen mit denjenigen an den mehr bekannten ganz gut in Vergleich gezogen werden können. Was kann es helfen, wenn man an einem Finger, dessen Gelenke durch pathologische Organisation vollständig unbeweglich geworden sind, die Sehnen der Muskeln durchschneidet? Beweglich werden die Gelenke dadurch nicht. Ebenso wenig wird die Durchschneidung des Trommelfellspanners helfen, wenn der mechanische Mittelohrapparat in der angenommenen Weise erkrankt ist.“

Der Verweis auf H. SCHWARZE bezieht sich auf dessen Beitrag „Zur Tenotomie des Tensor tympani“, in der dieser sich unmittelbar zu der Naturforscherversammlung in Graz wie folgt äußert [41]:

> „Die Bemerkung des Herrn KESSEL in der otologischen Sektion der Naturf. Versammlung in Graz (1875) gelegentlich einer Diskussion über die Tenotomie des Tensor tympani veranlasst mich zu der Mitteilung, dass ich an frischen Schläfenbeinen durch Operationsversuche, die ich meinen Zuhörern in jedem Semester zu demonstrieren pflege und durch eine größere Reihe von Tenotomien am Lebenden, die ich seit etwa 12 Jahren ausgeführt habe, mich von der Brauchbarkeit eines sehr einfachen Tenotoms überzeugt habe.“

Neben dem Hinweis auf sein Instrument ist festzuhalten, dass SCHWARTZE die Operation bereits seit mehr als 12 Jahren, also seit 1864 und somit weit vor der WEBER-LIELschen Präsentation, ausgeführt hatte! Dass er damit nicht an die Öffentlichkeit trat, begründete er selbst:

> „Einen bleibenden, günstigen Erfolg irgendwelcher Art habe ich in keinem einzigen der von mir operierten Fälle konstatieren können. Aus diesem Grunde hatte ich es bisher nicht für nötig gehalten, den Kollegen von meinen diesbezüglichen Operationsversuchen über die Tenotomie des Tensor tympani Mitteilung zu machen, um so mehr, als mir auch von Seiten anderer Kollegen übereinstimmend dieselben negativen Resultate bekannt geworden sind ... “

Zehn Jahre später widmete SCHWARTZE in seinem „Lehrbuch der chirurgischen Krankheiten des Ohres“ von 1885 [42, S. 273 – 278] der Tenotomie des Tensor tympani das Kapitel X. Schon der Wiener Anatom HYRTL habe 1840 bei „gebührender Zurückhaltung“ diese am Lebenden für ausführbar, aber nur sinnvoll bei „andauerndem Krampf“ des Muskels gehalten. Eine eher seltene Indikation habe v. TRÖLTSCH bei Verkürzung der Sehne mit tiefem Hineinziehen des Trommelfells in die Pauke gesehen, wobei der Eingriff „keineswegs besonders schwer auszuführen wäre“. SCHWARTZE schlussfolgert nach kritischer Analyse der Literatur:

> „... muss ich nach meinen Erfahrungen wiederholen, was ich schon vor 10 Jahren erklärt habe, dass ich von der völligen Durchschneidung der Sehne in keinem einzigen Falle einen bleibenden Nutzen gegen eines der Symptome nach der Operation sah.“

Auch E. J. MOURE (Bordeaux) resümierte auf dem XII. internationalen medizinischen Kongress in Moskau in „Über die chirurgische Behandlung der Otitis media sicca“ [29]:

> „Die früher beliebten kleineren Eingriffe wie die Tenotomie des M. tensor tymp. und die Mobilisation des Stapes, welche eine seinerzeit gern geübte Operation war, sollen hier nur erwähnt werden, da ihre Resultate, unserer Ansicht nach, es niemals verdient haben, ernst genommen zu werden.“

Dieses führte schon zur Diskussion um die Otosklerose, die gerade definiert und im Wesentlichen mit Otitis media sicca gemeint war. A. POLITZER urteilte 1911 [37, S. 105]:

> „Die schon von HYRTL in seiner topographischen Anatomie theoretisch empfohlene Tenotomie des Tensor tymp., zuerst von WEBER-LIEL angegeben und nach ihm von vielen Fachärzten ausgeführt, hat die an diese Operation geknüpften Erwartungen nicht erfüllt.“

Mit diesen Zwischenbemerkungen wollten wir zeigen, dass die Tenotomie um 1876 einen Aufschwung erlebte, auch in KESSEL einen kritischen Betrachter hatte, aber zunehmend als ineffektive Methode wieder verlassen wurde.

Zurückkommend zur Grazer Tagung sei erwähnt, dass nach WEBER-LIELS Vortrag GRUBER (Wien) ankündigte, künftig auch Tenotomien ausführen zu wollen, während MAGNUS (Königsberg) wegen seiner anatomischen Studien zu den Gehörknöchelchen reserviert blieb und sich KESSEL anschloss.

Weitere Themen

Zum Abschluss der Tenotomie-Diskussionen machte KESSEL eine andere, dauerhaft gültige Bemerkung. „Es sei dringend notwendig, dass die Nerven des CORTIschen Organs in dem Umfange der Sprachgrenze vorhanden seien, die von c^2 bis c^5 gehe“.[11] Dieses müsse kontinuierlich durch die Knochenleitung

[11] In Phonetik und Phoniatrie hat man häufig die Frequenzen im hörbaren Bereich durch musikalische Notenwerte ausgedrückt. Um dabei von der sich vielfach ändernden Festlegung des Kammertones unabhängig zu sein, benutzte man eine

des Schalls geprüft werden. Seien die Nerven nicht mehr empfindlich, könne man schon vorher jeden Erfolg ausschließen! Dem tragen wir mit heutigen Hörprüfungs-Methoden Rechnung. Nur wenn eine Mittelohr-, nicht aber eine Schallempfindungs-Schwerhörigkeit vorliegt, ist eine das Gehör verbessernde Mittelohr-Operation (Tympanoplastik) Erfolg versprechend.

Dieser Aussage gab KESSEL in seinem eigenen, anschließenden Vortrag, in welchem er einen von ihm entwickelten „Hörmesser" vorstellte, einen praktischen Bezug. Sein Ausgangspunkt waren die „Irrungen mancher Ohrenärzte" bei der Bestimmung des Hörvermögens. Er betonte nochmals die Hörprüfung als „Anhaltspunkt zu operativen Eingriffen", insbesondere die Unterscheidung von Luft- und Knochenleitung als „Differentialdiagnose zwischen Mittel- und Innenohrerkrankungen". Die von ihm angeregte „Prüfung der isolirten Sprachelemente", die er „den WOLFschen Versuchsworten vorziehe", könnte als einer der Vorläufer unserer Sprachaudiometrie angesehen werden. Neben vielen, meist erst in der Neuzeit gewürdigten – vor allem ohrchirurgischen – innovativen Leistungen Kessels, sollten wir nicht übersehen, dass diese sich auch auf die Hörprüfungen (heute Audiometrie) erstrecken.

Von weiteren interessanten otologischen Aspekten abgesehen, ist von dieser Tagung noch bemerkenswert, dass der genannte Professor VOLTOLINI auch das überwiegend noch eigenständige oder zur inneren Medizin gehörige Fachgebiet Laryngologie (Kehlkopfheilkunde) vertrat. Er berichtete über einen Tumor am Kehldeckel, den er durch Galvanokaustik (Elektrochirurgie) entfernte. Das ist über diese Tatsache hinaus für unsere Betrachtungen insofern interessant, als es heftige Kämpfe gab, ob Ohrenheilkunde und Kehlkopfheilkunde Einzeldisziplinen bleiben, wofür z. B. SCHWARTZE verbissen bis ans Lebensende kämpfte [43], oder über das Bindeglied Rhinologie (Nasenheilkunde) vereint werden sollten. KESSEL äußerte sich Anfang 1876 SCHWARTZE gegenüber im letzteren Sinne in seinem Brief B.2.6 (Seite 423). In der letzten *Monatsschrift für Ohrenheilkunde* fand er „die Ankündigung, dass die Ohrenheilkunde sich mit der Kehlkopfheilkunde vermählt hat". Dies wollte er SCHWARTZE schon vor einem halben Jahr vorschlagen, denn „Anatomie, Entwickelungsgeschichte und Physiologie und Pathologie des Sprach- und Gehörorganes hängen so innig zusammen, dass sie nicht getrennt werden können, außerdem lassen sich die Patienten nicht gerne abweisen, wenn sie an einem Rachenkatarrh leiden, der plötzlich zum Kehlkopf fortschreitet." Mit diesen völlig richtigen Überlegungen dürfte KESSEL einiges an Wohlwollen SCHWARTZEs eingebüßt haben, was sicher in spätere Jahre hineinwirkte. Erst ein halbes Jahrhundert später sollte sich die Vereinigung der Fachgebiete an allen deutschsprachigen Hochschulen durchgesetzt haben [8].

Es ist noch festzuhalten, dass A. POLITZER offensichtlich nicht an der Tagung teilnahm. Eine Wertschätzung des soeben zum Dozenten ernannten

Skale, die von 1 Hz (eine Schwingung pro Sekunde) ausgeht. Der Beginn einer jeden Oktave ergibt sich durch schrittweise Verdopplung, so dass Zweierpotenzen entstehen. Der angegebene Bereich von c^2 bis c^5 bedeutet 512 Hz bis 4.096 Hz.

KESSEL darf darin gesehen werden, dass er mit der Leitung der „XI. Section" der Tagung betraut wurde.

6.4.2 Die erste Steigbügelmobilisation 1875

Am 27. März 1876 berichtete Kessel vor dem „Verein der Ärzte in Steiermark" [KB-21] zunächst über „einen Fall von Trepanation des Processus mastoideus". Dies ist die Operation, die er in seiner Dissertation diskutiert und die SCHWARTZE fortentwickelt hatte. „Er ladet die Herren zur Besichtigung des Operierten ein." In einer späteren Sitzung am 24. April wird vermerkt, dass „der Patient sich jetzt vollständig wohl befinde". KESSEL informierte weiterhin „Über den Katheterismus des Ohrhalscanals durch den Mund", womit ein Verfahren zur Sondierung der Ohrtrompete beschrieben wurde.

Von fachhistorischer Bedeutung wurde dieser Tag aber durch seine Darlegungen „Über die Durchschneidung des Musculus stapedius beim Menschen wegen Taubheit bei gleichzeitigen, sehr starken subjectiven Geräuschen und die Erfolge der Extraction des Stapes, resp. Columella bei Thieren". (Mit Columella wird ein stabförmiges Knöchlein bezeichnet, das bei Vögeln statt Hammer/Amboss/Steigbügel den Schall vom Trommelfell zum Labyrinth leitet.)

Dieser Vortrag, dessen Langfassung im *Archiv für Ohrenheilkunde* (1876-1) 18 Seiten einnehmen sollte [KB-22] und durch KIESSELBACH 1877 im *Centralblatt für die medicinischen Wissenschaften* referiert wurde, gilt heute weltweit als der, an dem die Steigbügel- (Stapes-) chirurgie begann bzw. erstmals über deren Durchführung berichtet wurde. Als Datum für den Eingriff selbst können wir den 21. Dezember 1875 festhalten.

KESSEL begründete die neuen operativen Wege zunächst mit den Ergebnissen seiner seit 1871 durchgeführten Tierversuche an Hunden, Tauben und Kaninchen. Anschließend beschrieb er ausgiebig den Ohrschwindel vom damaligen, aus heutiger Sicht unvollkommenen Kenntnisstand her. Bei seinen Tierversuchen hatte er nach Entfernung des Steigbügels bzw. bei den Tauben der Columella (wobei er zusätzlich noch deren Innenohrflüssigkeit mittels feinen Kapillaren absaugte) keinen Schwindel oder Koordinationsstörungen gesehen, wie sie nach Durchtrennung der Bogengänge auftraten. Die Schlussfolgerung, dass der sogenannte Vorhof (der Bereich, von dem es hinter dem Mittelohr in die Schnecke bzw. die Bogengänge geht) keine Gleichgewichtsaufgaben habe, ist somit nachvollziehbar, hat sich später aber als unrichtig herausgestellt.

Obwohl Kessel fälschlicherweise von einem Überdruck im Labyrinth als einer der Ursachen der Hörstörung und Ohrgeräusche ausging, gelangte er doch zu richtigen Schlussfolgerungen.

Die detaillierte Beschreibung der Operation möchten wir kurz zusammenfassen: ROSA H., 23 Jahre alt, erkrankte mit 6 Jahren an Scharlach. Von da an Ohrenfluss beiderseits, der nur zu günstigen Jahreszeiten nachließ, und Schwerhörigkeit rechts stärker als links. Rechts auch starke, zunehmende Ohrgeräusche. Am 10. Juli 1875 kam sie in die Sprechstunde. Rechts wurden Wor-

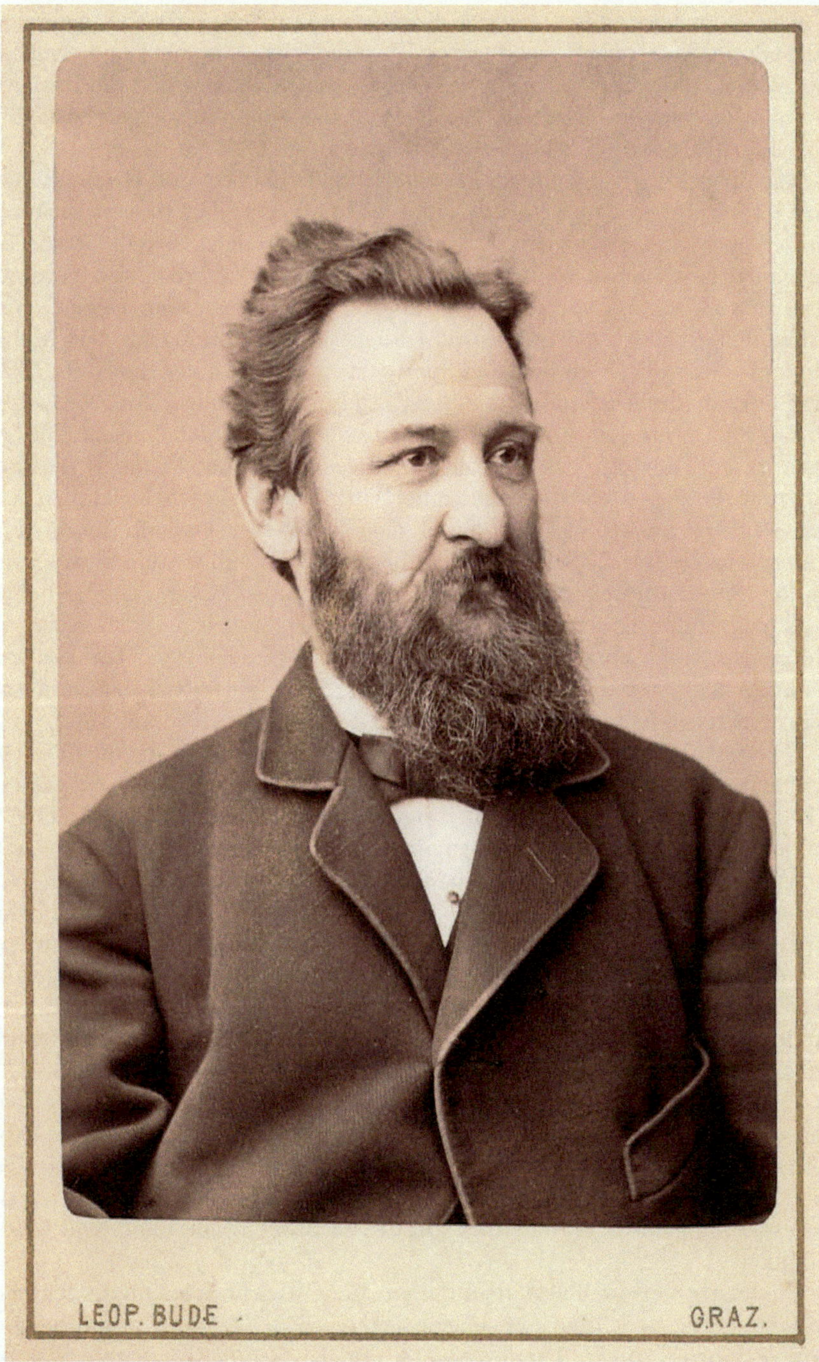

Abbildung 6.11. Fotografie von JOHANNES KESSEL aus seiner Grazer Zeit. Josephinum, Sammlungen und Geschichte der Medizin, MedUni Wien.

te nicht mehr verstanden, einzelne Konsonanten mehr erraten als gehört. Es bestand ein Totalverlust des rechten Trommelfells, Hammers und Amboss'. Das Köpfchen des Steigbügels war sichtbar, seine Schenkel und die Basis von Granulationsgewebe umgeben. Die Beweglichkeit des Steigbügels war völlig aufgehoben! In der Paukenhöhle war reichlich Sekret.

Nach konservativer Behandlung verschwanden Sekret und Granulationen, aber Schwerhörigkeit und starke Geräusche blieben, so dass die Patientin wiederholt über „Lebensüberdruss" klagte. „An inständigen Bitten, sie von den quälenden Geräuschen zu befreien, fehlte es nicht; sie erbot sich bereitwilligst, eine Operation vornehmen zu lassen, auch dann, wenn Gefahr damit verbunden sei". KESSELs operative Strategie bestand darin, mit dem Mobilisieren des Steigbügels zu beginnen, und erst dann, wenn der erwartete Effekt nicht eintrat, die Entfernung des Steigbügels vorzunehmen. Am 21. Dezember 1875 entfernte KESSEL zunächst Verwachsungen in der Paukenhöhle, vor allem an der Fußplatte des Steigbügels. Dieser wurde mobil. Dabei trat etwas Labyrinthflüssigkeit aus. Von Schwindel wird nicht berichtet, Es kam zu einer leichten Hörverbesserung, aber die Geräusche blieben. Deshalb durchschnitt er am nächsten Tag die Sehne des Steigbügelmuskels und weitere Verwachsungen am hinteren Schenkel. Der Steigbügel war nun so locker, „dass er bei der leisesten Berührung schlotterte". Damit waren plötzlich die Geräusche weg und „mittelstarke Sprache wurde auf 1 m gehört". Nach etwas komplizierter Heilung sah er die Patientin im Juli 1876 letztmalig. Sie hatte keine Geräusche mehr und hörte Konversationssprache auf 1,5 m und Zahlen auf 3 m.

Genussvoll zu lesen und noch heute eine Fundgrube ist die ausführlichere, schon erwähnte Publikation durch KESSEL im *Archiv für Ohrenheilkunde* [KB-22]. Aus dieser wollen wir nur einige Aspekte betonen. Mit heutigem Wissen um heftige spätere Diskussionen, die sich gegen seine Operationsmethoden und damit die Person KESSELs wendeten, klingt seine Einleitung wie eine Vorahnung: „Obwohl im vorliegenden Fall die Sehnendurchschneidung mit Erfolg durchgeführt wurde, so würde ich es doch nicht wagen, vor die Öffentlichkeit zu treten, hätte ich sie bloss auf einen flüchtigen Gedanken hin vorgenommen". Etwas später: „ ..., dass ich mir vielmehr zu einem derartigen Eingriff durch meine ärztlichen Erfahrungen sowie durch eingehende experimentelle Versuche die Berechtigung erworben hatte".

KESSEL war sich sehr wohl bewusst, dass es sich bei Steigbügel-Operationen „um einen Eingriff in das Labyrinth handelt, bei dem der Abfluss des Labyrinthwassers in seiner Wirkung und Folgen auf die functionellen Leistungen des Innenohres wohl zu berücksichtigen waren". Analogien auf dem Gebiet der Sinnesorgane glaubte er, am Auge „in der Staaroperation annähernd wieder zu finden".

Ungünstig war zweifellos, dass damals die Gleichgewichtsfunktionen noch nicht eindeutig dem Innenohr zugeordnet wurden. Die dazu grundlegenden Untersuchungen von P. FLOURENS [13] und F. GOLTZ [14] waren zwar publiziert, aber noch umstritten, wobei KESSEL sich ihnen in Wertung unterschiedlicher Aussagen in der Literatur sowie eigener Erfahrungen nur unter Bezugnahme auf die Bogengänge anschließen konnte. Endgültige Klarheit hierüber und eine klinisch verwertbare Systematik des Ohrschwindels wurden erst durch ROBERT BARANY [1] geschaffen, wofür dieser 1914 den Nobelpreis erhielt.

Auch KESSEL beobachtete den Ohrschwindel stets sehr genau und berichtete hier über eine Patientin, bei der „es genügte, den Tragus (Ohreingangsknorpel) leicht auf die Oeffnung des Gehörganges anzudrücken, um Schwindel bis zum Umfallen und Scheinbewegungen der Gesichtsobjekte hervorzurufen". Das ist – obwohl die Labyrinthfunktionen, speziell die der Bogengänge, noch umstritten waren – die Beschreibung eines klassischen „Fistelsymptoms"! Solches wird heute obligat bei Ohrerkrankungen geprüft und weist im positiven Falle (wie hier von KESSEL beschrieben) oder bei diskreteren Schäden durch einen Nystagmus (das sind gerichtete Augenbewegungen) auf eine Fistel im Bogengang und damit die Gefahr der Labyrinthentzündung hin. Somit begegnet uns hier die (unbeabsichtigte) Erstbeschreibung des Fistelsymptoms durch KESSEL!

Es ist ein interessanter fachhistorischer Zufall, dass ein bedeutender Nachfahre aus der Familie von KESSELs Ehefrau, ERNST MORITSCH, auf den wir unter 6.5.5 noch eingehen werden, im Jahre 1970 eine ausgezeichnete Übersicht „Zur geschichtlichen Entwicklung des Fistelsymptoms" publizierte [28]. KESSELs von uns wiedergegebene Beobachtungen fanden darin keine Berücksichtigung. Sie sind wohl nie in ihrer Bedeutung erkannt und gewürdigt worden, weshalb wir sie ausdrücklich betonen möchten. Eine Erklärung, weshalb E. MORITSCH seinen „Vorfahren" KESSEL nicht erwähnte, könnte sein, dass er vom Standardwerk POLIZERs zur Geschichte der Ohrenheilkunde [37] ausgegangen war. In dessen Kapitel „Die Pathologie der Labyrintherkrankungen. Eine historische Skizze", verfasst von G. BRÜHL (Berlin), findet KESSEL weder bei der Darstellung des Hör- noch des Gleichgewichtsapparates Erwähnung, was nach den bisher von uns hier referierten, noch mehr aber den nachfolgenden Arbeiten KESSELs unglaublich scheint. Diese Umstände haben zu der später u. a. von MIEHLKE [27] geäußerten Ansicht beigetragen, die Verdienste von KESSEL seien gezielt verschwiegen worden.

Nochmals zu betonen ist, dass KESSEL die Begründung für seine Eingriffe in einer „Stapesankylose" (ein Begriff, der beschreibender Natur ist, und somit auch die später definierte Otosklerose einschließt), also der Unbeweglichkeit des Steigbügels, wie er sie schon 1873 beschrieben hatte, und auch in „gewissen Adhaesivprozessen" (narbigen Verwachsungen) sah. Die beschriebene Mobilisation des Steigbügels war erfolgreich, das Hörvermögen der Patientin besserte sich deutlich, und die Ohrgeräusche verschwanden völlig. Dennoch wollte KESSEL über Erfolge, Indikationen und Operationsverfahren erst berichten, wenn er die Extraktion (Entfernung) des Steigbügels ausgeführt habe, sobald sich eine günstige Gelegenheit dazu böte.

Kessels naturwissenschaftliches Denken und darauf gründendes ärztliches Handeln kam „aus eigener Erfahrung, die sich auf mehr als 1000 Sectionen stützt"! Damit befand er sich auf Höhe des wegen seiner Sammlung von 1.149

Ohrpräparaten noch heute bewunderten Engländers TOYNBEE, von dem POLITZER angibt, dass er über 2.000 Sektionen durchgeführt habe [37].

Schließlich muss als Abrundung unserer Versuche, KESSELs Veröffentlichung aus dem Blickwinkel damaliger Verhältnisse zu beleuchten, eine Anmerkung der Redaktion des *Archivs für Ohrenheilkunde*, also H. SCHWARTZEs, die als Fußnote platziert wurde, wiedergegeben werden [KB-22]: „Nach mündlicher Mittheilung hat Prof. LUCAE diese Durchschneidung bereits vor länger als 10 Jahren ausgeführt.“ Das erstaunt nicht nur sehr, sondern deutet auf Konkurrenz und gewisse Rivalität hin. Der sehr publikationsfreudige LUCAE (Berlin) hatte dergleichen nie veröffentlicht oder an anderer Stelle erwähnt!

Eine plausible Erklärung für diese „Anmerkung“ und noch mehr für das Verhalten in späteren Jahren ist in der sehr engen freundschaftlichen Verbindung SCHWARTZE – LUCAE zu finden. SCHWARTZE diente ab 1. Juli 1860 in Berlin als Einjährig-Freiwilliger beim II. Garderegiment zu Fuß und LUCAE dort im Gardeulanenregiment. Beide begeisterten sich für Ohrenheilkunde und gründeten in Berlin gemeinsam mit dem später in Wiesbaden wirkenden PAGENSTECHER den „Ohrenklub“ [6]. Sie blieben sich lebenslang eng verbunden [23].

6.4.3 Die Mittelohrchirurgie im Spiegel von Kessels Briefen von 1876

An dieser Stelle unterbrechen wir die chronologische Interpretation von KESSELs Publikationen, um seine Bemühungen um die Steigbügelchirurgie intensiver zu beleuchten, als das trotz vieler positiver Bewertungen der Neuzeit bisher erfolgt ist. Neben der Fachliteratur haben wir das Glück, hierzu nicht nur die bereits in Abschnitt 5.5.2 erwähnten neun Briefe KESSELs an HERMANN SCHWARTZE, sondern auch ganz persönlich gehaltene Schreiben an seine künftige Schwiegermutter SIDONIE MORITSCH in Villach nutzen zu können.

Diese Briefe ermöglichen, im Verein mit einigen der an SCHWARTZE gerichteten, einen fast intim zu nennenden Blick auf die Persönlichkeit KESSELs. Die Zeitabläufe wollten es, dass darin auch die Probleme um die Steigbügeloperationen aus seiner ganz persönlichen Sicht angesprochen wurden.

Bleiben wir zunächst bei den an SCHWARTZE gerichteten, im Anhang vollständig wiedergegebenen Briefen. Im Frühjahr 1876 schreibt KESSEL in dem Brief B.2.6 (Seite 423) unter Bezugnahme auf eine Patientin, die er operieren soll:

> „Ich muss gestehen, dass es mir jetzt gerade nicht angenehm wäre, wenn sie mich zu einer Operation drängte, ich habe in der letzten Woche nicht die besten Erfolge gehabt; ich habe nämlich eine Tenotomie des Tensors vorgenommen wegen höchst störender Geräusche. Der momentane Erfolg war = 0 und dazu hat mein Patient eine schauderhafte Otitis media und seit einigen Tagen auch noch eine Affektion des Labyrinthes bekommen. Rechts war er taub und links an der Operationsseite hörte er noch 1/2 M. Seit einigen Tagen konnte er die Sprache nicht verstehen, erst heute

> geht es wieder mittelst Sprachrohr. Die Otorrhoe und die Symptome der Innenohraffektion haben sich seit gestern wesentlich gebessert und habe damit wieder einige Hoffnung. Die Geräusche welche sich seit der Operation successive steigerten lassen seit gestern etwas nach. Den Grund warum ich in diesem Fall operirte werde ich gelegentlich im Archive besprechen."

Am 31. Mai 1876 in dem Brief B.2.8 (Seite 425):

> „Mit dem Tenektomirten geht es insoferne wieder gut als die Otitis interna ohne schlimme Folgen abgelaufen ist. Der Effekt der Operation ist vorhanden aber auf der negativen Reihe, er hört schlechter als vor der Operation und die Geräusche sind ebenso stark als sie waren; mir alles sehr begreiflich. Ich habe unterdessen die Erfahrung gemacht, dass man im Stande ist, die Geräusche auf operativem Wege zu beseitigen und das Hören bedeutend verbessern kann. Ich habe eine junge Dame operirt, die nur noch das a, e und o hörte, Consonanten gar nicht. Die Geräusche raubten ihr den Schlaf, sie war der Verzweiflung nahe. Durch die Operation, die ich vor einem halben Jahre vorgenommen sind die Geräusche momentan verschwunden und das Hören auf 4 – 5 Meter gut, sie wird jetzt Lehrerin. Ich habe schon vor Jahren Vorstudien an Thieren gemacht und wäre nun im Stande in etwa 14 Tagen die Operation zu begründen. Sollte mir so lange Zeit bleiben, so würde ich den Aufsatz dann übersenden."

In demselben Brief heißt es weiter:

> „Samstag, den 3. Juli reise ich dann zu meiner Braut nach Villach und verbleibe dorten mehrere Tage. Sollten Sie auf den Aufsatz für das nächste Heft reflektieren, so bitte ich mir umgehend nach Villach, Kärnten, per Adresse Herrn Fabrikanten MORITSCH, zu schreiben."

Dieses war die Ankündigung der oben beschriebenen, grundlegenden Arbeit [KB-22] (das betreffende Heft des *Archivs für Ohrenheilkunde* erschien im November 1876), wobei wir zusätzlich erfahren durften, dass der Operationserfolg so gut war, dass die Patientin Lehrerin werden wollte.

Der eingangs dargestellte ungünstige Verlauf des operierten Patienten bezieht sich auf eine Tenotomie des Trommelfellspanners. Den Sinn dieser als „modern" betrachteten Operation hat KESSEL entgegen dem Zeitgeist bald in Abrede gestellt.

Zweifellos war er sehr intensiv und bis zum Tage vor seiner Hochzeit mit den Manuskripten zu [KB-22] und [KB-23] beschäftigt, denn am 9. August 1876 sandte er sie SCHWARTZE mit der Bemerkung in dem Anschreiben B.2.9 (Seite 426): „Mein Vorhaben dieselben nochmals in Villach zu revidiren ist gescheitert und die Gründe dafür Ihnen jetzt vielleicht klarer wie mir; nur eins weiß ich bestimmt, dass die Arbeit anders ausgefallen wäre, wenn ich sie nach statt vor der Trauung geschrieben hätte." Dies ist übrigens der letzte erhaltene Brief von KESSEL an SCHWARTZE. Am Tag darauf heirateten JOHANNES KESSEL und MARIE MORITSCH, worauf wir unter 6.5 noch eingehen werden.

Die Zeit vor der Hochzeit möchten wir nun aus der Perspektive von KESSELs Briefen an seine Schwiegermutter, zu der er ein sehr persönliches Verhältnis entwickelte, betrachten. Sein Brief vom 10. Februar 1876 [124] ist ein wunderbares Zeitdokument, das die Auseinandersetzung mit sich selbst, das Ringen um die Begründung für die Operation und deren Durchführung sowie die Gefahren, die daraus resultieren, erkennbar macht. Obwohl KESSEL mit der Bemerkung schließt, dass das, was auf der Bühne aufgeführt wird, hinter den Kulissen anders aussieht und er nur der „lieben Mama“ einen Einblick gewährt, den man der Masse nicht gestattet, möchten wir den Brief nachstehend komplett wiedergeben.

Aus diesem Brief wird erneut deutlich, dass KESSEL sich der ethischen Probleme und der Brisanz des eingeschlagenen Weges wohl bewusst war. Fast dramatisch erscheinen der Bezug zum Schicksal TURNBULLS und der Appell zu dessen Verteidigung. Man könnte meinen, dass KESSEL ein ähnliches Schicksal befürchtete oder erahnte.

Kessel an seine Schwiegermutter, Graz, 10. 2. 1876

„Vor einiger Zeit kam ein junger Mensch von 25 Jahren zu mir, er war schon einmal im vergangenen Herbst bei mir. Damals wies ich ihn ab, da ich ihm einen Erfolg nicht versprechen könnte, er ist natürlich gehörleidend. Unterdessen hörte er von einer Operation die ich ausgeführt habe, und so kam er wieder. In der kurzen Zeit von Herbst bis Mitte Januar hatte sich seine Schwerhörigkeit fast bis zur Taubheit verschlimmert und dazu ein solches Sausen und Klingen im Ohr gesellt, dass er weder bei Tag noch bei Nacht Ruhe fand, ein Zustand, der den Patienten zum Äußersten brachte. Er erklärte mir, dass er den Gang zu mir unternommen, um sich Aufschluss darüber zu holen ob ihm durch eine Operation noch zu helfen sei, sollte dies nicht der Fall sein, so sei die Kugel für ihn gegossen. Nach kurzer Unterredung wurde mir die Sachlage klar und nun kam ich in eine fatale Lage. Ins Irrenhaus konnte ich ihn nicht bringen, dazu bot er keine Veranlassung, Aufsicht hilft nichts. Die Operation konnte ich ihm nicht zusagen, durfte sie aber auch nicht ausschlagen, ich suchte also vor der Hand Zeit zu gewinnen um überlegen zu können was zu thun sei. Es war mir im ersten Augenblick klar, dass wenn ich die Operation ohne Erfolg bei ihm ausführte, ich diesen verzweifelten Menschen seinem Entschlusse nur näher führte. Das Publikum, das in solchen Fällen das Vorangehende nicht kennt und auch nicht kennen will, hätte ihn dann sicher auf meine Rechnung gesetzt und ich hätte wohl die Folgen hart büßen müssen, umsomehr als ich noch nicht lange hier in Thätigkeit bin und die Ärzte, die den Specialisten überhaupt nicht geneigt sind, ganz gewiss nicht auf meiner Seite gestanden hätten. Du ersiehst hieraus, liebe Mama, ich kam in eine unerquickliche Lage, was soll ich thun, menschliche Gefühle oder ärztliche Spekulationen walten lassen. Hätte der Fall Aussicht auf Erfolg geboten, so hätte kein Zweifel walten können, so aber war er sehr compliziert und die bekannten Hülfsmittel bei der Untersuchung gaben keinen Aufschluss, wie die Operation ausfallen werde, verweigerte ich aber die Operation, so sprach ich in diesem Falle das Todesurtheil, darüber ließ mich der Patient nicht im Zweifel. –

Die Noth macht erfinderisch. Plötzlich schossen mir eine Reihe von Gedanken durch den Schädel, die mich seit einigen Jahren beschäftigen, jetzt aber eine wesentliche Bedeutung annahmen. Anfangs dieses Jahrhunderts saß ein berühmter englischer Arzt auf der londoner Anklagebank, man beschuldigte ihn einen Menschen umgebracht zu haben. Er hatte bei einem Gehörleidenden, der aber sonst gesund war, wie gewöhnlich Luft in das Mittelohr geblasen und dabei fiel der Patient vom Stuhl und war todt. Man beschuldigt TURNBULL, so hieß der Arzt, heute noch, dass er durch zu starken Druck seinem Patienten einen Theil aus dem Innenohr ausgerissen habe, wodurch der unglückliche Ausgang bedingt gewesen sei. In Prag habe ich den TURNBULLschen Fall aufgenommen und darüber an Thieren experimentiert. Ich habe dabei die Überzeugung gewonnen, dass er unschuldig am Tode des Patienten war, oder besser gesagt die Ursache des Todes war eine andere als man annahm und beschloss schon damals, den längst Begrabenen in einer besonderen Schrift glänzend zu rechtfertigen. Bald darauf siedelte ich nach Graz über und ich verschob die Angelegenheit, da ich sie gelegentlich doch besprechen musste wegen anderer Arbeiten, in die sie mit eingreift. Auf einmal steht der Fall vor mir. Ich kenne nur noch eine Möglichkeit um den Patienten zu heilen, nämlich den Theil wegzunehmen, der TURNBULLs Patienten das Leben gekostet haben soll. Ich holte meine Prager Schriften, zog neuere Erfahrungen mit in Rechnung und kam nach nächtlichem Denken und Überlegen gegen Morgen zur festen Überzeugung, dass ein so verhängnisvoller Ausgang, wie er angenommen wird, der Operation nicht folgen könne, dass sie daher in diesem Falle vorzunehmen sei. Zeit ließ sich nicht mehr gewinnen, ich wusste dass mein Patient sich mit dem Glockenschlage einstellen wird um meine Antwort einzuholen. In der That war es so. Ich stellte ihm gewissenhaft die möglichen Folgen vor, er hörte ruhig zu und fragte mich zum Schlusse ob ich bereit sei die Operation gleich vorzunehmen, ich gab ihm zur Antwort Morgen, er erwiderte „Abgemacht" und empfahl sich. Am nächsten Tag erschien er zur bestimmten Stunde, legte sich auf das Operationsbett, scheinbar so ruhig als handelte es sich um eine Bagatelle. Ich ließ ihn tief chloroformieren, schritt dann zur Operation und nahm erst einen Theil des Trommelfelles und dann bestimmte Theile im Mittelohr heraus und kam nun zur kritischen Stelle. Bei genauerem Zusehen fand sich nun, dass vorzugsweise die benachbarten Theile erkrankt waren und dass es wahrscheinlich genüge, nur diese wegzunehmen, um wenigstens die störenden Geräusche zu beseitigen. Ich nahm sie weg und ließ den Patienten zu sich kommen. In der That waren die Geräusche an diesem Ohre verschwunden, und die erste Frage, die er an mich richtete, war, wann werde ich am rechten Ohr operiert? Letzteres geschieht, wenn er sich erholt hat, denn jetzt kommt seine nervöse Zerrüttung erst ordentlich zum Vorschein. Gestern unterhielt ich mich mit ihm über sein Leiden, da wurde er plötzlich blass und verlangte Wasser zu trinken, er war einer Ohnmacht nahe. Als er wieder flott wurde und ich ihn nach der Ursache fragte, ich hatte ihm keine gegeben, erklärte er mir, dass ihn der Gedanke die Operation könne rechts nicht so günstig ausfallen wie links, einer Ohnmacht nahe bringe und dabei stürzten ihm die Thränen aus den Augen. Ich will Dir hier noch bemerken, dass ich unterdessen doch die Operation, wie ich sie ausführen wollte, bei einem anderen ausgeführt habe und zwar mit größerem Erfolge als bei dem eben beschriebenen.

TURNBULL ist unschuldig, ich aber behalte mir alle Rechte vor, dieselbe zuerst ausgeführt zu haben und werde demnächst meine Patienten im Vereine der Ärzte vorführen.

Ich sehe mein Brief dehnt sich in die Länge, ich will daher kürzen. Du weißt ohnehin, dass das was auf der Bühne aufgeführt wird, hinter den Coulissen anders aussieht. Dir liebe Mama will ich einen Einblick gestatten, der Masse darf man sowas nicht sagen."

6.4.4 Die erste Steigbügelextraktion 1877

KESSEL widmete sich in diesen, seinen frühen Grazer Jahren, weiter intensiv den theoretischen und praktischen Problemen der Mittelohrchirurgie. In seiner 1877 im *Archiv für Ohrenheilkunde* erschienen Arbeit „Über das Mobilisieren des Steigbügels durch Ausschneiden des Tommelfells, Hammers und Ambosses bei Undurchgängigkeit der Tuba" [KB-27] fasste er viele der damals bekannten Ursachen von Hörstörungen, deren Ursachen und Auswirkungen zusammen und berichtete zunächst über einen 24 Jahre alten Patienten, der nach seiner Einschätzung an einer Syphilis litt. In deren Verlauf kam es nach dem Befall von Nase und Rachen auch zum „Zufallen" der Ohren, massiver Schwerhörigkeit und Ohrgeräuschen. Die Versuche, die Ohrtrompete wieder durchlässig zu machen, misslangen, weshalb er operativ den verlagerten Amboss, der auch den Steigbügel mit verlagert hatte, entfernte. Da der Steigbügel danach gut beweglich war, verzichtete KESSEL auf die Durchtrennung der Sehne oder gar seine Entfernung. Nun analysierte er sehr genau die Intensitäten und Tonhöhen der noch vorhandenen oder erneut auftretenden Ohrgeräusche und versuchte, diese zu interpretieren.

Besondere Bedeutung erlangte diese Publikation letztlich aber deshalb, weil KESSEL in ihr, nach ausgiebigen weiteren theoretischen Erörterungen, über eine erste, bewusst ausgeführte Entfernung des Steigbügels berichtete:

> „Einen durchgreifenden Effect erwarte ich erst von der Extraction des Steigbügels und zwar aus Gründen, die ich früher bereits mitgetheilt habe. Dass diese Operation ohne Gefahr für den Patienten vorgenommen werden kann, das beweist eine Patientin, der ich in Gegenwart von Herrn Prof. RZEHACZEK und seiner Assistenten den Steigbügel ausgeschnitten habe. Und dass die Operation, wenn alle Indicationen vorhanden und alle Bedingungen der Operation erfüllt sind, erfolgreich durchgeführt werden kann, das geht aus Erfahrungen hervor, welche, obwohl in anderer Weise erworben, doch für unsere Speculation verwendet werden dürfen".

Diese in unserer Zeit häufig als Geburtsstunde der Stapedektomie (Steigbügelentfernung) zitierte Aussage erstaunt neben dem Sachverhalt selbst in dreierlei Hinsicht:

1. Obwohl als wichtige Neuheit angegeben, wird im Titel der Arbeit nicht auf die Steigbügelentfernung verwiesen.
2. Es wird weder über die Indikation zur Operation noch über deren Ergebnis berichtet.
3. Auch in den unmittelbar folgenden Jahren berichtet KESSEL zwar über die erfolgreiche Durchführung von 16 Stapesmobilisationen (vgl. unseren nächsten Abschnitt), nicht aber über Steigbügelentfernungen.

Der Versuch, trotz damit verbundenen Gefahren den Steigbügel in das Behandlungskonzept einzubeziehen, inspirierte die junge Ohrchirurgen-Generation. KESSEL selbst berichtet [KB-27, S. 76] von einer bereits 1877 erfolgten Publikation V. VON URBANTSCHITSCHs in der *Wiener medizinischen Presse* [47]. Dies ist nicht nur wegen des frühen Zeitpunkts interessant, sondern auch deshalb, weil V. V. URBANTSCHITSCH neben J. GRUBER und A. POLITZER, dessen Nachfolge als Direktor der Wiener Universitäts-Ohrenklinik er 1907 antrat, die dominierende Persönlichkeit der Wiener Otologie wurde.

Unsere obige Bemerkung, dass es sich bei KESSEL um eine „bewusste" Steigbügelentfernung handelte, bezieht sich darauf, dass es bei den damals noch unvollkommenen Techniken der Ohroperationen nicht allzu selten zu einer unbeabsichtigten Entfernung kam, was aber erst in der Folgezeit publiziert wurde.

Unabhängig davon hatte diese Mitteilung nachhaltige Wirkung. Abgesehen von ihrer Bewertung in unserer Zeit führte sie bereits damals zu weiteren Bemühungen und kontroversen Diskussionen um die Steigbügelchirurgie. H. SCHWARTZE veranlasste hierzu eine Dissertation, die, 1894 von G. STRAATEN an der Universität Halle-Wittenberg verteidigt, sich sehr auf die Ausführungen KESSELs bezieht und dessen hierzu angestellte Literaturrecherche fast wörtlich übernimmt [45].

6.4.5 Kessel als Wegbereiter der hörverbessernden Operationen

Wie soeben schon erwähnt wurde, berichtet KESSEL 1879 über 16 Patienten, an denen er „ohne üble Folgen" [KB-32] Steigbügelmobilisationen vornahm, und demonstriert im Vortrag drei Patienten mit günstigen Erfolgen, da die Ohrgeräusche beseitigt und das Hörvermögen verbessert wurden.

Die Maßnahmen am Steigbügel waren, wenn auch in heutiger Zeit besonders herausgehoben, nur Teil seines ohrchirurgischen Gesamtkonzeptes. Immer wieder durch morphologische und klinische Beobachtungen sowie akustische Betrachtungen gestützt, versuchte er den Zielen – Ausheilung des entzündlichen Prozesses, Beseitigung heftiger Ohrgeräusche, Verbesserung der Hörsituation – näher zu kommen. Nachdrücklich legt er dieses in einem umfänglichen Referat zu einem Aufsatz von ALBERT BING über die entotische Anwendung des Hörrohr dar [KB-25].

In [KB-32] fasst KESSEL seine Operationsindikationen zusammen:

1. Nicht zu beseitigender Tubarverschluss;
2. totale Verkalkung des Trommelfelles, verbunden mit Schwerhörigkeit bei erhaltenem Hörnerven;
3. Caries der Gehörknöchelchen;
4. Ankylose des Steigbügels und quälende Geräusche;
5. Cholesteatome der Paukenhöhle und des Proc. mastoideus, welche nach den üblichen Methoden nicht entfernt werden können. Im letzteren Falle könne es notwendig werden, die Anbohrung des Proc. mastoideus mit der Ausschneidung des Trommelfells zu verbinden.

Er gibt an, dass die Operationen in Narkose ausgeführt und das Trommelfell mit dem Hammer nach der Tenotomie des Tensor tympani entfernt werden. Probleme bereite die oft rasche Regeneration des Trommelfells.

Es sei akustisch wichtig, eine zum ovalen Fenster führende Zuleitungsmöglichkeit des Schalls zu erhalten, da sonst der gleiche Schalldruck auf das runde und das ovale Fenster auftrifft und „Sprachtaubheit" eintritt. Hier deutet sich schon an, dass eine Schallprotektion des runden Fensters erforderlich ist, wenn das ovale Fenster nur noch vom Luftschall erreicht wird.

Die Veröffentlichung schließt mit einer Fußnote, die die Schwierigkeiten, das otologische Terrain zu gewinnen, und KESSELs Beitrag hierzu aus der Perspektive der allgemeinen Medizin dieser Zeit beleuchtet:

> „Im Anschlusse an den Vortrag ergriff Herr Dr. v. KLÖPPL das Wort und erklärte, dass er Manches über die Heilung von Tauben gelesen und gehört habe, jedoch die Überzeugung, ob dieselbe wirklich stattgefunden, bisher nicht habe gewinnen können. Nun liege aber der Fall vor, dass ein völlig Tauber durch einen wohlüberdachten und zielbewussten operativen Eingriff von einem qualvollen Leiden, dem man bisher wirkungslos gegenüber gestanden, befreit und ihm das Gehör wiedergegeben wurde, Redner daher nicht umhin könne, die Chirurgie und KESSEL persönlich zu dieser Operation zu beglückwünschen."

Mit Beginn der 1880er-Jahre hat KESSEL wenig und zu diesen Problemen nichts mehr publiziert. Wir erinnern daran, dass er durch die „KESSEL-Affäre" beansprucht war und zeitweilig keinen Zugang zu dem Patientenmaterial des Allgemeinen Krankenhauses hatte. Erst am 26. Januar 1885 fasst er in einem Vortrag im *Verein der Ärzte in Steiermark* „Über die Otorrhoe und ihre Behandlung" [KB-39] die Möglichkeiten zur Ausheilung chronisch-entzündlicher Prozesse des Mittelohrs nochmals zusammen.

Völlig auf der Höhe seiner Zeit nutzt er die sich eben entwickelnde Bakteriologie und „demonstriert Präparate von gezüchteten Coccen, Bacterien und saprogenen Bacillen". Die konservativen Mittel wie Carbolsäure, Borsäure oder Sublimat-Alkohol führen jedoch meist nicht zur Heilung, weshalb operativ eine Höhle mit möglichst glatten Wänden gebildet werden muss.

Stets behält KESSEL den funktionellen Aspekt im Auge. Er schildert, dass es ihm nach Ausheilung der Paukenhöhle gelungen sei, „das unvollständig regenerierte Trommelfell an den Steigbügel anzuheilen". Dadurch hörte der Patient wieder mittelstarke Konversationssprache auf mehrere Meter! Das darf als Erstbeschreibung der später als Tympanoplastik III benannten und noch heute vielfach bewährten hörverbessernden Operation angesehen werden [52, 53]. In Analogie zum Schallleitungssystem der Vögel, das KESSEL intensiv untersucht hatte, wird auch von Columellisation gesprochen.

Weiterhin schildert KESSEL, dass er das vordere Trommelfellsegment erhielt und die Paukenhöhle damit austapezierte. Bei völlig fehlenden Gehörknöchelchen könnte damit der Typ IV der Tympanoplastik, die so genannte kleine Pauke, entstehen.

Um die Interferenz durch gleichzeitiges Auftreffen des Schalls auf rundes und ovales Fenster zu vermeiden, wird beim Typ IV das runde Fenster mit einem Gewebslappen (Fascie, Perichondrium o. a.) abgedeckt. Damit trifft der Schall nur das ovale Fenster und die vorbestehende max. Schallleitungs-Schwerhörigkeit von 60 dB kann theoretisch bis auf auf 30 dB reduziert werden.

In seiner Jenaer Zeit ist KESSEL in einem Diskussionsbeitrag [KB-51] noch einmal kurz auf diese Fragen zurückgekommen (siehe Abschnitt 8.1.5, Seite 306).

6.4.6 Die hörakustischen Publikationen von 1882

Ein signifikanter Einbruch der Publikationstätigkeit von KESSEL infolge der „KESSEL-Affäre" von 1879/80 ist unverkennbar. Dass er trotzdem wissenschaftlich gearbeitet hat, bewies er mit drei Arbeiten über hörakustische Fragestellungen, die er 1882 im *Archiv für Ohrenheilkunde* veröffentlichte. Ihre Entstehungsgeschichte kennen wir nicht und können nur feststellen, dass sie mit seinen vorhergehenden Pionierarbeiten zur Mittelohrchirurgie nichts zu tun haben. Sie wurden im *Archiv* von 1. bis 3. durchnummeriert, ohne dass ihr dadurch angedeuteter innerer Zusammenhang durch eine gemeinsame Hauptüberschrift verdeutlicht worden wäre. Obwohl sie auf den ersten Blick einen eher marginalen Anschein haben, behandeln sie Themen, die bis heute eine Rolle in der Hörakustik spielen, so dass es sinnvoll erscheint, sie einer näheren Würdigung zu unterziehen.

Die Funktion der Ohrmuschel bei den Raumwahrnehmungen

Der erste und umfangreichste Beitrag befasst sich mit verschiedenen Elementen des räumlichen Hörens. Bei der Entstehung eines räumlichen Höreindruckes handelt es sich um ein hochkomplexes Problem, wenn man sich in einer akustisch reichhaltigen Umgebung befindet, wie sie unter realen Bedingungen vorkommt. Man kann sich dem Problem nähern, wenn man zunächst in starker Vereinfachung eine einzige, punktförmige Schallquelle annimmt. Deren Ort wird dann vom Hörer aus durch drei Polarkoordinaten (φ, ϑ, r) gekennzeichnet:

a) Winkel φ in der Horizontalebene, die man gedanklich horizontal durch beide Ohren legt; 0° entspricht der Vorwärtsrichtung.
b) Winkel ϑ in der Medianebene, die man gedanklich vertikal in die Mitte des Kopfes legt; 0° entspricht auch hier der Vorwärtsrichtung.
c) Abstand r von der Quelle zur Mitte des Kopfes.

Ein Hörer kann diese Koordinaten mehr oder weniger genau angeben (Lokalisierung). Diese Wahrnehmungsleistung, deren Erklärung mit vielen Detailfragen verbunden ist, war bereits zur Zeit von KESSEL ein wichtiger Forschungsgegenstand. Dazu findet sich ein ausführlicher historischer Überblick in [3]; wir verweisen nur auf die Arbeiten im unmittelbaren Umfeld von KESSEL. Dass sich ERNST MACH mehrfach zum Raumsinn des Ohres geäußert hat, haben wir in Kapitel 5 bereits erwähnt[12]. POLITZER hat sich 1876 mit Störungen des räumlichen Hörens (Paracusis loci) befasst [35], und von seinem Schüler URBANTSCHITSCH gibt es zwei einschlägige Veröffentlichungen [48, 49], die zeitlich am nächsten an den hier zu betrachtenden Arbeiten von KESSEL liegen.

Die Lokalisation einer Schallquelle in der Horizontalebene erfolgt normalerweise mühelos, wobei die größte Genauigkeit (Lokalisationsschärfe) in der Vorwärtsrichtung erreicht wird. Dazu wertet der Mensch die Laufzeit- und bei höheren Frequenzen auch die Lautstärkedifferenz des Schalls aus, die zwischen seinen beiden Ohren auftritt. Die Ohrmuschel spielt dabei praktisch keine Rolle; sie hat erst dann einen wichtigen Einfluss, wenn die Richtung einer Schallquelle in der Medianebene zu bestimmen ist. Da dann keine Laufzeitunterschiede zur Auswertung zur Verfügung stehen, liefert die vom Winkel ϑ abhängige Beugung des Schalles durch den Kopf und die Ohrmuscheln die erforderliche Information.

Da diese Rolle der Ohrmuschel, die heute durch die Außenohr-Übertragungsfunktion HRTF (siehe S. 7) mit erfasst wird, erst schrittweise erkannt worden ist, wurde sie in der Vergangenheit kontrovers diskutiert. Insbesondere vertrat DARWIN die Auffassung, dass die in der Entwicklungsgeschichte rudimentär gewordene Ohrmuschel für den Menschen keine Bedeutung mehr habe. Trotzdem war unter Praktikern bekannt, dass die Ohrmuschel bei der Schallwahrnehmung nicht völlig bedeutungslos ist. Als Beleg sei lediglich eine Passage aus dem Lehrbuch der Chirurgie von KESSELs Doktorvater A. WERNHER zitiert. Im Zusammenhang mit dem Anheilen abgetrennter Ohrmuscheln schreibt dieser schon im Jahre 1851 [51, S. 222 f.]:

> Wenn auch der Verlust der Ohrmuschel das Gehör nicht bemerklich schwächt, so muss man ihr doch, bei dem Wiederanheften, denjenigen Abstand vom Kopfe (in einem Winkel von 40 - 45°) geben, bei welchem sie die Schallwellen am besten zum innern Ohr reflectirt und deshalb, ehe man eine Binde oder Heftpflasterstreifen anlegt, ihre vordere und hintere Seite gut mit Charpie ausfüttern.

[12] Vgl. Seite 138 und die Literaturangaben [35, 39, 51] des Kapitels 5.

Mit dem ersten seiner drei hörakustischen Beiträge „Über die Function der Ohrmuschel bei den Raumwahrnehmungen“ hat sich KESSEL in diese Diskussion eingeschaltet [KB-35]. Im Hinblick auf DARWIN bejaht KESSEL zwar, dass das Hören, das „bei den Wilden“ eine Alarmfunktion gehabt habe, bei den „Kulturmenschen“ minder ausgeprägt sei. Doch sind „die Fähigkeiten Raumwahrnehmungen zu machen immer noch vorhanden und können durch Übung, wie das der Blindgeborene zur Evidenz erweist, zu erstaunlicher Fertigkeit ausgebildet werden“. Dazu beschreibt er eine Anzahl von Ergebnissen, die er „mit einfachen Untersuchungsmitteln eruiren konnte“. Wir fassen sie hier kurz zusammen:

- Durch einfache Versuche wird demonstriert, dass das Gehör den Schall nach der Seite der stärkeren Erregung verlegt. Mit Hilfe eines Paars von Hörschläuchen wird gezeigt, dass das auch bei ausgeschalteter Wirkung der Ohrmuscheln der Fall ist.
- Für das einohrige (monaureale) Hören wird gezeigt, dass es einen Zusammenhang zwischen dem Ort der Schallquelle und der empfundenen Schallintensität gibt, der auf die Form der Ohrmuschel zurückzuführen ist. KESSEL teil dementsprechend den umgebenden Raum in fünf „Hörbereiche“ ein.
- Nur kurz wird erwähnt, dass beim zweiohrigen (binaurealen) Hören die besten Ergebnisse erreicht werden, wenn sich die Schallquelle vor oder hinter dem Kopf befindet.
- Es wird erläutert, dass die räumliche Schallwahrnehmung durch Augen- und Kopfbewegungen unterstützt wird.
- Im Hinblick auf bewegliche Schallquellen werden die Einflüsse des Dopplereffektes, der Intensitätsänderungen und der Klangfarbe diskutiert.

Richtungsabhängigkeit der Intensitätswahrnehmung bei Knochenleitung

Die zweite Arbeit [KB-36] befasst sich mit der Zuleitung des Schalles zum Hörorgan über die Kopfknochen. Diese sog. Knochenleitung hat für das praktische Hören eine sehr viel geringere Bedeutung als die Luftleitung, kann aber leicht zu diagnostischen Zwecken eingesetzt werden, z. B. um zu entscheiden, ob eine Schwerhörigkeit durch das Schallleitungssystem (Mittelohr) oder das Verarbeitungssystem (Innenohr) hervorgerufen wird. Die Zuleitung des Schalls erfolgt vorwiegend durch eine Stimmgabel, die an definierter Stelle (Scheitel, Warzenfortsatz, ...) direkt auf die Kopfhaut aufgesetzt wird [9, Kap. 5-7].

Wichtig ist nun, dass ein Proband nach dem Aufbringen der schwingenden Stimmgabel der Schallwahrnehmung nicht nur eine Intensität, sondern auch einen Ort zuordnen kann. Setzt man die Stimmgabel auf den Scheitel auf, erfolgt zunächst eine mittige Lokalisation. Hält man ein Ohr zu, verschiebt sich die Lokalisation in dieses Ohr, dessen Trommelfell durch das Zuhalten am normalen Schwingen gehindert wird. Ist das betreffende Ohr krankhaft verändert, tritt der Effekt nicht in dieser Form ein. Der Versuch wurde nach dem Leipziger Anatomen und Physiologen ERNST HEINRICH WEBER (1795 – 1878) benannt.

Der WEBERsche Versuch kann verallgemeinert werden, indem man die Stimmgabel an anderen Stellen des Kopfes aufsetzt. Mit den dann eintretenden Effekten hatte sich besonders A. LUCAE beschäftigt, auf den sich KESSEL in seiner Arbeit bezieht. Da bei diesen Versuchen die empfundene Schallintensität in Abhängigkeit vom Ort des Aufsetzens schwankt, wählte er die Überschrift „Über die Verschiedenheit der Intensität eines linear-erregten Schalls in verschiedene Richtungen". Mit dem Begriff des „linear erregten" Schalles bezieht er sich darauf, dass die Schallabgabe einer aufgesetzen Stimmgabel über die Longitudinalschwingungen des Stieles erfolgt. Seine aus den verschiedenen Beobachtungen resultierende Hypothese ist, dass „der Ton der Stimmgabel in der verlängert gedachten Richtung des Stieles objectiv stärker gehört wird, als in einer darauf senkrechten", also in der Richtung, in der sich die Longitudinalschwingungen in einem homogenen Material ausbreiten würden.

Da sich indes der Kopf aus den unterschiedlichsten Geweben zusammensetzt, sah sich KESSEL veranlasst, die Schallleitung in den verschiedenen Geweben zu untersuchen. Er hat dazu tierische Gewebeproben mit einer elektromagnetischen Stimmgabel beschallt und den austretenden Schall mangels einer physikalischen Messmethode auditiv über Hörschläuche beurteilt und gibt als Ergebnis an:

> „In der nachstehenden Reihe sind die untersuchten Stücke ihrem Leistungsvermögen nach geordnet: Knochen, Bindegewebe, Knorpel, Muskel, Drüsen, Hirn."

In der Tat zeigt es sich, dass man die beschriebenen Effekte auch an einem Totenschädel nachweisen kann, weil die Weichteile an der Schallübertragung kaum beteiligt sind. Weiter schreibt KESSEL:

> „Um dem Wesentlichen des Phänomens näher zu kommen, nahm ich eine Reihe von Versuchen über die Fortpflanzung des Stimmgabeltones in gasförmigen, flüssigen und festen Körpern vor, und fand bei allen, dass die Intensität in der verlängert gedachten Richtung des Stieles, resp. in der Richtung der fortschreitenden longitudinalen Welle des Stieles größer ist, als in einer darauf senkrechten."

Ohne hier auf die Details der geschilderten, insgesamt recht aufwendigen Versuche eingehen zu wollen, lautet das zusammengefasste Ergebnis, dass sich die aufgesetzte Stimmgabel *nicht* wie eine punktförmige Schallquelle verhält, von der sich die Schallwellen konzentrisch ausbreiten würden.

Nun kennt jeder den Effekt, dass die Schwingung einer Stimmgabel, die auf eine Platte aufgesetzt wird, letztere zum Mitschwingen anregt. Schwingende Flächen sind aber keine Punktquellen, sondern haben eine Richtcharakteristik, die beispielsweise bei der Konstruktion von Lautsprechern eine Rolle spielt. Viele der komplexen Zusammenhänge bei der Schallausbreitung und -abstrahlung waren damals allerdings noch nicht bekannt.

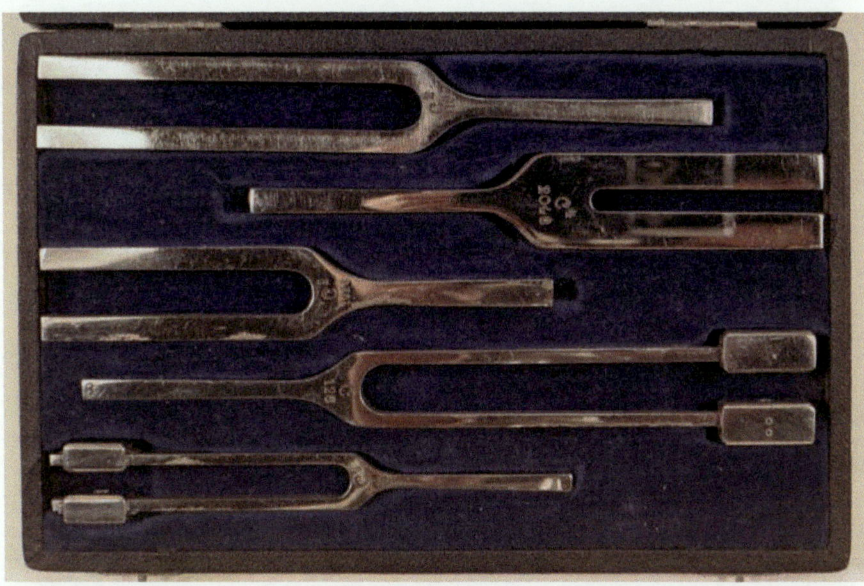

Abbildung 6.12. Stimmgabelsatz in Oktavstufung von c (128 Hz) bis c^4 (2048 Hz). Die beiden unteren Stimmgabeln tragen Zusatzmassen, die nach einem Vorschlag von POLITZER der Unterdrückung von Obertönen dienen [36]. Durch Verschieben der Zusatzmassen lässt sich außerdem die Schwingungsfrequenz etwas variieren. TU Dresden, historische akustisch-phonetische Sammlung (HAPS). Fotografie: R. DIETZEL [25].

Zum Hören von Tönen und Geräuschen

In dem dritten Beitrag „Über das Hören von Tönen und Geräuschen" [KB-37] befasst sich KESSEL mit den Effekten, die bei gleichzeitiger Darbietung von zwei Schallen auftreten. Er verwendet dazu sowohl Töne (harmonische Schwingungen) von Stimmgabeln (Abbildung 6.12) oder Klangstäben als auch breitbandige Signale (Geräusche), die er mit einem Inhalationsapparat und mit schwach angeblasenen Pfeifen erzeugte.

Neben einigen Bemerkungen zur Kombination von Tönen (Auftreten von Harmonien, Schwebungen) finden sich zwei wichtige Aussagen:

- Am unteren und am oberen Ende des Hörbereiches nimmt die Empfindlichkeit des Gehörs deutlich ab.
- Bei gleichzeitiger Darbietung von zwei Schallen kann der stärkere die Wahrnehmung des schwächeren verringern oder völlig unterdrücken. Dieser Effekt hängt stark von der Lage der beiden Schalle auf der Frequenzachse ab.

KESSEL nimmt damit zwei Ergebnisse qualitativ vorweg, die erst später in der Psychoakustik genau untersucht und vermessen werden sollten. Die Frequenzabhängigkeit der Reizschwelle wird durch die „Badewannenkurven" gleicher Lautstärke beschrieben, die auf FLETCHER und MUNSON 1933 zurückgehen [12]. Die gegenseitige Beeinflussung von Schallen wird heute als *Verdeckung* bezeichnet und durch sog. Mithörschwellen beschrieben, die durch die bahnbrechenden Arbeiten von FLETCHER und später von FELDTKELLER und ZWICKER bekannt sind [10].

Seine Ergebnisse hat KESSEL in den folgenden drei Versuchskomplexen gewonnen:

- „Gewöhnliche" Hörversuche mit monaurealer Zuführung von Luftschall, ergänzt durch binaureale Experimente, die eine frühere Arbeit von MACH wieder aufnehmen (vgl. Seite 138);
- Hörversuche mit Knochenleitung, die die Experimente aus dem vorhergehenden Beitrag ergänzen, insbesondere im Hinblick auf den WEBERschen Versuch;
- Hörversuche mit gleichzeitigen Druckänderungen im Gehörgang.

Für die zuletzt genannten Experimente konstruierte KESSEL einen Kasten, der es ermöglichte, Töne oder Geräusche über einen Hörschlauch dem Ohr zuzuleiten und gleichzeitig den Hörschlauch und folglich auch das Trommelfell unter einen quasistatischen Über- oder Unterdruck von bis zu 10 mm Quecksilbersäule zu setzen.

Bei den Experimenten war es erstmals möglich, die Bewegung des Trommelfells mittels des MACH-KESSELschen Mikroskopenspiegels (Abbildung 5.14) zu beobachten. KESSEL weist darauf hin, dass das Trommelfell „eine Gruppe von Membranen von sehr differenten Beschaffenheiten" ist, ordnet den einzelnen Teilen des Trommelfells unterschiedliche Aufgaben bei der Schallübertragung zu und ist davon überzeugt, dass sich so die einzelnen Effekte bei der gegenseitigen Beeinflussung von Tönen und Geräuschen anatomisch erklären lassen.

Versuch einer Wertung

Die drei hörakustischen Arbeiten von KESSEL stellen in seinem Gesamtwerk eine Singularität dar. Er hat mit ihnen einen Beitrag zu damals neuen wissenschaftlichen Fragestellungen geleistet. Die beim Hören auftretenden Effekte der Lokalisation und der Verdeckung hat er mit teils erheblichem experimentellen Aufwand untersucht.

Die auftretenden Phänomene sind – auch aus heutiger Sicht – weitestgehend richtig beschrieben. KESSEL hat als echter Wissenschaftler aber auch versucht, diese Phänomene zu begründen. Während seine physikalischen Erklärungen eher unbeholfen sind, hat er in allen drei Beiträgen versucht, das jeweilige Verhalten des Gehörs anatomisch-physiologisch zu erklären. Beim räumlichen Hören definiert er Hörbereiche, deren Lage durch die anatomischen Merkmale der Ohrmuschel bestimmt ist. Den Stimmgabelversuchen versucht er auf den Grund zu gehen, indem er die unterschiedliche Schallausbreitung im Knochen und anderen Gewebearten untersucht. Die Verdeckungseffekte begründet er schließlich mit dem anatomisch differenzierten Aufbau des Trommelfells.

Diese Begründungen mögen teilweise überholt sein. Man sollte aber eines beachten: Die heute verfügbare, präzise Charakterisierung des räumlichen Hörens durch HRTF und andere Kurven oder die genaue Angabe der Verdeckungseffekte durch Mithörschwellen sind rein phänomenologische Beschreibungen. Es wird auch heute schwer fallen, jemanden zu finden, der sie aus der Anatomie und Physiologie heraus schlüssig erklärt. KESSEL hat das immerhin versucht.

6.4.7 Kessels Bemühen um die Erweiterung der Fachgrenzen

Wir haben bereits unter 6.4.2 auf zwei wichtige Fachbeiträge KESSELs hingewiesen, die er vor ihrer Veröffentlichung im *Archiv für Ohrenheilkunde* in zwei Sitzungen des *Vereins der Ärzte in Steiermark* im Frühjahr 1876 vorgestellt hatte [KB-21]. Auch sein unter 6.4.5 behandelter, wichtiger Beitrag „Über das Ausschneiden des Trommelfelles und Mobilisiren des Steigbügels“ geht auf einen Vortrag zurück, den er am 27. Oktober 1879 im Verein gehalten hat [KB-32]. Schließlich ist seine letzte Publikation aus der Grazer Zeit, die die Otorrhoe behandelt (siehe Seite 204), ein Vortrag im Verein am 26. Januar 1885 [KB-39].

Angesichts dieser offenbar stabilen Verhältnisse nutzen wir die Gelegenheit, die Mitgliedschaft KESSELs im *Verein der Ärzte in Steiermark* etwas näher zu betrachten. Dieser 1863 gegründete Verein gab jährlich ein Bändchen mit *Mittheilungen des Vereins* heraus, gegliedert in einen Teil mit Originalarbeiten, die vorwiegend von der Grazer Professorenschaft bestritten wurden, und einen Teil mit Sitzungsberichten und anderen Vereinsnachrichten, denen wir entnehmen, dass KESSEL während seiner gesamten Grazer Zeit, also 1875 – 1886, ordentliches Mitglied war. Er nutzte den Verein als Podium, wissenschaftliche Kontakte zu pflegen und dabei auch die engen Grenzen seines Fachgebietes zu überschreiten.

Wir legten bereits anhand eines Briefes KESSELs an SCHWARTZE dar (Seite 193), dass er für die Erweiterung der anfangs nur auf das Ohr bezogenen Fachkompetenz eintrat. Vor dem *Verein der Ärzte Steiermarks* begründete er dieses 1878 nachdrücklich in einem Vortrag „Über die Bedeutung der Erkrankungen des Nasenrachenraumes“ [KB-28].

Dessen „Beziehungen zur Respiration, dem Geruchs-, Gehörs-, und Gesichtsorgan und den Nebenhöhlen“ würden eine wesentliche Rolle für die Pathophysiologie der Ohrerkrankungen spielen. KESSEL führte deshalb Experimente zu den Wegen der Nasenventilation am Leichenschädel durch. Er behandelt die Entzündungen der Nasennebenhöhlen intensiv und gibt ein eigenes Instrument „zur Entleerung der Stirn-, Siebbein- und Keilbeinhöhlen“ an. Neben vielen noch heute gültigen Darstellungen findet sich die nicht zutreffende, dass der Liquor cerebrospinalis („Hirnwasser“) die Hauptquelle für die Feuchtigkeit in der Nase sei.

Erwähnt sei in diesem Zusammenhang auch der Beitrag KESSELS „Über den Katheterismus des Ohrhalscanals durch den Mund und über ein Ersatzverfahren desselben“ aus dem Jahr 1876 [KB-23]. Die für das Mittelohr wesentliche Funktion der Ohrtrompete, die Geschichte sowie die Möglichkeiten der Katheterbehandlung einschließlich eines selbst entwickelten Katheters werden dargestellt.

Außer seinen Vorträgen sind in den *Mittheilungen* mehrere Hinweise auf die Beteiligung von KESSEL an Diskussionen festgehalten (25. 11. 1878 [KB-29], 30. 6. 1884, 24. 11. 1884 [KB-38]). Aus einem weiteren Bericht geht hervor, dass KESSEL an einem Pflegekind seines Kollegen J. SCHAFFER aus Eibiswald eine lebensrettende Operation durch die Eröffnung des Proc. mastoideus vorgenommen hatte. SCHAFFER berichtete darüber 1881 vor der Section Deutsch-Landsberg des Vereines [39]. Er hat diesen Vortrag zu einem Fachbeitrag für die *Mittheilungen* ausgebaut, der 1885 unter dem Titel „Die Erkrankungen des Warzenfortsatzes“ erschien [40] und zahlreiche Hinweise auf den Einfluss von KESSEL enthält.

KESSEL war auch bereit, Funktionen in dem Verein zu übernehmen. Auf der Monatsversammlung am 15. Juli 1878 wurde er als Schriftführer in das neu gebildete, siebenköpfige *Comité für Standesinteressen* gewählt. Am 11. November 1878 gab das Komitee bekannt, dass mehrere Referate vorgesehen seien, darunter eines von KESSEL über das „Verhalten der Ärzte gegenüber der Curpfuscherei“, das am 10. Februar 1879 vorgetragen wurde. Das „sehr eingehend bearbeitete“ Referat wurde als Langfassung abgedruckt [KB-30], während zu einem zweiten über die „Creierung selbständiger ärztlicher Vorschusscassen“ nur ein kurzer Hinweis vorliegt [KB-31], weil es mit dem Ergebnis endete, dass „von der Schaffung solcher Institute abzusehen“ sei. Neuwahlen des Komitees erfolgten in der Monatsversammlung am 31. Januar 1881; in dem neu gebildeten *Comité für Standesinteressen und öffentliche Gesundheitspflege* war KESSEL kein Mitglied mehr.

Dagegen wurde er 1883 in ein neunköpfiges Komitee gewählt, das unter der Leitung des Grazer Psychiaters V. KRAFFT-EBING stand und die Aufgabe hatte, „Vorschläge zu erstatten über die geeigneten Mittel zur wissenschaftlichen Erforschung des Vorkommens, der Erscheinungsformen und der Ursachen des Cretinismus in Steiermark“ [22]. Das Komitee schlug eine Petition an das k. k. Ministerium des Inneren sowie einen Fragebogen vor, mit dessen Hilfe eine wissenschaftliche Erfassung der weit verbreiteten Erkrankung standardisiert werden sollte. Vielleicht kam KESSEL bei dieser Gelegenheit in nähere Berührung mit der Behindertenpädagogik, ein Feld, das ihn wenig später in seiner Jenaer Zeit noch intensiv beschäftigen sollte.

6.5 Familiengründung

6.5.1 Hochzeit mit Marie Moritsch

Wir erinnern daran, dass KESSEL seine Braut MARIE MORITSCH (geboren am 24. März 1856) bereits in seiner Prager Zeit kennengelernt hatte. Im Frühjahr 1876 hatte er an SCHWARTZE geschrieben (Brief B.2.6, Seite 423), „dass ich im kommenden Herbste meinem elenden Junggesellenleben ein Ende machen und mich mit Fräulein MARIE MORITSCH aus Villach verheirathen werde."

Die Eheschließung fand am 10. August 1876 statt (Abbildung 6.13) und ist in den Matriken der (katholischen) Villacher Haupt-Stadtpfarre St. Jakob wie folgt festgehalten [127]:

> „10. August 1876, Stadt, Haus Nr. 314[13] – wurden verlautbart am 16. und 23. und 30 Juli im Bethause zu Graz und in dieser Stadtpfarrkirche; getraut am 10. August vom Stadtpfarrer FRIEDRICH NESTE in der Hl.-Kreuz-Kirche zu Perau (Villach/Perau)[14]; Herr JOHANN KESSEL (evangelisch, 38 Jahre, ledig); Dr. der Medizin und Privatdozent der Ohrenheilkunde an der Universität zu Graz, wohnhaft Nr. 7 in der Glacisstraße, gebürtig aus der Civilgemeinde Selzen im Großherzogtum Hessen-Darmstadt, ehelicher Sohn des GEORG KESSEL, gewesenen Grundbesitzers und dessen Eheweibes BARBARA geb. FRITZ von Albing / mit dem Fräulein MARIA MORITSCH (katholisch, 20jährig, ledig), eheliche Tochter des Herrn ANTON MORITSCH, Gewerke, Fabrikbesitzer und Großhändler in Villach, und dessen Ehefrau SIDONIE geb. FISCHER; bei ihren Eltern Haus Nr. 314 wohnhaft; (ausdrückliche Einwilligung des Vaters wegen Minderjährigkeit der Braut)."

Die Ehe war eine dauerhafte, glückliche Verbindung, der drei Söhne und eine Tochter entsprangen. Alle Kinder wurden in Graz geboren:

- HERMANN, geb. 21. Juli 1877
- FRIDA GEORGINE ELISA, geb. 26. Juli 1878
- OTMAR GEORG, geb. 13. Oktober 1882
- WALTER, geb. 27. Juli 1885

Wir werden die Lebenswege der Kinder in Abschnitt 8.4 verfolgen.

6.5.2 Die Briefe an die Schwiegermutter

Außer dem ab Seite 200 wiedergegebenen Schreiben, das als Abschrift erhalten ist, liegen vier weitere Briefe KESSELs an seine Schwiegermutter aus den Monaten vor der Eheschließung im handschriftlichen Original vor. Sie zeigen uns vor allem den Privatmann, den Menschen JOHANNES KESSEL.

Sie geben auch eine romantische Liebesgeschichte wieder, in der Tochter MARIE gewonnen wurde, indem der Werbende zunächst das Herz der Mutter

[13] Abbildung 6.17.
[14] Abbildung 6.14.

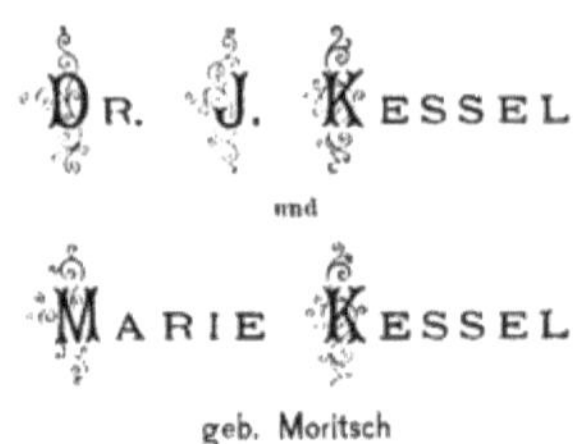
Dr. J. Kessel
und
Marie Kessel
geb. Moritsch

beehren sich anzuzeigen, dass Ihre Trauung am 10. August 1876 in Villach stattgefunden hat.

Villach, 10. August 1876.

Abbildung 6.13. Die Hochzeitsanzeige von Johannes Kessel und Marie Moritsch.

eroberte. Dieses gelang, wie allein aus der Abfolge der Anrede zu erkennen ist. Von „Gnädige Frau“ am 27. Oktober 1875 wird diese am 15. Dezember zu „Gute, gnädige Frau“ mit dem Wunsche, sie bald „als meine gute liebenswürdige Frau Mama anreden zu dürfen“, was im letzten Brief vor der Hochzeit am 2. Juli 1876 zu „Meine sehr liebe, verehrte Frau Mama“ wird.

Die Mutter wurde zu seiner Vertrauten, da er sie in Prag früher als ihren Mann Anton Lorenz Moritsch kennengelernt habe. Sicher auch deshalb, weil er vom Tode seiner Eltern, insbesondere dem seiner Mutter schon in früher Kindheit, „schmerzlich berührt“ war. Er bat sie, zum Fürsprecher seiner Herzensangelegenheiten bei ihrem Mann zu werden, und wir erfahren später, „dass er eben jetzt dem hochgeehrten Herrn Papa von Mariechen meinen schuldigen Dank ausgesprochen für seine Einwilligung um ihre Hand werben zu dürfen“. Briefe an Marie selbst, „die Züge besitzt, die einen Mann glücklich machen können“, kennen wir leider nicht.

Die Briefe an die künftige Schwiegermutter bieten einen tiefen Einblick in das Wesen Kessels, seine Persönlichkeit, seine moralischen Ansprüche, aber auch den Stil der Zeit. Deshalb möchten wir sie nun ohne weitere Kommentare wiedergeben.

Kessel an seine Schwiegermutter, Graz, 27. 10. 1875

Gnädige Frau!

Es entspricht meinen inneren Gefühlen, wenn ich mich an einem Zeitpunkt, der für mein Leben maßgebend ist, an jene wende, die mein volles Vertrauen besitzen.

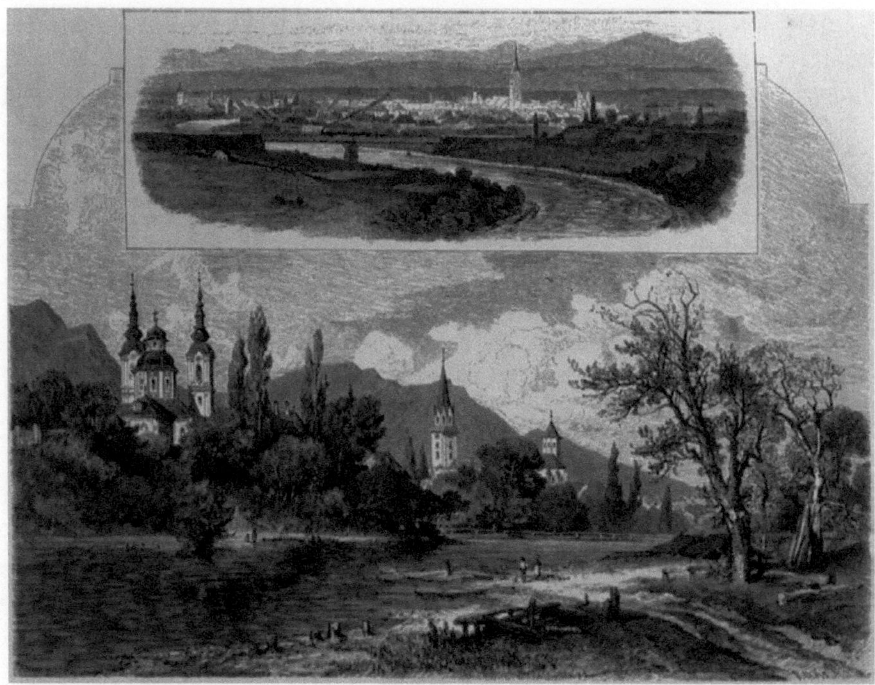

Abbildung 6.14. Villach. Illustration aus [38] von RICHARD PÜTTNER (1842 – 1913). Links im Bild erkennt man die Heiligkreuzkirche in Villach-Perau, erbaut 1726, Ort der Trauung von JOHANNES KESSEL und MARIE MORITSCH.

Sie, gnädige Frau, haben mir soviel sichtliches, wahres Wohlwollen entgegengebracht, dass ich mich nicht scheue Sie um die Berechtigung zu bitten Ihnen dieses Vertrauen, all meine Gedanken und Gefühle rückhaltlos bekennen zu dürfen.

Pflichtgefühl und schuldige Hochachtung veranlassen mich der guten Mutter von Fräulein MARIE, nochmals die Bitte zu wiederholen, die ich ihr in Graz vorbrachte und zugleich die Beweggründe dazu ans Herz zu legen, zumal mir es in jenem Augenblick ganz unmöglich war dieselben so vorzubringen, wie ich es selbst für nothwendig erachte.

Ich habe Ende vorigen Jahres Fräulein MARIE in Prag kennengelernt und bin bald darauf nach meinem jetzigen Wohnort abgereist. Die Zeit die zwischen unserem Abschied und Wiedersehen liegt, hat bei ihr eine Veraenderumg hervorgebracht, die mich höchst beglückt. –

Fräulein MARIE besitzt Züge welche einen Mann glücklich machen können und dazu die innere Kraft um die [?] Stütze zu werden auch für einen solchen, der höheren als den gewöhnlichen Zielen zustrebt.

Ich glaube damit nur kurz anzudeuten, wie sehr es mich drängt ihrer hochgeehrten Frau Mutter meine inständige Bitte zu wiederholen ihr nähertreten zu dürfen. Sollte ich so glücklich sein, dass ihre Gefühle in dem Maaße für mich sprechen wie die meinigen für sie, so würden uns Pflicht und Dank zu Ihnen gnädige Frau zurückführen um für weitere Schritte die Einwilligung einzuholen.

Ich habe nun der hochgeehrten Mutter das gesagt, was ich ihrer mir über Alles werthen und lieben Tochter sagen möchte und es ist wohl ein berechtigter Wunsch, dass wenn sie es erfahren darf was sie mir geworden ist, sie es von mir selbst hören darf.

Der Zufall wollte es, dass ich die gütige Mama von Fräulein MARIE früher kennen lernte als ihren hochgeehrten Herrn Papa und ich hoffe, dass er mir es nicht verargen wird, wenn ich Erstere mit vollem Vertrauen zu meiner Fürsprecherin bei ihm mache, wenn ich sie bitte meine Herzensangelegenheit bei ihm zu vertreten.

Nun vergleibe ich in der Hoffnung eine mich beglückende Antwort zu erhalten.

Hochachtungsvoll grüßend

Ihr dankbar Ergebener KESSEL

Graz 27. Okt. 1875.

Kessel an seine Schwiegermutter, Graz, 14. 11. 1875

Graz 14. 11. 75.

Gute, gnädige Frau!

Es kommt mir so lange vor, dass ich keine Zeilen von Ihnen meine hochverehrte gnädige Frau erhalten habe, dass ich es nicht unterlassen kann, darum zu betteln. Ich weiß ganz gut, dass ich kein Recht habe, Ansprüche an Sie, die Sie so viel beschäftigt sind zu erheben und bitte desshalb um Verzeihung wenn ich es doch thue; ich gebe mich dabei der Hoffnung hin, dass Sie sich auch fernerhin meiner annehmen und das Wohlwollen, das Sie mir zeigten nicht entziehen; dahin geht meine heutige Bitte. Fräulein MARIEchen schreibt mir fleißig und das was sie mir schreibt macht mich so unbeschreiblich glücklich. Ich wusste es längst, dass es nur nöthig sei ihr reines, tiefes Gemüth in geeigneter Weise zu erschließen, um eine Quelle von Glückseligkeit für mich daraus abzuleiten. Ich bin so stolz auf Ihr Fräulein Tochter, auf ihre vielseitigen Anlagen und [bin] in meinem Bewusstsein so gehoben, wenn ich mich dem Gedanken hingebe, dass diese Anlagen mich stützend umgeben werden. Es ist so naturgemäß dass bei den Gefühlen, die dabei in meiner Brust wachgerufen werden, auch die Gefühle dauernder Dankbarkeit gegen diejenigen zur Geltung kommen, welche mir ihre wohlwollende Unterstützung zu Theil werden ließen. Ich habe eben jetzt dem hochgeehrten Herrn Papa von MARIEchen meinen schuldigen Dank ausgesprochen für seine Einwilligung um ihre Hand werben zu dürfen; ich kann dabei nicht versäumen auch ihrer innig verehrten Frau Mutter, die so viele Aehnlichkeit mit ihrer Tochter hat, der Apfel fällt ja nicht weit vom Stamme, meine warmen Dankesgefühle für die Vertretung meiner Herzensangelegenheit auszusprechen. Ich habe MARIEchen in meinen beiden beiden letzten Briefen gesagt, was ich nicht länger verschweigen konnte, in ihrer Antwort führt sie die Sprache ihres, meines Herzens und so glaube ich nun dass wir uns soweit verstehen, dass wir jetzt nur Ihrer Leitung und Ihrer Rathschläge bedürfen, um glücklich miteinander durch das Leben zu gehen. Ich gebe mich der seligen Hoffnung hin, in nicht allzulanger Zeit Sie als meine gute liebenswürdige Frau Mama anreden zu dürfen, es würde mir dies ein Ersatz für das sein, was ich so früh entbehren musste und mich heute noch so schmerzlich berührt. Sie wissen meine beiden Eltern sind nicht mehr und meine liebe Mutter schon seit meiner frühen Kindheit nicht mehr.

Hochachtungsvoll grüßend KESSEL.

Kessel an seine Schwiegermutter, Graz, 15. 12. 1875

Gute, gnädige Frau!

In einem der nächsten Briefe die ich abzusenden die Ehre haben werde, hoffe ich obigen Titel abändern und Sie meine liebe, gute Frau Mama nennen zu dürfen, der ich so viel Dank schulde für all ihre Liebenswürdigkeit und die ich mit freudigem und dankerfülltem Herzen als die Schützerin meines Glückes preise. Noch ehe mir der glückbringende Tag erschien, an dem ich Sie kennen lernte, hatte ich bei PICHLER in Prag Ihre Photographie gesehen.

Bei dem ersten Anblick erregte sie mein Interesse, ich fing an daran zu studieren und bald war es mir sympathisch geworden. Damals hatte ich wohl noch keine Ahnung davon in welche Beziehung meine guten Geschicke mich zu der Spenderin führen würden und auch keine Ahnung, dass es eine andere jüngere Ausgabe gibt, die entscheidend auf mein Glück einwirken sollte. Beides ist jedoch eingetroffen und ich bin tief dankbar in meinem Herzen über diese Fügung und werde es immer sein. Ich gehöre nicht zu den Menschen, die momentane Erregungen zur absoluten Herrschaft gelangen lassen und ihr Handeln darnach einrichten. Das widerspricht meiner Denk- und Vernunftthätigkeit.

Derjenige Mensch, der in seinem Leben nicht von dem Streben nach Wahrheit durchdrungen ist und sie ist nicht immer die Folge momentaner Eingebungen, ist so häufig Täuschungen ausgesetzt und so oft unbefriedigt davon, dass er das Interesse am wahren Werth des Lebens verliert und sein Schiff dem großen Strom überlässt, der ihn schließlich dahin treibt, wohin es der Zufall will. Ich glaube nun fest am Ruder zu stehen und meine Ziele klar vor Augen zu haben und hoffe daher auch, dass Bedenklichkeiten bei Ihnen nicht aufkommen, wenn ich Ihr Kind zu mir nehme; es steigt mit frohem Muthe zu mir auf mein Fahrzeug, beseelt von wahrer Liebe zu mir und das gibt mir auch die Kraft es in sicherem Fahrwasser zu halten und etwa drohenden Stürmen zu widerstehen. Auf der langen Fahrt wechseln die Bilder aber das verspreche ich, das Streben soll mein innig geliebtes MARIEchen immer bei mir erkennen, sie dorthin zu fahren wo sich ihr die höheren Genüsse und die größere Fernsicht bieten. Da sie selbst in der Wahl verständig ist und ihre Bedürfnisse mit den meinen voll harmoniren, so dürfen wir uns doch wohl der Hoffnung hingeben dass wir einer glücklichen Zukunft entgegen steuern. Glücklich und dankbar sind wir beide, dass uns unsere guten Eltern von dem sicheren Ufer ihre Segenswünsche nachschicken und es nicht daran fehlen lassen werden, uns an das zu mahnen, was uns nutzen kann.

Der freundlichen Einladung nach Villach zu kommen, werde ich Folge leisten und mich unter Ihrem Schutze wohl und glücklich fühlen. Mit herzlichen Grüßen an Sie und Herrn Gemahl verbleibe mit schuldiger Hochachtung Ihr dankbar ergebener

15. 12. 75. KESSEL

Kessel an seine Schwiegermutter, Graz, 2. 7. 1876

Meine sehr liebe, verehrte Mama!

Die behagliche Ruhe des Sonntag-Nachmittag gestattet mir mich von den Sorgen meiner Berufsgeschäfte frei zu machen und mir auf einige Stunden selbst anzugehören. Es sind für mich glückliche Stunden, in denen ich meinen Gefühlen nachgehen und sie für diejenigen sprechen lassen darf, die meinem Herzen am nächsten stehen und die alleinige Ursache zu meiner vollkommenen Zufriedenheit abgeben. Ich folge hier nur einem ganz naturgemäßen Drange, wenn ich Dir wiederhole, wie sehr ich Dir meiner lieben Mama für Dein stets entgegengebrachtes Wohlwollen und für Deine unermüdliche mütterliche Fürsorge zu Danke verpflichtet bin; mein innerster Wunsch geht dahin, dass Du ihn so auffassen mögest, wie ich ihn fühle.

Ich freue mich auf den Augenblick, wo es meinem MARIEchen und mir vergönnt sein wird Dich in unserem Heim empfangen zu dürfen. Da es von Dir geschaffen, wirst Du Dich darin zurechtfinden, glücklich werden wir uns fühlen, wenn Du es ganz als das Deine ansiehst und so oft als möglich aufsuchst; möge es Dir ein erwünschtes Ruheplätzchen werden in das Du Dich von Deiner angestrengten und aufregenden Thätigkeit gerne zurückziehen kannst; heute wie immer ruft es Dir ein herzliches Willkommen entgegen. MARIEchen und ich werden Sorgen tragen, dass wir es dem Papa bequem bei uns machen und bitten ihn, dass er den gleichen Antheil unserer Dankbarkeit wie Du aus warmen Herzen entgegen nehmen möge.

Nun lebe wohl, grüße recht herzlich alle die Unseren, vor allem den guten Papa und empfange mit ihm die Versicherung meiner dankbaren Ergebenheit von

Deinem H. KESSEL

2. 7. 76.

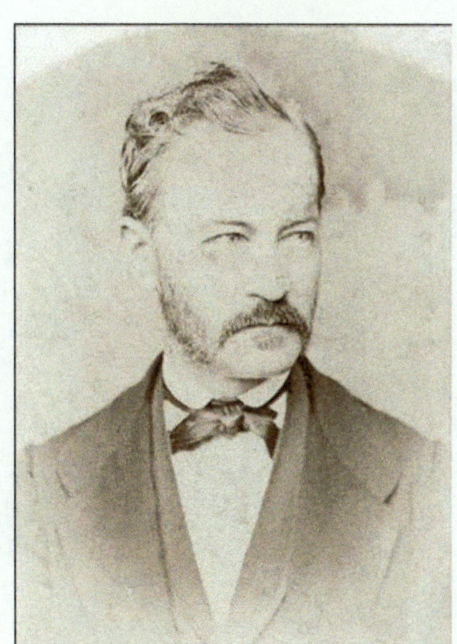

Abbildung 6.15. Anton Lorenz Moritsch, Porträtfoto um 1880. Museum und Archiv der Stadt Villach.

6.5.3 Der Schwiegervater Anton Lorenz Moritsch

Johannes Kessel hat – durchaus standesgemäß – in eine Fabrikantenfamilie eingeheiratet. In und um Villach gab es seit dem 18. Jahrhundert eine zunehmende Produktion von Bleiweiß, einem basischen Bleicarbonat, das man in großem Umfang als Farbpigment verwendet hat, bis man es wegen seiner Giftigkeit durch andere Pigmentmaterialien ablöste. Die Ansiedlung dieser Fabriken, die außer dem Bleiweiß auch andere bleihaltige Produkte wie Bleiglätte oder Mennige herstellten, beruhte auf der intensiven Montanindustrie Kärntens und besonders auf dem Bleibergbau im nahe gelegenen Bleiberg (heute Bad Bleiberg). Die Geschichte der Villacher Bleiweißproduktion wurde von W. Watzenig in einem beeindruckend materialreichen Aufsatz zusammengefasst, dem wir die nachstehenden Enzelheiten entnommen haben [50].

Zu der Reihe der Villacher Bleiweißfabrikanten gehört auch Anton Lorenz[15] Moritsch (Abbildung 6.15). Er wurde am 12. 6. 1826 als Bauernsohn geboren und stammte aus Michelhofen im Gailtal. Sein Geburtshaus ist in Abbildung 6.16 dargestellt. Er heiratete Sidonia Fischer, auf die wir weiter unten noch eingehen werden, am 3. 2. 1851 in Arnoldstein.

Ab 1850 ist Anton Moritsch mit seinem Bruder als Kaufmann in Villach nachweisbar. Die Familienüberlieferung besagt, dass er „als junger Mann nach Villach in ein Geschäft einer alleinstehenden Tante zog und es dort zu Wohlstand brachte“ [126]. Dazu lässt sich belegen, dass seine Schwiegermutter Anna eine Schwester namens Sidonia Wieltschnig hatte, eine Fabrikantenwitwe, der das Haus Nr. 314 in der Oberen Vorstadt gehörte, das zu dieser

[15] Gelegentlich erscheint der zweite Vorname irrtümlich als Ludwig [125].

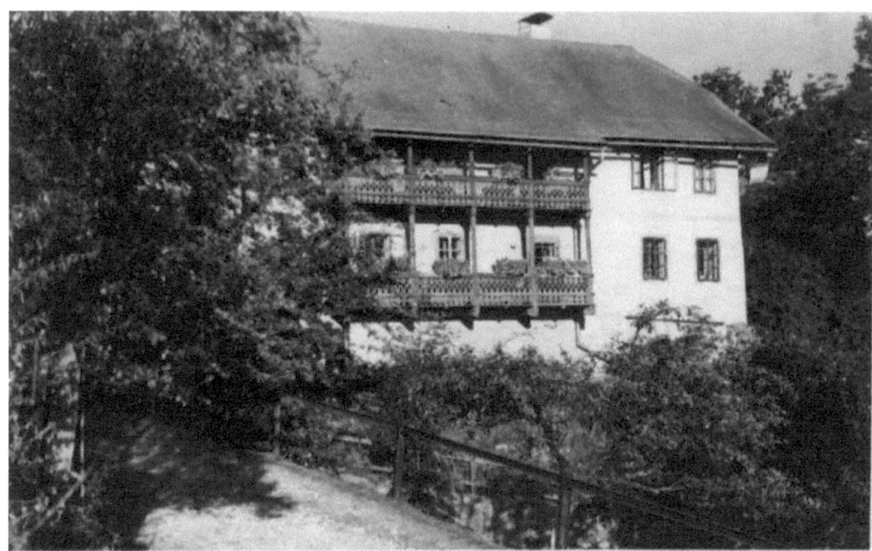

Abbildung 6.16. Das Geburtshaus von ANTON LORENZ MORITSCH in Michelhofen im Gailtal. Fotografie um 1943 aus dem Besitz von ERNST MORITSCH. Der dargestellte Zustand liegt vor den heute bestehenden baulichen Veränderungen, entspricht also weitgehend dem Aussehen zur Zeit von ANTON MORITSCH.

Zeit einen Wert von 17.435 Gulden besaß. Sie verstarb im Mai 1857 in Villach, und ANTON MORITSCH erbte die „WIELTSCHNIG-Realität" (Abbildung 6.17).

Im Jahre 1861 ließ MORITSCH in Federaun bei Villach an der Felswand des Burgberges einen 102 m hohen Turm zur Herstellung von Bleischrot errichten. Schon im Folgejahr kaufte er für 14.000 Gulden von dem Fabrikanten ERNST DIETZ dessen Bleiweißfabrik auf der Oberen Fellach samt der Hopfgartner Mühle und Säge. 1868 erwarb er von CÖLESTINE TSCHELIGI die Perauer Draumühle und die Realitäten St. Kathrein, 1870 von GEORG TENGG die Papiermühle an der Oberen Fellach, in der er nach Erneuerung und Vergrößerung des Betriebes Pack- und Dünndruckpapier, Holzstoff und Pappe produzierte.

ANTON MORITSCH war also ein vielseitiger und offenbar erfolgreicher Unternehmer. 1868 wurde seine Firma für ihre vorzüglichen Fabrikate auf der Pariser Weltausstellung mit der großen Medaille ausgezeichnet. Seine Unternehmen wurden durch den Prokuristen LEOPOLD VERNOUILLE geleitet, der 1871 nach 22-jähriger Tätigkeit verstarb. Teile seines Unternehmens hat MORITSCH auch wieder verkauft, u. a. an die Bleiberger Bergwerks Union.

Als KESSEL in die Familie eintrat, hatte sich sein knapp 13 Jahre älterer Schwiegervater bereits moderneren Produkten zugewandt. Zusammen mit einem weiteren Villacher Fabrikanten, der seine Bleiwarenfabrik ebenfalls an die Bleiberger Bergwerks Union verkauft hatte, gründete er 1874 die Villacher Maschinenfabrik Egger, Moritsch & Comp., Hauptplatz Nr. 18. Er war offen-

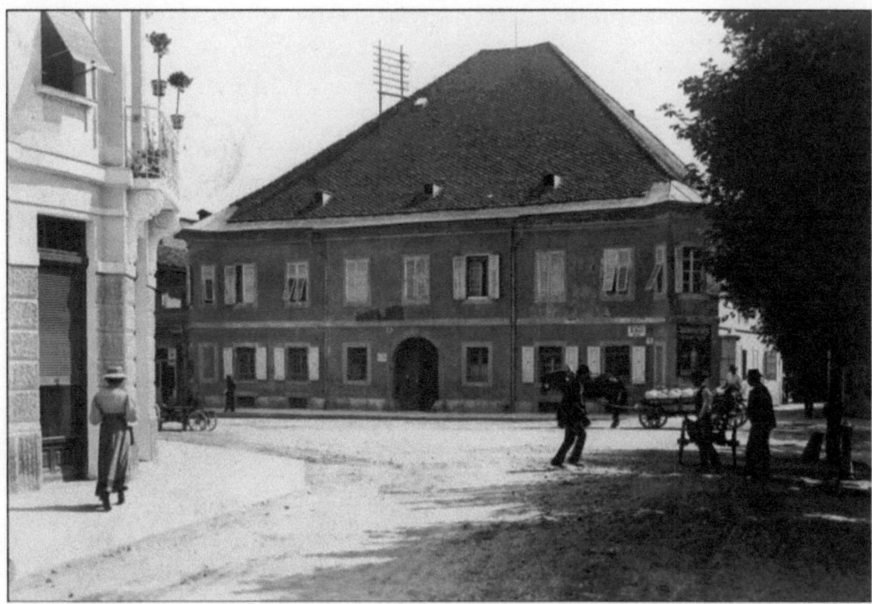

Abbildung 6.17. Das MORITSCH-Haus (Haus Nr. 314) in Villach um 1900. Das Haus wurde 1909 abgetragen und durch das 1911 eröffnete Parkhotel ersetzt. Museum und Archiv der Stadt Villach.

sichtlich ein angesehener Bürger, denn die Villacher machten ihn zum Obmann des Stadtverschönerungsvereines und zum Abgeordneten des Reichsrates.

Der Reichsrat war das Abgeordnetenhaus der österreichischen Monarchie bzw. nach der Einrichtung der österreich-ungarischen Doppelmonarchie im Jahre 1867 der zisleithanischen Reichshälfte. ANTON MORITSCH wurde am 31. 1. 1876 zum Reichsratsabgeordneten für die Städte und Märkte Oberkärntens gewählt. Er verstarb 77-jährig am 14. 10. 1903 [50].

6.5.4 Die Schwiegermutter Sidonie geb. Fischer

Auch über die von KESSEL verehrte Schwiegermutter sind einige biografische Angaben bekannt [127]. SIDONIE stammt aus der Bleiunternehmerfamilie FISCHER aus Arnoldstein im Kärntner Gailtal; bei ihrer Eheschließung 1851 war sie 22 Jahre alt. Sie war eine sehr tüchtige und auch selbst wirtschaftlich tätige Frau, da sie mehr als vier Jahrzehnte (1859 – 1902) ihren Villacher Gasthof Post führte (Abbildung 6.18).

Die Entwicklung der Villacher Gast- und Beherbergungsbetriebe von 1813 bis 1920 und damit auch des Gasthofes Post ist in einer akribischen Dissertation [33] zusammengestellt worden, der die folgenden Angaben entnommen sind[16]. Das Haus war „ab dem Anfang des 19. Jahrhunderts bezüglich Verpfle-

[16] In [33] erscheint der Vorname durchgehend als SIDONIA statt SIDONIE.

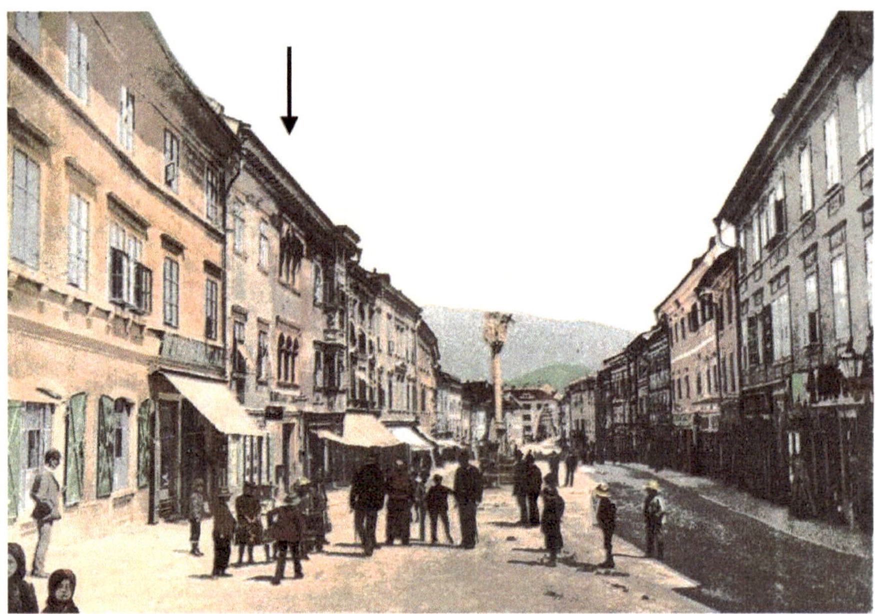

Abbildung 6.18. Der Hauptplatz in Villach auf einer Ansichtskarte, gelaufen 1899. Mit dem Pfeil ist der Gasthof Post gekennzeichnet, der 1859 bis 1902 von Sidonie Moritsch geführt wurde. Heute heißt das erhalten gebliebene, historische Gebäude „Romantikhotel Post“.

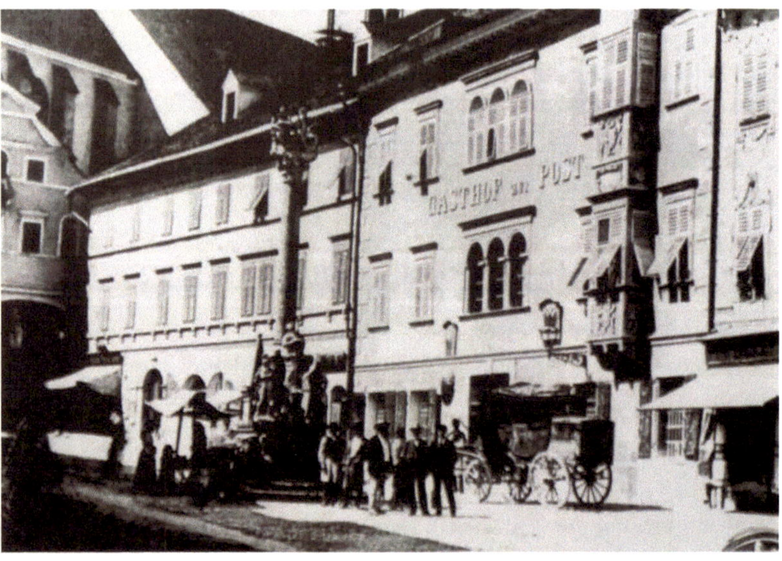

Abbildung 6.19. Der Gasthof zur Post in Villach auf einer undatierten Fotografie aus [129]. Im Hintergrund das „Rauterhaus“, das 1905 aus Verkehrsgründen abgetragen wurde.

gung und Übernachtung die führende Adresse der Stadt. In der ersten Hälfte des vorigen Jahrhunderts befindet sich neben dem Gasthof auch die Poststation an diesem Standort.“ Nachdem SIDONIE MORITSCH im Jahre 1859 das Objekt für 15.000 Gulden erworben hatte, legte sie 1866 „das Poststallamt zurück [...]. Das dürfte das Ende der Poststation am Standort ‚Hotel Post' gewesen sein.“

Als 1864 die Bahnlinie Klagenfurt-Villach eröffnet wird, beginnt eine Belebung des Fremdenverkehrs. SIDONIE MORITSCH erweitert 1872 das Hotel baulich, das 1875 insgesamt 62 Betten aufweist. Geleitet wird das Hotel mindestens seit 1855 durch Fräulein MARIA EGARTNER. Seinem Ruf als erstes Haus am Platze entsprechend, beherbergt es prominente Gäste. Wenn man nur den Zeitraum der Grazer Periode KESSELs berücksichtigt, findet man in [33] die Namen Erzherzog LUDWIG VIKTOR (1876), Erzherzog ALBRECHT (1877 und 1882), den König von Sachsen (1879), die deutsche Kronprinzessin (1879) und den deutschen Kronprinz FRIEDRICH mit Gattin VIKTORIA (1882).

1902 wird das Hotel für 130.000 Kronen an den nächsten Besitzer verkauft. Die Fabrikbesitzerswitwe SIDONIE MORITSCH verstarb in Villach im 76. Lebensjahr am 18. 3. 1906 im Haus Schulstraße 15. Die Villacher Zeitung berichtete dazu [127]:

> „Die Verblichene war das Muster einer Hausfrau und in jungen Jahren emsig in Haus, Garten und Feld, zudem eine Wohltäterin der Armen. Viele Schicksalsschläge hat die gute Frau überkommen müssen. An ihrer Bahre trauern fünf Kinder und vier Schwiegersöhne....“

6.5.5 Der Nachfahre Ernst Moritsch

Es ist ein schöner Zufall, dass der Name der Familie MORITSCH über einen ihrer Nachfahren auch in die Geschichte der HNO-Heilkunde Eingang gefunden hat. Aus diesem Grund erwähnen wir hier ERNST MORITSCH (geboren am 21. September 1926 in Wien, Abbildung 6.20), der ein Enkel eines Bruders von MARIE MORITSCH, also ein Urenkel von ANTON LORENZ und SIDONIE MORITSCH ist [128]. Er hat sein Curriculum vitae selbst wie folgt formuliert [126]:

> „Ab 1932 Volksschule in Wien, dann Klagenfurt, dort ab 1936 Realgymnasium, Fortsetzung 1939 bis 1943 in Nürnberg, weiter bis Februar 1944 (Matura) in Wien. Ab Sommersemester 1944 Studium der Medizin, Unterbrechung durch Kriegseinsatz in einer Fabrik, 22. 12. 1944 Einberufung zur Wehrmacht, bei Kriegsende in Krumau/Moldau 'privat' abgerüstet und allmählich nach Wien gewandert, dort Fortsetzung des Studiums, Promotion 5. 12. 1950. Anschließend je 1/2 Jahr Pathologie und allgemeine Chirurgie, ab 1952 klinischer Hilfarzt, später Assistent an der 1. HNO-Klinik (Prof. SCHLANDER). 1962 Heirat, 2 Kinder geb. 1963 und 1965. 1962 Übertritt an die Klinik Prof. NOVOTNY, neben allgemeiner Tätigkeit im Fach vor allem

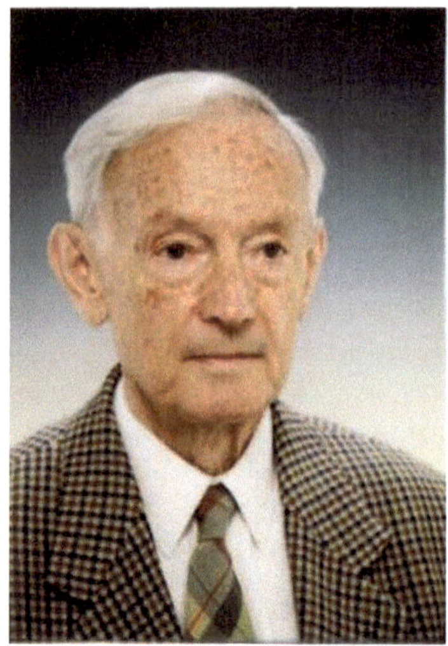

Abbildung 6.20. Ernst Moritsch [126].

> plastisch-chirurgische Maßnahmen im Fachbereich, 1970 Habilitation, 1972 – 1993 Führung einer eigenen Privatpraxis."

Die späteren Jahre seiner Laufbahn sind mit der Allgemeinen Poliklinik der Stadt Wien verbunden. Wir entnehmen die folgende Zusamenfassung aus [44, S. 131]:

> „1974 wurde Ernst Moritsch als Majers Nachfolger zum Vorstand der HNO-Abteilung der Poliklinik, 1980 zum Titularextraordinarius und 1986 zum ärztlichen Direktor der Poliklinik ernannt. Unter seinen zahlreichen wissenschaftlichen Veröffentlichungen aus den verschiedensten Bereichen des Fachgebietes finden sich auch eine größere Anzahl von Arbeiten, die sich mit plastisch-rekonstruktiven Eingriffen beschäftigen. Nach Moritschs Pensionierung (1991) wurde die HNO-Abteilung der Poliklinik bis zur Schließung Ende 1992 von Andreas Wolken-Kamieniecki geführt."

Ernst Moritsch ist der heutige Eigentümer des Stammsitzes der Familie im Gailtal (Abbildung 6.16), den er im Sommer auch bewohnt. Ein weiteres Element der Familientradition ist die nicht verbürgte Geschichte des Schachtischchens, das in Abbildung 6.21 dargestellt ist. Es soll aus dem Villacher Gasthof Post stammen, lange bevor dieser von Sidonie Moritsch geführt wurde, und Napoleon soll persönlich an ihm Schach gespielt haben.

In der Tat spielte die „Franzosenzeit" eine große Rolle in der Villacher Stadtgeschichte, war Villach doch zusammen mit ganz Oberkärnten von 1809 bis 1813 als Bestandteil der „Illyrischen Provinzen" französisches Staatsgebiet! Im Zusammenhang mit einer ähnlich unbewiesenen Überlieferung, nämlich der Namensgebung der „Napoleonswiese" in Villach-Warmbad, erhalten wir Aufschluss aus einem Aufsatz des früheren Villacher Museumsdirektors Dieter Neumann [31]:

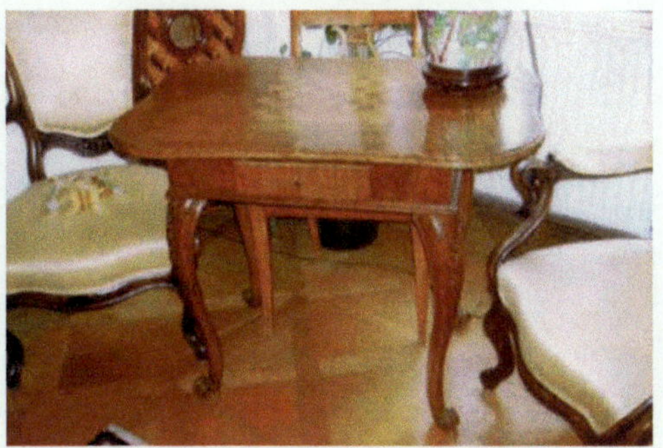

Abbildung 6.21. Der Tisch, an dem angeblich Napoleon im Villacher Gasthof zur Post Schach gespielt haben soll [126].

> „Da Napoleon nur einmal und noch als General der französischen Republik im Jahr 1797 von Italien nach Kärnten gelangt ist und damals mit seiner Armee über Villach nach Klagenfurt und bis in die Steiermark vorrückte, wäre so eine Warmbader Episode eventuell am 29. März möglich gewesen. Während er in Villach weilte, standen Teile seiner Streitmacht bereits in Klagenfurt, wo auch Napoleon am 30. März Quartier nahm. Nach einem in Leoben geschlossenen Waffenstillstand sind die letzten französischen Einheiten in den letzten Maitagen 1797 auch aus Villach wieder abgezogen."

6.5.6 Die Beziehungen zur Familie Pichler

Als Kessel im Jahre 1876 heiratete, kannte er seine Braut Marie bereits aus seiner Prager Zeit seit Ende 1874. Wie aus einem seiner Briefe an seine Schwiegermutter hervorgeht, hat er deren Bild erstmalig „bei Pichler in Prag" gesehen (siehe Seite 217). Diese Bemerkung war Anlass, den Beziehungen zu einer Familie dieses Namens nachzugehen.

Um das wichtigste Ergebnis voranzustellen: Mit „bei Pichler" ist der Prager Architekt Johann (Hans) Pichler gemeint. Leider bleibt offen, auf welchem Wege die Verbindung zwischen dem Mediziner Kessel und seinem zukünftigen Schwager, dem Architekten Pichler, zustande gekommen ist. Ein Enkel des Architekten Johann Pichler, Dr. med. Hans Pichler (geb. 1912), hat eine Familienchronik verfasst[17]. Wenn nicht anders angegeben, stammen die folgenden Informationen aus dieser Chronik [129].

Die Eltern von Johann Pichler sind Anton Pichler (1803 - 1875), Postmeister und Gutsbesitzer in Oberdrauburg in Kärnten, und Johanna geb. Umfahrer (1811 - 1865). Er wurde als sechstes von neun Kindern am 19. Mai 1837 geboren. Er besuchte die Schule in Klagenfurt und studierte ab 1857 Architektur am Polytechnischen Institut in Wien, erwarb ab 1864 praktische Erfahrungen in einem Wiener Architekturbüro und ließ sich in Prag als freier Architekt und Baumeister nieder. Über die Heirat mit einer Schwester

[17] Diese Chronik enthält auch viele Informationen über das Leben von Anton Moritsch, die weit über unsere Zusammenfassung unter 6.5.3 hinausgehen [132].

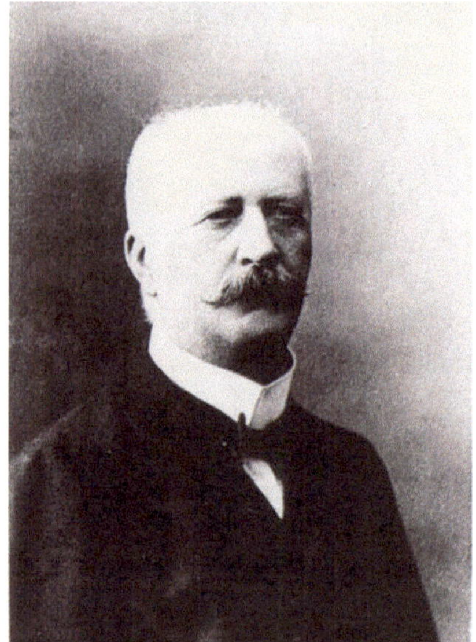

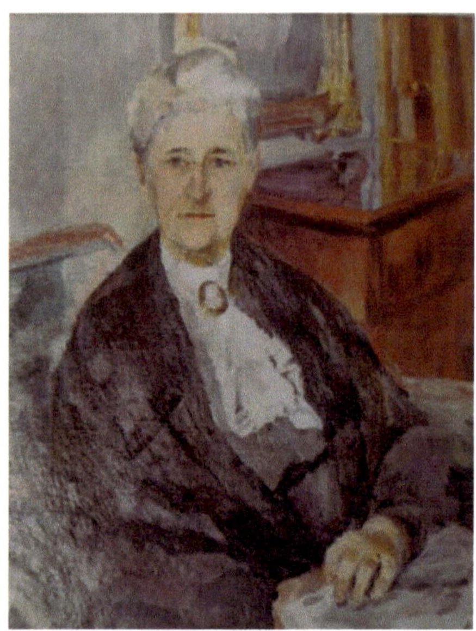

Abbildung 6.22. Der Architekt JOHANN (HANS) PICHLER (1837 – 1908, undatierte Fotografie) und seine Ehefrau SIDONIE geb. MORITSCH (1854 – 1937), gemalt von ihrer Tochter SIDONIE PICHLER (1888 – 1958). Reproduktionen nach [129].

der späteren Ehefrau von KESSEL unterrichtet der folgende Eheeintrag im 5. Trauungsbuch in der Stadthauptpfarre St. Jakob in Villach [130]:

> „27. April 1874: Herr JOHANN NEP. PICHLER, Architekt in Prag, ehelicher Sohn des Herrn ANTON PICHLER Postmeisters und Gutsbesitzers zu Oberdrauburg und dessen Ehegattin JOHANNA geb. UMFAHRER (Alter 37) Fräulein SIDONIE MORITSCH, eheliche Tochter des Herrn ANTON MORITSCH, Großhändlers u. Fabriksbesitzers u. dessen Ehegattin SIDONIE, geb. FISCHER. (Alter 20)
> Verkündet in der St. Adalbertskirche zu Prag. Ein für dreimal am 19. April u. am 26. April ein für dreimal in dieser Stadtpfarrkirche und am 27. April getraut."

JOHANN PICHLER war Erbauer und Eigentümer des Hauses Nr. 70 in Prag-Weinberge (Vinohrady) mit der Anschrift Skreta-Straße (Škrétova třida) Nr. 9 als Eckhaus zur Brandelgasse (Brandlova ulice) [19]. In den Adressbüchern von Prag findet man die Immobilie und ihren Besitzer (teilweise mit tschechischer Vornamensform) seit dem Jahre 1883/84 [7]. Es handelt sich um ein ansehnliches Haus mit 18 Wohneinheiten (Abbildung 6.23), die aus insgesamt 125 Räumen bestehen, gleich oberhalb des heutigen Nationalmuseums am Wenzelsplatz. Ein vergleichbares Haus errichtete er auch für seinen Bruder ANTON in Villach.

JOHANN PICHLER starb am 24. April 1908 in Prag im Alter von 71 Jahren nach kurzem Leiden infolge einer Lungenentzündung, wie wir den Sterbenach-

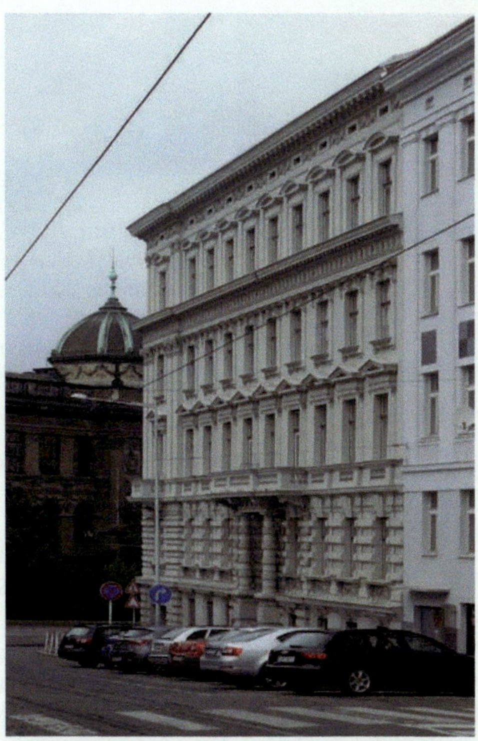

Abbildung 6.23. Das Haus von JOHANN (HANS) PICHLER in Prag, Vinohrady Nr. 70, im Jahre 2014. Es trägt heute die Hausnummer Škrétova 10 und bildet die Ecke zur Římská ul. Im Hintergrund die Rückseite des Nationalmuseums.

richten in der *Villacher Zeitung* (zitiert in [33, S. 232]) und im *Prager Tagblatt* [34] entnehmen. Letzteres liefert auch einige Angaben zum Berufsleben: „Der Verblichene, eine allgemein bekannte Persönlichkeit, wirkte als selbständiger Bauleiter beim Bau der Prager Gebäranstalt und bei der Restaurierung der Palais Kinsky, Nostitz, Waldstein, Thun usw." Die Arbeiten am Kinsky-Palais lassen sich auf 1872 datieren [2].

Die Beziehungen zwischen den Familien KESSEL und PICHLER waren von Dauer. Der Familien-Chronist Dr. med. HANS PICHLER berichtet [131]:

> „Seine Ferien verbringt mein Vater[18] regelmäßig mit seiner Mutter und seinen Schwestern in Kärnten, meistens in Villach im Hause seines Großvaters ANTON LORENZ MORITSCH (dort, wo heute das Parkhotel steht[19]). Seit damals verband ihn auch eine enge Freundschaft mit allen seinen Vettern und Basen, vor allem mit den Kindern KESSEL aus Jena, die auch meistens ihre Ferien in Villach bei den Großeltern MORITSCH verbrachten."

[18] Dr. med. RUDOLF PICHLER (1875 – 1957), erstes von vier Kindern des Architekten JOHANN und SIDONIE PICHLER.

[19] vgl. Abbildung 6.17

Kunstverein Jena
Januar-Ausstellung:
Ella Bürgin, Basel
Estelle Loubser de Villiers,
Bethlehem (Süd-Afrika)
Ida Macdonald, Leipzig
Frida Mentz-Kessel, Jena
Else Nixdorf, Breslau
Sidonie Pichler, Prag
Luise Weitnauer, Basel
Paula Wimmer, München

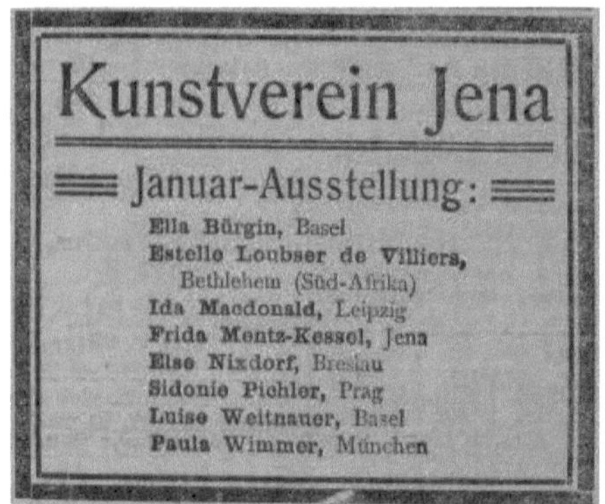

Abbildung 6.24. Anzeige des Jenaer Kunstvereins zu einer Ausstellung im Januar 1912, an der sich SIDONIE PICHLER und FRIDA MENTZ (geb. KESSEL) gemeinsam beteiligt haben. Ausschnitt aus [133].

Wir geben diesen Bericht besonders gerne wieder, weil wir zwar unter 8.4 noch auf die KESSELschen Kinder eingehen werden, dabei aber nur über wenige familiäre Details verfügen.

Eine besondere Rolle spielte die Prager Familie PICHLER für die KESSELsche Tochter FRIDA, die – wie wir noch darstellen werden – eine künstlerische Ausbildung in Prag und München erhielt. Während der Prager Phase muss sie bei den Verwandten gewohnt haben, denn einer ihrer Briefe aus dem Jahre 1903 an ERNST HAECKEL, auf die wir unter 8.3.2 noch eingehen werden, trägt die entsprechende Absenderangabe. Die jüngste Tochter des Ehepaars PICHLER, die am 6. September 1888 in Prag geboren wurde und ebenfalls den Namen SIDONIE trug, teilte offenbar die künstlerische Neigung ihrer Cousine, mit der sie dann auch gemeinsam in München studierte.

Eine Anzeige aus dem Jenaer Volksblatt vom 5. Januar 1912 belegt die gemeinsame Beteiligung der Cousinen an einer Ausstellung (Abbildung 6.24).

6.6 Der Ernennungsantrag von 1886

Als erfolgreich wirkender Privatdozent durfte sich KESSEL zumindest grundsätzlich Hoffnung auf den Professorentitel machen. Bei POLITZER findet man sogar den Satz [37]: „Nach mehrjähriger Tätigkeit 1884 zum Titularprofessor ernannt, wurde er 1886 nach Jena berufen.“ Leider stimmt das so nicht; den Professorentitel erlangte KESSEL erst mit der Berufung nach Jena. Vielleicht hat sich POLITZER an sein Gutachten erinnert, das wir auf Seite 96 zitiert haben.

Richtig ist, dass es schon 1879 den Versuch zu einer Berufung zum außerordentlichen Professor gab, der jedoch fehlschlug und in der „KESSEL-Affäre“ mündete. KESSEL stand damals auf dem Höhepunkt seiner wissenschaftlichen Leistungen und hätte die Auszeichnung gewiss verdient gehabt. Wir haben bereits darauf hingewiesen, dass ein weiterer Ernennungsantrag aus dem Jahre 1886 existiert [59], auf den wir nun noch kommen wollen.

Dieser Ernennungsantrag erwähnt gleich in der Einleitung, dass „ein gleichlautender Antrag auch vom Professorencollegium schon im Jahre 1879 gestellt“ worden war. Der Verfasser fügt hinzu, dass der frühere Antrag „damals jedoch hauptsächlich mit Rücksicht darauf, dass nach der hierüber eingeholten Äußerung des Statthalters für Steiermark der beantragten Auszeichnung vorerst einige ältere, im Lehramt gedienten Privatdocenten, theilhaftig zu werden hätten, nicht in weitere Verhandlungen genommen“, praktisch also abgelehnt worden war.

Wir wissen aus den in Abschnitt 6.3.5 beschriebenen Vorgängen, dass damit nicht der wahre Grund beschrieben wurde. Ein zweiter, offenbar höherrangiger Beamter hat diese Begründung korrigierend durchgestrichen und durch eine schlecht leserliche Randglosse ersetzt, die auf Beschuldigungen gegen KESSEL in einem Krankenfalle „gerade damals“ Bezug nimmt. Der Verfasser der Randglosse fügt allerdings auch hinzu, dass sich der damalige Vorwurf nicht bestätigt habe. „Da dieses Bedenken dermalen hinweggefallen ist,“ stehe einem wiederholten Antrag nichts im Wege.

Eventuelle Nachwirkungen der „KESSEL-Affäre“ waren demnach spätestens 1885 überwunden. Ein deutliches Zeichen für die hohe Reputation, die KESSEL inzwischen erlangt hatte, war auch seine Aufnahme in das 1886 erstmals erschienene „Biographische Lexikon der hervorragenden Ärzte aller Zeiten und Völker“ [KB-75].

Formell ergeht am 13. Januar 1886 ein „Minoritätsantrag des medic. Prof: Colleg: auf Ernennung des Privatdozenten Dr JOHANN KESSEL zum außerordentlichen Professor“ an das k. k. Ministerium für Cultus und Unterricht. Er geht seinerseits auf einen vorhergehenden Antrag des Professorenkollegiums der medizinischen Fakultät vom 31. Juli 1885 zurück, „dass der Privatdocent Dr JOHANN KESSEL zum außerordentlichen Professor der Ohrenheilkunde an der gedachten Fakultät ernennt werden möge.“ Zur Erläuterung wird ausgeführt:

> „Die Ohrenheilkunde ist innerhalb der praktischen Medicin durch die in den letzten zwei Decennien erzielten bekannten Forschungen zu dem Range einer selbständigen, hochwichtigen Disciplin gestiegen und erscheint es daher wünschenswert, dass dieser Wissenszweig auch an der Universität Graz, gleichwie in Wien und an der deutschen Universität Prag, im Lehrkörper eine gesicherte Vertretung findet; andererseits hat sich KESSEL durch seine vieljährigen wissenschaftlichen Leistungen und seine eifrige lehramtliche Thätigkeit der beantragten Auszeichnung im vollen Maße würdig gemacht.“

Die Biografie KESSELs wird kurz ausgeführt, und es wird verwiesen auf „eine ansehnliche Reihe von wissenschaftlichen Arbeiten auf dem ganzen Gebiete der Ohrenheilkunde [...], in denen er nach der Darlegung des Professorencollegiums von anatomisch-physiologischer Grundlage ausgehend zur wichtigen Erkenntniß der pathologischen Veränderungen des menschlichen Gehörsinnes gelangte.“ Dieses Urteil, das man auch heute nicht besser formulieren könnte, wird durch Hinweise auf die Einführung innovativer „chirurgischer Eingriffe, wodurch viele bisher als unheilbar gegoltene Gehörserkrankungen einen vollständigen Heilerfolg aufwiesen", auf die Vielzahl der in seinem Ambulatorium behandelten Fälle und auf seine Erfolge in der Lehre ergänzt. Der Verfasser kommt zu dem Schluss:

> „Hiernach dürfte es keinem Zweifel unterliegen, daß die mehr als 10jährigen litterarischen und didaktischen Leistungen KESSELs den Antrag auf dessen Beförderung zum Professor extraordinarius vollauf rechtfertigen."

Entsprechend bereitet er auf dem Rand des Schriftstücks den Ort für die „allerhöchste" Unterschrift vor:

> „Entw. der AH Entschließ.:
> Ich ernenne den Privatdocenten Dr JOHANN KESSEL zum unbesoldeten außerordentlichen Professor für Ohrenheilkunde an der Universität Graz."

Die hier fehlende Unterschrift wäre wohl nur noch eine Formsache gewesen, erübrigte sich jedoch durch die Entscheidung KESSELs für einen Wechsel nach Jena. Am 18. März 1886 ergänzt man auf der ersten Seite des Dokuments:

> „Mit Beziehung auf Z. 3659, wonach Dr KESSEL einen Ruf als a.o. Professor an die Universität Jena mit dem Sommesemester 1886 angenommen hat – ad acta"

Um zu verstehen, warum sich KESSEL schließlich für Jena entschied, braucht man nur die folgende Passage des Ernennungsantrags zu lesen:

> „Ich erlaube mir nur [...] zu bemerken, dass KESSEL zum unbesoldeten außerordentlichen Professor zu ernennen wäre, weil derselbe Vertreter eines praktisch-medicinischen Faches ist und solche schon in der Verleihung des Extraordinariates allein eine für den Ertrag der ärztlichen Praxis relevante Anerkennung ihrer akademischen Tätigkeit zu erblicken haben."

In Jena erwartete KESSEL zwar auch „nur" ein Extraordinariat, aber immerhin ein – wenn auch bescheiden – bezahltes. Auch wenn wir annehmen, dass für seine Entscheidung nicht nur dieses Argument zählte, kann es für ihn als Familienvater mit vier heranwachsenden Kindern nicht ohne Bedeutung gewesen sein.

6.7 Die Ohrenheilkunde an der Universität Graz nach dem Weggang Kessels

Die weitere Entwicklung der Grazer Ohrenheilkunde ist im Überblick verschiedentlich beschrieben worden [17, 26, 44]. Nach Ausscheiden KESSELs wurden die Lehrverpflichtungen 1885 von den Internisten übernommen und erst 1890 mit JOHANN HABERMANN (1848 – 1935, Abbildung 6.26) ein Nachfolger berufen.

Es darf nicht unerwähnt bleiben, dass zwischenzeitlich auch der bedeutende Anatom EMIL ZUCKERKANDL (1849 – 1910, Abbildung 6.26) in Graz

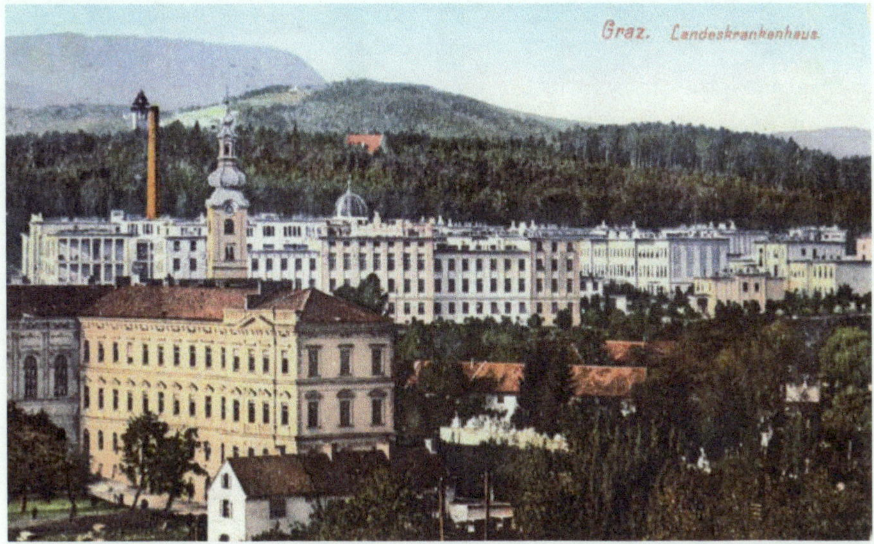

Abbildung 6.25. Ansicht des Landeskrankenhauses Graz, 1912 als seinerzeit größtes europäisches Krankenhaus eröffnet. Ansichtskarte, gelaufen 1913.

gewirkt hat. In Wien ausgebildet, wurde er 1882 auf den Lehrstuhl für descriptive und topographische Anatomie in Graz berufen und blieb dort, bis er 1888 Nachfolger seines Lehrers LANGER in Wien wurde. POLITZER hebt hervor, „welch große Verdienste sich ZUCKERKANDL durch seine Förderung der Ohranatomie um die otologische Wissenschaft erworben hat" [37].

Der 1890 als Extraordinarius berufene HABERMANN war bei dem bedeutenden Prager Otologen E. ZAUFAL ausgebildet worden und wissenschaftlich vor allem in der Morphologie des Ohres aktiv. Unter anderem verfasste er das Kapitel „Pathologische Anatomie" in H. SCHWARTZEs „Handbuch der Ohrenheilkunde".

Nach anfänglich großen Schwierigkeiten erhielt er zunächst drei Räume im alten Paulustorspital und 1893 zwei weitere Räume, so dass sechs Männer- und drei Frauenbetten für eine am 1. Oktober 1893 begründete Klinik für Ohren-, Nasen- und Halskranke zur Verfügung standen. Damit setzte er sehr zeitig die Verbindung der Teilgebiete zur späteren HNO-Heilkunde um. 1899 wurde HABERMANN Titular-, 1913 ordentlicher Professor und konnte im gleichen Jahr eine neue, moderne Klinik mit 60 Betten übernehmen, die im Rahmen der Neuanlage des Landeskrankenhauses entstand (Abbildung 6.25). Zu seinen bleibenden Verdiensten zählen außerdem der erstmalige Nachweis des schädigenden Einflusses von Lärm auf das Ohr und Arbeiten zur Entstehung des Cholesteatoms [44].

Nach 29jähriger erfolgreicher Tätigkeit wurde HABERMANN 1922 emeritiert und JOHANNES ZANGE (1880 – 1969) berufen. Dieser hatte Probleme der vom Mittelohr auf die Innenohrstrukturen übergreifenden Entzündungen

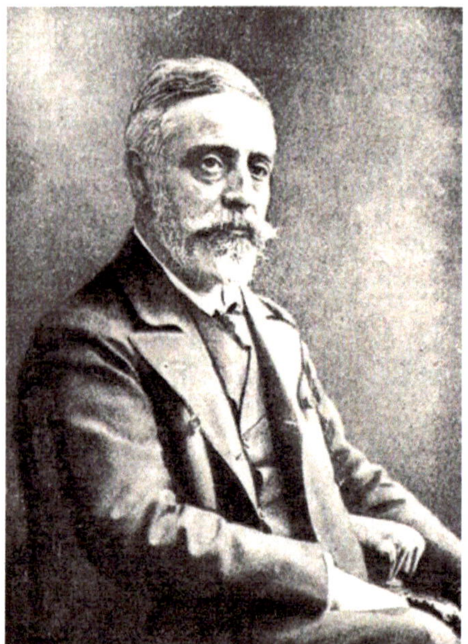

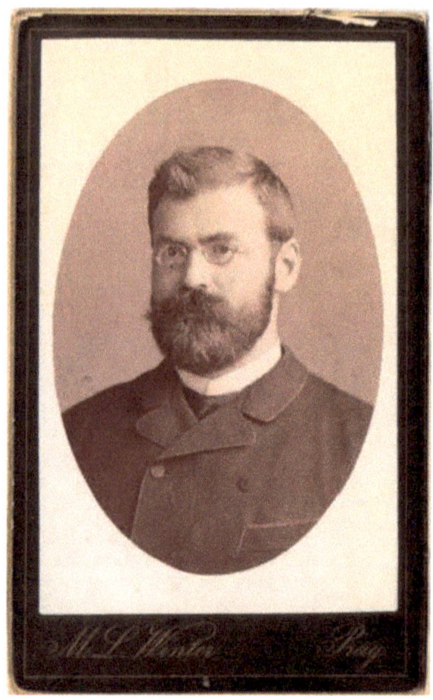

Abbildung 6.26. Links: Porträt des Grazer Anatomen Emil Zuckerkandl aus [37]. Rechts: Fotografie des Otologen Johann Habermann (Josephinum, Sammlungen und Geschichte der Medizin, MedUni Wien).

(Labyrinthitis) bearbeitet, neue Behandlungswege aufgezeigt und bereits internationale Anerkennung gefunden.

Zanges Weg weist damit interessante Parallelen zu dem Kessels, in dessen Nachfolge er stand, auf. Wie wir dargestellt haben, hatte sich Kessel in seiner Dissertation Jahrzehnte zuvor ebenfalls mit diesem Thema beschäftigt. Ebenso wie Kessel sollte er von Graz nach Jena berufen werden und dort 1931 die Klinik (im Gegensatz zu Kessel nunmehr auch den Lehrstuhl) übernehmen.

Auf J. Zange werden wir deshalb im Kapitel 9 eingehen. Hier sei nur angefügt, dass er den Ruf und die Arbeitsmöglichkeiten der Grazer Klink weiter ausbaute. Vor allem auf den Gebieten der Behandlung der dem Ohr oder den Nasennebenhöhlen entspringenden Hirnkomplikationen und in der Tumortherapie setzte er Maßstäbe.

Von 1931 bis 1959 war Gustav Hofer (1887 – 1970) Ordinarius und Klinikchef, der die Einheit der Teildisziplinen und speziell die Entwicklung neuer laryngologischer Techniken förderte.

Sein Nachfolger Walter Messerklinger (1930 – 2001) schuf die pathophysiologischen Grundlagen für eine veränderte Betrachtungsweise bei Erkrankungen der Nasen-Nebenhöhlen und darauf aufbauende chirurgische Verfahren. Erleitet die Klinik über 31 Jahre sehr erfolgreich. Durch ihn erlangte die Grazer HNO-Klinik erneut hohe internationale Reputation. Seine Schüler verbreiteten die neuen endoskopischen Operationstechniken rund um den Erdball.

Literatur

1. Barany, R.: Physiologie und Pathologie des Bogengang-Apparates beim Menschen. Leipzig und Wien : F. Deuticke 1907.
2. Bat'ková, R. (Hrsg.): Umělecké památky Prahy. [2.] Nové Město / Vyšehrad / Vinohrady (Praha 1). Praha: Academia 1998.
3. Blauert, J.: Räumliches Hören. Stuttgart: Hirzel 1974 (Monographien der Nachrichtentechnik).
4. Clar, F.: Leopold Auenbrugger, der Erfinder der Percussion des Brustkorbes [...] und sein Inventum novum. Graz: Leuschner & Lubensky 1867.
5. Daude, P.: Die Rechtsverhältnisse der Privatdozenten. Zusammenstellung der an den Universitäten Deutschlands und Österreichs, sowie an den deutschsprachigen Universitäten der Schweiz über die rechtliche Stellung der Privatdozenten erlassenen Bestimmungen. Berlin: Becker 1896.
6. Elsner, P.: Über Taubstumme und ihre Erziehung. Archiv für Ohrenheilkunde 5 (1870) 1, S. 170 – 187.
7. Erben, J. (Hrsg.): Statistická knížka královského hlavního města Prahy [...] za léta 1883 a 1884. Prag: A. Wiesner 1887.
8. Eulner, H.-H.: Die Entwicklung der medizinischen Spezialfächer an den Universitäten des deutschen Sprachgebietes. Stuttgart: Ferdinand Enke 1970 (Studien zur Medizingeschichte des neunzehnten Jahrhunderts, Bd. IV).
9. Feldmann, H.: Bilder aus der Geschichte der Hals-Nasen-Ohren-Heilkunde. Heidelberg: Median-Verlag 2003.
10. Feldtkeller, R.; Zwicker, E.: Das Ohr als Nachrichtenempfänger. Stuttgart: Hirzel 1956; neubearb. Aufl. 1967 (Monographien der elektrischen Nachrichtentechnik, Bd. XIX).
11. Fellner, R.; Höflechner, W.: Die Augenheilkunde an der Universität Graz. Graz: Akadem. Druck- und Verlagsanstalt 1973 (Publikationen aus dem Archiv der Universität Graz, Bd. 2).
12. Fletcher, H.; Munson, W. A.: Loudness, its definition, measurement, and calculation. JASA 5 (1933), S. 82 – 111.
13. Flourens, P.: Recherches expérimentales sur le propriétés et les fonctions du système nerveux, dans les animaux vertébrés. Paris: Crevot 1842.
14. Goltz, F.: Ueber die physiologische Bedeutung der Bogengänge des Ohrlabyrinths. Pflüger's Archiv für die gesamte Physiologie des Menschen und der Tiere 3 (1870), S. 172 – 192.
15. Grazer Psychiatrie. Wiener Medizinische Wochenschrift 30 (1880) 35, 28. August 1880, Sp. 981 – 985.
    — Erwiderung vgl. Wiener Medizinische Wochenschrift 30 (1880) 38, 18. September 1880, Sp. 1056 – 1058.
16. Heschl, R. L.: Das pathologisch-anatomische Institut zu Graz. Veröffentlicht zu Ehren der 48. Versammlung der deutschen Naturforscher und Ärzte. Graz: Leuschner & Lubensky 1875.

17. Höflechner, W.: Geschichte der Karl-Franzens-Universität Graz von den Anfängen bis in das Jahr 2008 (Grazer Universitätsverlag, Allgemeine Wissenschaftliche Reihe Bd. 1). Graz: Grazer Universitätsverlag Leykam, 2., erweiterte Auflage 2009.
18. Höflechner, W.: Zur Vita von Alexander Rollett. In [KB-98], S. XIII – XXVI.
19. Hurtig, A.: Polohopisny Plán Kr. Vinohradů, Nuslí a Vršovic. Praha: F. Kytka 1891.
20. Hybášek, I.: Historie operačního mikroskopu a stroboskopie v otologii. Otorinolaryngologie a foniatrie 54 (2005) 3, S. 169 – 170.
21. Ilwof, F.; Peters, K. F.: Graz – Geschichte und Topographie der Stadt und ihrer Umgebung. Graz: Verlag der Geschäftsführung der 48. Versammlung der Deutschen Naturforscher und Ärzte 1875.
22. Krafft-Ebing, R. v.: Über die Cretinenfrage. Vortrag zur XI. Monatsversammlung vom 12. November 1883. Mittheilungen des Vereins der Ärzte in Steiermark XX (1883), S. 125 – 130.
23. Kretschmann, F.: Hermann Schwartze. Nekrolog. Archiv für Ohrenheilkunde 82 (1910) 3-4, S. I – XVI.
24. Krones, F. von: Geschichte der Karl Franzens-Universität in Graz. Festgabe zur Feier ihres dreihundertjährigen Bestandes. Graz: Leuschner & Lubensky 1886.
25. Mehnert, D.: Historische phonetische Geräte. Katalog der historischen akustisch-phonetischen Sammlung (HAPS) der TU Dresden, erster Teil. Dresden: TUDpress 2012 (Studientexte zur Sprachkommunikation, Band 62).
26. Messerklinger, W.: Die Leistungen der Grazer Universitätsklinik in der Hals-Nasen-Ohrenheilkunde seit ihrer Gründung. Wiener klinische Wochenschrift 72 (1960), S. 110 – 113.
27. Miehlke, A.: A propos gehörverbessernde Operationen. Menschliches = Allzumenschliches. Luzius Rüedi Lecture, Zürich, 8. 12. 1994. In: Sopko, J., et al. (Hrsg.): Aktuelle Probleme der Otorhinolaryngologie, Bd. 18. Bern etc.: Verlag Hans Huber 1995, S. 369 – 377.
28. Moritsch, E.: Zur geschichtlichen Entwicklung des Fistelsymptoms. Monatsschrift für Ohrenheilkunde und Laryngo-Rhinologie 104 (1970) 3, S. 108 – 117).
29. Moure, E. J.: Über die chirurgische Behandlung der Otitis media sicca. Archiv für Ohrenheilkunde 44 (1897/98) 3, S. 187 – 200.
30. Mudry, A.: The history of the microscope for use in ear surgery. The American Journal of Otology 21 (2000) 6, S. 877 – 886.
31. Neumann, D.: Franzosenzeit in Villach von 1797 bis 1814. In: Neumann, D. (Hrsg.): Neues aus Alt-Villach. Museum der Stadt Villach, 46. Jahrbuch 2009, S. 25 – 84.
32. Die österreichisch-ungarische Monarchie in Wort und Bild. Bd. VII: Steiermark. Wien: K. k. Hof- und Staatsdruckerei 1890.
33. Palencsar, F.: Entwicklung der Villacher Gast- und Beherbergungsbetriebe im Zeitraum von 1813 bis 1920 – Eine betriebs- und standortanalytische Untersuchung. Diss., Univ. für Bildungswissenschaften Klagenfurt, Inst. für Zeitgeschichte, 1991.
34. [Pichler, J.]: Sterbefälle. Prager Tagblatt, XXXII. Jahrgang, Nr. 115, 26. April 1908, Morgen-Ausgabe, S. 3, Sp. 3.
35. Politzer, A.: Studien über die Paracusis loci. Archiv für Ohrenheilkunde 11 (1876) 3-4, S. 231 – 236.

36. POLITZER, A.: Lehrbuch der Ohrenheilkunde für Practische Ärzte und Studierende, Bd. 1. Stuttgart: Enke 1878.
37. POLITZER, A.: Geschichte der Ohrenheilkunde. II – Von 1850 – 1911. Stuttgart: F. Enke 1913. – Reprografischer Nachdruck. Hildesheim: G. Olms 1967.
38. ROSEGGER, P. K.; PICHLER, F.; RAUSCHENFELS, A. V.: Wanderungen durch Steiermark und Kärnten. Stuttgart: Gebr. Kröner, ca. 1880 (Unser Vaterland in Wort und Bild, Bd. 3).
39. SCHAFFER, J.: Fall von Caries des Process. mastodieus mit künstlicher Eröffnung desselben. Sectionsversammlung der Section Deutsch-Landsberg des Vereins der Ärzte Steiermarks, 29. 12. 1881. Mittheilungen des Vereins der Ärzte in Steiermark XVIII (1881), S. 106 – 108.
40. SCHAFFER, J.: Die Erkrankungen des Warzenfortsatzes. Mittheilungen des Vereins der Ärzte in Steiermark XXII (1885), S. 3 – 19.
41. SCHWARTZE, H.: Zur Tenotomie des Tensor tympani. Archiv für Ohrenheilkunde 11 (1876) 2, S. 124 – 126.
42. SCHWARTZE, H.: Lehrbuch der chirurgischen Krankheiten des Ohres. Stuttgart: F. Enke 1885.
43. SCHWARTZE, H.: Mein Protest gegen die Verbindung der Section für Ohrenheilkunde mit der Laryngologie auf den Versammlungen deutscher Naturforscher und Aerzte. Archiv für Ohrenheilkunde 54 (1901/02) 3-4, S. 265 – 267.
44. SKOPEC, M.; MAJER, E. (Hrsg.): Geschichte der Oto-Rhino-Laryngologie in Österreich. Eine Text-Bild-Dokumentation. Wien / München: Brandstätter, 2. Aufl. 1998 (Wiener Beiträge zur Geschichte der Medizin, Bd. 2).
45. STRAATEN, G.: Ueber die Mobilisation und Extraktion des in der fenestra ovalis fixirten Steigbügels und die Folgen für das Gehör. Halle a. S.: Wischan & Wettengel 1894. — Referat von HAUG, Archiv für Ohrenheilkunde 38 (1894/95) 1-2, S. 153 – 154.
46. UNTERRAINER: MORITZ KOERNER. In: Österreichisches Biografisches Lexikon, Bd. 4. Wien: Verlag der Österreichischen Akademie der Wissenschaften 1966, S. 47.
47. URBANTSCHITSCH, V.: Zwei Fälle von Durchtrennung der Sehne des Steigbügelmuskels am Menschen. Wiener medizinische Presse (1877), S. 18 – 21.
48. URBANTSCHITSCH, V.: Über den Einfluss der Bewegungen des Kopfes auf die Schallempfindung. Archiv für Ohrenheilkunde 14 (1878) 1, S. 1 – 14.
49. URBANTSCHITSCH, V. VON: Zur Lehre von der Schallempfindung. [Pflügers] Archiv für die gesamte Physiologie des Menschen und der Tiere 24 (1881), S. 574 – 595.
50. WATZENIG, W. A.: Bleiweißfabriken in und um Villach. Zur Geschichte der Chemischen Industrie im 19. Jahrhundert. In: NEUMANN, D. (Hrsg.): Neues aus Alt-Villach, 48. Jahrbuch des Stadtmuseums Villach, 2011, S. 79 – 193.
51. WERNHER, A.: Handbuch der allgemeinen und speciellen Chirurgie, 2. Band. Gießen: J. Ricker'sche Buchhandlung 1851.
52. ZÖLLNER, F.: Behandlung der chronischen Mittelohrentzündung und ihre Folgen. In: ZÖLLNER, F. (Hrsg.): Ohr. Stuttgart: G. Thieme 1966 (Hals-Nasen-Ohren-Heilkunde – Ein kurzgefasstes Handbuch in drei Bänden, Band III, Teil 2), S. 1226 – 1344.
53. ZÖLLNER, F.: Hals-Nasen-Ohrenheilkunde – Ein kurz gefasstes Lehrbuch. Stuttgart: G. Thieme, 3. Auflage 1973, Kapitel Tympanoplastik, S. 86 - 93.

54. Zoth, O.: Zur Erinnerung an Alexander Rollett. Pflüger's Archiv für die gesamte Physiologie des Menschen und der Tiere 101 (1904) 3-4, S. 103 – 153.

Ungedruckte Quellen

55. Mitteilung des Universitätsarchivs Graz, 29. 1. 2008.
56. Mitteilung der Karl-Franzens-Universität Graz, Zentrum für Wissenschaftsgeschichte, vom 9. 1. 2008.
57. Österreichisches Staatsarchiv Wien, Index des Ministeriums für Cultus und Unterricht, Jahr 1875, Zahl 4786.
58. Mitteilung des Österreichischen Staatsarchivs Wien, 5. 2. 2008.
59. Österreichisches Staatsarchiv Wien, Bestand Unterricht-Allg., Fasz. 884, Jahr 1886, Zahl 1359.
60. UAG, Medizinische Fakultät, Dekanatsakten, 102 ex 1874/75.
61. UAG, Medizinische Fakultät, Dekanatsakten, 144 ex 1874/75.
62. UAG, Medizinische Fakultät, Dekanatsakten, 186 ex 1874/75.
63. UAG, Medizinische Fakultät, Dekanatsakten, 210 ex 1874/75.
64. UAG, Medizinische Fakultät, Dekanatsakten, 216 ex 1874/75.
65. UAG, Medizinische Fakultät, Dekanatsakten, 276 ex 1874/75.
66. Mitteilung des Universitätsarchivs Graz, 3. 1. 2013.
67. Mitteilung aus der HNO-Universitätsklinik Graz, Prof. Dr. C. Walch, 6. 12. 2013.
68. `https://de.wikipedia.org/wiki/Datei:Prof.Kundrat.jpg`
69. UAG, Rektoratsakten: Schreiben von Rzehaczek an Kessel vom 6. 1. 1878 (Beglaubigte Abschrift).
70. UAG, Medizinische Fakultät, Dekanatsakten, 129 ex 1878/79: Protokoll der Sitzung des Professoren-Collegiums vom 1. 1. 1879.
71. UAG, Medizinische Fakultät, Dekanatsakten, 173 ex 1878/79: Protokoll der Sitzung des Professoren-Collegiums vom 28. 2. 1879.
72. UAG, Medizinische Fakultät, Dekanatsakten, 320 ex 1878/79: Protokoll der Sitzung des Professoren-Collegiums vom 22. 7. 1879.
73. UAG, Rektoratsakten: Schreiben von Koroschetz an Kessel vom 15. 10. 1879 (Abschrift).
74. UAG, Rektoratsakten: Schreiben von Schlömichen an Kessel vom 16. 10. 1879 (Abschrift).
75. UAG, Rektoratsakten: Antragsschreiben von Kessel zur Einleitung einer Disziplinar-Untersuchung an den Senat der Universität Graz vom 4. 11. 1879.
76. UAG, Senatsakten, 130 ex 1879/80: Protokoll der Senatssitzung vom 21. 11. 1879.
77. UAG, Rektoratsakten: Schreiben von Prorektor Gross an den Direktor des landschaftlichen Krankenhauses Lipp vom 29. 11. 1879.
78. UAG, Rektoratsakten: Bericht der Senats-Kommission, undatiert, zwischen 2. und 16. 12. 1879.
79. UAG, Senatsakten, 174 ex 1879/80: Protokoll der Senatssitzung vom 16. 12. 1879.
80. UAG, Rektoratsakten: Schreiben von Prorektor Gross an Kessel vom 17. 12. 1879.
81. UAG, Rektoratsakten: Separatvotum von v. Karajan zu P. 5 des Protokolles der Senatssitzung vom 16. 12. 1879.

82. UAG, Rektoratsakten: Schreiben von Prorektor GROSS an das Ministerium für Cultus und Unterricht vom 21. 12. 1879.
83. UAG, Rektoratsakten: Recurs von KESSEL an das Ministerium für Cultus und Unterricht vom 30. 12. 1879.
84. Steiermärkisches Landesarchiv, Landtag und Landesregierung, Präsidialakten, K. 41, Zl. 1791.
85. UAG, Medizinische Fakultät, Fakultätsakten: Schreiben BLODIG an Dekanat vom 10. 3. 1880.
86. UAG, Rektoratsakten: Schreiben des steiermärkischen Landesausschusses an KESSEL vom 13. 3. 1880.
87. UAG, Rektoratsakten: Schreiben des Ministeriums für Cultus und Unterricht an das Rektorat der Universität Graz vom 3. 4. 1880.
88. UAG, Medizinische Fakultät, Fakultätsakten: Schreiben KESSEL an Fakultät vom 12. 4. 1880.
89. UAG, Senatsakten, 499 ex 1879/80: Protokoll der Senatssitzung vom 27. 4. 1880.
90. UAG, Rektoratsakten: Schreiben des Obmanns der Disziplinar-Kommission an KESSEL vom 28. 4. 1880.
91. UAG, Rektoratsakten: Schreiben von KESSEL an den Obmann der Disziplinar-Kommission vom 29. 4. 1880.
92. UAG, Medizinische Fakultät, Fakultätsakten: Schreiben KUNDRAT an KESSEL vom 29. 4. 1880.
93. UAG, Rektoratsakten: Bericht der Senats-Kommission an das Rektorat der Universität Graz vom 1. 5. 1880.
94. UAG, Rektoratsakten: Schreiben von KESSEL an den Rektor der Universität Graz vom 2. 5. 1880.
95. UAG, Rektoratsakten: Schreiben des Rektorats der Universität Graz an das Ministerium für Cultus und Unterricht vom 3. 5. 1880.
96. UAG, Rektoratsakten: Bericht der Senats-Kommission an das Rektorat der Universität Graz, undatiert, etwa 3. 5. 1880.
97. UAG, Senatsakten, 531 ex 1879/80: Protokoll der Senatssitzung vom 4. 5. 1880. [Duplikat in den Rektoratsakten.]
98. UAG, Rektoratsakten: Schreiben des Rektorats der Universität Graz an KESSEL vom 4. 5. 1880.
99. UAG, Rektoratsakten: Recurs von KESSEL an das Ministerium für Cultus und Unterricht vom 7. 5. 1880.
100. UAG, Rektoratsakten: Schreiben des Ministeriums für Cultus und Unterricht an das Rektorat der Universität Graz vom 18. 5. 1880.
101. UAG, Rektoratsakten: Schreiben des Rektorats der Universität Graz an KESSEL vom 22. 5. 1880.
102. UAG, Rektoratsakten: Schreiben des Rektorats der Universität Graz an Prorektor GROSS vom 22. 5. 1880.
103. UAG, Rektoratsakten: Schreiben des Kommissions-Obmannes GROSS an die Kommissionsmitglieder vom 26. 5. 1880.
104. UAG, Rektoratsakten: Schreiben des Kommissions-Obmannes GROSS an KESSEL vom 28. 5. 1880.
105. UAG, Rektoratsakten: Protokoll der Sitzung der Disziplinar-Kommission vom 31. 5. 1880.
106. UAG, Rektoratsakten: Schreiben des Kommissions-Obmannes GROSS an die Direktion des Landeskrankenhauses vom 3. 6. 1880.

107. UAG, Rektoratsakten: Schreiben des Kommissions-Obmannes Gross an v. Rzehaczek, Primarchirurg des Landeskrankenhauses, vom 3. 6. 1880.
108. UAG, Rektoratsakten: Schreiben von v. Rzehaczek an die Disziplinar-Kommission vom 14. 6. 1880.
109. UAG, Rektoratsakten: Schreiben der Direktion des Landeskrankenhauses an die Disziplinar-Kommission vom 16. 6. 1880.
110. UAG, Rektoratsakten: Schreiben des Kommissions-Obmannes Gross an Kessel vom 28. 6. 1880.
111. UAG, Rektoratsakten: Mitteilung der Universitätskanzlei vom 30. 6. 1880.
112. UAG, Rektoratsakten: Schreiben von v. Rzehaczek an Kommissions-Obmann Gross vom 30. 6. 1880.
113. UAG, Rektoratsakten: Protokoll der Fortsetzung der Sitzung der Disziplinar-Kommission vom 1. 7. 1880.
114. UAG, Rektoratsakten: Bericht der Disziplinar-Kommission, undatiert, zwischen 1. und 13. 7. 1880.
115. UAG, Senatsakten, 667 ex 1879/80: Protokoll der Senatssitzung vom 13. 7. 1880. [Duplikat in den Rektoratsakten.]
116. UAG, Rektoratsakten: Schreiben des Rektorats an Kessel vom 14. 7. 1880.
117. UAG, Rektoratsakten: Separatvotum von v. Karajan zu Punkt 2 der Senatssitzung vom 16. 7. 1880.
118. UAG, Rektoratsakten: Recurs von Kessel an das Ministerium für Cultus und Unterricht vom 29. 7. 1880.
119. UAG, Rektoratsakten: Schreiben des Ministeriums für Cultus und Unterricht an den akademischen Senat der Universität Graz vom 17. 10. 1880.
120. UAG, Rektoratsakten: Schreiben des Rektorats an Kessel vom 28. 10. 1880 (Entwurf).
121. UAG, Senatsakten, 130 ex 1880/81: Protokoll der Senatssitzung vom 22. 11. 1880.
122. Mitteilung des Steiermärkischen Landesarchivs Graz vom 18. 11. 2014.
123. Mitteilung des Steiermärkischen Landesarchivs Graz vom 1. 12. 2014.
124. Auszug, in Abschrift mitgeteilt von Sonjamaria Mentz, 11. 5. 1987. – In der Abschrift ist der Brief auf 1875 datiert; aus dem Inhalt und der verwendeten Anredeform folgt jedoch zweifelsfrei die Zuordnung zu 1876.
125. Mitteilung aus dem Museum und Archiv der Stadt Villach, 31. 3. 2015.
126. Mitteilung von Prof. Ernst Moritsch (Wien), 1. 1. 2013.
127. Mitteilung aus dem Museum und Archiv der Stadt Villach, 2. 1. 2012.
128. Mitteilung von Prof. Ernst Moritsch (Wien), 13. 9. 2011.
129. Chronik der Familie Pichler, zusammengestellt von Dr. med. Hans Pichler. Maschinenschr. Mskr., 1960er-Jahre, mitgeteilt von Dr. Arnulf Pichler-Stainern, 2. 5. 2013 und 12. 12. 2014.
130. Mitteilung aus dem Museum und Archiv der Stadt Villach, 7. 1. 2013.
131. Mitteilung von Dr. Arnulf Pichler-Stainern, 2. 5. 2013.
132. Mitteilung von Dr. Arnulf Pichler-Stainern, 12. 12. 2014.
133. Webseite der Thüringer Universitäts- und Landesbibliothek Jena (1. 12. 2014): `http://zs.thulb.uni-jena.de/receive/jportal_jparticle_00183758`

7

Jena
1886 – 1907
Teil I: Extraordinarius für Ohrenheilkunde

7.1 Johannes Kessel in Jena

Zwei Jahrzehnte, die längste Periode seines Lebens, verbrachte KESSEL in der Thüringischen Universitätsstadt Jena. Er hatte mit der Berufung auf eine (wenn auch außerordentliche) Professur endlich die verdiente wissenschaftliche Anerkennung erfahren. Mit der Berufung kam eine Vielzahl neuer Aufgaben auf ihn zu. Er hat seit seiner Berufung um eine Verbesserung der Versorgung der Ohrenkranken gekämpft und mühsam Teilerfolge erzielt, bis im Jahre 1900 „seine“ neue Ohrenklinik eingeweiht werden konnte, die den Vergleich mit anderen Einrichtungen im Deutschen Reich nicht scheuen musste und als Krönung seines Lebenswerkes angesehen werden kann.

Da sich KESSEL nun mit dem Verwaltungsapparat der Universität Jena und des Großherzogtums Sachsen-Weimar-Eisenach, zu dem Jena gehörte, auseinanderzusetzen hatte, ist ein reichhaltiger Aktenbestand verfügbar, der es uns ermöglicht, seinen Weg an der Universität detailliert nachzuvollziehen. Dazu soll das vorliegende Kapitel dienen.

Auch in der wissenschaftlichen Gemeinschaft ist KESSEL nach seiner Berufung weiterhin aktiv gewesen; so war er Mitgründer der Deutschen Otologischen Gesellschaft und hat auch weiterhin publiziert, allerdings mit abnehmender Produktivität. Offensichtlich nahmen ihn Aufbau und Führung der Ohrenklinik immer stärker in Anspruch, so dass seine Rede zur Eröffnung der Klinik 1900 zugleich die Liste seiner gedruckten Veröffentlichungen abschließt, sicher mit gewollter Symbolwirkung. Den Nachrufen entnehmen wir, dass KESSEL sich danach bis zu seinem Tode weiter intensiv um die Klinik und seine Patienten bemüht hat. Dazu kam, dass er die Verantwortung für die ohrenärztliche Betreuung der Weimarer Taubstummenanstalt übernommen hatte.

Die Darstellung dieser Aktivitäten, die sich gewissermaßen außerhalb des unmittelbaren universitären Geschäftes vollzogen, würde den Umfang des vorliegenden Kapitels sprengen. Wir verlagern sie deshalb in ein zweites Jena-

Kapitel (Seite 291), in dem wir außerdem auf die Entwicklung der KESSELschen Familie eingehen wollen.

7.2 Die Universität Jena und ihre Medizinische Fakultät

7.2.1 Zur Entwicklung der Universität Jena

Die Spaltung des mächtigen Fürstengeschlechtes der Wettiner in Albertiner und Ernestiner hatte zum Schmalkaldischen Krieg 1546/47 geführt, in dem die Ernestiner unterlagen. Kurfürst JOHANN FRIEDRICH I. verlor nicht nur seine Freiheit, die Kurwürde, zwei Drittel seines Landes, sondern auch die 1502 gegründete und durch MELANCHTHON, LUTHER u. a. zu hoher Bedeutung gelangte Universität Wittenberg. Als Gegengewicht erfolgte 1558 seitens der neuen Residenz in Weimar die Gründung einer Universität in Jena, das damals ein reizvoller aber unbedeutender Ort war. Noch 1871, im Jahr der Gründung des Deutschen Kaiserreiches, hatte Jena nur 8.260 Einwohner, und E. HAECKEL sprach von seinem „Universitätsdorf". Abbildung 7.1 vermittelt einen Eindruck aus diesem Jahrzehnt. Als KESSEL nach Jena kam, hatte sich die Einwohnerzahl auf 12.017 (mit Garnison, Angabe für 1885) erhöht, und an der Universität, dem „Hauptinteresse" der Stadt, zählte man im Wintersemester 1886/87 81 Dozenten und 607 Studierende [10]. Gegen Ende des Lebens von KESSEL hatte sich die Zahl der Einwohner dann auf rasante Weise mehr als verdoppelt (26.000 Einwohner in 1905), und die Studentenzahl war auf 1.500 gestiegen (Zahl für 1907).

Zu der Universität gehörte seit ihrer Gründung eine Medizinische Fakultät. In der *Jenaer Klassik* nahm die Universität durch das Wirken GOETHEs, SCHILLERs und der am Hofe des Förderers Herzog KARL AUGUST (1757 – 1828) versammelten Geistesgrößen einen gewaltigen Aufschwung (zweithöchste Studentenzahl in Deutschlands). Für die Medizinische Fakultät wurde das wesentlich durch KARL AUGUSTs Leibarzt JOHANN FRIEDRICH HUFELAND (1762 – 1836) bewirkt.

Nach einer Phase der Stagnation gewann Jena erneut weit überregionale Bedeutung. Wie wir schon am Beispiel der Wiener Jahre KESSELs erwähnt haben, legten die Naturwissenschaften und damit auch die Medizin die dogmatisch-naturphilosophischen Betrachtungsweisen ab, und es kam förmlich zu einer Erkenntnisexplosion.

In Jena war es vor allem der Botaniker MATTHIAS JACOB SCHLEIDEN (1804 – 1881, Abbildung 7.3), als Honorarprofessor auch an der medizinischen Fakultät wirkend, der die Zelltheorie entschieden vertrat und hierzu leistungsfähigere Mikroskope brauchte. Dass er damit den Universitätsmechanicus CARL ZEISS (1816 – 1888) inspirierte, ist ein ebenso glücklicher Umstand wie der, dass der 31-jährige ERNST ABBE (1840 – 1905, Abbildung 7.3) 1870 zum a. o. Professor berufen wurde, die Theorie der optischen Instrumente neu

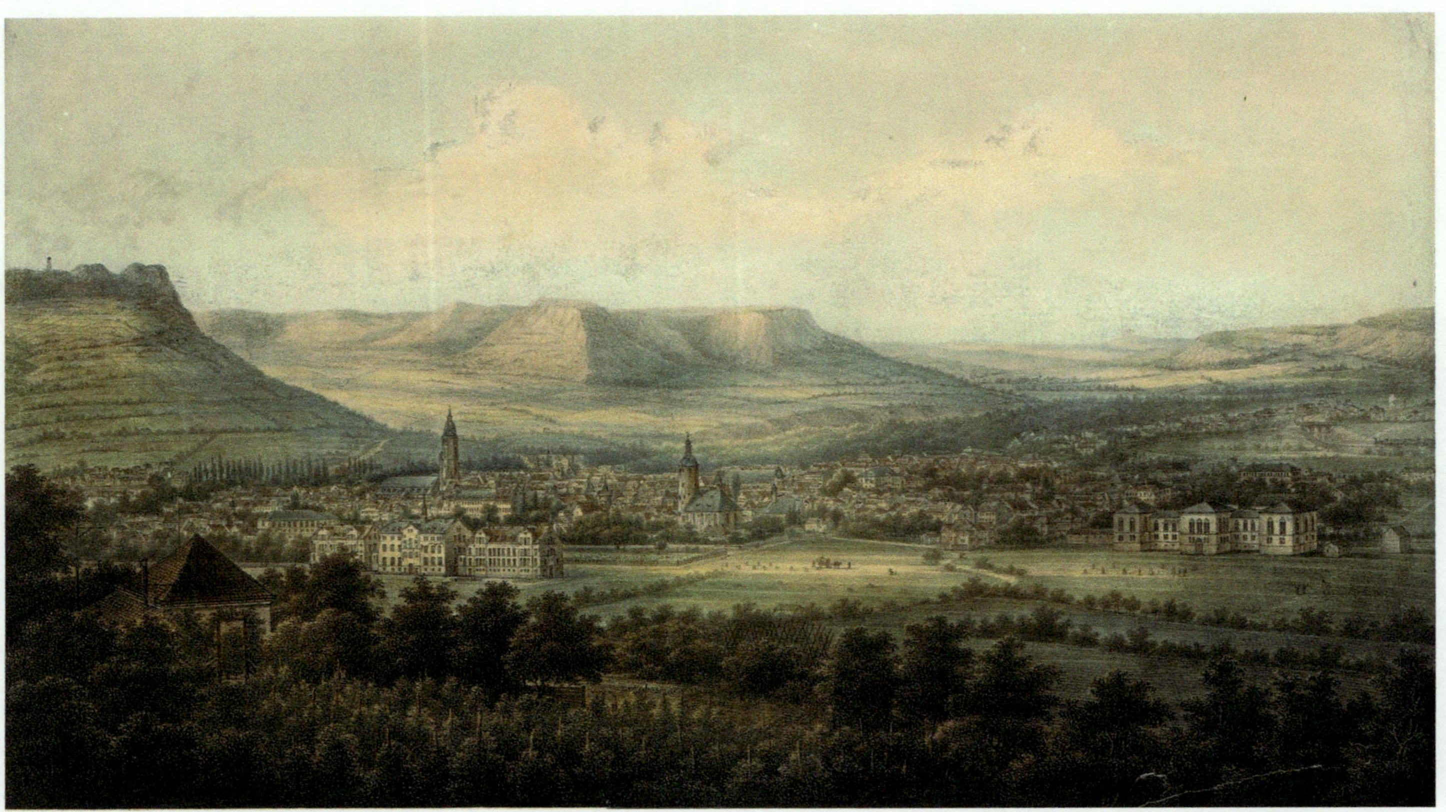

Abbildung 7.1. Blick von Nordwesten (ungefähr vom Landgrafenhaus) auf Jena, im Vordergrund links die 1879 erbaute Psychiatrische Klinik (vgl. Abbildung 7.10), rechts das ebenfalls 1879 neu errichtete Oberlandesgericht. © JenaKultur Stadtmuseum.

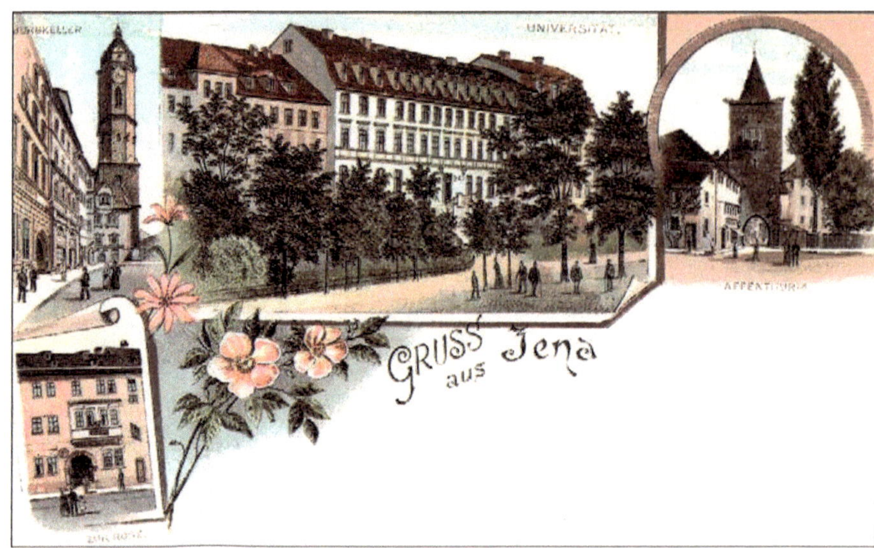

Abbildung 7.2. Ansichtskarte aus Jena, gelaufen 1897. Neben einigen Jenaer Sehenswürdigkeiten (Burgkeller, das alte Universitäts-Wirtshaus „Zur Rose" und Affen- oder Johannisturm) ist das damalige Hauptgebäude der Universität dargestellt. Dieses ehemalige Studentenkonvikt (die „Wucherei") am Fürstengraben war 1861 zum Universitätsgebäude umgebaut worden [26].

formulierte und gemeinsam mit Zeiss den Mikroskopbau auf ein völlig neues Niveau hob.

Hinzu kam, dass 1875 Otto Schott mit „Beiträge zur Theorie und Praxis der Glasfabrikation" an der Jenaer Universität promoviert wurde und, durch Abbe angeregt, neue Glasqualitäten entwickelte. Innerhalb weniger Jahre wurde Jena dadurch zum Zentrum des Mikroskopbaus der Welt. Durch die Firmen „Carl Zeiss" und „Jenaer Glaswerke Schott" entstand ein materieller Wohlstand, der, wieder durch den Einfluss von Abbe, erheblich auf die Universität zurückwirkte.

Deren Geldgeber waren eigentlich die vier Fürstenhäuser Sachsen-Weimar-Eisenach (Großherzog Carl Alexander fungierte von 1853 bis 1918 als Rector Magnificentissimus der Universität), Sachsen-Meiningen, Sachsen-Altenburg und Sachsen-Coburg-Gotha. Diese konnten die Finanzierung aber nur auf sehr niedrigem Niveau realisieren. Die Universität erhielt nunmehr eine wesentlich bessere Ausstattung und zog zunehmend Wissenschaftler und Studenten an.

Besondere Erwähnung muss im Zusammenhang mit der Entwicklung der Naturwissenschaften Ernst Haeckel, mehrmals Prorektor und mit einer Tochter des bedeutenden Anatomen E. Huschke verheiratet, finden. Von 1865 bis 1909 im Amt, vertrat er als Professor der Zoologie entschieden die Abstammungslehre Darwins und die Evolutionstheorie, die auch große Rück-

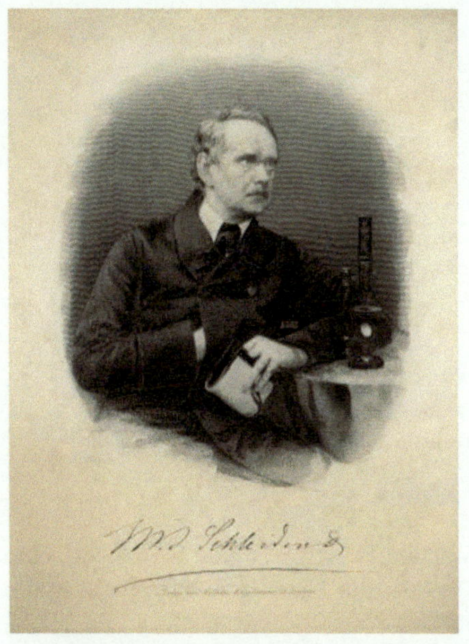

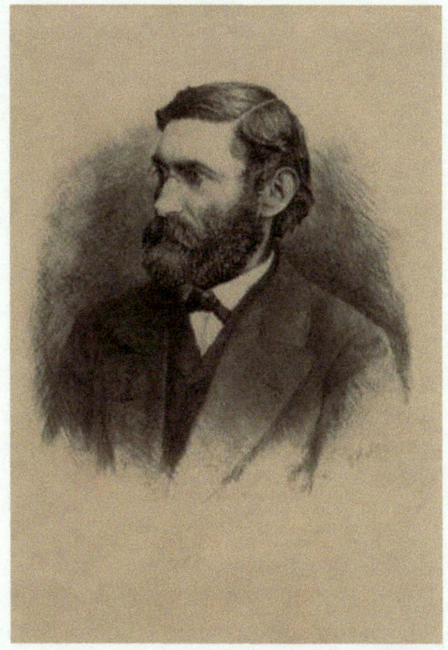

Abbildung 7.3. Porträts von MATTHIAS JACOB SCHLEIDEN (links, Stahlstich um 1870) und ERNST ABBE (rechts, Radierung von PETER HALM (1854 – 1923)).

wirkung auf die Medizin hatte. Es entwickelte sich ein reges interdisziplinäres Universitätsleben, das alle Fachbereiche stimulierte.

Der Medizinischen Fakultät trugen Persönlichkeiten wie der genannte Anatom EMIL HUSCHKE (Abbildung 1.5), hier besonders interessant, da er wesentlich zur Kenntnis der Ohranatomie beitrug, der Internist AUGUST SIEBERT, der Gynäkologe BERNHARD SIGMUND SCHULTZE, der Chirurg FRANZ RIED oder der Neurologe OTTO BINSWANGER im 19. Jahrhundert einen weit überregionalen Ruf ein.

FRANZ JORDAN VON RIED wird in der Geschichte der Medizinischen Fakultät Jenas eine sehr positive Rolle zugebilligt. 1846 wurde er als o. Professor für Chirurgie und zum Direktor der Chirurgischen Klinik der Landesheilanstalten, die damals auch die Augenheilkunde vertrat, berufen. Spätere Rufe nach Würzburg, Greifswald, Marburg und Kiel lehnte er ab. 14-mal stand er als Dekan der Fakultät vor, wobei er die Spezialisierung sehr förderte. 1882 wurde er in Anerkennung seiner Verdienste zum Ehrenbürger Jenas, 1884 zum Geheimrat ernannt, 1992 geadelt.

Kurzzeitiger Nachfolger war CHRISTIAN HEINRICH BRAUN, dem 1888 der sehr engagierte und vielseitige BERNHARD MORITZ RIEDEL folgte. Er leistete Bleibendes auf fast allen Feldern der Chirurgie und ist noch heute durch die „RIEDEL-Struma“ bekannt. Er publizierte viel, auch über „Geschwülste am Halse“, und gilt als Erstbeschreiber der embryonalen Fehlbildung Ohr-Hals-

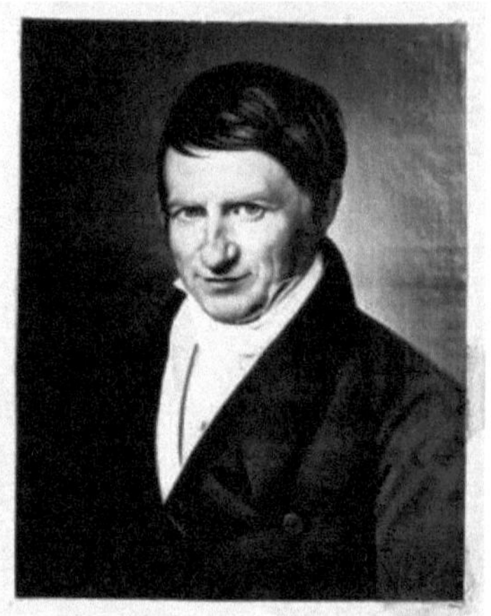

Abbildung 7.4. Carl Wilhelm Stark. Reproduktion eines wohl verschollenen zeitgenössischen Porträts. © JenaKultur Stadtmuseum.

Fistel. Wir führen das aus, weil sich zwischen B. Riedel und J. Kessel eine Überlappung fachlicher Kompetenzen ergab, die Probleme erzeugte, auf die wir weiter unten ausführlicher eingehen.

Ausgangs des 19. Jahrhunderts entwickelten sich also in Jena Universität und Medizinische Fakultät ausgezeichnet. Die Zahl der Studenten nahm ebenso wie die der stationären Behandlungseinrichtungen ständig zu. Allein im Zeitraum 1880 – 1900, der uns besonders interessiert, wuchs die Bettenzahl der „Großherzoglich Sächsischen Landesheilanstalten zu Jena“ von 279 auf 539.

Zusammenfassend können wir festhalten, dass zum Zeitpunkt der Berufung J. Kessels an die Jenenser Universität dort ideale Voraussetzungen gegeben schienen, sein bisher sehr zielgerichtetes und kreatives Schaffen in einer Umgebung fortzusetzen, die neue und viele Möglichkeiten bot.

7.2.2 Die Anfänge der Ohrenheilkunde an der Universität Jena

Vor Etablierung der Augenheilkunde als eigenständige klinische Fachdisziplin war es an der Universität Jena üblich, dass die Chirurgen Augen- und Ohrenheilkunde in Lehre und Praxis verbanden. Bereits vor Schaffung eines Ordinariats für Chirurgie im Jahre 1846 hatte Carl Wilhelm Stark[1] (Abbildung 7.4) im Wintersemester 1826/27 „Otiatriam“ neben Ophtalmologie gelehrt [32]. Folgt man den Erkenntnissen von Giese und Hagen in ihrer Fakultätsgeschichte [7], dozierte Franz Xaver Schömann[2] über Ohrenheilkunde in

[1] Carl Wilhelm Stark (1787 – 1845), 1813 a. o. Professor der Medizin in Jena, 1823 ord. Honorarprofessor und zugleich Stadtphysikus, ab 1838 Direktor der Jenaer Landesheilanstalt neben Suckow [27, Bd. 4, Bl. 1984].

[2] Franz Xaver Schömann (1807 – 1864), 1835 Privatdozent für Arzneimittellehre und gerichtliche Medizin in Jena, 1837 a. o. Prof., 1846 ord. Honorarprofessor, 1859 Direktor der Irrenanstalt. [27, Bd. 4, Bl. 1849].

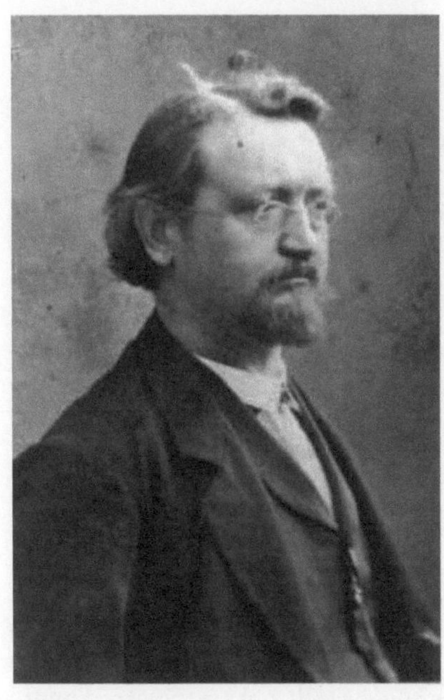

Abbildung 7.5. LUDWIG SCHILLBACH (Universitätsarchiv Jena, Professorenalbum).

den Jahren 1846 und 1847. FRANZ RIED[3], erster Ordinarius für Chirurgie an der Jenaer Universität, las die Ohrenkrankheiten im Wintersemester 1849/50 und die Augen- und Ohrenkrankheiten gemeinsam in den Semestern 1849 und 1850/51 [14, S. 53].

Besondere Verdienste um die Behandlung Ohren- und Augenkranker wie auch als akademischer Lehrer erwarb sich RIEDs Schüler ERNST LUDWIG SCHILLBACH (Abbildung 7.5). Er wurde am 25. November 1825 als Sohn eines Pfarrers in Pfuhlsborn nahe Dornburg/Saale geboren. Nach dem Medizinstudium in Leipzig, Prag, Jena und Würzburg wurde er im Jahre 1850 an der Universität Jena mit der chirurgischen Arbeit „De exarticulatione ossis humeri" zum Doktor der Medizin und Chirurgie promoviert. In den Jahren 1851 bis 1853 war SCHILLBACH Assistent an der Jenaer Chirurgischen Klinik unter RIED. Nach kurzer Tätigkeit als praktischer Arzt in der Nähe Erfurts habilitierte er sich im März 1854 als Dozent der Chirurgie und Augenheilkunde. Die Ernennung zum außerordentlichen Professor erfolgte im Jahre 1862.

Neben Vorlesungen über allgemeine Chirurgie und Pathologie sowie Therapie der Chirurgie nahm sich SCHILLBACH seit 1854 auch der Augen-, Ohren- und vereinzelt der Hauterkrankungen an. Lehrveranstaltungen über Augen- und Ohrenkrankheiten führte er seit den 1860er-Jahren und darüber hinaus im Wechsel kontinuierlich durch. SCHILLBACH behandelte in seinen Vorlesungen über Ohrenheilkunde unter anderem Untersuchungen des Ohres, Geschwülste

[3] FRANZ VON RIED (1810 – 1895), ab 1846 ord. Prof. und Direktor der chirurgischen Abteilung der Landesheilanstalten, 1884 Emeritierung [27, Bd. 3, Bl. 1578].

und Verletzungen des äußeren Ohres sowie Affektionen des äußeren Gehörganges, des Trommelfelles und des Mittelohres. In seiner 1868 abgehaltenen Vorlesung über Pathologie und Therapie der Ohrenkrankheiten ging er u.a. näher auf das Erysipel, den Krebs sowie den Lupus des Ohres ein [14, S. 85 – 89].

Nachdem SCHILLBACH 1862 zum außerordentlichen Professor ernannt worden war, initiierte RIED die Gründung einer von der allgemeinen Chirurgischen Abteilung gesonderten Klinik für Augen- und Ohrenkranke, dessen Leitung er SCHILLBACH übertrug [93]. Als erstem Vertreter der Ohrenheilkunde in Jena standen diesem allerdings keine eigenen stationären Betten zur Verfügung, so dass die Institution mehr den Charakter einer Poliklinik besaß. RIED beschrieb die damaligen Verhältnisse der augen- und ohrenärztlichen Abteilung so,

> „dass vielmehr, wenn von Zeit zu Zeit einmal ein Ohrenkranker in der stationären Klinik Aufnahme suchte, derselbe unter den chirurgisch Kranken, ja nach Maßgabe etwaiger unbelegter Betten in den gewöhnlichen chirurgischen Krankenzimmern untergebracht wurde.“

Für die ambulante Behandlung Ohrenkranker waren ebenfalls keine gesonderten Räumlichkeiten vorhanden, so dass SCHILLBACH zunächst den Operationssaal der Chirurgischen Klinik zur Verfügung gestellt bekam. Später konnte er das Auditorium mit benutzen [94].

Die Zahl der stationär behandelten augen- und ohrenkranken Patienten belief sich im Jahre 1863 auf 32 und steigerte sich allmählich auf 64 bis zum Jahre 1879. Die Zahl der von SCHILLBACH betreuten ambulanten Augen- und Ohrenkranken lag in den gleichen Jahren bei 220 bzw. 530 Fällen. Insgesamt betrachtet schien die Zahl der ophtalmologischen weit über der der otologischen Fälle gelegen zu haben. Ein besonderer Assistent hatte ihm während dieser Jahre nicht zur Seite gestanden [93].

1872 hatte SCHILLBACH bei der Medizinischen Fakultät die Errichtung einer ordentlichen Professur der Augen- und Ohrenheilkunde beantragt. Für eine weitere Professur waren an der Universität aber keine finanziellen Mittel vorhanden. Die Medizinische Fakultät hielt es jedoch angesichts der fortschreitenden Entwicklung der medizinischen Spezialfächer im Jahre 1881 für notwendig, eine Trennung von Augen- und Ohrenkranken herbeizuführen [14, S. 89/90]. Bereits 1875 und 1876 hatte sie sich für die Schaffung einer ordentlichen Professur für Augenheilkunde ausgesprochen. Mit der Etablierung eines ophtalmologischen Extraordinariats im Juli 1881 und dessen Besetzung mit HERMANN KUHNT[4], der gleichzeitig zum Leiter einer ophtalmiatrischen Klinik ernannt wurde, vollzog sich die Trennung der Augenheilkunde von der Chirurgie. Die augen- und ohrenärztliche Abteilung der Chirurgischen Klinik in ihrer bisherigen Form bestand somit bis zur Ausgliederung der Augenklinik

---

[4] HERMANN KUHNT (1850 – 1925), 1879 Privatdozent für Ophtalmologie in Heidelberg, 1880 Privatdozent in Jena, 1881 a. o. Prof. und Direktor der Augenklinik, 1882 ord. Prof., 1892 Ruf nach Königsberg, 1907 Ruf nach Bonn [27, Bd. 3, Bl. 1151].

als selbständige Institution im Jahre 1881. SCHILLBACH war schon ein Jahr zuvor von der Aufgabe als Prüfer für Augenheilkunde in der ärztlichen Examensprüfung entbunden worden [93]. Als die Medizinische Fakultät im Jahre 1884 das neu geschaffene Extraordinariat für Ohrenheilkunde mit dem Otiater FRIEDRICH EUGEN WEBER-LIEL besetzte, wurde SCHILLBACH im April desselben Jahres auch der Lehrauftrag für Ohrenheilkunde entzogen. Gleichzeitig war er fortan nicht mehr für die Behandlung Ohrenkranker zuständig [95]. Widersprüchlich erweisen sich in diesem Zusammenhang die Angaben des Vorlesungsverzeichnisses der Universität Jena, wonach SCHILLBACH trotz Entzug des Lehrauftrages weiterhin über „Klinik der Ohrenkrankheiten" bis einschließlich Sommersemester 1886 fast regelmäßig doziert zu haben schien [33].

SCHILLBACH, der gewissermaßen ein Opfer der Spezialisierungstendenz der Medizin des 19. Jahrhunderts wurde, muss den allmählichen Verlust seiner Funktionen als Arzt und Lehrer nur schwer überwunden haben. Sein Vertrauen in die Medizinische Fakultät war erschüttert [96]. Er starb im 73. Lebensjahr am 29. April 1898. In Anerkennung seiner Verdienste wurde eine Straße in Jena nach ihm benannt.

7.2.3 Die Entstehung des otiatrischen Extraordinariats

Im Wintersemester 1878/79 erreichte die Jenaer Medizinische Fakultät ein Schreiben des Würzburger Ohrenarztes ANTON VON TRÖLTSCH (siehe Abschnitt 3.3.3), dem ein Separatabdruck aus dem *Archiv für Ohrenheilkunde* beigefügt war. In diesem wies VON TRÖLTSCH auf die Bedeutung der Ohrenkrankheiten und ihre mitunter lebensbedrohlichen Auswirkungen auf den Organismus hin und forderte eine stärkere Berücksichtigung der Ohrenheilkunde an den Universitäten, insbesondere in der ärztlichen Prüfung. Nach seinen Angaben existierten zu diesem Zeitpunkt an den 20 Universitäten des Deutschen Reiches bereits 17 Lehrer für Ohrenheilkunde, unter ihnen neun außerordentliche Professoren und acht Privatdozenten, die sich fast alle ausschließlich dem noch jungen Spezialfach widmeten [55].

Nachdem im Jahre 1881 in Jena die Augenklinik mit KUHNT als Direktor aus der ehemals augen- und ohrenärztlichen Abteilung der Chirurgischen Klinik als eigenständige Institution ausgegliedert worden war, stand zur Diskussion, was nun mit der verbliebenen, ehemals durch SCHILLBACH geleiteten Ohrenabteilung geschehen sollte. Die Medizinische Fakultät wurde durch das Großherzoglich Sächsische Staatsministerium Weimar aufgefordert, sich in einem Gutachten über eine baldige Vereinigung der verbliebenen Ohrenabteilung mit der allgemeinen Chirurgischen Klinik zu äußern. Dem Ministerium war dabei an einer Vereinfachung der Verwaltung der Landesheilanstalten gelegen [56]. Die Fakultät unterstützte eine einstweilige Vereinigung der Ohrenklinik mit der allgemeinen Chirurgischen Klinik, da Mangels eines otiatrischen Fachvertreters die Zahl Ohrenkranker für zu gering befunden wurde. BERNHARD SCHULTZE, Dekan der Medizinischen Fakultät, äußerte sich dahingehend, dass diese derzeit keine Absicht habe, einen „Spezialisten für Otiatrik“ zu berufen. Gleichzeitig betonte SCHULTZE jedoch, dass die Otiatrie aufgrund ihrer Fortschritte auf akustischem und patho-anatomischem Gebiet inzwischen ein Spezialfach darstelle, das „eines besonderen Vertreters an der Universität und der Pflege in einer eigenen Klinik würdig“ sei. Zur Förderung des „klinisch akademischen Interesses“ der Universität strebe die Fakultät zu einem späteren Zeitpunkt die Habilitation oder Berufung eines otiatrischen Spezialisten an, so der Dekan [57].

Als sich die Hoffnung der Fakultät nicht erfüllt hatte, dass sich eine geeignete Persönlichkeit an der Universität Jena für Ohrenheilkunde habilitieren würde, erachtete die Fakultätsmajorität im Juli 1883 die Errichtung einer außerordentlichen Professur für Ohrenheilkunde nun als erforderlich. Prodekan WILLIAM PREYER[5] schreibt in einem Antrag an die finanziellen Erhalterstaaten der Universität [35]:

> „Es ist im Interesse des medizinischen Unterrichts und der Prägung unserer Universität wünschenswert, dass den Studierenden der Medizin in gleichem Maße wie auf anderen Universitäten auch hier die Gelegenheit geboten werde, in der Otiatrie sich auszubilden.“

Der Universitätskurator AUGUST FREIHERR VON TÜRCKE teilte mit, dass aufgrund der finanziellen Situation der Universität einem zu berufenden Extraordinarius vorerst kein Gehalt gewährt werden könne. Das Fakultätsmitglied WILHELM MÜLLER äußerte die Überzeugung, dass die Krankensituation für einen Otiater in Jena sehr günstig und daher dieser nicht auf das Gehalt eines Extraordinarius angewiesen sei [59]. Offenbar spielte MÜLLER hier auf mögliche zu erzielende Einnahmen durch Privatpatienten an.

Der Fakultät gelang es, mit dem Würzburger WILHELM KIRCHNER[6] einen geeigneten Privatdozenten zu finden, der sich dazu bereit erklärte, notfalls auch einen Ruf als unbesoldeter Extraordinarius anzunehmen. Den Erhalterstaaten der Universität wurde nahegelegt, dass dies eine günstige Gelegenheit sei „das Fach der Otiatrie an unserer Universität vorteilhaft zu besetzen“ [35]. RIED empfahl in seiner Eigenschaft als Direktor der Chirurgischen Klinik für einen zu gründenden otiatrischen Lehrstuhl hingegen LUDWIG SCHILLBACH, was jedoch bei den übrigen Fakultätsmitgliedern wenig Anklang gefunden hatte [97].

Allerdings waren die Großherzoglich und Herzoglich Sächsischen Regierungen im Herbst 1883 noch immer nicht von der Gründung einer dauerhaften außerordentlichen Professur für Ohrenheilkunde überzeugt [97]. Gegen die Einrichtung eines dauernden Extraordinariats sprachen hauptsächlich finanzielle Gründe. Man fürchtete hohe Kosten für entsprechende Räumlichkeiten,

---

[5] WILLIAM THIERRY PREYER (1841 – 1897) war von 1869 bis 1888 Ordinarius für Physiologie in Jena.

[6] WILHELM KIRCHNER (1849 – 1935), 1881 Habilitation unter VON TRÖLTSCH in Würzburg, seit 1883 Leiter der staatlichen Ohrenpoliklinik Würzburg, 1890 Extraordinarius, 1920 Emeritierung [5, S. 284].

Instrumentarien und Assistenten des zu berufenden Extraordinarius. Zudem war die Schaffung einer nicht besoldeten außerordentlichen Professur an der Jenaer Universität bisher vermieden worden. In einem Reskript vom 13. Oktober 1883 wurde deshalb festgelegt, den von der Fakultät ins Auge gefassten Privatdozenten KIRCHNER für den Fall zum außerordentlichen Professor zu ernennen, wenn sich dieser in Jena als unbezahlter Dozent der Ohrenheilkunde habilitieren und die nötigen Hilfsmittel zur Behandlung und Demonstration Ohrenkranker selbst beschaffen würde [36]. Die Medizinische Fakultät war nun gezwungen, auf Grundlage der in dem Reskript dargelegten Bedingungen erneut an KIRCHNER heranzutreten. Die von der Universität Jena geforderte „Habilitationsangelegenheit" und die Unsicherheit als unbezahlter Dozent in einer neuen Umgebung bei Verlust einer gutgehenden Privatpraxis in Würzburg schien KIRCHNER jedoch von einer Tätigkeit in Jena abgeschreckt zu haben. Er betonte aber nochmals, auch einen Ruf als Extraordinarius ohne Gehalt annehmen zu wollen, auch wenn ihm „ein mäßiges Gehalt lieber wäre als überhaupt gar keines" [60]. Mit dem Hinweis auf eine für ihn günstige Offerte der Würzburger Medizinischen Fakultät entschloss er sich Anfang November 1883, endgültig in Würzburg zu bleiben [62].

Nach KIRCHNERs Ablehnung wurden Stimmen in der Jenaer Medizinischen Fakultät laut, die eine Änderung des Berufungsmodus forderten. KIRCHNERs Berufung sei „eigentümlich" gewesen und musste zwangsläufig zu dessen Absage führen. Es könne nicht verlangt werden, dass sich der zu Berufende in Jena erneut als Dozent niederlassen muss, nachdem dies bereits an einer größeren Universität geschehen war und er anschließend „einen Titel ohne Mittel", d. h. die unbezahlte außerordentliche Professur, bekäme. Man befürchtete, dass bei einer nächsten Berufung unter denselben Bedingungen erneut eine Absage erteilt werden würde. Diesen Umstand befand man jedoch als „für die Fakultät nicht sehr ehrenvoll" [61].

Offensichtlich vertrat die Majorität der Medizinischen Fakultät diese Meinung und richtete Ende November 1883 erneut die Bitte an die Regierungen, nunmehr eine ständige außerordentliche Professur für Ohrenheilkunde gründen zu dürfen und geeignete Berufungskandidaten in Vorschlag zu bringen. Im Hinblick auf die Zahl der Medizinstudenten, die in Jena im Vergleich zu anderen Universitäten eine sehr geringe war, formulierte Dekan SCHULTZE:

> „Gerade jetzt, wo die Zahl der hier Medizin Studierenden in erfreulicher Zunahme begriffen ist, tritt umso zwingender die Notwendigkeit an uns heran, die im Lehrkörper [...] in Bezug auf Otiatrie bestehende Lücke auszufüllen."

Man zeigte sich zuversichtlich, dass eine Berufung bereits für das nächste Semester möglich würde, zumal auch die Universität das Vorhaben befürwortete [37]. Der Kurator äußerte bezüglich einer dauerhaften Professur Zweifel, wollte das Gesuch jedoch bei den Erhalter-Regierungen der Universität unterstützen [98].

Der Direktor der Medizinischen Klinik, Michael Rossbach, verfasste noch im Dezember 1883 ein „Memorandum über die Besetzung einer außerordentlichen Professur für Otiatrie“, in dem er geeignete Berufungskandidaten erörterte. Rossbach stieß dabei auf den Berliner Privatdozenten Friedrich Eugen Weber-Liel, den nach seiner Meinung „gegenwärtig unbestritten bedeutendste[n] Otiater in Deutschland“. Weber-Liel habe Arbeiten auf allen Gebieten der Ohrenheilkunde, also physiologische, pathologisch-anatomische und klinische veröffentlicht und sei so berühmt, dass sich „extra Ohrenkranke aus der ganzen Welt“ in seine Behandlung begäben. Für Weber-Liels größte therapeutische Leistung hielt Rossbach die Durchschneidung des Trommelfellmuskels Tensor tympani, mit der er der Vorreiter der Mittelohreingriffe gewesen sei. Der Umstand, dass Weber-Liel ein vermögender Mann war – er besaß ein Gut am Rhein und ein Haus in Berlin –, ließ ihn nach Rossbachs Auffassung als besonders geeignet für die unbezahlte Jenaer Professur erscheinen. An zweiter Stelle der in Frage kommenden Persönlichkeiten nannte das Memorandum Friedrich Bezold[7], Dozent für Otiatrie in München, und an dritter Stelle Wilhelm Moldenhauer[8], Dozent in Leipzig [64].

Daraufhin beantragte die Medizinische Fakultät bei den Erhalterstaaten, Weber-Liel zum unbesoldeten außerordentlichen Professor der Otiatrie zu ernennen, verbunden mit der Verpflichtung, das Fach zu lehren. Die Fakultät betonte, dass die Gelegenheit sehr günstig sei, da eine Erkrankung seiner Ehefrau, die Landluft genießen solle, seinen Umzug aus Berlin nach Jena positiv beeinflussen würde [38].

Inzwischen hatte die Medizinische Fakultät einen Antrag auf Errichtung einer selbständigen Ohrenklinik gestellt. Ried als Direktor der Chirurgischen Klinik begrüßte zwar im November 1883, dass die Ohrenklinik aus ihrer Abhängigkeit von der Chirurgischen Klinik gelöst und „als eigenständige Klinik eigens dotiert und eingerichtet werde“, angesichts der finanziellen Situation der Universität hielt er den Antrag der Fakultät jedoch für nicht „opportun“ [63].

Ein Plan des Großherzoglich Sächsischen Ministeriums in Weimar hatte zunächst vorgesehen, Weber-Liel dem Direktor der Chirurgischen Klinik auch in fachlicher Hinsicht zu unterstellen. Der Universitätskurator war damit nicht einverstanden und befand, dass die Ohrenheilkunde als selbständiges Fachgebiet „nicht mehr lediglich als Teil der Chirurgie betrachten werden“ könne [100]. Am 1. Februar 1884 teilte Weber-Liel der Jenaer Universität die Annahme des an ihn ergangenen Rufes mit [39]. Um seine Lehrtätigkeit zum Sommersemester 1884 aufnehmen zu können, beantragte er im Vorfeld die einmalige Bewilligung von 320 Mark zur Vervollständigung seines ohrenärztlichen Instrumentariums, was genehmigt wurde [101].

[7] Friedrich Bezold (1842 – 1908), 1877 Habilitation in München, 1906 Berufung als dortiger Ordinarius [5, S. 234].

[8] Wilhelm Moldenhauer (1845 – 1898), 1878 Habilitation, 1879 Lehrbefugnis für Rhino-Laryngologie, 1893 a. o. Prof. [24, Biograph. Anhang, S.4].

7.2.4 F. E. Weber-Liel als Extraordinarius 1884 – 1886

FRIEDRICH EUGEN WEBER-LIEL wurde am 19. Oktober 1832 als Sohn des Kammerpräsidenten JOSEPH WEBER und seiner Frau FRANZISKA VON LIEL in Koblenz geboren. Nach Besuch des Gymnasiums in Koblenz studierte WEBER-LIEL ab 1850 in Bonn, Heidelberg und Würzburg Medizin. 1858 wurde er approbiert, darauf folgte eine Assistententätigkeit[9] in Bonn. 1863 gründete er in Berlin eine private Poliklinik für Ohrenkranke. Er war im Labor von HERMANN VON HELMHOLTZ tätig, wo eine Arbeit über den Zusammenhang des Subarachnoidalraumes mit dem Labyrinth entstand. WEBER-LIEL habilitierte sich unter AUGUST LUCAE in Berlin für Otologie und wurde im Jahre 1872 Dozent für Ohrenheilkunde an der dortigen Universität [27, Bd. 4, Bl. 2181].

Seine Tätigkeit als Extraordinarius in Jena begann am 1. April 1884. Für seine akademische Lehrtätigkeit wurde ihm kein Gehalt gewährt. In den Berufungsverhandlungen mit den Erhalterregierungen war WEBER-LIEL für dessen praktische ohrenärztliche Tätigkeit keine offizielle Zusage an Räumlichkeiten gemacht worden. Jedoch hatte ihm ROSSBACH im Vorfeld zugesichert, ein Zimmer in der Medizinischen Klinik zur Verfügung stellen zu wollen. Der Chirurg RIED hatte sich noch im Februar 1884 dem Universitätskurator gegenüber geäußert, „dass er dem neu berufenen Vertreter der Otiatrie in der chirurgischen Klinik kein Zimmer [für stationäre Patienten] überlassen könne, da die vorhandenen Räume dieser Klinik ohnehin unzureichend seien“ [100]. Für ambulante Ohrenkranke wollte RIED jedoch den Hörsaal der Chirurgischen Klinik zur Verfügung stellen [99]. Zum 1. Mai 1884 sollte der ehemalige Leiter der augen- und ohrenärztlichen Abteilung der Chirurgischen Klinik, SCHILLBACH, die Behandlung Ohrenkranker endgültig einstellen und in WEBER-LIELS Verantwortungsbereich übergeben [102, 103].

Für die stationäre Betreuung der Ohrenpatienten war vom Großherzoglich Sächsischen Staatsministerium in Weimar vorgesehen, WEBER-LIEL zwei Zimmer mit zehn Betten innerhalb der Chirurgischen Klinik zur selbständigen Verfügung zu überlassen. Das Staatsministerium bemerkte jedoch, dass die Räume nicht sofort und nicht in vollem Maße nutzbar sein werden. Das Wärterpersonal der Chirurgischen Klinik sollte auch für die Ohrenklinik mitverantwortlich sein. Eigenes Personal war nicht vorgesehen. In ärztlicher und wissenschaftlicher Hinsicht war WEBER-LIEL vollkommen eigenständiges Handeln eingeräumt worden, in administrativen Fragen war er jedoch dem Direktor der Chirurgischen Klinik unterstellt. Dieser sollte ihn beispielsweise im Verkehr mit den Staatsbehörden vertreten. Für die ohrenärztliche Poliklinik wurden ihm der Hörsaal und das Wartezimmer der Augenklinik nach Absprache mit deren Direktor zur Mitbenutzung überlassen [102].

Im Personalverzeichnis der Universität Jena erscheint im Sommersemester 1884 erstmalig die „ohrenärztliche Klinik und Poliklinik.“ Da die Ohrenpo-

[9] Vermutlich war WEBER-LIEL unter HERMANN KILIAN (1800 – 1863) tätig, seit 1834 Ordinarius für Geburtshilfe an der Bonner Universität [13].

liklinik bzw. „ambulatorische Ohrenklinik" vorwiegend akademischen Lehrzwecken dienen sollte, wurde diese nicht durch das Großherzogtum Sachsen-Weimar-Eisenach, dem die alleinige Finanzierung der Landesheilanstalten oblag [22, S. 102], unterhalten, sondern aus Mitteln der Gräflich Boseschen Stiftung[10]. WEBER-LIEL wurde für die Poliklinik zunächst ein jährlicher Etat von 500 Mark zur Verfügung gestellt, um damit den Aufwand für benötigte Instrumente, Medikamente sowie die Anstellung eines Assistenten bestreiten zu können. Aufgrund einer Zunahme der Patientenzahlen wurde der Etat Ende 1884 auf Antrag WEBER-LIELs auf 650 Mark jährlich erhöht [111]. Als Assistent der Ohrenklinik- und Poliklinik fungierte ein älterer Medizinstudent, insgesamt drei während WEBER-LIELs Amtszeit [31].

Nach einer Statistik der Großherzoglich Sächsischen Landesheilanstalten wurden in der Ohrenklinik im Jahre 1884 sechzehn und 1885 dreizehn Patienten stationär behandelt. Über die Zahl der poliklinischen Fälle wird keine Aussage gemacht. Laut Vorlesungsverzeichnis las WEBER-LIEL im Sommersemester 1884 „Klinik und Kursus der Ohrenheilkunde." Im WS 1884/85 bot er einen „otiatrischen Kursus und otiatrische Klinik" an, im SS 1885 und WS 1885/86 folgten „Theorie und Praxis der Ohrenheilkunde in 2-monatlichen klinischen Kursen."

Jena hatte an WEBER-LIEL „einen gebrochenen, kranken Mann", was in einem langjährigen, chronischen Leberleiden begründet lag [13, S. 25-28]. Bereits Ende Oktober 1885, nach knapp eineinhalbjähriger Amtszeit in Jena, hatte er einen Antrag auf einen drei Monate umfassenden Erholungsurlaub gestellt. Er fügte ein ärztliches Attest des ihn behandelnden Arztes bei, das ihm seinen schlechten Gesundheitszustand bescheinigte [65]. „Zur Kräftigung seiner Gesundheit" wurde ihm der Urlaub vom Großherzoglich Sächsischen Staatsministerium in Weimar auch genehmigt [104]. Die Fakultät stand damit vor der Aufgabe, zumindest für die Aufrechterhaltung des Lehrbetriebes zu sorgen. HEINRICH BRAUN, Direktor der Chirurgischen Klinik, teilte dem Dekan mit, dass er „sich niemals so intensiv mit Ohrenkrankheiten beschäftigt [hat], um die Vertretung in diesem Fach übernehmen zu können" [67]. Letztendlich erklärte sich der Direktor der Medizinischen Poliklinik, PAUL FÜRBRINGER, bereit, die Stellvertretung einschließlich der angekündigten Kurse für WEBER-LIEL zu übernehmen, wenn ihm das Instrumentarium für die Behandlung Ohrenkranker zur Verfügung gestellt wird, obwohl er sich „mit dem therapeutischen Teile der Otiatrie nicht spezialistisch befasst habe" [66].

Während seiner Beurlaubung richtete WEBER-LIEL ein Schreiben an den Senat der Universität Jena, in welchem er nunmehr mitteilte, dass er aus dem akademischen Lehrkörper austreten wolle [40], „da er wegen seines schwer

---

[10] Die genannte Stiftung wurde von der Gräfin LOUISE BOSE zugunsten der Universität Jena begründet, die Medizinische Fakultät bzw. die Universität konnten Vorschläge zu ihrer Verwendung machen, die Entscheidung darüber oblag letztendlich den Erhalterregierungen [50].

leidenden Zustandes kaum Hoffnung hegen könne, seine Lehrtätigkeit wieder aufzunehmen" [106]. Er äußerte die Überzeugung, dass der Universität sicher daran gelegen sei, für den noch jungen otiatrischen Lehrstuhl eine „rüstige Kraft" zu gewinnen. In einem Bericht erwähnte der Universitätskurator HEINRICH EGGELING, die Medizinische Fakultät hätte gemutmaßt, dass WEBER-LIEL „seit langer Zeit schon der Morphiumsucht rettungslos verfallen" sei. Weiterhin führte er aus [106]: „Wie man über seine bisher hier geübte Tätigkeit stets abfällig urteilte, so hegt man nicht die geringste Hoffnung, dass es WEBER-LIEL je gelingen würde, das Lehrfach der Otiatrie würdig oder auch nur befriedigend zu vertreten [...]." Der Kurator riet dazu, seinen Rückzug aus Jena nicht zu beklagen, sondern im Gegenteil zu begrüßen.

WEBER-LIEL selbst zog eine ernüchternde Bilanz seiner nur kurzen Amtszeit als Ohrenarzt in Jena. Er beklagte die äußerst reservierte, geradezu abweisende Aufnahme in der Jenaer Ärzteschaft, die er als neu zugezogener Spezialist erfahren habe. Nicht einmal zehn zahlende Patienten seien ihm aus Jena und Weimar überwiesen worden. Zudem hätte er auf die praktische Betätigung in der Rhinologie verzichten müssen, da diese Patientenklientel ein anderer „tüchtiger Spezialarzt" beanspruche. Glücklicherweise wären eine größere Zahl von ortsfremdem Patienten aus seiner Berliner Praxis weiterhin in seiner Behandlung geblieben. Ein Verbleiben in Jena sei ihm aufgrund der von ihm erbrachten Geldopfer bei gleichzeitig unzureichendem Einkommen ohnehin nicht länger möglich gewesen [105]:

> „Unter diesen Umständen kann mein ergebenst eingereichtes Entlassungsgesuch nicht befremden. Denn als Familienvater hat man die Pflicht für den Fall des Ablebens in meinem Alter ein nur sehr mäßiges Vermögen nicht zu vermindern, oder wenigstens intakt zu erhalten, – und in Jena habe ich davon bereits 8.000 Mark zugesetzt".

Er zog sich in der folgenden Zeit krankheitsbedingt auf seinen Gutsbesitz in Mallendar am Rhein, im heutigen Rheinland-Pfalz, zurück. Er siedelte später noch nach Bonn über, wo er als frei praktizierender Ohrenarzt tätig war. Am 28. November 1891 erlag WEBER-LIEL den Folgen seines langjährigen Leberleidens.

7.3 Die Berufung von Johannes Kessel im Jahre 1886

7.3.1 Der Berufungsvorgang

WEBER-LIELs Entlassung aus der Universität Jena erfolgte gegen Ende des Wintersemesters 1885/86 [108]. Eine Aufgabe des eben erst geschaffenen Extraordinariates für Ohrenheilkunde stand nicht zur Diskussion, die Medizinische Fakultät hegte vielmehr die Hoffnung, die freie Stelle noch im laufenden Semester wieder besetzen zu können [68]. Nachdem im November 1885 bekannt geworden war, dass WEBER-LIEL seine Tätigkeit in Jena aufgeben würde, bot SCHILLBACH dem Universitätskurator an, die Ohrenklinik einschließlich des Lehrstuhls übernehmen zu wollen. Aufgrund ungenügenden Rückhaltes in der Medizinischen Fakultät und mangels wissenschaftlicher Betätigung im Fach lehnte dieser SCHILLBACHs Angebot jedoch ab [107]. Im Personalverzeichnis der Universität ist die Ohrenklinik im WS 1885/86 als „zur Zeit unbesetzt“ beschrieben.

Im November 1885 wurden die Mitglieder der Medizinischen Fakultät, KUHNT, Direktor der Augenklinik, und BRAUN, Direktor der Chirurgischen Klinik, vom Dekan beauftragt, entsprechende Berufungskandidaten für das unbesetzte otiatrische Extraordinariat vorzuschlagen. Offenbar war sich die Jenaer Medizinische Fakultät darüber im Klaren, dass es schwierig sein würde, ein unbesoldetes Extraordinariat schnell wiederzubesetzen. Der Dekan bat deshalb den Universitätskurator, bei den finanziellen Erhalterstaaten ein Gehalt zu erwirken [68]. Der Kurator war einverstanden und meinte, wohl im Hinblick auf WEBER-LIELs Amtszeit, dass die Universität an einen bezahlten akademischen Lehrer auch entsprechend höhere Anforderungen stellen könnte [107]. Im Bericht von BRAUN und KUHNT über die „Wiederbesetzung des otiatrischen Lehrstuhles“ wurde betont, dass für Jena nur ein solcher Berufungskandidat in Frage käme, der noch Dozent sei und über keine stationäre Ohrenabteilung verfüge [69]. Schließlich entschied man sich für:

- Primo loco: JOHANNES KESSEL, Graz
- Secundo loco: WILHELM KIESSELBACH, Erlangen

An den bisher veröffentlichten Arbeiten des Privatdozenten JOHANNES KESSEL wurde besonders gelobt, dass sowohl die klinisch-operativen wie auch die physiologischen, physikalischen und histologischen Seiten der Ohrenheilkunde Berücksichtigung fanden. HERMANN SCHWARTZE in Halle, dessen Urteil für den Bericht von hohem Wert war, lobte KESSELs manuelles Geschick ebenso wie seinen großen Fleiß. In Graz soll KESSEL ein guter Lehrer gewesen sein, der „ehrenwerte Charaktereigenschaften“ besäße. KUHNT und BRAUN stellten fest [69]:

> „Da die Verhältnisse für Deutsche zur Zeit ziemlich unerträglich sind, würde KESSEL, der in guten äußeren Verhältnissen lebt [...] gern einen Rufe folge leisten, obschon er auch dort [in Graz] einstimmig von der Fakultät zum Extraordinarius vorgeschlagen worden ist.“

KESSEL hatte schon zwei Jahre zuvor im von ROSSBACH verfassten „Memorandum über die Besetzung einer außerordentlichen Professur für Otiatrie“ Berücksichtigung gefunden [64]. Dieser wollte damals in Graz erfahren haben [64, Bl. 65 v.], dass sich KESSEL

> „durch herrisches und undankbares Benehmen gegen seine Kollegen, die ihm ganz freundlich entgegengekommen waren, in Graz sehr unbeliebt gemacht [haben will], ja er hat sich in öffentlichen Blättern mit seinen Kollegen herumgezankt.“

Damit ist natürlich die „KESSEL-Affäre“ gemeint, die wir unter 6.3.5 ausführlich behandelt haben.

Zu dem in zweiter Linie in Frage kommenden Kandidaten für das Jenaer otiatrische Extraordinariat, WILHELM KIESSELBACH[11], Dozent in Erlangen, bemerkte man, dass seine menschlichen Eigenschaften denen KESSELs durchaus ebenbürtig seien, die Qualität und Vielseitigkeit seiner bisher veröffentlichten Arbeiten stünden jedoch hinter denen KESSELs zurück [69].

Am 30. Dezember 1885 beantragte die Medizinische Fakultät bei den Erhalterstaaten, JOHANNES KESSEL zum außerordentlichen Professor der Otiatrie zu ernennen [41]:

> „Unter den zahlreichen Dozenten und Spezialärzten der Ohrenheilkunde konnten zur Wiederbesetzung unseres Lehrstuhles nur sehr wenige Kandidaten ernstlich in Betracht kommen. Von letzteren musste aber vor allem Doz. Dr. KESSEL in Graz die Aufmerksamkeit auf sich ziehen. [...] Die Wirksamkeit K.s sowohl als Arzt wie als Operateur wird nicht nur in seinem jetzigem Wohnorte, sondern auch von den Autoritäten seines Faches [...] rückhaltslos hochgeschätzt.“

Der Jenaer Universitätskurator beurteilte Kessel als wohlhabend und erwartete deshalb, „dass er keineswegs erhebliche Gehaltsansprüche machen würde“. Die Fakultät sollte KESSEL mitteilen, dass sich die Besoldung des Extraordinariats auf 1.000 bis 1.500 Mark jährlich belaufen werde [109].

7.3.2 Der Dienstantritt Kessels

Bevor KESSEL endgültig zusagte, besuchte er im Februar 1886 Jena, um die Arbeitsbedingungen für die Ohrenheilkunde genauer zu inspizieren. Die Ausstattung des dort vorhandenen ohrenärztlichen Instrumentariums befand er für unzureichend und beantragte daraufhin eine einmalige Summe von 500 Mark zu dessen Vervollständigung. Er erwartete, dass die Regierungen und insbesondere die Landesheilanstalten der Entwicklung einer Ohrenklinik „wohlwollend“ gegenüberstehen würden. Der Kurator vereinbarte mit Kessel eine jährliche Besoldung des Extraordinariats in Höhe von 1.500 Mark, welches aus der REICHENBACHschen Stiftung[12] bestritten wurde, sowie Erstattung der Umzugskosten von Graz nach Jena. Für die Ohrenklinik sollte ab 1. April 1886 ein Etat in Höhe von 650 Mark zur Verfügung gestellt werden [110]. Am 22. März 1886 teilte Kessel aus Graz mit, „[...] dass ich es mir zur hohen Ehre anrechne dem Rufe folge leisten zu können, dass ich mit Dank annehme und längstens Mitte April in Jena einzutreffen gedenke“ [42]. In der Sitzung des

---

[11] WILHELM KIESSELBACH (1839 – 1902), 1880 Habilitation in Erlangen, 1889 a. o. Prof. und Leiter einer Ohrenpoliklinik in Erlangen [5, S. 79/80].

[12] Der Altenburger Kaufmann ERNST LUDWIG REICHENBACH vermachte dem Herzogtum Sachsen-Altenburg als einem der finanziellen Erhalterstaaten zugunsten der Universität Jena eine Summe von 750.000 Mark; vgl. [51].

Senats am 15. Mai 1886 wurde KESSEL auf die Universitätsstatuten vereidigt [70].

Da KESSEL mit ALEXANDER ROLLETT in Graz weiterhin in freundschaftlichem Kontakt stand, sind in der ROLLETT-Briefedition drei Briefe erhalten, die er aus Jena an ROLLETT gerichtet hat. Der erste stammt vom 25. Mai 1886, schildert also die ersten Erfahrungen, darunter zunächst die Startschwierigkeiten [KB-98, L.1565]:

> „In den ersten Tagen ging es mir grade nicht brillant. WEBER-LIEL hat möglichst viel Unheil angerichtet, er ist Morphinist und war zum Schlusse nicht mehr zurechnungsfähig. Sie können sich denken, in welchem Zustande ich meine Abteilung vorfand. Der Chirurge hatte sich eingenistet, Hörsaal war nicht vorhanden, die Instrumente vernachlässigt, Logis konnte ich nicht finden, wenigstens kein brauchbares, fremd in allen Vorgängen, affenartige Geschwindigkeit der Kollegen bei Erledigung ihrer Angelegenheiten, wobei ich die meinigen nicht schädigen lassen durfte. Das alles trug dazu bei, dass ich mich anfangs etwas ungemütlich fühlte."

Er stellt aber dann fest: „Heute steht es besser", und fügt die folgende Zwischenbilanz an:

> „Auch in materieller Beziehung stehe ich mich nicht schlecht. Das Sommersemester wird 5-600 Mark an Kollegiengeldern bringen, Patienten habe ich mehr als in Graz, wenigstens in der Klinik; wie sich die Privatpraxis gestalten wird, lässt [sich] bis jetzt nicht überblicken. Bei PREYER werde ich die nächste Woche einrücken, um meine Versuche weiter auszuführen und zu präzisieren, er besitzt vorzügliche akustische Hilfsmittel. Einen hübschen Hörsaal habe ich mir eingerichtet und kann die Apparate durch Neuanschaffungen so vervollständigen, dass ich dann vollständig zufrieden sein kann. Durch einige glückliche Operationen, die ich in den ersten Tagen ausgeführt, habe ich mir Position geschaffen."

Etwas später, am 7. November 1886, teilt er (offenbar auf Anfrage) ROLLETT die in Jena gültigen Vorschriften über die Habilitation mit und stellt fest, „dass es mir und den meinen in Jena gut ergeht und dass wir mit unserem Aufenthalte sehr zufrieden sind" [KB-98, L.1612].

Erwähnenswert ist ferner ein Brief von OTTO DRASCH (1849 – 1911), der zehn Jahre lang Assistent am Physiologischen Institut bei ROLLETT in Graz war und 1885 nach Leipzig zu CARL LUDWIG gewechselt hatte [21]. Er berichtet ROLLETT am 30. 3. 1887, dass KESSEL seiner Familie als Ohrenarzt sehr geholfen hätte, und bemerkt [KB-98, L.1657]: „Wie froh bin ich jetzt, dass KESSEL in der Nähe ist!"

7.4 Einrichtung einer Poliklinik

Ähnlich wie seinem Vorgänger wurden KESSEL von der Großherzoglich Sächsischen Regierung in Weimar bei Amtsantritt am 1. April 1886 zunächst vier

Betten zur stationären Behandlung Ohrenkranker in der Chirurgischen Klinik zur Verfügung gestellt [43]. Ambulante Patienten behandelte man vorerst im Hörsaal und Operationssaal der Chirurgischen Klinik.

Aufgrund steigender Patientenzahlen wurden KESSEL im Juli 1886 durch den Chirurgen BRAUN zwei Zimmer im Erdgeschoss des Gebäudes überlassen, welche jedoch nur schwer entbehrt werden konnten. Das Staatsministerium in Weimar diskutierte deshalb Neubaupläne einer Ohrenklinik auf dem Gelände der Landesheilanstalten [113]. Daraufhin wurde KESSEL durch Reskript vom 12. Juli 1886 der Neubau einer Ohrenklinik in Aussicht gestellt [84]. Zunächst sollte aber ein Provisorium eingerichtet werden, um die räumlichen Verhältnisse der Ohrenklinik möglichst rasch zu verbessern. KESSEL wurde vorerst angeraten, sich mit dem Direktor der Frauenklinik, SCHULTZE, in Verbindung zu setzen, damit dieser ihm Räumlichkeiten für den poliklinischen Betrieb überlässt. Dieser Plan wurde allerdings nicht realisiert. Die Erhalterregierungen entschlossen sich zur Anmietung einer Wohnung im nahe den Landesheilanstalten gelegenen Gasthof „Zur Schweiz" für 600 Mark jährlich, finanziert aus dem Universitätsetat. Eigentümer der in der Quergasse 15 befindlichen Immobilie war der Jenaer Restaurateur und Maurermeister ERNST LUCAS, daher auch als Lucas'sches Haus bezeichnet. Ab 15. September 1886 war die ohrenärztliche Poliklinik mit insgesamt acht Räumen in der neu erbauten zweiten Etage des Gebäudes untergebracht [114]; das Erdgeschoss beherbergte die Gasträume. Aus dem Mietvertrag geht hervor, dass eine Wasserleitung in der Wohnung bereits installiert war, ebenso eine Gasleitung für die Beleuchtung der Räume [52]. Neben der konservativen und operativen Behandlung der Patienten [44, 116] wurde die Poliklinik für Unterrichts- und Forschungszwecke genutzt [87]. Allerdings schienen die dortigen Verhältnisse recht dürftig gewesen zu sein: Für Operationen diente vorerst ein vom Landkrankenhaus[13] geliehener Gartentisch, später gab KESSEL einen in Schlosserarbeit gefertigten und mit Rosshaarkissen und Gummi gepolsterten Operationstisch in Auftrag. Für Patienten sowie studentische Hörer konnten zunächst vier Gartenbänke bereitgestellt werden [53]. Die stationären Betten der Ohrenklinik befanden sich weiterhin im Gebäude der Chirurgischen Klinik, nötige operative Behandlungen wurden jedoch in der ausgelagerten Poliklinik vorgenommen [117].

Der Zuschuss der Universität zur Unterhaltung der Poliklinik und Vergütung des Assistenten betrug 650 Mark jährlich und wurde aus Mitteln der Gräflich Boseschen Stiftung bestritten [50]. Die Hoffnung der Universität, dass die Miete für die Ohrenpoliklinik aus dem Etat der Landesheilanstalten bestritten wird, wurde zunächst nicht erfüllt, da der Landtag des Großherzogtums Sachsen-Weimar-Eisenach[14] die Poliklinik als rein akademisches

[13] Das Landkrankenhaus als Teil der Landesheilanstalten, zu denen wiederum das Landkrankenhaus, die Irrenanstalt und die Entbindungsanstalt zählte, bestand zu jener Zeit aus der Medizinischen-, Chirurgischen-, Augen- sowie der von KESSEL geleiteten Ohrenabteilung [22, S. 14].

[14] Dem Großherzogtum oblag die alleinige Finanzierung der Landesheilanstalten [22, S. 102].

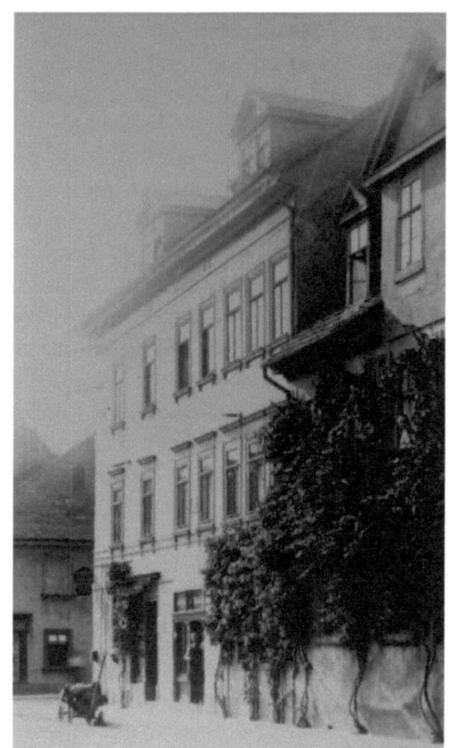

Abbildung 7.6. Gasthof „Zur Schweiz“ (großes Haus links im Bild), in dem die Ohrenpoliklinik in Jena untergebracht war (Stadtarchiv Jena).

Lehrinstitut betrachtete und für dessen Finanzierung die Universität in der Verantwortung sah [118].

Zwei Monate nachdem KESSEL im April 1886 die Tätigkeit als Ohrenarzt in Jena aufgenommen hatte, bat er um Anstellung eines Assistenten mit einem Gehalt in Höhe von 150 Mark jährlich. Dieser sollte ihn einerseits bei den anfallenden Operationen in der Poliklinik und den Visiten der stationären Patienten unterstützen, andererseits benötigte er einen Stellvertreter für den Fall einer Erkrankung oder während der Semesterferien. KESSEL forderte gleichzeitig, dem Assistenten freie Verpflegung sowie eine kostenlose Unterkunft zur Verfügung zu stellen. Der Kurator empfahl der Großherzoglich Sächsischen Regierung, dem Gesuch zuzustimmen und argumentierte damit, dass WEBER-LIEL ebenfalls ein Assistent zur Seite gestanden habe. Ohne Stellvertreter müsste die Behandlung Ohrenkranker unterbrochen werden und die Patienten suchten dann Hilfe in anderen Städten, so die Ansicht des Kurators [112]. Der Assistent, ein praktischer Arzt aus Gotha, sollte zum 1. Oktober 1886 die Arbeit an der Ohrenklinik aufnehmen. Er wohnte, wie auch die meisten seiner Nachfolger, in der Ohrenpoliklinik im Lucas'schen Haus [115, 129]. Für 272 Mark jährlich wurde er im Landkrankenhaus frei verpflegt [54].

Im Jahr 1886 zeigt die Statistik eine Zahl von 360 poliklinischen Ohrenkranken, 1888 waren 538 und 1890 bereits 809 Fälle zu verzeichnen [22, S. 97].

Neben dem Gehalt als Extraordinarius wurde KESSELs Tätigkeit als Direktor der Ohrenklinik und Poliklinik mit 300 Mark pro Jahr vergütet. Aufgrund seiner angespannten finanziellen Lage (ihm sei es nicht gelungen, seine Ausgaben als Privatperson zu decken) richtete er 1895 die Bitte an das Großherzogliche Staatsministerium, dass sein Gehalt nach nunmehr neunjähriger Tätigkeit als Leiter der Ohrenklinik und Poliklinik auf 1.500 Mark erhöht werden möge. Er argumentierte damit, dass die Zahl der Patienten, die seit seinem Amtsantritt die Ohrenklinik und Poliklinik aufsuchten zwar stetig gestiegen, gleichzeitig aber nur sehr wenige Privatpatienten zu verzeichnen waren. Das Staatsministerium sah sich mit Hinweis auf den Finanzetat nicht in der Lage, KESSELs Bitte zu entsprechen und wies die Verantwortung der Universität zu. Diese sollte ihm einen Zuschuss aus akademischen Mitteln gewähren.

7.5 Lehrtätigkeit Johannes Kessels

KESSELs erste Vorlesung über Ohrenheilkunde hatte am 2. Mai 1886 in einem zufällig frei geräumten Belegzimmer der Chirurgischen Klinik stattgefunden. Es sollten drei Ohrenkranke demonstriert werden, deren Beschaffung sich zunächst als schwierig herausstellte, denn derartige Patienten hatten sich nach dem Ausscheiden WEBER-LIELs laut KESSEL „nach anderen Universitäten verzogen“ [47]. Im gesamten Landkrankenhaus waren nur zwei Ohrenpatienten vorhanden, von denen einer der Medizinischen, der andere der Augenärztlichen Abteilung entstammte. Schließlich fand sich noch ein nasenkranker Patient auf der Chirurgischen Abteilung, der als Statist fungierte [73]. Somit konnte die Vorlesung mit otologischem Demonstrationsmaterial realisiert werden. Nachdem man die Poliklinik im Lucas'schen Haus eingerichtet hatte, wurden bis zum Jahre 1900 dort Vorlesungen gehalten [KB-68].

Während KESSELs Jenaer Amtszeit wurden folgende Vorlesungen und Kurse seines Fachgebietes durchgeführt: Im Sommersemester 1888 bot er einmalig „Die wichtigsten Funktionen des Gehörorgans und die Untersuchungsmethoden desselben“ an. Die drei Wochenstunden umfassende „Klinik der Ohrenkrankheiten“ las er durchgängig bis zum Sommersemester 1895. Von diesem Zeitpunkt an weist das Vorlesungsverzeichnis der Universität die „Klinik der Ohrenerkrankungen mit Einschluss der Nasen- und Rachenerkrankungen“ aus, die ab dem Sommersemester 1900 als „Klinik der Ohren-Nasen-Rachen und Kehlkopfkrankheiten“ bzw. als „Klinik der Ohren-Nasen- und Halserkrankungen“ bezeichnet wurde. Seit dem Sommersemester 1901 kündigte Kessel die „Grundlagen der Diagnostik und Therapie der Ohren-Nasen- und Halserkrankungen“ zusätzlich zu den oben beschriebenen Vorlesungen an. In den Wintersemestern 1903/04 und 1904/05 bot die Ohrenklinik einen „Spiegelkurs über Ohren-Nasen- und Kehlkopferkrankungen“ an, während der Internist

FELIX LOMMEL wie üblich seinen laryngologisch-rhinologischen Kurs abhielt [33, 34].

Anhand der Vorlesungsbezeichnungen und Kursinhalte lässt sich erkennen, dass sich KESSELs Zuständigkeiten im akademischen Unterricht allmählich auf die Rhino-Laryngologie ausdehnten. Nicht nur bezüglich der akademischen Lehre, sondern auch auf klinisch-praktischem Gebiet galt Kessel als Befürworter einer Zusammenführung von Otologie und Rhino-Laryngologie. Schon 1876 schreibt er in dem unter B.2.6 (Seite 423) vollständig wiedergegebenen Brief an SCHWARTZE:

> „Anatomie, Entwicklungsgeschichte und Physiologie und Pathologie des Sprach- und Gehörorganes hängen so innig zusammen, dass sie nicht getrennt werden können, außerdem lassen sich die Patienten nicht gerne abweisen, wenn sie an einem Rachenkatarrh leiden, der plötzlich zum Kehlkopf fortschreitet. Ganz abgesehen von letzterem muß immerhin festgestellt werden, dass heute ein gründlicher Unterricht über die Funktionsleistungen des Gehörorganes eine genaue Analyse der Sprachelemente bedingt [...] ebenso muß bei der Erzeugung der Sprachelemente wieder das Gehör in Betracht gezogen werden, denn ohne Gehör entwickelt sich dasselbe nur unvollkommen."

Auch nachfolgendes Zitat aus dem Jahre 1890 beweist, dass KESSEL einer Vereinigungstendenz durchaus positiv gegenüberstand [48]:

> „Ist es auch richtig, dass die Otologie- und Laryngologie mit dem Grenzgebiet der Rhinologie sich nebeneinander entwickelten, so erweist sich damit die Notwendigkeit ihrer Vereinigung, ganz abgesehen von ihrer Entwicklungsgeschichte."

ROSSBACH in seiner Eigenschaft als Direktor der Jenaer Medizinischen Klinik hatte hingegen noch im Jahre 1883 betont, dass er sich bereits seit 17 Jahren auch auf Hals- und Nasenkrankheiten spezialisiert habe und derartige Kranke an seiner Klinik verstärkt behandeln wolle [58]. Im Jahre 1887 veröffentlichte er im Korrespondenzblatt des Allgemeinen ärztlichen Vereins einen „Bericht über 85 Operationen von Kehlkopfpolypen", in welchem er seine intralaryngeal operierten Fälle von Polypen des Kehlkopfes schildert. ROSSBACH erwähnt darin auch, dass Laryngofissuren bzw. Extirpationen „vom Kollegen BRAUN [Chirurg] mit gewohnter Meisterschaft" ausgeführt worden sind [20].

Als im Juli 1891 an der Universität Jena ein zwei Wochen umfassender Fortbildungskurs für praktische Ärzte stattfand, referierte KESSEL über die „Diagnostik der Ohrenkrankheiten", während der Internist LEUBUSCHER den „Kursus der Laryngoskopie und rhinoskopischen Technik" übernahm. Auch KESSELs Veröffentlichungen zeigen, dass seine wissenschaftliche Orientierung immer eine otorhinologische geblieben war. Themengebiete aus der Laryngologie finden sich dabei überhaupt nicht, zwei Arbeiten beschäftigen sich mit Erkrankungen der Nase bzw. des Nasenrachenraums [KB-28, KB-53].

In einem Brief an A. ROLLETT vom 23. Februar 1889, dessen Anlass der Wechsel von OTTO DRASCH von Leipzig zurück nach Graz ist, äußert sich

Kessel zur Vereinigung von Otologie und Laryngologie wie folgt [KB-98, L.1782]:

> „In Zukunft werden im Deutschen Reiche beide Fächer, Ohren- und Kehlkopfkrankheiten, miteinander vereinigt. Breslau marschiert voran, auch die Marburger suchen einen Professor, der beide Fächer doziert."

Unter Rossbachs Nachfolger, Roderich Stintzing, schien in den Jahren vor Kessels Tod auch die Ohrenklinik in die Behandlung Kehlkopfkranker stärker involviert gewesen zu sein [4, S. 353/354].

7.6 Der Einsatz für eine neue Prüfungsordnung für das ärztliche Examen

Die Ohrenheilkunde war bis zur Reform der Prüfungsordnung im Jahre 1901 nicht Bestandteil der ärztlichen Examensprüfung. Demzufolge hielt sich das Interesse der Medizinstudenten an Vorlesungen über diese klinische Fachdisziplin in Grenzen. Nach Kessels Angaben aus dem Jahre 1895 wurde die Vorlesung über Ohrenheilkunde in einem sieben Jahre umfassenden Durchschnitt von nur 10 % der in Jena studierenden Mediziner besucht. Kessel beklagte sich über seine finanzielle Situation [47]:

> „Dadurch wird dem außerordentlichen Professor die einzige gutgehende Nebeneinnahme auf eine kaum nennenswerte Summe reduziert. [...] es ist mir auch bis jetzt in keinem Jahre gelungen, durch meine Einnahmen als Lehrer und Arzt die Auslagen zu decken."

Pro Hörer zahlte man ihm 20 Mark. Nach Statistiken aus den Jahren 1888, 1890 und 1899 besuchten vom Sommersemester 1886 bis zum Wintersemester 1887/88 durchschnittlich 10 Studenten pro Semester Kessels Vorlesung über Ohrenkrankheiten. Vom Sommersemester 1888 bis zum Wintersemester 1889/90 waren durchschnittlich 13 und vom Sommersemester 1895 bis zum Wintersemester 1898/99 elf Studierende zu verzeichnen [71, 86, 90].

Im Jahre 1893 beantragte Kessel neben weiteren Fachvertretern der Ohrenheilkunde eine „Aufnahme der Otiatrie unter die Prüfungsgegenstände beim Staatsexamen". Die Eingabe wurde dem Reichskanzleramt in Berlin übersandt. Kessel hoffte, die Jenaer Medizinische Fakultät würde das Gesuch bei den Erhalterstaaten der Universität unterstützen. Die Fakultät unterstrich zwar die Wichtigkeit der Otiatrie, befürchtete jedoch aufgrund der für das Examen vorgesehenen Zulassungskriterien eine Überschätzung dieses Faches im Vergleich zur Ophtalmologie. Als Voraussetzung für die Ablegung des Staatsexamens war von den Ohrenärzten ein mindestens einjähriger Besuch einer Klinik oder Poliklinik für Ohrenkranke vorgeschlagen worden. Die Fakultät verwies darauf, dass derartige Zulassungskriterien nur bei einer entsprechenden Verlängerung des Medizinstudiums möglich seien und nahm damit dieselbe Haltung ein wie zu ähnlichen Forderungen der Psychiater [88].

Bei einer am 15. November 1893 stattfindenden Fakultätssitzung war auch KESSEL als außerordentlicher Professor zugegen, er hatte aber als Extraordinarius weder Sitz noch Stimme in der Fakultät. Der Antrag, die Ohrenheilkunde zum Prüfungsfach zu erheben, wurde nicht befürwortet [89].

1896 trat der Rostocker Oto-Rhino-Laryngologe OTTO KÖRNER[15] mit seinem „Gutachten über die Notwendigkeit einer Prüfung der Ohrenheilkunde im ärztlichen Staatsexamen“ an die Öffentlichkeit [12, S. 119]. An den deutschen Universitäten setzte sich schließlich die Erkenntnis durch, die Ausbildung der späteren praktischen Ärzte in Diagnose und Therapie der Ohren- und Halskrankheiten während des Medizinstudiums zu verbessern. Viele Kranke, vor allem in den ländlichen Gebieten, konnten sich nur dem praktischen Arzt anvertrauen, da HNO-Spezialärzte fast ausschließlich in größeren Städten zu finden waren. ALFRED DENKER[16] bemerkte über die Wichtigkeit von Kenntnissen in der Oto-Rhino-Laryngologie für die praktischen Ärzte [91]:

> „Und ebenso wenig wie die Lehren der Augen- und der Irrenheilkunde kann der Allgemeinpraktiker bei Ausübung der Praxis Kenntnisse in der Erkennung und Behandlung der Ohren-Nasen- und Kehlkopfkrankheiten entbehren. Nicht das Wissen eines spezialistischen Facharztes soll er sich aneignen [...], aber die Technik der Untersuchungsmethoden, sowie die Grundzüge der konservativen Therapie der akuten und chronischen Affektionen des Ohres und der oberen Luftwege muss er während des Studiums erlernt haben und in der Praxis weiterbilden.“

Nach langjährigen Verhandlungen der deutschen Medizinischen Fakultäten trat im Mai 1901 eine neue Prüfungsordnung für Ärzte in Kraft. Neben Reformen, die andere Fächer betrafen, war nun erstmals eine Prüfung in Ohrenheilkunde sowie in Kehlkopf- und Nasenheilkunde im Examen gesetzlich vorgeschrieben. Hinsichtlich der Zulassungskriterien zum Examen war die Hals-Nasen-Ohrenheilkunde jetzt den Fächern der Augenheilkunde und Psychiatrie vollkommen gleichgestellt. Als Voraussetzung galt [91]:

> „Der Meldung zur medizinischen Staatsprüfung ist der Nachweis beizufügen, dass der Kandidat nach vollständig bestandener ärztlicher Vorprüfung mindestens je ein Halbjahr als Praktikant die Klinik für Augenkrankheiten, die medizinische Poliklinik, die Kinderklinik oder -poliklinik, die psychiatrische Klinik, sowie die Spezialkliniken oder -polikliniken für Hals- und Nasen-, für Ohren- und für Haut- und syphilitische Krankheiten regelmäßig besucht hat.“

In der eigentlichen Examensprüfung sollte der Student laut novellierter Prüfungsordnung folgendes Wissen vorweisen [91]:

---

[15] OTTO KÖRNER (1858 – 1935), 1894 Berufung nach Rostock, 1901 erster planmäßiger Ordinarius für HNO-Heilkunde in Deutschland, 1929 Emeritierung [5, S. 263/264].

[16] ALFRED DENKER (1863 – 1941), 1902 Berufung nach Erlangen, wo er das HNO-Gesamtfach vertrat, 1911 Berufung nach Halle/Saale, 1928 Emeritierung [5, S. 138].

Tabelle 7.1. Prüfungskommission für Ärzte und Zahnärzte 1905/06.

Anatomie:	Prof. MAURER
Physiologie:	Prof. BIEDERMANN
Pathologische Anatomie und allgemeine Pathologie:	Prof. MÜLLER
medizinische Prüfung:	Prof. STINTZING und Prof. GERHARDT
chirurgische Prüfung:	Prof. RIEDEL und Privatdozent JAKOBSTHAL
geburtshilflich-gynäkologische Prüfung:	Prof. FRANZ und Assistent Dr. BUSSE
Augenheilkunde:	Prof. WAGENMANN
Irrenheilkunde:	Prof. BINSWANGER
Hygiene:	Prof. GÄRTNER
technische Prüfung der Zahnärzte:	Privatdozent PAGENDORF

„Auch ist die Prüfung auf die für einen praktischen Arzt erforderlichen Kenntnisse in der Erkennung und Behandlung der Hals- und Nasenkrankheiten, einschließlich des Gebrauchs des Kehlkopfspiegels auszudehnen (§32, Abs. 5). [...] Gelegentlich der Krankenbesuche hat der Kandidat auch die für einen praktischen Arzt erforderlichen Kenntnisse in der Erkennung und Behandlung der Ohrenkrankheiten darzutun (§35, Abs.5)."

Die Prüfungsregelung sah jedoch keine Beteiligung des otologischen Fachvertreters an der Examensprüfung vor. Vielmehr wurde dem Chirurgen die Prüfung in Ohrenheilkunde und dem Inneren Kliniker die Prüfung in Hals- und Nasenkrankheiten zugewiesen [92]. Am Beispiel des Außenvorlassens der Fachvertreter, denen die Abnahme der Prüfung in ihrem Spezialfach versagt wurde, zeigt sich auch deren mangelnder Einfluss in den damaligen Medizinischen Fakultäten. Ordinariate für Ohren- bzw. HNO-Heilkunde waren vor der Jahrhundertwende nicht vorhanden, so dass die Extraordinarien die Interessen ihres Faches nur schlecht vertreten konnten und die Beratungen über die Prüfungsordnung unbeteiligt verfolgen mussten.

In der novellierten Gesetzesregelung waren somit Kessels Forderungen aus dem Jahr 1893 zwar erfüllt worden, eine eigenhändige Prüfung der Examenskandidaten in den jährlich aufgestellten Prüfungskommissionen blieb ihm jedoch während seiner gesamten Amtszeit verwehrt. Beispielsweise gehörten der Prüfungskommission für Ärzte und Zahnärzte im Prüfungsjahr 1905/06 die in Tabelle 7.1 angegebenen Persönlichkeiten an [49]. Erst KESSELs Nachfolger im Amt, KARL WITTMAACK, wurde schließlich die Mitwirkung an den ärztlichen Examensprüfungen ermöglicht.

7.7 Die Herauslösung der stationären Ohrenabteilung aus der Chirurgischen Klinik

7.7.1 Zunehmende Probleme

Neben der Ohrenpoliklinik war seit KESSELs Amtsantritt auch die in die Chirurgische Klinik räumlich integrierte stationäre Abteilung der Ohrenklinik von einem stetig wachsenden Patientenzustrom betroffen. Im Jahre 1886 wurden durch Kessel insgesamt 25 Ohrenpatienten stationär behandelt, nur drei Jahre später hatte sich die Zahl der stationären Fälle verdreifacht [22, S. 19]. Ebenso nahm die Anzahl der durchgeführten „blutigen Operationen" im Bereich der Ohrenheilkunde zu. So wurden 1886 in der Ohrenklinik 37 Patienten operiert, 1887 fanden bereits 74 solcher Eingriffe statt, sanken aber kurzfristig im Jahre 1889 auf 49 [43]. Konsequenz dieser Entwicklung war, dass die KESSEL anfangs zur Verfügung gestellten vier Betten bereits 1887 auf zehn erhöht werden mussten [22, S. 10].

Auch die Chirurgische Klinik unter dem Direktoriat BERNHARD RIEDELs[17] (Abbildung 7.7) hatte einen massiven Anstieg ihrer Patientenzahlen zu verzeichnen, der ursächlich auch in der Bevölkerungszunahme des ausgehenden 19. Jahrhunderts begründet lag. Die Zahl der seit 1885 in die Chirurgie aufgenommen Fälle hatte sich bis 1889 fast verdoppelt [120]. Im letzten Quartal des Jahres 1888 lagen auf der chirurgischen Abteilung der Landesheilanstalten bis zu 119 Menschen gleichzeitig [74]. Für die Unterbringung der Kranken standen dort Räume im drei-etagigen Haupthaus sowie in einer Baracke zur Verfügung. Das Haupthaus beherbergte insgesamt 93 Betten, wovon sechs der Ohrenabteilung zugeteilt waren. Laut RIEDEL war das Mindestmaß an Raum, das jedem Kranken zugestanden hätte, sehr oft unterschritten worden. So wurden otologische Patienten und chirurgisch Erkrankte in den zu engen Räumen oft vermischt, wo sie zum Teil nur auf Matratzen „kümmerlich auf der Erde" lagen. Mitunter musste deshalb die Aufnahme von Patienten abgelehnt werden [75]. RIEDEL bemerkte angesichts der kritischen Lage [120]:

> „Hätten nun alle diese Kranken saubere Wunden oder Verletzungen und Erkrankungen ohne Wunden (Knochenbrüche, Gelenkhautentzündung, Verkrümmungen) so würde man die zu geringen Räumlichkeiten ertragen können, weil die Kranken in ihren heimischen Verhältnissen ja meist ebenso noch wohnen. Auf einer chirurgischen Klinik befinden sich aber stets einzelne Kranke mit zerfetzten Wunden, ferner solche mit Defekten in Darm und an der Harnblase [...] die Urin und Stuhl unter sich gehen lassen, diese müssen doch nach Kräften von den Übrigen getrennt werden, was aber vielfach ganz unmöglich ist."

RIEDEL äußerte die Befürchtung, dass seine Klinik bald nur noch als „Krankenhaus für Arme" fungieren könnte, da derartige Verhältnisse eine abschreckende Wirkung auf zahlende Patienten hätten. Bereits im Februar 1889

[17] BERNHARD RIEDEL (1846 – 1916), ab 1888 ordentlicher Prof. und Direktor der Chirurgischen Klinik Jena, 1910 Emeritierung [27, Bd. 4, Bl. 1579].

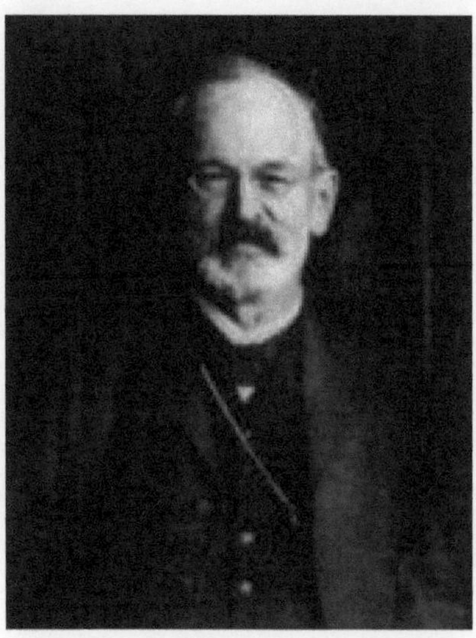

Abbildung 7.7. Bernhard Riedel (Universitätsarchiv Jena, Professorenalbum).

konfrontierte er den Ministerialdirektor mit der Bitte, die Ohrenkranken anderweitig unterzubringen. Der Antrag wurde jedoch zu diesem Zeitpunkt abgelehnt [72].

Jene Überfüllung der Chirurgischen Klinik schien zwangsläufig zu Spannungen zwischen den Direktoren der Chirurgischen und der Ohrenklinik geführt zu haben. Zudem wirkte sich noch ein weiterer Umstand negativ auf das Verhältnis beider aus: Riedel beanspruchte bestimmte otiatrische, eigentlich in Kessels Fachgebiet gehörende Operationen, für seine Klinik. Er forderte „alle Fälle von Eiterungen um das Ohr herum", insbesondere bei Patienten, die aufgrund ihres reduzierten Allgemeinzustandes nicht in der Lage waren, selbständig die Ohrenpoliklinik aufzusuchen. Nach Riedels Auffassung sollten derartige Kranke einer operativen Behandlung in der Chirurgischen Klinik unterzogen und anschließend zur ambulanten Weiterversorgung an die Ohrenpoliklinik überwiesen werden [73]. Darüber hinaus betrachtete er die Nasenkrankheiten sowie Geschwülste des Nasenrachenraumes zur chirurgischen Fachdisziplin gehörig. Hinsichtlich adenoider Vegetationen im Nasenrachenraum äußerte er die Überzeugung, dass bei Symptomen wie Dyspnoe der Chirurg, bei Schwerhörigkeit oder anderen Ohrsymptomen der Ohrenarzt zuständig sein müsse. Auch Hirn- und tiefe Halsabszesse sowie Neubildungen an der Ohrmuschel bei Erreichen einer bestimmten Größe dürften dem Chirurgen nicht entzogen werden, so Riedel [72]. Lediglich die Vereiterung des Warzenfortsatzes bezeichnete er als

> „gewisses neutrales Terrain, das beiden gehört, weil die Operation in der Tat sehr leicht ist. [...] Auf diesem [...] neutralen Gebiet bin ich bereit, Herrn Kollegen Kessel entgegenzukommen, ihm jeden Fall von Eiterung des Processus mastoideus ohne schwere Erscheinungen von Seiten des Gehirns zu

> überweisen, wenn ich nur die Gewissheit habe, dass er alsbald operiert und behandelt wird."

RIEDEL kritisierte [72], die Trepanation des Warzenfortsatzes würde seitens der Ohrenärzte

> „als gewaltig schwere Operation hingestellt, während es eine Kleinigkeit ist, einen dicht unter der Haut liegenden Knochen aufzumeißeln, sie betreten aber ein Gebiet, auf dem sie nicht zu Hause sind."

Er ging sogar so weit zu behaupten, dass im Falle einer zügigeren Operationsindikation seitens der Otiater weniger Patienten die Hörfähigkeit einbüßen oder gar ihr Leben verlieren müssten [74].

Die Ohrenklinik schien RIEDEL als Konkurrenzinstitut begriffen zu haben, welches unberechtigterweise operatives Material der Chirurgischen Klinik beansprucht:

> „Es werden zur Zeit überall Übergriffe seitens der Ohrenärzte auf chirurgisches Gebiet gemacht, worüber sich Professor VON BERGMANN[18] noch kürzlich lebhaft beklagte, es ist aber nichts außergewöhnliches, wenn dass auch hier geschieht – ob nun zum Nutzen der Kranken ist eine andere Frage."

RIEDEL wünschte sich, mit KESSEL so zusammenarbeiten zu können, wie er dies beispielsweise mit dem Inneren Kliniker ROSSBACH tat [72]:

> „Der Kehlkopfarzt operiert ja intralaryngeal in ausgedehntem Maße, schneidet aber keine Kehlköpfe auf [...] sondern überlässt das dem Chirurgen, der im Beisein des Kehlkopfarztes operiert, letzterem eventuell einzelne Eingriffe im Inneren des Kehlkopfes überlässt."

KESSEL empfand die Forderungen des Chirurgen nach operativem Material verständlicherweise als Angriff auf seine Tätigkeit als Ohrenarzt in Jena. Ihm war als Vorstand der Ohrenabteilung vom Großherzoglichen Staatsministerium Weimar ebenfalls wie seinem Vorgänger erlaubt worden, die Patienten der Ohrenklinik „in durchaus selbständiger Weise" zu behandeln und auch für Lehrzwecke zu verwenden. Lediglich in administrativen Angelegenheiten war er dem Direktor der Chirurgischen Klinik unterstellt [77]. RIEDEL ginge es darum, „den Otiater in seiner Stellung als Lehrer und Arzt geradezu zu vernichten", so KESSEL. Er fühlte sich durch RIEDEL zum schlechteren Chirurgen degradiert, der Operationen übernähme, die über sein Können und Wissen hinausgingen [76]. KESSEL hielt entgegen, dass es sein Verdienst gewesen sei, einen starken Zustrom Ohrenkranker nach Jena erwirkt zu haben. Er verdeutlichte, dass er mit RIEDELs Vorgänger, BRAUN, bis zum Jahre 1888 Direktor der Chirurgischen Klinik, sehr gut zusammengearbeitet und ihn dieser maßgeblich unterstützt habe. Forderungen nach operativen Fällen, die

---

[18] ERNST VON BERGMANN (1836 – 1907), ab 1871 ord. Prof. der Chirurgie in Dorpat, 1878 Ruf nach Würzburg, 1882 Ruf nach Berlin als Nachfolger LANGENBECKS.

in die Ohrenklinik gehören, habe BRAUN nicht gestellt. Von der Medizinischen, Gynäkologischen, Psychiatrischen und Ophthalmologischen Abteilung der Landesheilanstalten würden KESSEL alle Patienten, die gleichzeitig ohrenkrank sind, zur Untersuchung und Behandlung überwiesen. Auch die praktischen Ärzte und die Eisenbahndirektion in Erfurt hätten regelmäßig Ohrenkranke in die Jenaer Ohrenklinik, nicht aber in die Chirurgie geschickt. Die heutigen Ohrenärzte beherrschen nicht nur die kleinen operativen Eingriffe, sondern alle krankhaften Veränderungen, die vom Ohr ausgehen können, gab KESSEL RIEDEL zu verstehen [73]. Als besonders inakzeptabel empfand er, dass gerade der Nasenrachenraum, der eng mit den Erkrankungen des Ohres in Verbindung steht, vom Chirurgen beansprucht wird. 70 % der akuten und chronischen Mittelohrentzündungen gingen vom Nasenrachenraum aus und man wäre kein Ohrenarzt, ließe man den Nasenrachenraum außer acht, so KESSEL. Die meisten Erkrankungen des Nasenrachenraums würden vom Ohrenarzt entdeckt, trotzdem wolle der Chirurg seinen „Anteil" haben. KESSEL sah keinerlei Gründe [76, S. 13],

> „dem Otiater dieses Gebiet zu beschränken [...] man wird ihm vielmehr vertrauensvoll überlassen können, dass er nicht bloß die Erkrankungen des Nasenrachenraumes, sondern auch diejenigen des Ohres, welche große Dimensionen annehmen und wirklich in das Gebiet der Chirurgie gehören auch dem Chirurgen überweisen wird. Dass er [KESSEL] seine Grenzen nicht überschreitet, beweist, dass er einen von einem Kollegen übersendeten Patienten, der nur nebenbei ohrenkrank war und an dessen Ohr nichts zu operieren war, aber einen Abszess zeigte, der vom Hinterhauptbein ausging, dem Chirurgen überwiesen [hat,] [...] weil sich nach gründlicher Untersuchung ergab, dass dieser Fall kein otiatrischer, sondern ein chirurgischer war".

KESSEL verwies ferner darauf, dass er drei Jahre nach Amtsantritt in Jena bereits 68 Fälle von Knochenfraß des Mittelohres operativ behandelte und dabei nur einer, an akuter Miliartuberkulose, gestorben sei. Insbesondere diese Erkrankung ziehe die Umgebung des Ohres oft in Mitleidenschaft. Würde RIEDEL diese Folgekomplikationen des Knochenfraßes für seine Klinik beanspruchen, wäre dem Otiater wichtiges operatives Material entzogen, das gleichzeitig als „Hauptmaterial für den Unterricht" fungiere, so KESSEL. Zudem schätzte er RIEDELs Forderungen nach „Eiterungen um das Ohr herum" als nicht realisierbar ein. Was wäre, fragte er, wenn ein Patient der Ohrenklinik einen Halsabszess zeige und dieser vom Chirurgen eröffnet werden würde, sich dabei aber eine Fistel zum Warzenfortsatz darstellte? In diesem Fall wäre seiner Meinung nach in das operative Gebiet des Otiaters eingedrungen worden [73].

7.7.2 Der „Fall Ernst" 1889

Der so genannte „Fall ERNST" ließ Anfang 1889 die Lage zwischen beiden Direktoren eskalieren. KARL ERNST war ein taubstummer Junge, der am 17.

März 1889 aus der Taubstummenanstalt Weimar an die Jenaer Ohrenklinik überwiesen wurde. KESSEL war im Januar 1889 die „spezialärztliche Fürsorge über die taubstummen Zöglinge der Taubstummen- und Blindenanstalt" in Weimar vom dortigen Staatsministerium übertragen worden. Als der Junge am 17. März im Beisein seines Lehrers in Jena ankam, wurde er in der Kinderbaracke des Landkrankenhauses von KESSEL eingehend untersucht. ERNST „machte den Eindruck eines schwer Erkrankten" und war von der Reise sehr geschwächt, schätzte KESSEL ein. Der Junge klagte über Schmerzen im rechten Ohr, zusätzlich über Kopfschmerzen, Schwindel mit Erbrechen sowie Frösteln. KESSEL stellte neben einem beschleunigten Puls einen dolenten Bezirk zwischen Kieferwinkel und Mastoid auf der rechten Seite fest. Der Warzenfortsatz selbst war druckschmerzhaft. Im oberen rechten Halsdreieck zeigte sich eine Schwellung, die Haut darüber war heiß. Der Befund am rechten Ohr ergab eine „Vereiterung des Trommelfells mit reichlicher Sekretion", worauf KESSEL die Parazentese durchführte. Nach Anwendung der Paukenhöhlenspritze entleerten sich reichliche Massen an eitrig-cholesteatomatösen Sekret aus der Paukenhöhle, die Gehörknöchelchenkette des rechten Ohres erwies sich als zerstört. Nach Entleerung des rechten Ohres stellten sich die eitrigen Sekretionen erneut ein. Für KESSEL schien klar zu sein, dass ein „phlebitischer Sinus transversus" vom Mittelohr beziehungsweise Mastoid aus entstanden war, der infolge von Weiterleitung auch die Vena jugularis interna einbezog. Darauf wies seiner Überzeugung nach auch die Schwellung des Halses, das Frösteln und Erbrechen hin. Seine Diagnose lautete: „Karies des Mittelohres, kompliziert durch Thrombose". Im „Fall ERNST" sah KESSEL gewissermaßen einen ohrenärztlichen „Schulfall", wie er häufig in den damaligen Lehrbüchern der Ohrenheilkunde dargestellt wurde. Seine Therapie bestand zunächst in der Desinfektion des Mittelohres und der Applikation von Eisumschlägen für den Kopf. Daraufhin wurde der Junge durch KESSELs Assistenten in die Ohrenklinik gebracht. Der Allgemeinzustand von KARL ERNST am darauf folgenden Tag sollte ausschlaggebend für das weitere Vorgehen sein. Am Morgen des 18. März bestand das Fieber fort, das Allgemeinbefinden schien sich ebenfalls nicht gebessert zu haben. Als KESSEL im weiteren Tagesverlauf des 18. März an das Krankenbett seines Patienten trat, fand er eine völlig neue Situation vor: Der Chirurg RIEDEL hatte sich ohne vorherige Absprache mit KESSEL des Jungen angenommen und diesen sofort operiert [73]. Die Schwellung im rechten oberen Halsdreieck des Jungen hatte RIEDEL für einen Abszess der Schädelbasis gehalten, der entweder durch Perforation des Mittelohres nach unten oder infolge einer Sinusthrombose entstanden war. Seiner Auffassung nach war der Abszess unter Durchtrennung der Halsmuskulatur unverzüglich zu eröffnen: „Ebenso wenig, wie man einen Patienten mit Hernia incarcerata 24 Stunden liegen lassen darf, ebenso wenig darf man einen delirierenden Kranken mit hohem Fieber liegen lassen – und das war hier geschehen", so der Vorwurf an KESSEL [72, S. 4]. Da postoperativ weiterhin Hirnsymptome bestanden, unterzog RIEDEL ERNST am 19. März erneut einem operativen Eingriff. Er eröffnete den Schädel, um an den thrombosierten Sinus zu gelangen. Doch „jede Hoffnung, den Knaben zu retten“, musste aufgegeben werden. Der Junge starb. RIEDEL wollte erst nach der ersten Operation erfahren haben, dass ERNST als Patient der Ohrenklinik durch KESSEL aufgenommen und untersucht worden war. Dieser hätte entweder sofort operieren oder an ihn überweisen müssen. RIEDEL warf seinem ohrenärztlichem Kollegen vor, nicht nur im „Fall ERNST“ mit den „Grundsätzen der Chirurgie in Konflikt“ geraten zu sein. Zum Beweis seiner These führte er den „Fall FERDINAND HÄBER“ an. Dieser wurde am 23. Juli 1888 in die Ohrenklinik mit Mittelohreiterung und geschwollenem Mastoid aufgenommen. RIEDEL wollte den Patienten zufällig gesehen haben, da er zwischen seinen Kranken lag. KESSEL verordnete HÄBER Umschläge und entließ ihn nach vier Tagen. Einen Tag später wurde er jedoch erneut aufgenommen und der Warzenfortsatz nun trepaniert. RIEDEL kommentierte dieses Vorgehen [72]:

> „Ich gebe zu, dass Eiterungen im Processus mastoideus zurückgehen können, wenn der Eiter aus dem perforierten Trommelfell abfließen kann, [...] Dem abwartenden Verfahren steht aber entgegen, dass gerade frühzeitiges operieren zu einer Zeit, wenn sich die erste Andeutung einer Schwellung zeigt, naturgemäß die besten Resultate gibt [...]“.

Ironisch bemerkte RIEDEL, dass er sich schwer vorstellen könne, KESSELs Patienten hätten sich gegen eine Operation gewehrt. Er könne sich aber denken,

> „dass der chirurgisch überhaupt zunächst nicht ausgebildete Ohrenarzt Bedenken trägt auf Schmerz, Schwellung und Fieber einen Eingriff zu machen, der dem Chirurgen, der oft solche Eingriffe macht, leicht, ihm aber schwer erscheint“ [72].

KESSEL betrachtete das Vorgehen des Chirurgen am Patienten ERNST als einen Übergriff auf sein Fachgebiet und erhob den Vorwurf, dass RIEDEL sein operatives Material auf Kosten der Ohrenklinik vergrößern wolle. RIEDEL habe das Ohr von ERNST nicht untersucht und sei deshalb leichtfertig vorgegangen, konstatierte KESSEL [73, S. 13]:

> „Der Chirurg hatte ohne Wissen und Willen des Otiaters sich des KARL ERNST bemächtigt, hatte damit auch alle Verantwortung für seine Handlungsweise übernommen. [...] Von unserem Standpunkt aus müssen wir beide Operationen verwerfen [...] Es ist unumstossbare Tatsache, dass an KARL ERNST zwei Operationen ausgeführt wurden, welche den Sitz und den Ausgangspunkt des Gesamtprozesses umkreisten, ihn selbst aber nicht berührten.“

Für einen Abszess der Schädelbasis gab es seiner Meinung nach keine Hinweise. Noch bevor er einen operativen Eingriff an ERNST vornehmen konnte, hatte ihm der Chirurg den Fall entzogen, bemängelte er. KESSEL erinnerte an die Tatsache, dass der Titel seiner Dissertation „Fälle von Otitis interna [heute Otitis media] mit Vereiterung der Zellen des Warzenfortsatzes und Sinusthrombose“ lautete. RIEDEL war seiner Überzeugung nach nicht mit den elementarsten Kenntnissen auf dem Gebiet der Ohrenheilkunde vertraut [76]. Provokatorisch fragte er [73, S. 5]:

> „Erfüllt der Otiater seine Pflicht nicht, oder ist er seiner Aufgabe nicht gewachsen? Auf diese Frage wird man hingeführt so wohl durch das Vorgehen des Chirurgen im Fall ERNST, als auch durch die daran sich knüpfenden Forderungen."

Das Großherzoglich Sächsische Staatsministerium Weimar forderte die Medizinische Fakultät auf, sich zum Streitfall KESSEL/RIEDEL in Form eines Gutachtens zu äußern und dabei sowohl zum „Fall ERNST" als auch zu den grundsätzlichen Regelungen zwischen dem Otiater und Chirurgen Stellung zu nehmen. Anschließend wollte das Staatsministerium „zur Vermeidung weiterer Irrungen" wie im Falle des Patienten ERNST eine Grundsatzentscheidung treffen [77]. Am 22. Mai 1889 wurde eine zusätzliche Fakultätssitzung anberaumt, zu der auch RIEDEL und KESSEL geladen waren, um mündlich Auskunft zu geben. Der Geheime Hofrat MÜLLER, Professor der pathologischen Anatomie, gab den Fakultätsmitgliedern den Sektionsbefund des KARL ERNST bekannt. Er bestätigte im wesentlichen KESSELs Vermutung, einen thrombosierten Sinus mit Beteiligung der V. jugularis. Er erklärte aber gleichzeitig, dass die Krankheit des Jungen schon längere Zeit bestanden haben musste. Die Sektion ergab zudem einen Abszess in den Halsweichteilen, den RIEDEL eröffnet hatte. MÜLLER hielt diesen Schritt RIEDELs im Interesse des Kranken für richtig. Er kam zu dem Schluss, dass der Knabe bei abwartendem Verhalten möglicherweise ein bis zwei Tage länger gelebt hätte und dann trotzdem verstorben wäre [83]. Der Direktor der Medizinischen Klinik, ROSSBACH, war überzeugt, dass bei ERNST ein tiefer Halsabszess vorgelegen hatte und dieser durch RIEDEL eröffnet werden musste [78]:

> „Selbst wenn man sich die Überzeugung gleich bei der ersten Besichtigung hätte verschaffen können, dass durch den operativen Eingriff das Leben nicht zu retten sei, wäre ein solcher, um Euthanasie zu bewirken, nicht minder indiziert gewesen."

Er sprach KESSEL die nötige Erfahrung auf chirurgischem Gebiet ab, da dieser den Abszess des Jungen zu Lebzeiten nicht erkannt habe. Der Ophtalmologe KUHNT bemängelte fehlende Absprachen zwischen dem Ohrenarzt und dem Chirurgen [79]. Die Fakultät stellte fest, dass sich

> „das Fach der Otiatrie [...] zwar prinzipiell von den Fächern der inneren Klinik, der Chirurgie, der Rhino- und Pharyngologie dadurch abgrenzen [lässt], dass dem Otiater alle die Fälle zugewiesen werden, in welchen das Gehörorgan das leidende Teil ist. Diese prinzipielle Trennung ist aber in der Praxis nicht durchführbar, weil durch die natürlichen örtlichen Verhältnisse eine Feststellung der Grenzen für alle Fälle unmöglich wird" [84].

In einem Schreiben vom 3. Juni 1889 bat RIEDEL den Dekan, die Fakultät möge das Gutachten zur Streitsache RIEDEL/KESSEL zurückstellen. RIE-

DEL erachtete den Zeitpunkt für günstig, um mit der Großherzoglich Sächsischen Regierung über eine Ausgliederung der stationären Ohrenklinik aus dem Gebäude der Chirurgischen Klinik zu verhandeln. Durch eine derartige Maßnahme erhoffte er sich eine räumliche Entlastung, gleichzeitig auch eine Beendigung der Differenzen mit KESSEL [82]. Diesem bliebe dann in seiner Klinik überlassen, „zu tun, was er für richtig hält" [74, S. 5]. Für den Fall eines weiteren Verbleibes der Ohrenklinik im Gebäude der Chirurgie prognostizierte RIEDEL [72, S. 4]:

> „Ich werde weiterhin die Qual haben, zusehen zu müssen, wie Kranke, die dringend eines chirurgischen Eingriffes bedürfen, nicht operiert werden, wenn der jetzige Zustand nicht geändert wird."

7.7.3 Die Bildung der selbständigen Ohrenklinik 1890

Im Zuge seiner Bemühungen um eine Ausgliederung der Ohrenklinik stimmte RIEDEL versöhnliche Töne an, denn er befürchtete, dass die Regierung in Weimar misstrauisch werden könnte, falls die gegenseitigen Anschuldigungen beider Beteiligten nicht beendet würden. Er fragte KESSEL, ob dieser ebenfalls „eine definitive Trennung beider Kliniken" unterstützen wolle. Nach allem Ärger, den beide wegen des Falles ERNST durchgemacht hätten, müssten sie jetzt die Situation zu ihren Gunsten nutzen, so RIEDEL zu KESSEL [80]:

> „Es erscheint deshalb wichtiger, als Ziel dieses Kampfes positive Resultate zu erstreben statt der bisherigen negativen."

RIEDEL schlug vor, da Mittel zur Verlegung der Ohrenklinik vom Landtag vorerst nicht zur Verfügung gestellt würden, einen Teil des Freibettenfonds der Chirurgischen Klinik in Höhe von 300 Mark provisorisch der Ohrenklinik zu überlassen, bis der Landtag die nötigen Gelder wegen Überfüllung der Chirurgischen Klinik bewilligt habe. Mit diesem Geld könnten dann Räume für die Ohrenklinik gemietet werden, lautete RIEDELs Plan [81]. Auch die Medizinische Fakultät hielt eine räumliche Trennung beider Kliniken für notwendig und verwies auf die Zusage des Großherzoglichen Staatsministeriums vom 12. Juli 1886, die KESSEL den Neubau einer Ohrenklinik in Aussicht gestellt hatte. Da man sich offenbar der Tatsache bewusst war, diesen Neubau auf absehbare Zeit wegen knapper Finanzen nicht realisieren zu können, schlug die Fakultät dem Ministerium vor,

> „durch Mietung eines entsprechenden Lokals einerseits dem Otiater die erforderliche räumliche Trennung von der chirurgischen Klinik zu gewähren, andererseits die mit Kranken überladene chirurgische Klinik zu entlasten."

Gleichzeitig hoffte man weiteren Auseinandersetzungen vorbeugen zu können. Auch das Dienstpersonal der Ohrenklinik beschäftigte die Fakultätsmitglieder, da dieses sowohl dem chirurgischen als auch dem otiatrischen Direktor unterstellt war, worin man potentiellen Konfliktstoff sah. Zudem könnten „die

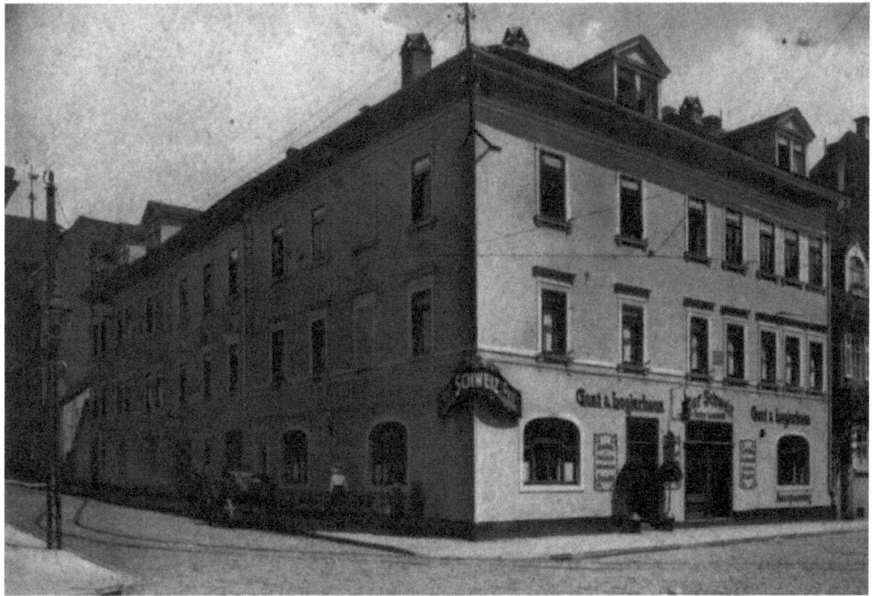

Abbildung 7.8. Ansicht des Gasthofes „Zur Schweiz“, in dem zwischen 1890 und 1900 die Ohrenklinik untergebracht war (Stadtarchiv Jena).

schweren, oft septischen und mit äußerst üblem Geruch einhergehenden Prozesse des Ohres bei gleichem Dienstpersonal nur zu leicht der Ausgangspunkt für schwere, ja tödliche Komplikationen der chirurgisch Kranken werden [...]“, befand man und forderte das Staatsministerium auf, der Ohrenklinik eigenes Personal zur Verfügung zu stellen [85].

Anfang Dezember 1889 wandte sich Riedel erneut an das Weimarer Staatsministerium und bat aufgrund des massiven Platzmangels innerhalb seiner Klinik um die Verlegung der stationären Ohrenabteilung. Er war überzeugt [120]:

> „Durch Verlegung der Ohrenklinik gewinnen wir zwei Zimmer mit 6 Betten und eine wechselnde Menge von Plätzen in der Baracke, so dass vorläufig wieder für die Aufnahme chirurgisch Kranker gesorgt ist.“

Sein Antrag stieß auf entsprechende Zustimmung. Es wurde ein Ministerialdekret verfasst, in welchem man vorschlug, Räume für die Ohrenklinik im Gasthof „Zur Schweiz“ (Abbildung 7.8) anzumieten. Darin heißt es [121]:

> „[...] macht sich eine Verlegung der stationären Ohrenklinik, welche als eine selbständige Einrichtung seit dem Jahre 1885 in den Räumen dieser Abteilung [der chirurgischen] vorläufig mit untergebracht wurde um des Willen notwendig, weil bei der fortdauernden Zunahme der der chirurgischen Behandlung unterliegenden Kranken die für dieselben bestimmten Räume

> nicht mehr ausreichen, während auch die Zahl der in der stationären Ohrenklinik behandelten Kranken, für welche 2 Zimmer mit 6 Betten in der chirurgischen Abteilung zur Verfügung stehen, seit dem Jahre 1887 erheblich gestiegen ist. [...] Unter diesen Umständen bleibt nichts übrig, als dem bestehenden Bedürfnisse durch Ermietung geeigneter Räume vorläufig abzuhelfen. In dem in der Nähe des Landkrankenhauses gelegenen Hause des ERNST LUCAS zu Jena sind die zur Unterbringung der stationären Ohrenklinik notwendigen Räume, welche sich unmittelbar an die in diesem Hause befindliche Poliklinik für Ohrenkranke anschließen, in zweckentsprechender Weise vorhanden, und ist der betreffende Hausbesitzer auch bereit, einen [...] Mietvertrag mit dem Staatsfiskus abzuschließen.“

Der Finanzausschuss des Landtages empfahl ebenfalls eine Verlegung der Ohrenklinik in eigene Räumlichkeiten [123]:

> „Die wesentlichen Vorteile, die aus einer räumlichen Verbindung der bisher getrennten stationären und poliklinischen Anstalt hervorgehen sind zu einleuchtend, um hier erörtert zu werden.“

Am 14. März 1890 stimmte schließlich der Landtag dem Antrag des Staatsministeriums zu [122], worauf Anfang Juli desselben Jahres die Ohrenklinik ihre Räume im zweiten Obergeschoss des Gasthofes bezog. Die stationäre Ohrenklinik umfasste insgesamt sechs Zimmer; zwei von ihnen gehörten vorher zur Ohrenpoliklinik [44]. Zunächst standen zwölf Krankenbetten zur Verfügung [22, S. 10]. Die Miete für die stationäre Abteilung betrug 240 Mark jährlich und wurde zusammen mit der Miete für die poliklinischen Räume aus dem Etat der Großherzoglichen Landesheilanstalten bestritten. Bis dahin war die Miete für die Ohrenpoliklinik aus akademischen Mitteln finanziert worden [119].

Im Deutschen Reich existierten im Jahre 1894 selbständige staatliche Ohrenkliniken neben Jena nur in Berlin, Halle, Straßburg, Marburg und Tübingen. An den übrigen Universitäten gab es entweder ausschließlich Ohrenpolikliniken oder es herrschten Verhältnisse wie in Jena vor 1890, wo der Otologe über Betten in einer Chirurgischen Klinik verfügen konnte. Für den klinischen Unterricht waren stationäre Abteilungen am besten geeignet, da dort die für die Otologie so wichtigen operativen Methoden am besten demonstriert werden konnten [29].

Der Gasthof „Zur Schweiz“ in Jena, Quergasse 15, existiert heute noch. Spätestens ab 1934 befand sich an dem Gebäude eine Tafel zum Gedenken an KESSEL [9, S. 46], die im Jahre 1990 noch existiert haben muss [9, S. 90].

7.8 Die Neuerrichtung einer Ohrenklinik im Jahre 1900

7.8.1 Notwendigkeit der Erweiterung

Seit Aufnahme seiner Tätigkeit in Jena hatte KESSEL mit nur einem Assistenten die tägliche Arbeit in Klinik und Poliklinik zu bewältigen. Erschwerend

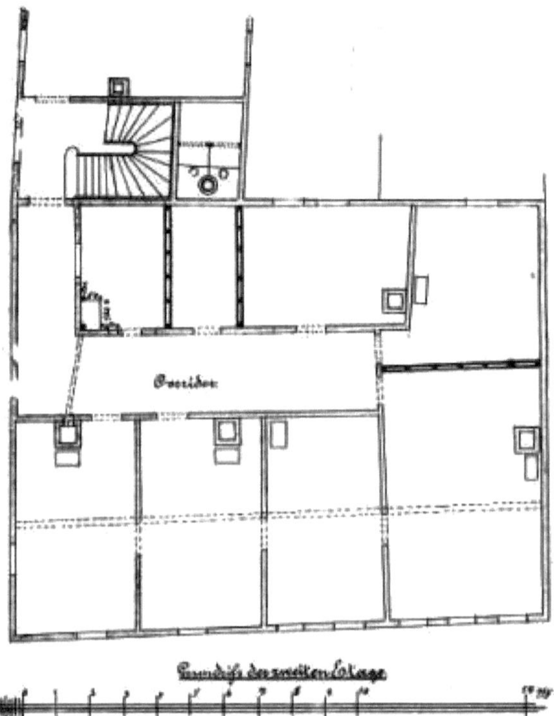

Abbildung 7.9. Grundriss der in der 2. Etage des Gasthofes „Zur Schweiz“ untergebrachten Ohrenklinik (Bauaktenarchiv der Stadt Jena).

wirkte sich dabei der häufige personelle Wechsel aus, denn bis der Assistent angelernt war, musste KESSEL alle anfallenden Operationen selbst ausführen. KESSEL beklagte 1895 [46]:

> „Ferien sind für den Direktor und den Assistenten Ideale. Wir haben unsere Arbeitsstunden vermehrt und kommen auch jetzt zu zweien nicht mehr aus. Geht einer von uns, wenn auch nur sehr kurze Zeit, wie das nicht anders möglich ist, auf Erholung, so übernimmt der Andere die ganze Fülle von Arbeit.“

Wurden 1889 noch 75 Patienten jährlich stationär betreut, erhöhte sich diese Zahl 1894 auf 157 Patienten. Im gleichen Zeitraum vervielfachten sich die chirurgischen Eingriffe in Klinik und Poliklinik von 49 auf 302 jährlich [44].

Der allgemeine Mangel an Hilfskräften in der Ohrenklinik war insbesondere während der Operationen spürbar. Wenn KESSEL mit seinem Assistenten operierte, übernahm die Krankenpflegerin die Narkose des Patienten, weil ein Arzt „oft auf Suchen und Bitten nicht zu beschaffen“ war. Falls auch die Pflegerin assistieren musste, war es wiederholt vorgekommen, dass Mitpatienten die Narkose übertragen wurde. 1895 sah sich KESSEL deshalb gezwungen, um einen zweiten Assistenten zu bitten. Diesem sollte die Möglichkeit eingeräumt werden, bereits nach einem Jahr an die Stelle des ersten Assistenten aufzurücken. „Auch dieser Assistent würde in der zu errichtenden Klinik unterzubringen sein“, meinte KESSEL provokant im Hinblick auf den ihm in Aussicht gestellten Neubau [46]. Im Personalverzeichnis ist ein zweiter Assistent ab dem Sommersemester 1899 aufgeführt (siehe Tabelle 7.2).

Das nichtärztliche Personal der Ohrenklinik bestand vor 1900 aus einer Krankenpflegerin und einer Wärterin. Diese war für die Aufsicht der Kranken zuständig. Bei der Betreuung der vielen ohrenkranken Kinder mussten erwachsene Patienten die Wärterin unterstützen. Aufgrund dieser Situation wurde am 1. Dezember 1898 eine zusätzliche Hilfswärterin eingestellt [125]. Die Wärterin der Ohrenklinik besaß kein eigenes Zimmer, deshalb war sie gezwungen, in den Patientenräumen zu schlafen. Zumindest der Pflegerin stand ein eigener kleiner Schlaf- und Aufenthaltsraum zur Verfügung.

Oftmals hielten sich im Behandlungszimmer des stationären Bereiches KESSEL, sein Assistent, die Pflegerin und zwei Patienten gleichzeitig auf. Zum Heizen war nur ein einfacher Herd vorhanden, ein Ofen fehlte. „Im Sommer arbeiten wir in diesem Raum bei 20 – 25°, im Winter frieren wir darin. [...] Der Aufenthalt in diesem Raum ist gesundheitsschädlich und die Arbeit darin aufreibend“, so KESSEL 1895. Innerhalb der folgenden vier Jahre erhöhte sich die Anzahl der in sechs Zimmern untergebrachten stationären Betten von 17 auf 30 [22, S. 10]. KESSEL bemängelte [45]:

> „Ansuchen von Studenten und praktischen Ärzten, welche außer den klinischen Behandlungsmethoden sich auch andere anzueignen streben, die tiefer in das Wissen und Können der Ohrenheilkunde einführen, müssen des Raummangels wegen abgewiesen werden. Dies ist lebhaft zu bedauern, weil gerade die Strebsamen abgewiesen werden müssen“

Nach wenigen Jahren hatten sich damit die Räumlichkeiten der Ohrenklinik und Poliklinik als gänzlich unzureichend für einen funktionierenden Krankenbetrieb erwiesen. Gegenüber den restlichen Kliniken der Landesheilanstalten sah sich KESSEL stark benachteiligt [46]:

> „Dazu kommt, dass die jetzige Ohrenklinik mit allen ihren Einrichtungen weit hinter den anderen Kliniken des allgemeinen Krankenhauses zurücksteht, so dass es die Humanität gebietet auch hier sowohl das Hilfspersonal als die Ohrenkranken denen der anderen Kliniken gleichzustellen.“

Das Staatsministerium in Weimar stellte ebenfalls fest [125]:

> „Diese Mietwohnung besteht zwar aus 14, allerdings sehr kleinen Räumen, reicht aber durchaus nicht mehr aus und entspricht in sanitärer Beziehung in keiner Weise den Anforderungen, welche man an ein staatliches Krankenhaus zu stellen berechtigt ist.“

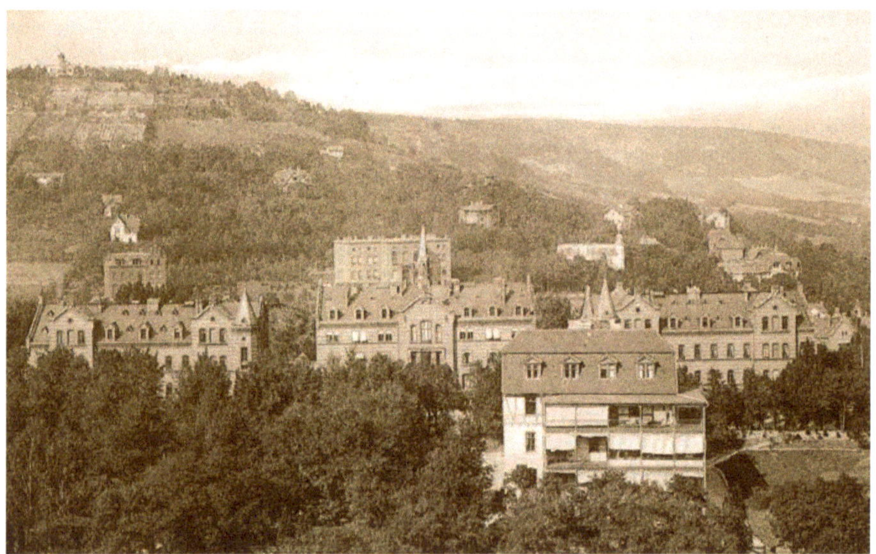

Abbildung 7.10. Blick auf den im Jahre 1879 eingeweihten Neubau der Psychiatrischen Klinik. Hinter dem mittleren Gebäude sieht man den 1902 eingeweihten Neubau des Physikalischen Instituts (Architekt MAX HOSSE [18]). Fotografie aus dem Jahre 1903. © JenaKultur Stadtmuseum.

7.8.2 Die Planungsphase

Am 28. Mai 1895 fanden Beratungen über eine Verlagerung der otologischen Klinik statt. Beteiligt waren die Klinikdirektoren STINTZING, SCHULTZE (in seiner Eigenschaft als Direktor der allgemeinen Angelegenheiten der Landesheilanstalten), Dekan AUGUST WAGENMANN und die Bauinspektoren des Großherzogtums Sachsen-Weimar-Eisenach. Offensichtlich wurde KESSEL als Betroffener und einziger Extraordinarius bei den Beratungen außen vorgelassen. Er zeigte sich überrascht, dass als Ersatz für die derzeit angemieteten Räume die Ohrenklinik ausschließlich in der zweiten Etage des alten Männer-Irrenhauses untergebracht werden sollte. Dieser Plan ließ ihn eine Verschlechterung der Arbeitsverhältnisse seines Faches befürchten, da dort insgesamt nur sechs Zimmer für Klinik und Poliklinik zur Verfügung gestanden hätten, im Vergleich zu den derzeitig vorhandenen vierzehn, „denn beide Abteilungen der Ohrenklinik benötigen eine bestimmte Anzahl von Räumlichkeiten zu bestimmten Zwecken.“ Auf KESSELs Drängen inspizierte SCHULTZE die unzureichenden Verhältnisse der Ohrenklinik im Gasthof „Zur Schweiz“. Er sollte sich überzeugen, dass bei einer Neukonzipierung genügend Platz sowohl für otologische Unterrichtszwecke als auch für die Patientenunterbringung geschaffen werden müsse. SCHULTZE vertrat daraufhin „in dankenswerter Weise“ die Auffassung, KESSEL zusätzlich die erste Etage des Männerirrenhauses zuzuteilen [46].

Das Irrenhaus, auf das sich hier bezogen wird, war um 1804 auf dem Gelände der späteren Großherzoglichen Landesheilanstalten errichtet worden, bereits um 1819 war es nur noch mit männlichen Kranken belegt. Die weiblichen Patienten wurden in einem benachbarten Haus untergebracht. Zu Beginn der 1870er-Jahre war der bauliche Zustand der Irrenanstalt derart schlecht, dass man sich zu einem Neubau entschloss. Schließlich wurde am 1. November 1879 die neue Psychiatrische Klinik am Fuße des Landgrafen eingeweiht (Abbildung 7.10) [17]. Im ehemaligen Männer-Irrenhaus war ab Mitte der 1880er-Jahre in der ersten und zweiten Etage die Augenklinik untergebracht. Zu einem späteren Zeitpunkt befand sich auch die Medizinische Poliklinik in zwei Räumen dieses Gebäudes. 1898 zog die Augenklinik aufgrund unzulänglicher Räumlichkeiten in einen Neubau auf dem Gelände der Landesheilanstalten um. Die Medizinische Poliklinik bekam ebenfalls einen Neubau [22, S. 5 – 6]. Dazu heißt es in einem Bericht des Großherzoglichen Staatsministeriums vom 1. Februar 1899 [124]:

> „Nachdem die Augenklinik, welche früher den größten Teil dieses Gebäudes [des Männerirrenhauses] inne hatte, in den Neubau übergesiedelt ist, erhält die bisher in einem Mietshaus untergebracht gewesene Ohrenklinik das Gebäude. Diese kann in dem an sich schon sehr knapp bemessenen Haus keinen Raum auch nur vorübergehend entbehren, so dass die medizinische Poliklinik ausziehen muss."

Neben den nicht mehr zeitgemäßen Unterbringungsmöglichkeiten der otologischen Patienten führte das Ministerium als weiteres Motiv für eine Verlegung die bessere Verwaltung an, die sich bei einem an die übrigen Landesheilanstalten angegliedertem Gebäude ergeben würde. Es wurden auch Neubaupläne erörtert. Man kam jedoch zu dem Ergebnis, dass ein Klinikneubau mindestens doppelt so teuer wie der Umbau des baulich noch relativ gut erhaltenen Männerirrenhauses gewesen wäre, und stellte fest [125]:

> „Das Gebäude [Männerirrenhaus] selbst ist zwar nach der übereinstimmenden Ansicht der Sachverständigen so gut erhalten, dass es noch viele Jahrzehnte wird gebraucht werden können und es unbedenklich erscheint, bauliche Veränderungen daran vorzunehmen. Aber die innere Einteilung muss eine andere werden [...] die Heizung des Gebäudes mittels Öfen durch eine Zentralheizung ersetzt, weitere Räume zur Aufnahme von Kranken geschafft und endlich ein Hörsaal nebst Behandlungszimmer angebaut werden."

Durch den Anbau des Hörsaales mit Behandlungszimmer sollten den zur Demonstration vorgesehenen Ohrenkranken weite Wege im Freien zu anderen Hörsälen erspart werden. Ansonsten hätte eine erhebliche Gefährdung der Patienten in Kauf genommen werden müssen, was die Regierung nicht verantworten wollte. Es war vorgesehen, den Anbau in einstöckiger Bauweise zu errichten, mit direktem Zugang vom im Hauptgebäude befindlichen Wartezimmer in den Behandlungsraum. Von diesem aus sollte eine Tür direkt in den Hörsaal der Ohrenklinik führen. Der Anbau dieses Gebäudeteils veranschlagte das Ministerium mit 56.250 Mark. Im Hauptgebäude waren folgende

Räumlichkeiten geplant: Laboratorium, Wartezimmer, Arbeitszimmer des Direktors sowie Wohnungen für die Assistenten und Wärterin. Für die Kranken waren 30 Betten vorgesehen [125]:

> „Der gegenwärtige Tagesbestand an Kranken beträgt etwa 30 Personen. [...] Da nach der andauernden Zunahme in den letzten Jahren auch für die Zukunft ein Zuwachs sicher zu erwarten ist, so erscheint es notwendig, dass hierzu völlig geeignete Dachgeschoss zu Krankensälen auszubauen, welche Raum für weitere 10 – 15 Betten bieten würden."

Im Gegensatz zum geplanten Anbau waren die Umbauarbeiten im Hauptgebäude mit relativ geringen 14 050 Mark veranschlagt. Für die Inneneinrichtung plante man „trotz größter Sparsamkeit" rund 7.700 Mark ein, da viele der ursprünglichen Einrichtungsgegenstände verschlissen waren. Insgesamt wurden für die Verlegung der Ohrenklinik auf das Gelände der Landesheilanstalten Mittel in Höhe von 78.000 Mark benötigt [125]:

> „Der Betrag ist zwar ein hoher, es wird dafür aber auch nach Ansicht aller Sachverständigen eine Anlage geschaffen, welche allen zu stellenden berechtigten Ansprüchen genügen und ebenso ihren Zweck erfüllen wird [...]."

Im Ministerialdekret des Staatsministeriums vom 4. März 1899 war zusätzlich vorgesehen, die Stelle der Hilfswärterin, die bereits seit Dezember 1898 geschaffen worden war, rückwirkend ab 1. Januar 1899 in ein endgültiges Beschäftigungsverhältnis umzuwandeln. Die Wärterin sollte ein jährliches Gehalt von 300 Mark erhalten verbunden mit freier Verpflegung in der Ohrenklinik.

Am 11. März 1899 beschäftigte sich der Landtag des Großherzogtums Sachsen-Weimar Eisenach in erster Lesung mit dem Projekt „Herstellung des Gebäudes für die Ohrenabteilung der Großherzoglichen Landesheilanstalten", das danach dem Finanzausschuss des Landtages übergeben wurde. Dieser stellte fest, dass ein Neubau einer Ohrenklinik in Jena nur deshalb noch nicht realisiert worden war, weil schon sehr lange die Absicht bestanden hatte, die Ohrenklinik im alten Männerirrenhaus unterzubringen. Der Finanzausschuss zeigte sich überzeugt, dass der zunehmenden Spezialisierungstendenz innerhalb der Medizin durch den Bau entsprechender Kliniken Rechnung getragen werden müsse. Zudem wurde ein Umbau für besser gehalten, weil ein neu erbautes Gebäude erst mehrere Jahre lang austrocknen müsse und damit die „sehr subtilen Ohrenkranken" gefährden würde. Schließlich berief man sich auf Kessel, der behauptet haben soll, dass das Männerirrenhaus nach erfolgtem Umbau „über ein Menschenalter selbst bei Steigerung der Frequenz nicht vergrößern zu werden braucht." Kritisiert wurde unter anderem der geplante Hörsaalanbau, denn dieser sei Sache der Universität. Mit Rücksicht auf deren finanzielle Lage sowie im Hinblick auf die Tatsache, dass im Anbau auch das Behandlungszimmer untergebracht werden soll, stellte man die Kritik jedoch zurück. Positiv wurde beurteilt, dass der Anbau bei Bedarf um ein zusätzliches Stockwerk ergänzt werden könne. So ließe sich verhältnismäßig preiswert

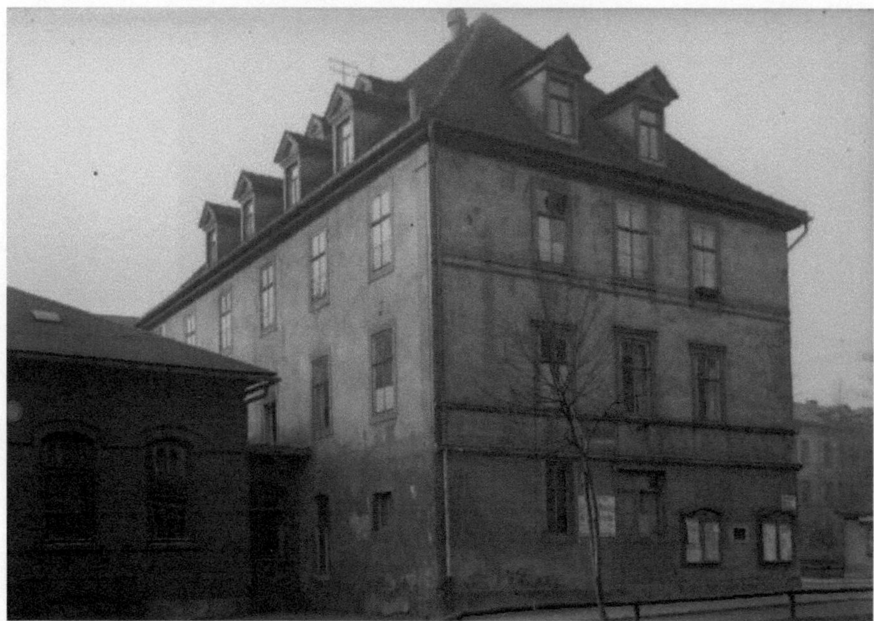

Abbildung 7.11. Ansicht der 1900 errichteten Ohrenklinik, links im Bild der Hörsaalanbau (Fotoarchiv der Universitäts-HNO-Klinik Jena).

eine Vergrößerung der Ohrenklinik erreichen [127]. Letztendlich empfahl der Finanzausschuss dem Landtag die Zustimmung zum 78.000 Mark umfassenden Umbauprojekt sowie zur Schaffung einer zweiten Wärterinnen-Stelle an der Jenaer Ohrenklinik. Der Beschluss dazu erfolgte in der Landtagssitzung vom 22. März 1899 [126].

Damit waren alle Voraussetzungen für den Baubeginn erfüllt: Bis zum April 1900 wurden für die Arbeiten an der neuen Ohrenklinik von den bewilligten 78.000 etwa 20.000 Mark verbaut. Daraufhin wurden die nächsten 40.000 Mark für den Fortgang der Arbeiten überwiesen. Am 3. August 1900 schließlich wurden die restlichen 18.000 Mark zur Verfügung gestellt [128].

7.8.3 Die Eröffnung im Dezember 1900

Am 14. 12. 1900 fand die Einweihung der neuen Ohrenklinik statt, zu deren Anlass Kessel eine Eröffnungsrede hielt [KB-68]:

> „Das Landkrankenhaus hat sich um eine Anstalt vermehrt, welche 27 größere und kleinere Räume umfasst, die teils der Untersuchung, Behandlung und Unterbringung der Kranken in 40 Betten dienen, teils dem Unterrichte und der Forschung zu Gute kommen. Errichtet wurde sie in einem Staate, der zwar nicht durch die Größe seiner Einwohnerzahl, wohl aber durch die Größe seiner Bestrebungen hervorragt, wenn es gilt, Wissenschaft und Kunst zu

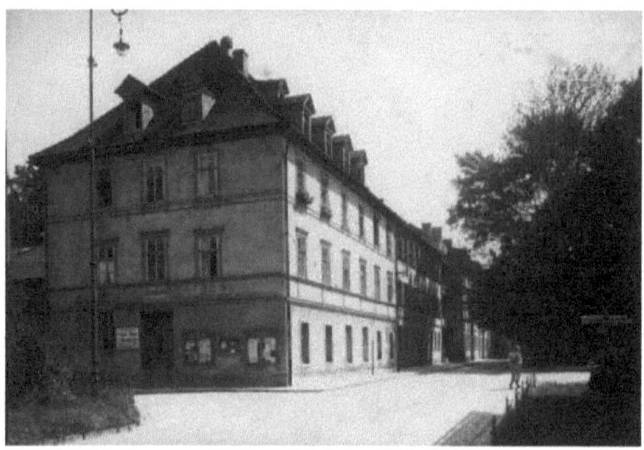

Abbildung 7.12. Ansicht der 1900 errichteten Ohrenklinik aus dem Jahre 1914. © JenaKultur, Stadtmuseum, Album DRK.

> schützen und zu fördern. Es sind warme Dankesgefühle, die mich beherrschen für die einsichtsvolle und für das stete Wohlwollen, das die hohe Regierung diesem Institute bis heute erwiesen hat. Gleichen Dank spreche ich auch aus dem Weimarischen Landtage für seine Bewilligungen und Allen, welche zur Förderung beigetragen haben."

Die Jenaische Zeitung berichtete in ihrer Ausgabe vom Dienstag, dem 18. Dezember 1900:

> „Jena, 17. Dezember: Die neuerbauten Räume der Ohrenklinik und das neuerrichtete Gebäude der medizinischen Poliklinik sind in feierlicher Weise ihrer Bestimmung übergeben worden!"

Es ist als Verdienst des Großherzogtums zu werten, bereits 1900 eine 40 Betten umfassende Ohrenklinik errichtet zu haben, insbesondere im Hinblick darauf, dass zu diesem Zeitpunkt an mehreren deutschen, zumeist preußischen Universitäten noch keine staatlichen, stationären otologischen Kliniken existierten. Dazu gehören Königsberg, Breslau, Kiel, Bonn, Göttingen, Greifswald und Würzburg. Die Universitätsohrenklinik unter Schwartze in Halle, damals Zentrum der Otochirurgie, wies seit 1885 im Hauptgebäude 25 Betten auf, weitere mussten in Privatkliniken belegt werden. Ohrenkliniken, teilweise schon HNO-Kliniken, gab es um die Jahrhundertwende u. a. auch in Leipzig, Heidelberg, Erlangen, Freiburg, Gießen, München, Straßburg, Tübingen und Rostock. Diese wiesen allerdings bezüglich ihrer Bettenzahl und personellen Ausstattung recht große Unterschiede auf [30].

Im *Archiv für Ohrenheilkunde* äußerte sich H. Schwartze lobend über die neue Ohrenklinik [23]:

> „Für die Zwecke derselben ist die frühere Augenklinik ausgebaut und durch Neubau vergrößert, so dass neben sehr geräumigen Untersuchungszimmern, wissenschaftlichen Arbeitsräumen, dem Operationszimmer, einem sehr opulent und zweckmäßig eingerichteten Auditorium noch Platz vorhanden ist zur Aufnahme von 45 Kranken."

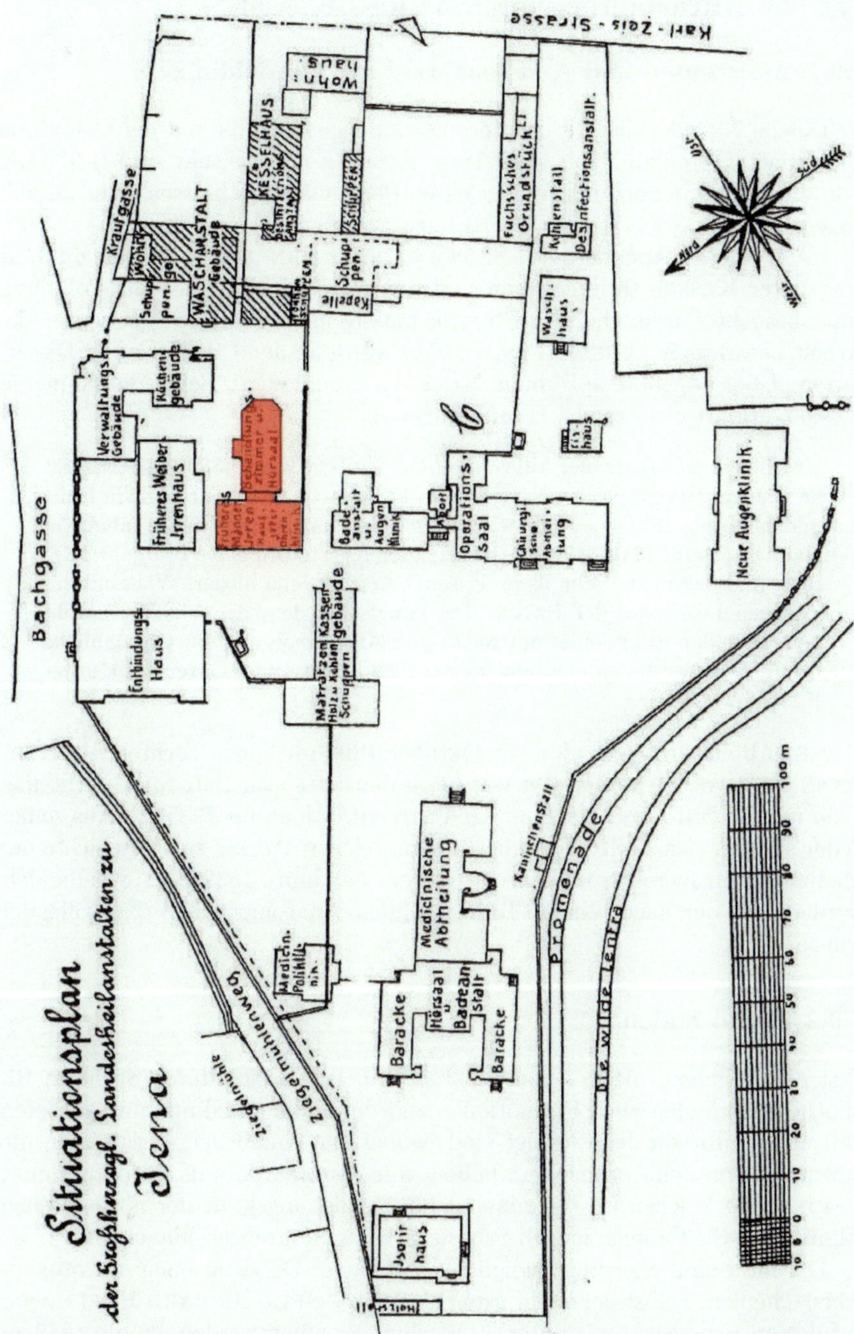

Abbildung 7.13. Situationsplan der Großherzoglichen Landesheilanstalten aus dem Jahre 1902 [19]. Die Lage der Ohrenklinik ist farbig markiert.

7.9 Die Mitarbeiter von Johannes Kessel

7.9.1 Assistenten und Assistenzärzte der Ohrenklinik

In Tabelle 7.2 sind alle Mitarbeiter zusammengestellt, die seit der Gründung der Jenaer Ohrenklinik bis zum Tode KESSELs nachweisbar sind [130]. Die Vornamen sind in den zugrunde gelegten Personalverzeichnissen nicht überall angegeben.

Nach eigener Angabe in [7, S. 586] ist auch ERNST GIESE 1892 ein Jahr lang unter KESSEL tätig gewesen und weist darauf hin, „dass die Poliklinik stark besucht wurde, aber der Direktor musste mit nur einem Assistenten die Arbeit bewältigen“. GIESE (1865 – 1956) wurde in Jena 1888 mit der Dissertation „Über angeborene Pulmonalstenosen“ promoviert. Seine Beziehung zu KESSEL erklärt er in seinen Erinnerungen [6]:

> „Nach Ableistung meiner Militärdienstpflicht wurde ich 1889 Assistenzarzt an der von HITZIG geleiteten Klinik für Psychiatrie und Neurologie in Halle und blieb bis 1891 [...] Danach war ich am Eppendorfer Krankenhaus in Hamburg unter KARL als stellvertretender Assistenzarzt bis Frühjahr 1892 tätig und ließ mich dann als praktischer Arzt in Jena nieder. Während des längeren Leerlaufes der Praxis, der damals bei dem nur 14.000 Einwohner zählenden Stadtgebiet mit reichlicher Arztversorgung das Gewöhnliche war, arbeitete ich fast ein Jahr lang täglich in der Univ.-Ohrenklinik unter KESSEL.“

GIESE (Abbildung 7.14), der seit Oktober 1892 mit einer Tochter von HERMANN SCHWARTZE verheiratet war [6], habilitierte sich 1901 für Gerichtsmedizin und vertrat dieses Fach an der Universität Jena bis 1935 [2]. Aus seiner Feder stammt der zweite Teil eines umfangreichen Werkes zur Geschichte der Medizinischen Fakultät in Jena [7], in dem die Jahre 1832 – 1918 behandelt werden und der nach seinem Tode von dem Anatomen H. VOSS vollendet wurde.

7.9.2 Doktoranden

Fast allen Namen, die in Tabelle 7.2 stehen, lassen sich durch Suche in Bibliotheksbeständen auch Promotionen zuordnen, die allerdings zum größeren Teil außerhalb von Jena erfolgt sind, wobei der Anteil der Assistenten, die außerhalb von Jena promoviert haben, mit den Jahren auffallend zunimmt. Das mag ein Zeichen für die zunehmende Anziehungskraft der KESSELschen Klinik über die Großherzoglich-Sächsischen Landesgrenzen hinaus sein.

Darunter sind allerdings lediglich zwei Jenaer Dissertationen mit otologischen Themen. Selbst der wichtigste Schüler KESSELs, RICHARD HOFFMANN, auf dessen Lebensweg wir unter 9.1.1 näher eingehen werden, wurde 1889 zu einem gynäkologischen Thema promoviert. Die beiden otologischen Arbeiten stammen von folgenden Autoren:

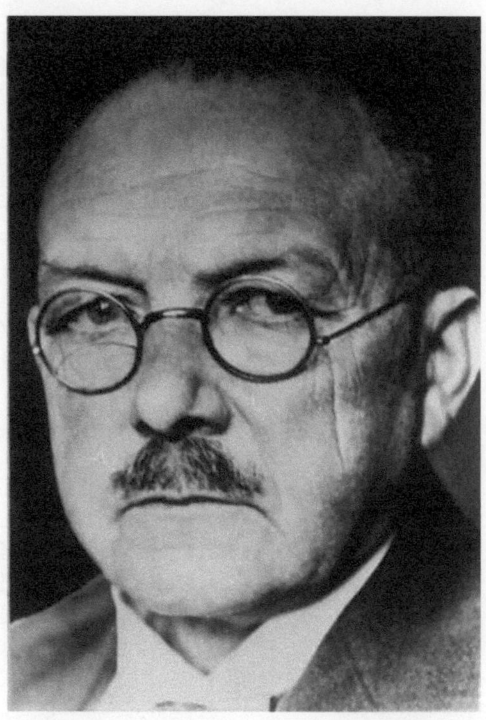

Abbildung 7.14. ERNST GIESE (Universitätsarchiv Jena, Professorenalbum).

- GROSCH, FERDINAND, promoviert 1890 in Jena über Ohrfurunkulose [8] ohne Nennung eines Doktorvaters. Der Verfasser firmiert bei Drucklegung als „praktischer Arzt in Neuhaus a. Rg.".
- MÜLLER, FRANZ WERNER, promoviert 1891 in Jena über Mittelohreiterungen [15]. Von MÜLLER ist auch ein Beitrag im *Archiv für Ohrenheilkunde* erschienen [16], auf den wir im nächsten Kapitel noch zurückkommen werden.

Die Arbeit von MÜLLER ist die einzige Dissertation, von der wir durch das Impressum wissen, das sie durch KESSEL betreut worden ist: „Genehmigt von der medicinischen Fakultät auf Antrag des Herrn Professor KESSEL. – Jena, 10. April 1891. – W. MÜLLER, d. Z. Dekan." Der Verfasser knüpft an die bakteriologischen Vorarbeiten von KESSEL aus dessen Grazer Zeit an [KB-39]. Er gibt in seiner Danksagung an, dass die untersuchten Fälle von Mittelohreiterungen aus der KESSELschen Ohrenklinik stammen, wobei die bakteriologischen Untersuchungen im hygienischen Institut unter Leitung des Professors GÄRTNER angefertigt wurden.

Tabelle 7.2. Assistenten/ Assistenzärzte der Jenaer Ohrenklinik. Recherche auf der Basis der gedruckten Personalverzeichnisse der Universität Jena von MARGIT HARTLEB, Universitätsarchiv Jena.

Semester	Vorstand	Assistent
SS 1884	WEBER-LIEL	cand. med. GÜNNING, WILLIAM
WS 1884/85	WEBER-LIEL	cand. med. REXRODT, HEINRICH
SS 1885	d. Z. unbesetzt	d. Z. unbesetzt
WS 1885/86	d. Z. unbesetzt	d. Z. unbesetzt
SS 1886	KESSEL	D. SCHMIDT, HEINRICH
WS 1886/87	KESSEL	D. GROSCH, FERDINAND
SS 1887	KESSEL	D. GÖTZE, PAUL
WS 1887/88	KESSEL	cand. med. SCHÄFER, ALPHONS
SS 1888	KESSEL	cand. med. MÜLLER, FRANZ
WS 1888/89	KESSEL	cand. med. MÜLLER, FRANZ
SS 1889	KESSEL	cand. med. MÜLLER, FRANZ
WS 1889/90	KESSEL	D. MÜLLER, PAUL
SS 1890	KESSEL	D. MÜLLER, PAUL
WS 1890/91	KESSEL	D. MÜLLER, PAUL
SS 1891	KESSEL	D. VON RIEDL, MAX
WS 1891/92	KESSEL	D. VON RIEDL, MAX
SS 1892	KESSEL	D. HOFFMANN, RICHARD
WS 1892/93	KESSEL	D. HOFFMANN, RICHARD
SS 1893	KESSEL	D. HOFFMANN, RICHARD
WS 1893/94	KESSEL	D. OBERMÜLLER
SS 1894	KESSEL	D. OBERMÜLLER
WS 1894/95	KESSEL	D. OBERMÜLLER
SS 1895	KESSEL	D. OBERMÜLLER
WS 1895/96	KESSEL	D. MATTE
SS 1896	KESSEL	D. MATTE
WS 1896/97	KESSEL	D. MATTE
SS 1897	KESSEL	D. MATTE
WS 1897/98	KESSEL	D. LÖNS, HEINR.
SS 1898	KESSEL	D. LÖNS, HEINR.
WS 1898/99	KESSEL	D. LÖNS, HEINR.
SS 1899	KESSEL	1. D. RUPRECHT 2. D. POMMEREHNE
WS 1899/00	KESSEL	1. D. RUPRECHT 2. D. GOLDSCHMIDT
SS 1900	KESSEL	1. D. RUPRECHT 2. D. GOLDSCHMIDT

Semester	Vorstand	Assistent
WS 1900/01	KESSEL	1. D. POMMEREHNE, FRIEDRICH 2. D. GRAFFUNDER
SS 1901	KESSEL	1. D. POMMEREHNE, FRIEDRICH 2. D. GRAFFUNDER
WS 1901/02	KESSEL	1. D. POMMEREHNE, FRIEDRICH 2. D. GRAFFUNDER
SS 1902	KESSEL	1. D. POMMEREHNE, FRIEDRICH 2. D. LEISTIKOW
WS 1902/03	KESSEL	1. D. LOIDA 2. cand. med. MANGOLD, ERNST
SS 1903	KESSEL	1. D. LOIDA 2. approb. Arzt HIRSCHFELD, A.
WS 1903/04	KESSEL	1. D. LOIDA 2. D. REBBELING
SS 1904	KESSEL	1. D. LOIDA 2. D. REBBELING
WS 1904/05	KESSEL	1. D. BUCERIUS 2. Arzt NECK
SS 1905	KESSEL	D. BUCERIUS
WS 1905/06	KESSEL	1. D. BUCERIUS 2. D. BROCKE
SS 1906	KESSEL	1. D. BUCERIUS 2. D. JUNGHERR
WS 1906/07	KESSEL	D. JUNGHERR
SS 1907	KESSEL	1. D. JUNGHERR 2. D. LANGE
WS 1907/08	RIEDEL in Vertretung	1. Dr. JUNGHERR 2. Dr. LANGE

Literatur

1. BAUMGART, M.: Grundsätze und Bedingungen zur Erlangung der Doctorwürde bei allen Facultäten der Universitäten des deutschen Reichs. Berlin: Decker 1884.
2. BODE, C.: Zur Geschichte der Gerichtlichen Medizin an der Universität Jena im Zeitraum von 1901 bis 1945. Dissertation, Medizinische Fakultät der Friedrich-Schiller-Universität Jena, 2007.
3. DENKER, A.: Wird in Deutschland der praktische Arzt in genügender Weise in der Oto-Rhino-Laryngologie ausgebildet? Sonderdruck der MMW Nr. 29, 1913.
4. EULNER, H.-H.: Die Entwicklung der medizinischen Spezialfächer an den Universitäten des deutschen Sprachgebietes. Stuttgart: Ferdinand Enke 1970 (Studien zur Medizingeschichte des neunzehnten Jahrhunderts, Bd. IV).
5. FLEISCHER, K.; NAUMANN, H. H. (Hrsg.): Akademische Lehrstätten und Lehrer der Oto-Rhino-Laryngologie in Deutschland im 20. Jahrhundert. Berlin etc.: Springer-Verlag 1996.
6. GIESE, E.: [Selbstbiografie] in: WIEDERANDERS, B.; ZIMMERMANN, S. (Hrsg.): Buch der Docenten der Medicinischen Facultät zu Jena. Golmsdorf: Jenzig-Verlag 2004, S. 107 – 114.
7. GIESE, E.; VON HAGEN, B.: Geschichte der medizinischen Fakultät der Friedrich-Schiller-Universität Jena. Jena: Fischer 1958.
8. GROSCH, F.: Die Ohrfurunculose und ihre Behandlung. Dissertation, medicinische Fakultät der Universität Jena, 27. 1. 1890. Jena: Frommannsche Buchdruckerei 1890.
9. HAUN, W.; IGNASIAK, D.; OEHME, B.; TRAEGER, I.: Gedenk-Tafeln. Kulturgeschichte an Jenas Häusern. Jena Information 1990.
10. Jena. In: Meyers Konversations-Lexikon, 4. Auflage, Bd. 9. Leipzig und Wien: Bibliographisches Institut 1890, S. 190 – 192.
11. KOCH, H.: Geschichte der Stadt Jena. Stuttgart: Gustav Fischer 1966.
12. KÖRNER, O.: Erinnerungen eines deutschen Arztes und Hochschullehrers 1858 – 1914. München u. a.: Bergmann 1920.
13. LICHTENBERG, K.: FRIEDRICH E. WEBER-LIEL. Monatschrift für Ohrenheilkunde sowie für Kehlkopf-Nasen-Rachen-Krankheiten 26 (1892), S. 25.
14. MARSCHALL, M.: Die Begründung und Entwicklung des ersten chirurgischen Lehrstuhls der Universität Jena und der chirurgischen Abteilung der Landesheilanstalten Jena unter Franz Jordan von Ried. Med. Diss. Jena 2002.
15. MÜLLER, F. W.: Bakteriologische und klinische Beiträge zu den Mittelohreiterungen. Dissertation, med. Fak. der Universität Jena. Jena: Engau 1891.
16. MÜLLER, F. W.: Einiges über die klinische Bedeutung bestimmter Trommelfellperforationen. Archiv für Ohrenheilkunde 32 (1891) 2, S. 85 – 100.
17. MÜLLER, C.: Die Jenaer Nervenklinik zwischen 1859 und 1882 und ihre Direktoren FRANZ XAVER SCHÖMANN und FRIEDRICH SIEBERT. Med. Dissertation Jena 1990.
18. NÄGELKE, H.-D.: Hochschulbau im Kaiserreich: historische Architektur im Prozess bürgerlicher Konsensbildung. Kiel: Ludwig 2000.
19. RIEDEL, B.: Über den Neubau der Jenaer Kliniken. Correspondenz-Blätter des Allgemeinen ärztlichen Vereins von Thüringen 31 (1902) 3, S. 97 – 106.

20. ROSSBACH, M.: Bericht über 85 Operationen von Kehlkopfpolypen. Correspondenz-Blätter des Allgemeinen ärztlichen Vereins von Thüringen 46 (1887), Nr. 2, S. 51 – 60.
21. SCHAFFER, J.: OTTO DRASCH †. Nachruf, gehalten bei der Übernahme der Kehrkanzel für Histologie und Entwickelungsgeschichte an der k. k. Universität in Graz. Anatomischer Anzeiger, Centralblatt für die gesamte wissenschaftliche Anatomie 39 (1911) 13/14, S. 377 – 382.
22. SCHMID-BURGK, J.: Die Großherzoglich Sächsischen Landesheilanstalten zu Jena, ihre Entstehung, Entwickelung und ihr heutiger Bestand, nach amtlichen Quellen dargestellt. Weimar: Druck der Hof-Buchdruckerei 1901.
23. SCHWARTZE, H.: Personal- und Fachnachrichten. Archiv für Ohrenheilkunde 50 (1900) 3-4, S. 293.
24. SEIDEL, J.: Zur Geschichte der Oto-Rhino-Laryngologie an der Universität Leipzig. Med. Diss. Leipzig 1959.
25. Statistik der dem Ministerialdepartement des Großherzogl. Hauses und des Cultus unterstellten Unterrichts- und Erziehungs-Anstalten im Großherzogthum Sachsen, einschließlich der Großherzogl. und Herzogl. Sächsischen Gesammt-Universität Jena. Weimar: Uschmann [u. a.] 1883 ff.
26. STEINMETZ, M. (Hrsg.): Geschichte der Universität Jena 1548/58 – 1958. Festgabe zum vierhundertjährigen Universitätsjubiläum. 2 Bände. Jena: Gustav Fischer 1958.
27. STIER, F.: Lebensskizzen der Dozenten und Professoren an der Universität Jena 1548/58 – 1958, 4 Bde., Manuskript 1960.
28. TRÖLTSCH, A. VON: Vorstellung beim Reichskanzleramte, betreffend die Berücksichtigung der Ohrenheilkunde bei Festsetzung der neuen Vorschriften für die ärztliche Schlussprüfung. – Mit Beilage: Die Vertretung der Ohrenheilkunde an den Universitäten Deutschlands, Oesterreichs und der Schweiz. Archiv für Ohrenheilkunde 14 (1878) 2, S. 151 – 164.
29. WALB, H.: Über den Unterricht in der Ohrenheilkunde an den deutschen Hochschulen. In: Klinisches Jahrbuch, Bd. 5. Berlin: Julius Springer 1894, S. 58 – 61.
30. WALB, H.: Über die Notwendigkeit stationärer Kliniken in Verbindung mit den Polikliniken für Ohren-, Nasen- und Halskranke. In: Klinisches Jahrbuch, Bd. 12. Jena: Gustav Fischer 1904, S. 117 – 122.

Ungedruckte Quellen

31. UA Jena, Personalverzeichnis 1883 – 1892.
32. UA Jena, Vorlesungsverzeichnis 1819 – 1851.
33. UA Jena, Vorlesungsverzeichnis 1885 – 1898.
34. UA Jena, Vorlesungsverzeichnis 1898 – 1912.
35. UAJ, Best. BA 425, Schreiben Prodekan PREYER vom 25. 7. 1883, Bl. 1.
36. UAJ, Best. BA 425, Bl. 9.
37. UAJ, Best. BA 425, Schreiben Dekan SCHULTZE vom 29. 11. 1883, Bl. 11.
38. UAJ, Best. BA 425, Bl. 17.
39. UAJ, Best. BA 425, Bl. 22.
40. UAJ, Best. BA 425, Bl. 57.
41. UAJ, Best. BA 425, Bericht der Medizinischen Fakultät über „Wiederbesetzung der a.o. Professur für Ohrenheilkunde“ vom 30. 12. 1885.

42. UAJ, Best. BA 425, Bl. 63.
43. UAJ, Best. C 403, Schreiben KESSEL an Großherzogliches Staatsministerium, Departement des Inneren, vom 4. 7. 1895, Bl. 4.
44. UAJ, Best. C 403, Bl. 4 – 7.
45. UAJ, Best. C 403, Bl. 5.
46. UAJ, Best. C 403, Bl. 6.
47. UAJ, Best. C 403, Bl. 7, 8.
48. UAJ, Best. C 403, Eröffnungsrede KESSELs bei Übernahme der Klinik in die Räume der damaligen Poliklinik.
49. UAJ, Best. C 888, Bl. 98, 99.
50. UAJ, Best. G 2-136, 138.
51. UAJ, Best. G 2-155 sowie BA 1529.
52. UAJ, Best. G2-315, Mietvertrag vom 28. 7. 1886.
53. UAJ, Best. G2-315, Verzeichnis der zur Ausstattung der Ohrenklinik anzuschaffenden Möbel sowie Kostenaufstellung über Mobiliar in der Ohrenklinik.
54. UAJ, Best. G2-315, Schreiben Großherzoglich Sächs. Staatsministerium an Universitätsrentamt vom 22. 1. 1887.
55. UAJ, Best. L 193, Bl. 58 und Separatabdruck von [28].
56. UAJ, Best. L 199, Bl. 54 v, Schreiben vom 24. 5. 1881.
57. UAJ, Best. L 199, Schreiben Dekan SCHULTZE vom 24. 6. 1881, Bl. 55, 56.
58. UAJ, Best. L 203, Bl. 51.
59. UAJ, Best. L 203, Bl. 103, 109.
60. UAJ, Best. L 205, Schreiben KIRCHNER vom 30. 10. 1883, Bl. 7 v.
61. UAJ, Best. L 205, Bl. 11.
62. UAJ, Best. L 205, Schreiben KIRCHNER vom 6. 11. 1883, Bl. 23.
63. UAJ, Best. L 205, Bl. 37.
64. UAJ, Best. L 205, Bl. 58 – 66.
65. UAJ, Best. L 210, Bl. 36.
66. UAJ, Best. L 210, Bl. 37.
67. UAJ, Best. L 210, Bl. 41.
68. UAJ, Best. L 210, Schreiben Dekan an Kurator vom 6. 11. 1885, Bl. 43.
69. UAJ, Best. L 210, Bl. 78 – 81.
70. UAJ, Best. L 212, Bl. 104.
71. UAJ, Best. L 222, Dok. 23, S. 8 ([25, Jg. 1888]).
72. UAJ, Best. L 223, Dok. 25.
73. UAJ, Best. L 223, Dok. 26.
74. UAJ, Best. L 223, Dok. 27.
75. UAJ, Best. L 223, Dok. 27, S. 5, Dok. 28, S. 2.
76. UAJ, Best. L 223, Dok. 29.
77. UAJ, Best. L 223, Schreiben Großherzogliches Staatsministerium vom 13. 4. 1889, Bl. 17, 18.
78. UAJ, Best. L 223, Bl. 31.
79. UAJ, Best. L 223, Bl. 31, 32, 33.
80. UAJ, Best. L 223, Bl. 34 v.
81. UAJ, Best. L 223, Bl. 34, 35.
82. UAJ, Best. L 223, Bl. 37, 38.
83. UAJ, Best. L 223, Bl. 45 – 50.
84. UAJ, Best. L 223, Bl. 49.
85. UAJ, Best. L 223, Bl. 50.

86. UAJ, Best. L 229, Dok. 27, S. 8 ([25, Jg. 1890]).
87. UAJ, Best. L 236, Bl. 36.
88. UAJ, Best. L 238, Bl. 42, 43.
89. UAJ, Best. L 238, Bl. 44.
90. UAJ, Best. L 258, Dok. 82, S. 11 ([25, Jg. 1899]).
91. UAJ, Best. L 296, Dok. 145, S. 2 [3].
92. UAJ, Best. L 296, Dok. 145, S. 3.
93. ThStAA, Gesamtministerium Nr. 1188, Bl. 62 – 64.
94. ThStAA, Gesamtministerium Nr. 1207, Schreiben RIED an Kurator vom 29. 2. 1884.
95. ThStAA, Gesamtministerium Nr. 1207, Schreiben Großherzoglich Sächsisches Staatsministerium Weimar an Herzoglich Sächs. Ministerium Altenburg vom 21. 4. 1884 sowie Schreiben Großherzoglich Sächs. Staatsministerium Weimar an Großherzogliches Direktorium der allgemeinen Angelegenheiten der Landesheilanstalten vom 9. 4. 1884.
96. ThStAA, Gesamtministerium Nr. 1207, Schreiben Kurator an Herzoglich Sächs. Ministerium Altenburg vom 18. 1. 1886.
97. ThStAA, Gesamtministerium Nr. 1207, Schreiben Kurator an Herzoglich Sächs. Ministerium Altenburg vom 28. 9. 1883.
98. ThStAA, Gesamtministerium Nr. 1207, Schreiben Kurator vom 14. 1. 1884.
99. ThStAA, Gesamtministerium Nr. 1207, Schreiben RIED an Kurator vom 29. 2. 1884.
100. ThStAA, Gesamtministerium Nr. 1207, Schreiben Kurator vom 3. 3. 1884.
101. ThStAA, Gesamtministerium Nr. 1207, Schreiben Kurator vom 15. 3. 1884.
102. ThStAA, Gesamtministerium Nr. 1207, Schreiben Großherzoglich Sächs. Staatsministerium Weimar an Großherzogliches Direktorium der allgemeinen Angelegenheiten der Landesheilanstalten vom 9. 4. 1884.
103. ThStAA, Gesamtministerium Nr. 1207, Schreiben Großherzoglich Sächs. Staatsministerium Weimar an Herzoglich Sächs. Ministerium Altenburg vom 21. 4. 1884.
104. ThStAA, Gesamtministerium Nr. 1207, Schreiben Großherzoglich Sächs. Staatsministerium Weimar an Universitätskurator vom 22. 10. 1885.
105. ThStAA, Gesamtministerium Nr. 1207, Schreiben WEBER-LIEL an Kurator EGGELING vom 2. 11. 1885.
106. ThStAA, Gesamtministerium Nr. 1207, Schreiben Kurator an Herzoglich Sächs. Ministerium vom 4. 11. 1885.
107. ThStAA, Gesamtministerium Nr. 1209, Schreiben Kurator an Herzoglich Sächs. Ministerium Altenburg vom 18. 1. 1886.
108. ThStAA, Gesamtministerium Nr. 1207, Schreiben Großherzoglich Sächs. Staatsministerium Weimar an Universität Jena vom 25. 1. 1886.
109. ThStAA, Gesamtministerium Nr. 1209, Schreiben Kurator an Herzoglich Sächs. Ministerium Altenburg vom 18. 1. 1886.
110. ThStAA, Gesamtministerium Nr. 1209, Schreiben Kurator an Herzoglich Sächs. Ministerium Altenburg vom 27. 2. 1886.
111. ThStAA, Gesamtministerium Nr. 1454, Bl. 231.
112. ThStAA, Gesamtministerium Nr. 1499, Bl. 17, 18, 19.
113. ThStAA, Gesamtministerium Nr. 1499, Bl. 25.
114. ThStAA, Gesamtministerium Nr. 1499, Bl. 24, 25, 39 – 47.
115. ThStAA, Gesamtministerium Nr. 1499, Bl. 31, 39 – 47.

116. ThStAA, Gesamtministerium Nr. 1499, Bl. 39 – 47.
117. ThStAA, Gesamtministerium Nr. 1499, Bl. 40.
118. ThStAA, Gesamtministerium Nr. 1499, Bl. 39 – 47, 75, 130.
119. ThStAA, Gesamtministerium Nr. 1499, Bl. 130, 151.
120. ThHStAW, Landtagsakten 1889/1890 Nr. 321, Dekrete, Schreiben RIEDEL an Großherzoglich Sächs. Staatsministerium vom 3. 12. 1889, Bl. 439, 440.
121. ThHStAW, Landtagsakten 1889/1890 Nr. 321, Ministerialdekret vom 12. 2. 1890, Bl. 437, 438.
122. ThHStAW, Landtagsakten 1889/1890 Nr. 322, Protokolle, Bl. 394.
123. ThHStAW, Landtagsakten 1889/1890 Nr. 323, Ausschussberichte, Bericht Finanzausschuss vom 8. 3. 1890 Bl. 326.
124. ThHStAW, Landtagsakten 1899/1900 Nr. 338, Dekrete, Ministerialdekret vom 1. 2. 1899, Bl. 839.
125. ThHStAW, Landtagsakten 1899/1900 Nr. 338, Dekrete, Ministerialdekret vom 4. 3. 1899, Bl. 922.
126. ThHStAW, Landtagsakten 1899/1900 Nr. 339, Erklärungsschriften, Erklärungsschrift vom 23. 3. 1899, Bl. 141.
127. ThHStAW, Landtagsakten 1899/1900 Nr. 342, Ausschussberichte, Bericht Finanzausschuss vom 18. 3. 1899, Bl. 522.
128. ThHStAW, Staatsministerium Departement der Finanzen Nr. 786, Bl. 155, 157.
129. Stadtarchiv Jena, Adressbücher der Residenz- und Universitätsstadt Jena 1889 – 1900.
130. UAJ, Schreiben vom 31. 7. 2012.

8

Jena
1886 – 1907
Teil II: Wissenschaftler und Familienvater

8.1 Kessel und die wissenschaftliche Gemeinschaft

Wir sind im vorherigen Kapitel vorrangig auf die Tätigkeit KESSELs an der Universität und ihrer Ohrenklinik eingegangen, die natürlich den Schwerpunkt seiner Jenaer Lebensperiode bildet. Wie dort einleitend schon erwähnt, ist nun noch über zahlreiche wissenschaftliche und persönliche Aspekte der Jenaer Zeit zu berichten. Wir beginnen mit einer Übersicht über die umfangreichen Aktivitäten in der wissenschaftlichen Gemeinschaft.

8.1.1 Mitgliedschaft in örtlichen wissenschaftlichen Vereinigungen

In einer Stadt wie Jena hat das Vereinswesen der Mediziner und Naturwissenschaftler natürlich eine lange Tradition. So bestand dort von 1793 bis 1805 eine *Naturforschende Gesellschaft*, der auch GOETHE und SCHILLER angehörten. Sie kann als Vorläufer der *Medicinisch-naturwissenschaftlichen Gesellschaft* angesehen werden, die 1853 in Jena gegründet wurde. Sie gab eine renommierte Fachzeitschrift heraus, deren „Neue Folge" ab 1874 den Titel „Jenaische Zeitschrift für Naturwissenschaft" trug.

Den jährlichen Tätigkeitsberichten, die in dieser Zeitschrift veröffentlicht wurden, entnehmen wir, dass KESSEL der *Medicinisch-naturwissenschaftlichen Gesellschaft* im Jahre 1886, also bald nach seiner Berufung nach Jena, beigetreten ist und ihr bis zu seinem Tode angehörte. Die Gesellschaft stand zu dieser Zeit unter dem Vorsitz von ERNST HAECKEL und führte in der Regel 14 Sitzungen pro Jahr im Hörsaal des physikalischen Instituts durch (Abbildung 8.1).

Die ökonomische und wissenschaftliche Entwicklung in Deutschland verlangte aber auch nach überregionalen Gesellschaften. Speziell für Thüringen wurde die Entwicklung des ärztlichen Vereinswesens in [71] anlässlich des 25-jährigen Bestehens des *Allgemeinen ärztlichen Vereins von Thüringen* detailreich beschrieben. Dieser Verein war im November 1867 gegründet worden.

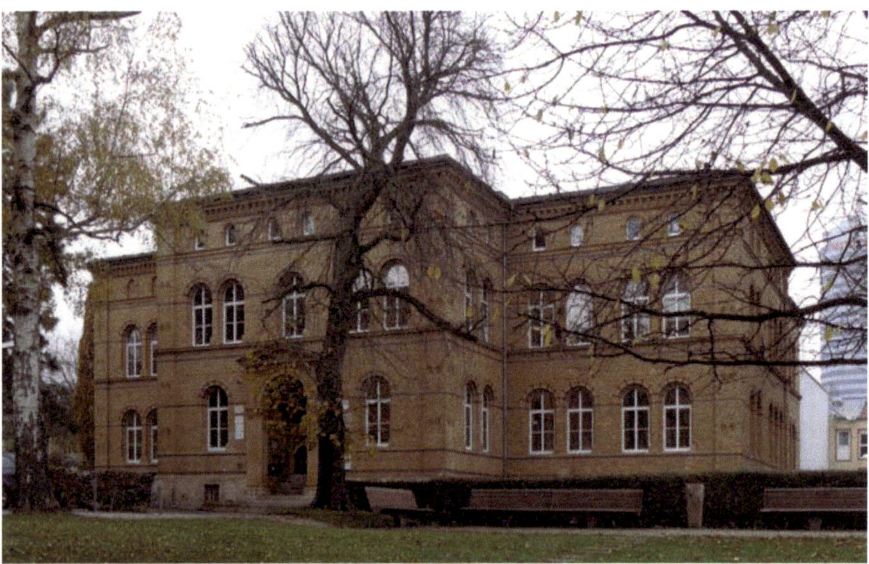

Abbildung 8.1. Das „alte“ Physikalische Institut, 1882 – 1884 durch MAX HOSSE auf Initiative von ERNST ABBE errichtet [61]. Hier tagte die *Medicinisch-naturwissenschaftliche Gesellschaft*, der auch KESSEL angehörte. Fotografie des heutigen Zustandes (2014).

Wie die *Correspondenz-Blätter* des Vereins am 25. Mai 1886 vermelden, ist KESSEL auch diesem Verein gleich nach seiner Berufung beigetreten.

Der *Allgemeine ärztliche Verein von Thüringen* führte jährlich eine Generalversammlung in Erfurt und eine sogenannte Wanderversammlung durch, deren Bezeichnung so zu verstehen ist, dass sie an wechselnden Orten stattfinden sollte. Im Jahr seines Beitritts hat KESSEL an der Generalversammlung teilgenommen (20. Mai 1886 in Erfurt). Im gleichen Jahr fand die Wanderversammlung praktischerweise in Jena statt (25. – 27. Juli 1886), auf der Vorträge der Professoren HERMANN KUHNT, KESSEL und HEINRICH UNVERRICHT gehalten wurden. Von diesen ist nur der von UNVERRICHT, der ebenfalls ein neues Vereinsmitglied war, in den *Correspondenz-Blättern* abgedruckt worden, aber wir erfahren aus der bereits erwähnten Vereinsgeschichte [71], dass der Vortrag von KESSEL das Thema „Erkrankungen des Warzenfortsatzes“ hatte. Ansonsten hat KESSEL die großen Vereinstreffen anscheinend eher gemieden; wir finden ihn lediglich noch einmal auf der Wanderversammlung vom 10./11. August 1896, die wieder in Jena stattfand.

Den Schwerpunkt seiner Tätigkeit im Vereinswesen hat KESSEL offenbar in seiner Mitwirkung in der *Section für Heilkunde in Jena* gesehen. Es handelte sich dabei um die seit dem Wintersemester 1882/83 bestehende ärztliche Sektion der *Medicinisch-naturwissenschaftlichen Gesellschaft*, die unabhängig

Tabelle 8.1. Aktivitäten KESSELs in der Section für Heilkunde in Jena.

Datum	Beitrag von KESSEL	Lit.
18. 6. 1887	Vorstellung von drei Patienten (Anheilung der Ohrmuschel bei 1 1/2-jährigem Mädchen / Kind mit Polyotia / Heilung der Folgen eines Schlägerhiebes bei einem Studenten)	[KB-40]
14. 7. 1887	Zwei Fälle von Cystenbildung in der Ohrmuschel	[KB-41]
19. 1. 1888	Vorstellung von zwei Patienten (58-jähriger Mann mit Epithelialcarcinom / 15-jähriger Jüngling mit Bildungsanomalie des äußeren Ohres)	[KB-44]
18. 2. 1888	Vorstellung eines Knaben, der an Stummheit ohne Taubheit leidet	[KB-45]
6. 11. 1890	KESSEL als Diskussionsredner erwähnt	–
6. 5. 1891	„KESSEL berichtet über Tuberkulose des Trommelfelles und zeigt einen diesbezüglichen Fall unter Benutzung einer elektrischen Glühlampe, welche durch einen Accumulator gespeist wird."	[KB-54]
15. 2. 1894	„KESSEL spricht über die vordere Tenotomie und Extraction des Steigbügels, demonstrirt die Bewegungen und Schwingungen des Trommelfelles und zeigt die Apparate und Instrumente, deren er sich zur Untersuchung des Gehörorgans und des Nasenrachenraums bedient. [...]"	[KB-58]

von den erwähnten Vereinssitzungen aller 14 Tage eine Sitzung im Landes-Krankenhaus durchführte.

Sofern die Inhalte dieser Sitzungen veröffentlicht wurden, geschah das in den *Correspondenz-Blättern* des *Allgemeinen ärztlichen Vereins von Thüringen.* Auf dieser Basis lassen sich die in Tabelle 8.1 zusammengefassten Aktivitäten KESSELs nachweisen.

Erwähnt sei auch, dass die *Correspondenz-Blätter* regelmäßig auf die sommerlichen *Fortbildungskurse für praktische Ärzte an der Universität Jena* hinwiesen, an denen KESSEL mit dem Thema „Diagnostik der Ohrenkrankheiten" beteiligt war.

KESSEL war bis zu seinem Tode Mitglied des *Allgemeinen ärztlichen Vereins von Thüringen.* Auf der Generalversammlung vom 21. Mai 1908 gedenkt der 1. Vorsitzende FLORSCHÜTZ der verstorbenen Mitglieder, darunter auch KESSELs.

8.1.2 Kessels Veröffentlichungen in den „Correspondenz-Blättern"

Als KESSEL seine Tätigkeit in Jena aufnahm, waren die *Correspondenz-Blätter des Allgemeinen ärztlichen Vereins von Thüringen* ein ambitioniertes Organ, das neben den Vereinsangelegenheiten durchaus die Möglichkeit bot, wissenschaftliche Originalarbeiten zu publizieren. Es ist daher nicht verwunderlich, dass das neue Vereinsmitglied KESSEL von 1887 bis 1891 jährlich eine umfangreiche Originalarbeit in diesem Periodikum veröffentlichte [KB-42, KB-46, KB-47, KB-50, KB-53]. Den Schluss der Reihe bildet eine Arbeit des KESSEL-Schülers RICHARD HOFFMANN [33]. Die Beiträge wurden u. a. im *Archiv für Ohrenheilkunde* referiert und waren somit der gesamten Fachwelt bekannt. In späteren Jahren wurde der Inhalt der *Correspondenz-Blätter* vorwiegend durch Vereins- und Standesangelegenheiten bestimmt.

Die erste Publikation KESSELs in den *Correspondenz-Blättern* (Abbildung 8.2) erfolgte 1887 „Über die Behandlung der chronischen eitrigen Mittelohrentzündung“ [KB-42]. Ausgehend vom „eitrigen Ohrenfluss“ beschreibt er dessen Ursprung zunächst in akuten, nicht ausheilenden Mittelohrentzündungen, die in engem Zusammenhang zu Nasen- und Nasenrachenerkrankungen über die Tuba Eustachii zu sehen sind. Aber auch Scharlach, Masern, Diphtherie, Typhus, Pneumonie, Tuberkulose und Syphilis seien häufige Ursachen. Eine „genuine Mittelohrentzündung“ wird in Verbindung mit histologischen, bakteriologischen (zu dieser Zeit eine noch sehr junge Betrachtungsweise, auch auf Pilzinfektionen wird hingewiesen) und klinischen Beispielen diskutiert. Die noch nicht überall geübte ohrenärztliche Untersuchungstechnik mit sich daraus ergebenden Therapiemöglichkeiten solle zunächst den Übergang der akuten in die chronische Otitis verhindern. Hierzu sei der Trommelfellschnitt (Paracentese) eine wichtige Maßnahme. Die Verdienste SCHWARTZEs um diesen und die eigene Technik werden beschrieben. Bei fortdauernder Ohrsekretion mit defektem Trommelfell, Zerstörung der Knöchelchen, Bildung von Granulationen und Polypen, Schwerhörigkeit habe er „die Excision des Trommelfells und der Knöchelchen in mehr als hundert Fällen vorgenommen und verfehle nicht, auf Grund der gewonnenen Resultate dieselbe unter den angegebenen Indicationen den Herren Collegen zur Ausführung zu empfehlen“.

Im folgenden Jahr fasste KESSEL in „Über die chronischen Katarrhe des Mittelohres und ihre Behandlung“ [KB-46] seine Auffassungen zu diesen Erkrankungen, die die häufigste Ursache von Schwerhörigkeiten seien, zusammen. Intensiv stellt er histologische Befunde dar, setzt sich mit den historisch begründeten, teilweise irreführenden Krankheitsbezeichnungen auseinander. So war der sog. „trockene Katarrh“ ein Widerspruch in sich. Heute wissen wir, dass sich darunter auch die noch nicht definierte Otosklerose verbarg, wobei dieser Begriff pathogenetisch ebenso nicht zutreffend ist, sondern historische Wurzeln hat. Die „Sclerose“ führe zu einer „mechanischen Schwerhörigkeit“, der aber durch organische Veränderungen am Nervenendapparat die „nervöse Schwerhörigkeit“ folge.

Methoden zur Differenzierung und graduellen Messung der Schwerhörigkeit mittels Flüster- und Umgangssprache, Stimmgabeln, der Taschenuhr sowie einem Quecksilber-Manometer, das die Elastizität des Mittelohrapparates bei Ankylose messen könne, werden geschildert.

Besonderen Wert legt KESSEL auf die Binnenmuskeln der Paukenhöhle, die er mittels durch das Trommelfell gestochener Nadeln galvanisch zu reizen versucht. Ohrgeräusche sieht er weiterhin als Folge gesteigerten Labyrinth-

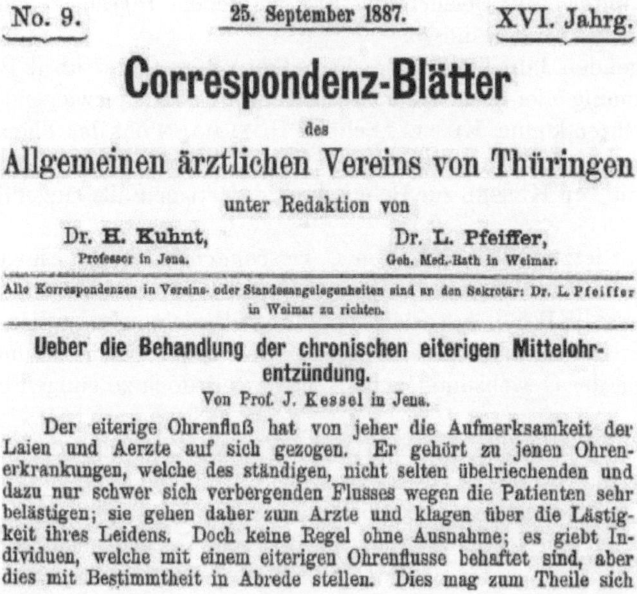

No. 9. 25. September 1887. XVI. Jahrg.

Correspondenz-Blätter

des

Allgemeinen ärztlichen Vereins von Thüringen

unter Redaktion von

Dr. H. Kuhnt, Professor in Jena. Dr. L. Pfeiffer, Geh. Med.-Rath in Weimar.

Alle Korrespondenzen in Vereins- oder Standesangelegenheiten sind an den Sekretär: Dr. L. Pfeiffer in Weimar zu richten.

Ueber die Behandlung der chronischen eiterigen Mittelohrentzündung.

Von Prof. J. Kessel in Jena.

Der eiterige Ohrenfluß hat von jeher die Aufmerksamkeit der Laien und Aerzte auf sich gezogen. Er gehört zu jenen Ohrenerkrankungen, welche des ständigen, nicht selten übelriechenden und dazu nur schwer sich verbergenden Flusses wegen die Patienten sehr belästigen; sie gehen daher zum Arzte und klagen über die Lästigkeit ihres Leidens. Doch keine Regel ohne Ausnahme; es giebt Individuen, welche mit einem eiterigen Ohrenflusse behaftet sind, aber dies mit Bestimmtheit in Abrede stellen. Dies mag zum Theile sich

Abbildung 8.2. Titel der ersten Veröffentlichung von KESSEL als Professor in Jena [KB-42].

druckes und bezieht Schwindel, Erbrechen, sog. Scheinbewegungen nicht auf Gleichgewichtsstrukturen im Innenohr.

Neben der zweifellos sinnvollen Durchtrennung von Vernarbungen im Mittelohr betont KESSEL nunmehr die Tenotomie des Tensor tympani. Deren 1875 erfolgte Propagierung durch WEBER-LIEL sei ohne Eingang in die Praxis gewesen, weil die Indikationen falsch gewesen wären. KESSEL selbst habe inzwischen 125 solcher Operationen durchgeführt, anfangs erfolglos, weil er sklerotische Patienten operiert und gegen die Antisepsis gehandelt habe. Nun aber operiere er nur noch Patienten, deren Gehörknöchelkette nicht fixiert sei. „Durch die Tenotomie konnte ich Stille und beträchtliche Besserung der Hörschärfe erzielen, Erfolge, welche bei den chronischen Katarrhen nicht mehr zu erreichen sind.“ Eine statistische Verwertung seiner operierten Fälle wolle er nicht angeben und müsse sich begnügen, 70 % Erfolge aufzuweisen.

Diese Angaben, einige angeführte Beispiele und die Aussage, dass sich durch die Tenotomie sogar das (nicht operierte!) gegenseitige Ohr „manchmal beträchtlich gebessert“ habe, sind in damaligen Fachkreisen (SCHWARTZE) auf Kritik gestoßen und können aus heutiger Kenntnis nicht nachvollzogen werden.

1889 berichtete KESSEL „Über die Exostosen des äußeren Gehörgangs“ [KB-47]. Durch die noch immer nicht allerorts geübte Anwendung des Ohrspiegels wurden viele dieser knöchernen Gehörgangswucherungen verkannt. An fünf Beispielen beschreibt er Krankengeschichte und operative Behandlung, die „unter guter Beleuchtung, also bei hellem Tageslicht und Stirnspiegel“ ausgeführt werden müsse.

Im folgenden Jahr handelt er „Fremdkörper im Ohre“ ab [KB-50], deren Nichterkennung oder unsachgerechte Entfernung zu schwerwiegenden Komplikationen führen könne. KESSELs Schüler HOFFMANN hat das Thema in einem Vortrag von 1895 noch einmal aufgegriffen, in dem er auch auf Hilfsmittel hinweist, die von KESSEL zur Behandlung derartiger Fälle eingeführt worden sind [35].

KESSELs letzter Beitrag in den *Correspondenzblättern*, „Einiges über die Bedeutung und die Untersuchungsmethoden der Nasenhöhle und des Nasenrachenraums“ [KB-53], präzisiert deren enge Beziehungen zu den Mittelohrstrukturen durch ausgiebige anatomische und histologische Befunde. Die Interpretation der Gewebsuntersuchungen führte jedoch zu einigen irrigen Auffassungen.

So nähert sich KESSEL wieder der Auffassung von HIPPOKRATES und GALEN, „dass die Secrete der Nase vom Gehirn auf die Nase herabträufelten“ und zieht in Zweifel, dass „die Schleimdrüsen als Quelle der Secrete“ anzusehen sind. Aus der (richtigen) Tatsache, „dass der Geruchsnerv sowohl von der Dura als der Arachnoidea Scheiden bekommt, in denen Cerebrospinalflüssigkeit enthalten ist“ (Umhüllung des Riechnerven durch Hirnwasser enthaltende Hirnhaut), schlussfolgert er: „Die Cerebrospinalflüssigkeit dampft demnach frei in den Raum der Nasenhöhle ab.“

Etwas weiter postuliert er auf Grund früherer eigener Untersuchungen zum venösen und Lymphgefäßsystem des vorderen Schädels: „Die Cerebrospinalflüssigkeit wird daher hier in ihrer größten Menge frei in die Atmosphäre übergeführt; sie gibt die Hauptquelle für die Feuchtigkeit der Nase ab.“ Diese Aussage ist ebenso wenig zutreffende wie die folgende:

> „Die Paukenhöhle ist in morphologischer und genetischer Beziehung als eine Nebenhöhle der Nasenrachenhöhle anzusehen. Schon im Jahre 1870 habe ich ein gleiches Verhalten der Lymphgefäße in Bezug auf die Schleimhaut nachgewiesen, wie es später AXEL KAY und RETZIUS für die Nasenschleimhaut dargetan haben. (STRICKERs Handbuch der Gewebelehre; das äußere und mittlere Ohr von J. KESSEL.)“

KESSEL stellte schon in seinen Grazer Jahren Untersuchungen über den Luftstrom durch die Nase an und charakterisierte die Funktion der Nasenmuscheln und Nasenschleimhaut als „Wärmeorgan, Filterorgan, Sinnesorgan, Resonanzorgan für die Sprache“ richtig. Er irrte aber darin, „dass die Nasenatmung mit dem jeweiligen Gehirndruck in Beziehung steht“. Ähnliches gilt für die Vergrößerung der Rachenmandel (adenoide Vegetationen, im Volksmund „Polypen“ genannt). Deren klassische Symptome und ihre Rückbildung nach Entfernung der Rachenmandel deuten nach Kessel darauf hin, „dass der Hirndruck eine Änderung erfahren hat“.

Vom heutigen Kenntnisstand verwundern diese auch für damalige Zeiten konservativen Ansichten KESSELs. Doch ist zu berücksichtigen, dass zwar viele an Leichenpräparaten gewonnene morphologische Aussagen zur Schädelbasis vorlagen, deren funktionelle Interpretation aber noch am Anfang stand und noch keinerlei Untersuchungsmöglichkeiten am Lebenden bestanden. Auf die Praxis gerichtet betont KESSEL auch hier die Bedeutung der Untersuchung mit dem Hohlspiegel und präsentiert zwei seit 10 Jahren in seinem Gebrauch befindliche Apparate zur „Ventilation und Application von Medikamenten und Dämpfen".

Wie erwähnt, bildete den Schluss der Beitragsreihe ein Aufsatz des KESSELschen Mitarbeiters RICHARD HOFFMANN „Über den chronischen Ohrenfluss" [33]. Das Thema entspricht weitgehend KESSELs Vortrag im Verein der Ärzte in Steiermark „Über die Otorrhoe und ihre Behandlung" von 1885 [KB-39], knüpft an dessen Beitrag im *Correspondenzblatt* von 1888 [KB-46] sowie den Beitrag von KESSELs Mitarbeiter MÜLLER von 1891 im *Archiv für Ohrenheilkunde* zu den „Anschauungen des Herrn Prof. Dr. KESSEL aus seinen Vorlesungen dargethan" [60] an.

Doch gehen HOFFMANNs Darlegungen weit darüber hinaus. Sie sind eine Zusammenfassung der an der Jenaer Klinik um 1890 geübten Ohrchirurgie und würdigen in durchaus streitbarer Weise die Leistungen KESSELs für die Entwicklung der Otologie. Deshalb möchten wir einige Details wiedergeben.

Nach Schilderung verschiedenster Ursachen der Ohrsekretion, der Sekretbeschaffenheit, des Sitzes, der Form und Größe von Trommelfellperforationen, Befunden im Mittelohr u. a. betont HOFFMANN, dass KESSEL schon 1872 beschrieben habe, dass in der Shrapnellschen Membran des Trommelfells sich kein natürliches „Rivinisches Loch" befinde, sondern dieses nur infolge Durchbruchs bei Eiterung mit „Caries" an den Gehörknöchelchen entstehe. Das ist zweifelsfrei richtig. Heute gilt diese „Shrapnell-Perforation" als sicheres Zeichen eines operationspflichtigen primären Cholesteatoms (zerstörende Knocheneiterung).

Er betont, dass es trotz jahrelanger sonst symptomloser Eiterung zu „üblen Ausgängen" mit Beteiligung des Warzenfortsatzes, Sinusthrombose, Meningitis, Hirnabszess kommen kann. Die Therapie müsse auf genauer Diagnose fußen und immer zugleich auch die Hörfunktion der Patienten berücksichtigen, „denn davon hängt im späteren Leben ihre weitere Stellung ab". Beispiele wie das „Anheilen des Trommelfells an den Ambossstiel" (heute Tympanoplastik Typ II) untermauern das. KESSELs 1871 beginnenden Tierversuche hätten die Berechtigung erbracht, „dass sowohl Eingriffe in die Paukenhöhle wie in das Labyrinth vorgenommen werden dürfen". Die Arbeiten KESSELs von 1876 [KB-22] und 1877 [KB-27], die in unserer Zeit als grundlegend für die Steigbügelchirurgie zitiert werden und die wir ausführlich unter 6.4 gewürdigt haben, werden ebenfalls unter diesem Aspekt benannt.

Jedoch legt HOFFMANN (und damit auch sein Chef KESSEL!) das Hauptaugenmerk auf die „methodische Excision des Trommelfells und der zwei ersten Gehörknöchelchen" – das sind Hammer und Amboss. KESSELs Publikation von 1877 sei diesbezüglich „überhaupt die erste in der otiatrischen Literatur und zwar nach zielbewusstem Vorgehen". Dieser Eingriff sei ursprünglich erfolgt, um Zugang zum schwer erreichbaren Steigbügel zu erlangen. Doch hätten die häufigen Zahlen von „Caries der Gehörknöchelchen“ und Ohrenfluss dazu geführt, ihn seit 1879 bei diesen Indikationen einzusetzen. Seit 1885 würde weiterhin ein durch Polypen und Granulationen „vielgetheilter Paukenhöhlenraum [...] in eine einzige Höhle mit glatten Wänden“ umgewandelt. 1887 und 1890 habe KESSEL diese Technik präzisiert und zusätzlich die Tenotomie des Tensor tympani vorangestellt. Erst wenn der Prozess dadurch nicht zur Ruhe käme, würde die Entfernung von Trommelfell, Hammer und Amboss erfolgen.

Eine komplette Seite des Beitrags widmet HOFFMANN Prioritätsstreitigkeiten. Bis 1884 sei KESSELs Priorität sowohl von V. TRÖLTSCH, LUCAE, URBANTSCHITSCH, HARTMANN und BÜRKNER anerkannt worden. SCHWARTZE habe erstmals 1884 über die Exzision des Trommelfells und der Gehörknöchelchen publiziert, auch wenn er sich darauf berufe, sich seit 1873 mit dem Gegenstand beschäftigt zu haben. Seine damalige Angabe, langwierige Eiterungen durch Entfernung des zerstörten Hammers oder gelösten Amboss abgekürzt zu haben, sei keine methodische Exzision von Trommelfell und Hammer gewesen. Er habe diese einfach mit der Kornzange entfernt. Allerdings habe SCHWARTZE in seinem Lehrbuch von 1885 die Indikationen und Methode von KESSEL anerkannt und gewürdigt. Im Zusammenhang mit der vorausgehenden Polemik bleibt dies bemerkenswert.

Interessant ist in diesem Zusammenhang weiterhin, dass HOFFMANN auch die in den 1860er-Jahren von V. TRÖLTSCH wiederentdeckte „Anbohrung des Warzenfortsatzes“ anführt: „Letztere hat KESSEL bereits 1866 in zwei Fällen geübt.“ Wie wir unter 3.4 näher darstellten, waren diese Teile von KESSELs Dissertation und die „Anbohrung“ noch nicht mit einer späteren Priorität H. SCHWARTZEs verknüpft.

Es ist kaum zu übersehen, dass HOFFMANNs Publikation neben fachlicher Wissensvermittlung vor allem dem Zeck diente, die Verdienste seines Chefs KESSEL zu würdigen und dessen Position zu stärken. Vordergründig scheint dabei eine Auseinandersetzung mit H. SCHWARTZE zu sein. Neben sachlichen Aspekten und persönlichen Animositäten könnte die enge Nachbarschaft der Kliniken mit dem Ringen um territorialen Einfluss diese Rivalität begünstigt haben. Jena und Halle/S. liegen weniger als 100 km auseinander.

Aus heutiger Sicht darf man HOFFMANNs Arbeit als beste Zusammenfassung damaliger Auffassungen KESSELs sehen, wobei wir zur Kenntnis nehmen müssen, dass das Hauptaugenmerk nicht auf den Steigbügel, sondern die davor gelegenen Mittelohrstrukturen gerichtet wurde.

8.1.3 Kessels Beitrag in Schwartzes Handbuch der Ohrenheilkunde

In den Jahren 1892 und 1893 erschienen in Leipzig die beiden Bände eines neuen „Handbuchs der Ohrenheilkunde“, herausgegeben von HERMANN SCHWARTZE. Zur Entstehung des Werkes beschreibt der Herausgeber im Vorwort das rapide Wachstum des Fachgebietes und legt dar:

> „Aus diesen Gründen erschien es mir zeitgemäß, dem Verleger den Vorschlag zu machen, anstatt einer von ihm erbetenen Neubearbeitung des v. TRÖLTSCHschen Lehrbuchs ein ganz neues Handbuch in Gestalt eines Sammelwerkes zu schaffen, für dessen einzelne Abschnitte die Mitwirkung der hervorragendsten und berufensten Forscher gewonnen werden sollte.“

Dieses Vorhaben wurde von SCHWARTZE realisiert. Die Autorenliste umfasste mit wenigen Ausnahmen wie POLITZER – aus Wien waren aber dessen späterer Nachfolger URBANTSCHITSCH und der bedeutende Morphologe ZUCKERKANDL vertreten – die die Otologie dominierenden Persönlichkeiten. Den ehrenden Auftrag, das zweite Kapitel *Die Histologie der Ohrmuschel, des äußeren Gehörgangs, Trommelfells und Mittelohres* zu verfassen, übertrug SCHWARTZE an J. KESSEL [KB-55].

Dieser übernahm für die Teile „Ohrmuschel“, „äußerer Gehörgang“ und „Trommelfell“ fast deckungsgleich die Darstellung und auch bis ins Detail die Formulierungen seiner 20 Jahre zuvor erstellten Arbeit zum gleichen Thema in STRICKERs Handbuch der Gewebelehre [KB-13], auf die wir unter 4.6.3 eingegangen sind. Auch die dort gezeigten Abbildungen finden wieder Verwendung.

Erstaunlich ist auch, dass Kessel nach mehr als 20 Jahren erneut seine von uns in Abschnitt 4.6.2 dargestellte Kontroverse mit POLITZER um die „eigenthümlichen Körperchen“ breit und mit Abbildung ausführt; letztere haben wir bereits auf Seite 95 zur Veranschaulichung wiedergegeben.

Deutlich erweitert ist der Teil „Paukenhöhle“. Meinungsverschiedenheiten über die am toten Gewebe schwierige Bewertung der epithelialen Auskleidung, Nerven- und drüsigen Strukturen, des Gefäß- und Lymphsystem werden erläutert und mit einigen neuen Abbildungen illustriert. Detaillierter und somit auch klinischen Aspekten Rechnung tragend werden die Gehörknöchelchen, deren Verbindungen, die Steigbügelregion und das runde Fenster dargestellt. Drei charakteristische Illustrationen aus diesem Abschnitt sind in Abbildung 8.3 wiedergegeben.

KESSELs Beitrag endet wie der vor 20 Jahren mit einer kurzen Betrachtung des Warzenfortsatzes. Wie damals klammerte er, weshalb auch immer, eine Darstellung der Tuba Eustachii aus, obwohl diese zum Mittelohr und damit zu seinem Thema gehört. Das muss den Herausgeber H. SCHWARTZE sehr irritiert haben. In einer Fußnote auf S. 95 bemerkt er zur nicht erfolgten Einbeziehung der Ohrtrompete:

> „Die Bearbeitung derselben hat für Herrn Prof. KESSEL in letzter Stunde Herr Stabsarzt und Privatdocent Dr. OSTMANN in Königsberg i. Pr. gütigst übernommen. Für die entgegenkommende Bereitwilligkeit und schnelle Lieferung bin ich Herrn Dr. OSTMANN zu großem Dank verpflichtet.“

Versuchen wir aus heutiger Sicht, die Situation zu bewerten, so könnte man schlussfolgern, dass SCHWARTZE durchaus KESSEL noch gewogen war und ihm die Möglichkeit gab, sich weiter in der ersten Reihe der Otologen zu beweisen.

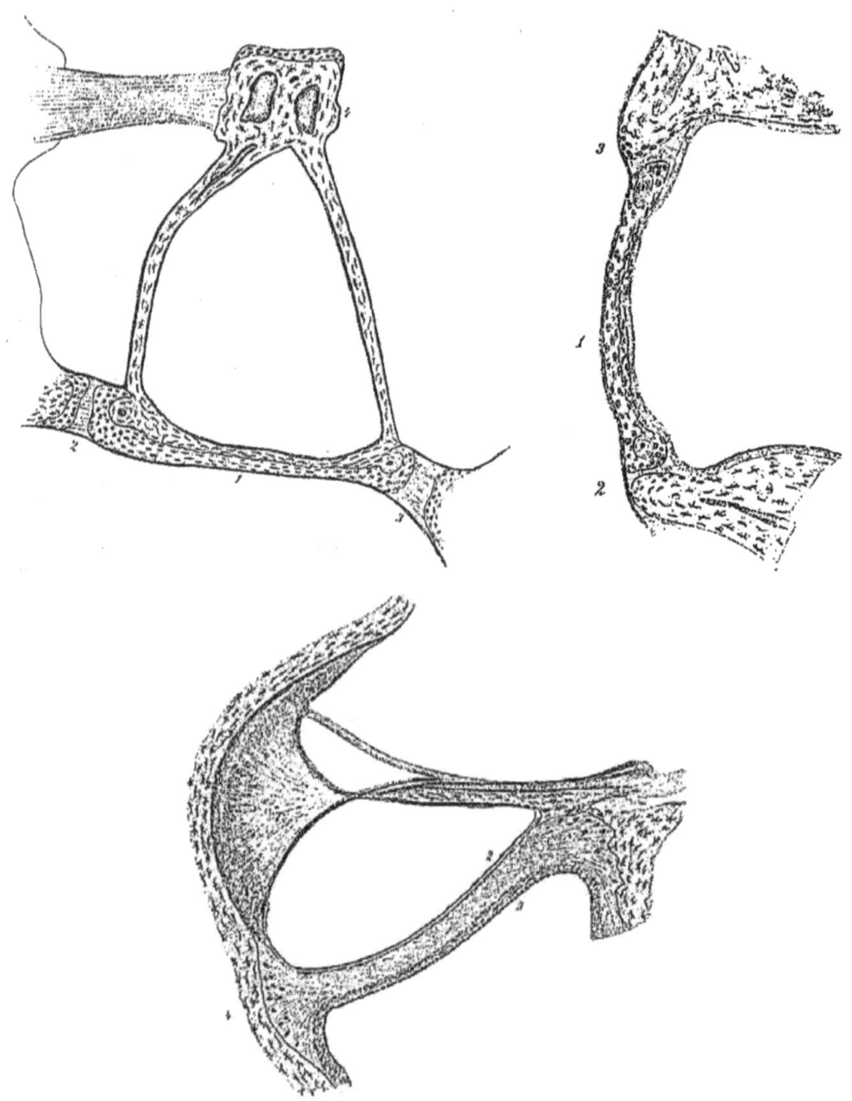

Abbildung 8.3. Wiedergabe von drei Illustrationen (Fig. 17, 18, 20) aus Kessels Beitrag für das Handbuch der Ohrenheilkunde [KB-55].
Oben links: Horizontalschnitt durch den Steigbügel und das ovale Fenster. 1. Steigbügelplatte; 2. Ringband am hinteren Pole; 3. Ringband am vorderen Pole durchschnitten; 4. Steigbügelköpfchen mit Insertion der Sehne des M. stapedius.
Oben rechts: Vertikalschnitt durch die Fußplatte des Steigbügels. 1. Fußplatte; 2. Ringband am unteren Rand; 3. Ringband am unteren Rand der Fußplatte, nahe dem hinteren Steigbügelschenkel durchschnitten.
Unten: Vertikalschnitt durch die Membrana tymp. secundaria. 1. Membrana propria; 2. Endothel; 3. Schleimhaut; 4. laterale, 5. mediale Insertion am Fensterrahmen; 6. Lamina spiralis; 7. Ligamentum spirale des Ductus cochlearis.

Andererseits entsteht der Eindruck, dass der gerade auf dem Gebiet der Histologie zuvor sehr aktive Kessel kein größeres Interesse mehr erkennen ließ. Dafür sprechen, dass er große Teile seiner 20 Jahre alten Arbeit wortgleich in die neue übernahm, keine eigenen oder aus seiner Klinik kommenden Originalarbeiten beizusteuern hatte und sich nicht in der Lage sah, das sehr begrenzte Kapitel über die Ohrtrompete, das der „Verlegenheitsautor" Paul Ostmann (1859 – 1945) kurzfristig auf 6 Seiten abhandeln konnte, zu bewältigen. Ursachen hierfür sind uns nicht erkennbar oder bleiben im Spekulativen. Es deutet sich aber bereits der allmähliche Rückzug Kessels aus dem wissenschaftlichen Leben und der wissenschaftlichen bzw. otologischen Gemeinschaft an.

8.1.4 Konferenzbeiträge von 1887 bis 1889

Außerhalb der bereits beschriebenen jährlichen Veröffentlichungen in den *Correspondenz-Blättern* entstanden in Kessels Jenaer Periode nur noch ein Originalbeitrag für das *Archiv für Ohrenheilkunde* [KB-52] sowie eine kleine Monographie über die „vordere Tenotomie" [KB-60]. Beide sind überarbeitete Fassungen von Konferenzbeiträgen. Überhaupt gewinnt man einen Einblick in die Entwicklung von Kessel in Jena am ehesten aus seinen anfangs zahlreichen Diskussionsbeiträgen auf wissenschaftlichen Fachkongressen, wie den Sitzungen der von ihm 1892 mitgegründeten „Deutschen Otologischen Gesellschaft", auf die wir gesondert unter 8.1.7 zu sprechen kommen werden, oder den Verhandlungen der otologischen Sektion der „Versammlung deutscher Naturforscher und Ärzte".

Wir fassen nun wir in Kurzform die Inhalte von Kessels unterschiedlich zu gewichtenden Beiträgen auf weiteren wissenschaftlichen Veranstaltungen zusammen. Sie zeigen einerseits ein stetes Festhalten an seinen teilweise umstrittenen Positionen zur Funktionsweise des Ohres und dessen Erkrankungen, andererseits eine zunehmende Beschäftigung mit der Hörakustik. Letztere war eine Konsequenz aus deren unbefriedigender Situation. Weder zur Messung eines Hörschadens und seiner für die Therapie wichtigen Differenzierung, noch zu dessen Bewertung nach operativen Maßnahmen existierten verlässliche und reproduzierbare Methoden.

Da wir dem internationalen medizinischen Kongress von 1890 einen besonderen Abschnitt widmen werden, beginnen wir zur Wahrung der zeitlichen Abfolge mit den davor liegenden Konferenzen.

Sektion Ohrenheilkunde der 60. Versammlung Deutscher Naturforscher und Ärzte, Wiesbaden 1887

Kessel [KB-43] ist an intensiver Diskussion zum Cholesteatom (heute als sich tumorartig entwickelnde Knocheneiterung gesichert) beteiligt. Er sah dieses als Tumor an. Richtige Konsequenz: „Operiert man nicht, gehen die Patienten zu Grunde." Für Hörprüfungen forderte er u. a. einen „der Sprache adäquaten Reiz". Auch zur Keimverschleppung und zu Ohrzysten nahm er Stellung.

Sektion Ohrenheilkunde der 61. Versammlung Deutscher Naturforscher und Ärzte, Köln 1888

KESSEL steht auf der Präsenzliste der Versammlung, jedoch überliefern die Tagungsberichte keine Redebeiträge von ihm.

Festveranstaltung der Universität Halle/S. zum 25. Jahrestag der Habilitation Hermann Schwartzes am 11. 12. 1888

KESSEL hält die Laudatio [KB-48] und überreicht die Grußbotschaft, die von den bedeutendsten Otologen Deutschlands und Europas unterzeichnet ist. Dies darf als Ausdruck hoher Wertschätzung KESSELs in der Fachwelt zu dieser Zeit bewertet werden.

Nach [KB-48] wurde bei dieser Gelegenheit eine Büste von SCHWARTZE enthüllt, über deren heutigen Verbleib nichts in Erfahrung gebracht werden konnte [91, 92]. Sie wurde von dem namhaften Berliner Bildhauer ALBERT MANTHE (1847 – 1929) geschaffen und wird in dessen Werkverzeichnis in der Rubrik „bisher nicht datierbare Werke“ mit der Eintragung „Porträtbüste Herr SCHWARTZE (nicht erhalten)“ geführt [5, S. 69]. Dank des Engagements der Leitung des Ehm-Welk- und Heimatmuseums in Angermünde, das den Nachlass MANTHEs verwahrt, konnte jedoch ein Foto des Werkes ermittelt werden (Abbildung 8.4).

Sektion Ohrenheilkunde der 62. Versammlung Deutscher Naturforscher und Ärzte, Heidelberg 1889

KESSEL [KB-49] lieferte Beiträge zu Hörprüfungsproblemen, Ohrgeräuschen, der Funktion der Ohrmuschel, Felsenbeinpräparation und demonstrierte selbst einen elektrischen Beleuchtungsapparat. Er forderte, dass die Chirurgen keine Operationen machen sollen, die dem Ohrenarzt zustehen. Dieses war sicher Folge seines Streites mit dem Jenaer Chirurgen RIEDEL, aber auch der Gesamtsituation der Otologie geschuldet.

KESSEL ist auch Vorsitzender der 3. Sitzung des Kongresses. Weiterhin wurde er mit MOOS (Heidelberg), KUHN (Strassburg), WAGENHÄUSER (Tübingen), WALB (Bonn) und HARTMANN (Berlin) in eine Kommission berufen, die die Ohrenheilkunde als Prüfungsfach durchsetzen sollte (siehe Abschnitt 7.6).

8.1.5 Der X. internationale medizinische Kongress 1890 und Kessels Hinwendung zur „vorderen Tenotomie“

Der X. internationale medizinische Kongress nahm aus zwei Gründen eine herausragende Stellung ein. Erstens war dies die bedeutendste wissenschaftliche Veranstaltung, an der KESSEL in seiner gesamten Laufbahn teilgenommen hat. Zweitens trat er hier mit einem Paradigmenwechsel an die Öffentlichkeit,

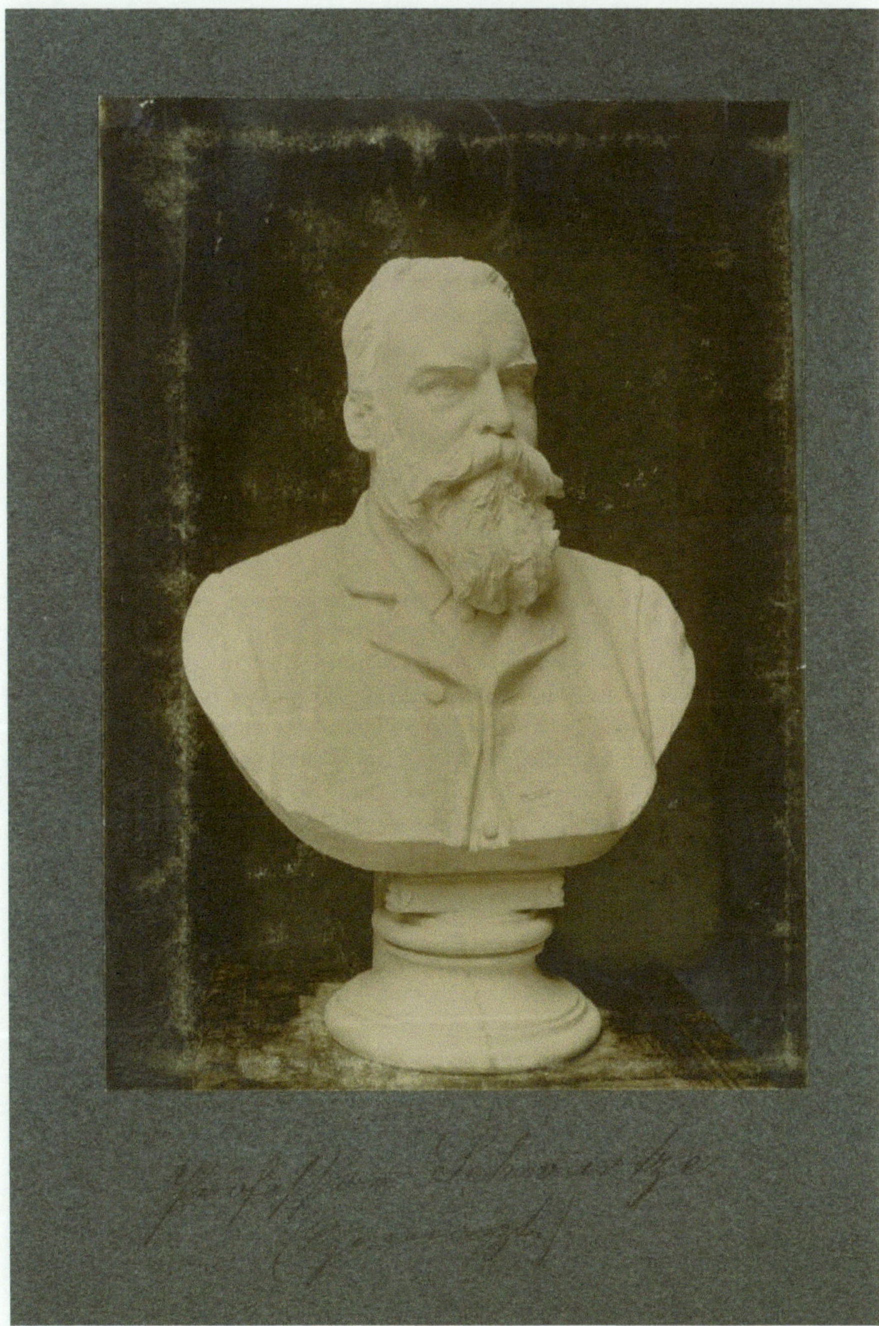

Abbildung 8.4. Die heute verschollene Büste von HERMANN SCHWARTZE (1888). Fotografie aus dem Nachlass des Bildhauers ALBERT MANTHE im Ehm-Welk- und Heimatmuseum Angermünde [93].

der aus heutiger Sicht als folgenreich, wenn nicht als tragisch bezeichnet werden muss. In diesem Abschnitt werden wir zunächst auf den Kongress selbst und danach auf den Beitrag KESSELs eingehen.

Der Kongress fand vom 4. bis zum 9. August 1890 in Berlin statt [80]. Er war unter der Leitung von RUDOLF VIRCHOW im Anschluss an den Vorgängerkongress (1887 in Washington) mit beträchtlichem Aufwand vorbereitet worden. Schon im Vorfeld erschienen mehrere Festschriften, die die Leistungen des deutschen, namentlich des preußischen Gesundheitswesens darstellten. Für die 18 geplanten Fachsektionen, Abteilungen genannt, wurden Organisations-Komitees eingerichtet, deren Geschäftsführung jeweils ein Vertreter aus dem Ausrichtungsort Berlin innehatte.

Für die Abteilung 11, die Ohrenheilkunde, war LUCAE das geschäftsführende Mitglied des Organisations-Komitees. Die übrigen Mitglieder waren BEZOLD (München), BÜRKNER (Göttingen), KESSEL (Jena), KIRCHNER (Würzburg), KUHN (Strassburg), MAGNUS (Königsberg), MOOS (Heidelberg) und TRAUTMANN (Berlin). Zu Beginn des Kongresses erhielten die Abteilungen dann international besetzte Vorstände, deren Vorsitz im Falle der Ohrenheilkunde wiederum LUCAE hatte.

In einer Delegiertenversammlung 1889 in Heidelberg, an der seitens der Universität Jena der Ophthalmologe KUHNT teilnahm, wurden Statut und Programm des Kongresses ausgearbeitet. Demnach besteht „der Congress [...] aus den approbierten Ärzten, welche sich als Mitglieder haben einschreiben lassen und ihre Mitgliedskarte gelöst haben“ [80].[1] Es wurden schließlich 5.561 Mitgliederkarten vergeben, dazu 116 sonstige Teilnehmerkarten und, nicht zu vergessen, 1.379 „Damenkarten“.

Um diese gewaltige Teilnehmerzahl aufzunehmen, waren erhebliche organisatorische Maßnahmen erforderlich:

> „Für die allgemeinen Sitzungen erwies sich [...] der Circus Renz[2] als der einzige, voraussichtlich ausreichende Raum. [...] Dieser, bei gewöhnlichen Gelegenheiten von 7.660 Personen gerade ausgefüllte Raum war zu einem Tempel, ähnlich dem des Zeus zu Olympia oder dem Parthenon zu Athen [...] umgeschaffen, nur mit dem Unterschiede, dass eine Kolossalstatue des Aeskulap in ihm errichtet war.“

Wir geben dieses Arrangement in Abbildung 8.5 wieder und bedauern, für die Fortsetzung dieser farbigen Schilderung der geradezu theatralischen Ausstattung auf den ausführlichen Kongressbericht [80, S. 227 – 229] verweisen zu müssen.

---

[1] Teilnehmer heutiger Kongresse wird vielleicht interessieren, dass die Teilnehmergebühr damals 20 Mark betrug.

[2] Beim Circus Renz handelt es sich um die 1867 eröffnete Berliner Markthalle, die 1873 zu einem Zirkusgebäude umgebaut worden war. Das Gebäude, das 1918/19 einen spektakulären Umbau nach Plänen von HANS POELZIG erlebte, ist vielen noch als alter Friedrichstadtpalast in Erinnerung und musste 1985 abgerissen werden.

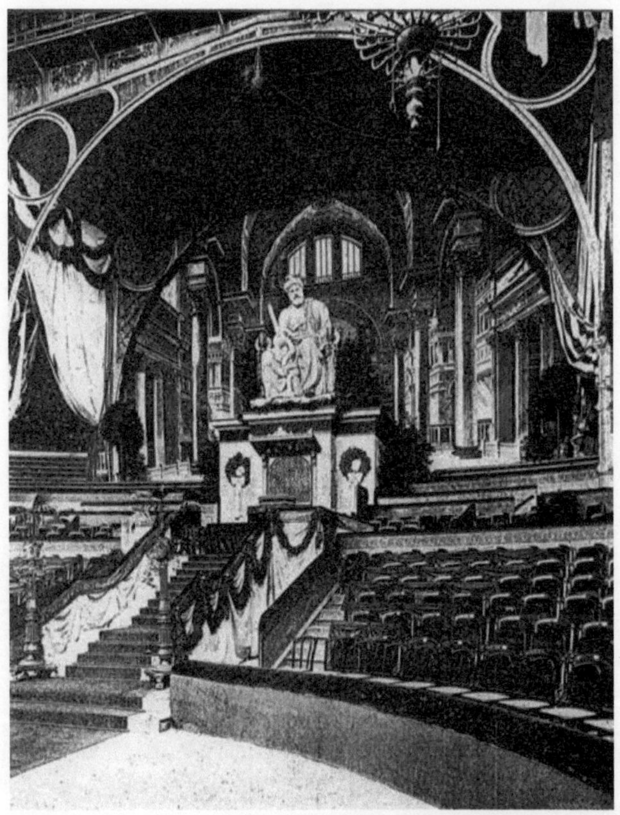

Abbildung 8.5. Blick in den „Saal für die allgemeinen Sitzungen" des X. internationalen medizinischen Kongresses [80].

In der Eröffnungssitzung sollen tatsächlich mehr als 7.000 Personen anwesend gewesen sein. Berühmt geworden ist diese Sitzung durch den Fachbeitrag von ROBERT KOCH (1843 – 1910), in dem er sein neues Tuberkulin vorstellte und der mit unvorstellbarem Enthusiasmus aufgenommen wurde [17], machte er doch Hoffnung auf die Überwindung der „Volksseuche" Tuberkulose. Bekanntlich erfüllte sich diese Erwartung nicht; das Mittel erwies sich wenig später als unzureichend getestet und wirkungslos.

Für die Sitzungen der Mehrzahl der einzelnen Abteilungen des Kongresses konnte der Landes-Ausstellungspalast neben dem Lehrter Bahnhof genutzt werden (Abbildung 8.6), wo auch die begleitende internationale medizinisch-wissenschaftliche Ausstellung stattfand (Abbildung 8.7). Dort fanden auch die Sitzungen der 11. Abteilung des Kongresses statt, die der Ohrenheilkunde gewidmet war. Die Protokolle sind im Band IV der „Verhandlungen" des Kongresses erschienen und wurden im *Archiv für Ohrenheilkunde* wie auch in der *Monatsschrift für Ohrenheilkunde* nachgedruckt.

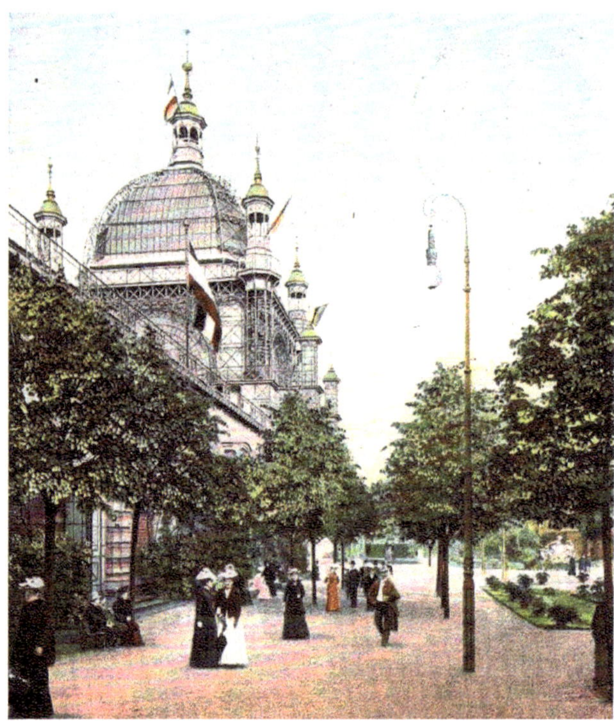

Abbildung 8.6. Ansicht des Landes-Ausstellungspalastes, in dem auch die Sitzungen der Abteilung für Ohrenheilkunde stattfanden. Ausschnitt aus einer Ansichtskarte um 1900.

Wir sind damit an der Stelle angelangt, an der wir uns mit den Kongressbeiträgen KESSELs auseinandersetzen wollen [KB-51]. In der Diskussion zu den Ohroperationen plädierte KESSEL auch für funktionserhaltende Techniken bei der Sanierung des Mittelohres. Im Falle „umschriebener Karies des Hammerkopfes“ würde er nur den Hammer ausschneiden, den Amboss zurück lassen und das Trommelfell an diesen „anheilen“ (siehe hierzu auch Abschnitt 6.4.5). Nach ZÖLLNER/WULLSTEIN [86, 88, 89] würde man heute von einer Tympanoplastik Typ II sprechen.

Im Vortrag „Über die vordere Tenotomie“, dessen Langfassung im *Archiv für Ohrenheilkunde* erschien [KB-52], stellte KESSEL seinen Indikationen zur Operation eine ausgiebige Darstellung der Hörphysiologie aus seiner Sicht voran. Darin billigte er der Binnenmuskeln des Ohres weiterhin eine gestaltende Rolle beim Hörvorgang zu. Der Tensor tympani habe die Funktion, durch Dauerkontraktion die Amplitude zu verkleinern, der M. stapedius als Antagonist die Amplitude der Schwelle zu vergrößern. Durch Verkleinerung und Vergrößerung der Amplituden am schwingenden mechanischen System träten Änderungen in der Resonanz und Tonhöhe ein. Diese Vorgänge nannte er Akkomodation. Zusätzlich hätten die Binnenmuskeln Einfluss auf das

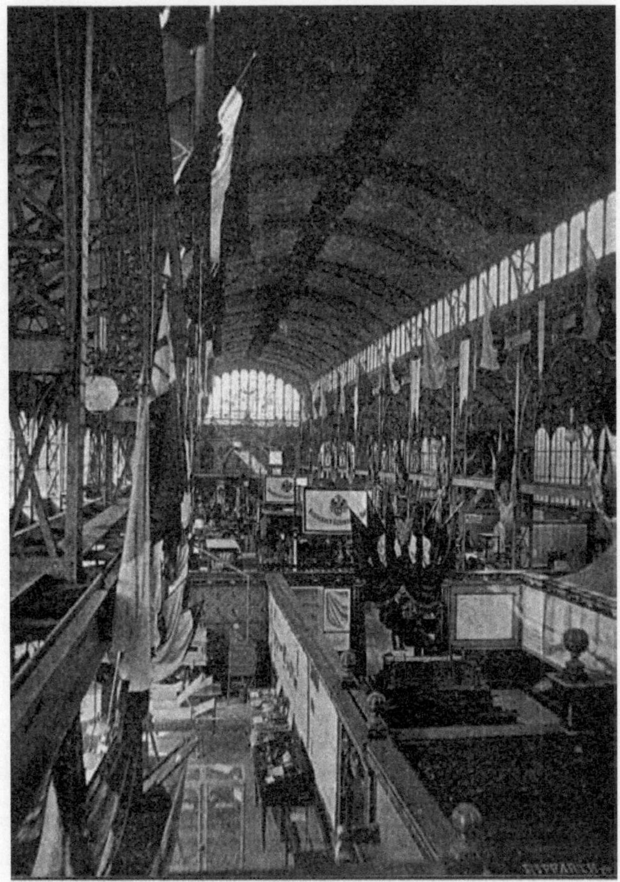

Abbildung 8.7. Blick in die medizinisch-wissenschaftliche Ausstellung des X. internationalen medizinischen Kongresses [80].

Hören durch Regulation des Labyrinthdruckes. Aus diesen Ansichten, die sich später nicht bestätigt haben, leitete er seine Indikationen ab: „Hörstörungen, welche zur vorderen Tenotomie Veranlassung geben, resultieren zum Teil aus Akkomodationsstörungen, zum Teil aus Überdruck im Labyrinth".

KESSEL wird in erstaunlicher Weise nun zum Protagonisten der Tenotomie des Tensor tympani (in Abgrenzung zur Durchtrennung der Steigbügelsehne auch „vordere Tenotomie" genannt). Seine ursprünglich ablehnende Position und die sich zunehmend distanzierende Bewertung der Fachwelt hatten wir unter 6.4.1 wiedergegeben. Dennoch nimmt er dieses Thema auch in den folgenden Jahren immer wieder auf, wobei er betont, die Indikationen präzisiert zu haben. Zu seinem Verständnis sollte man erwähnen, was SCHWARTZE 1892 in seinem *Handbuch der Ohrenheilkunde* [74, S. 761] ausführte:

> „KESSEL, der wohl am häufigsten von der Tenotomie Gebrauch machte, betonte ausdrücklich als Kontraindikation derselben den trockenen Katarrh [heute Otosklerose] mit Fixation des Steigbügels.“

Im Januar 1894 erscheint noch ein umfangreicher Beitrag im *Archiv für Ohrenheilkunde* von KESSELs vormaligem Assistenzarzt RICHARD HOFFMANN über die „Tenotomie des Tesor tympani bei chronischer Mittelohreiterung“ [34]. Er wiederholt KESSELs generelle Aussagen unter Verweis auf dessen Arbeiten. Auch bei der im Titel genannten Indikation sei die Druckentlastung des Labyrinthes und damit des Hörnerven Ziel des Eingriffs. Schwer nachvollziehbar bleibt ebenfalls die Aussage, dass durch die Tenotomie „ein Sistieren der Eiterung schnell und, soweit möglich, auch dauernd erreichbar sei“. Wertvoll sind einleitende Ausführungen zu Hörprüfungsmethoden, wobei der Gellesche Versuch noch als „Projectionsänderung“ bezeichnet wurde.

Zur Steigbügelchirurgie, die seinen Namen bekannt gemacht hatte, nahm KESSEL nur 1894 nochmals Bezug und berichtete, dass er nach 1877 zwei weitere Extraktionen 1893 vorgenommen habe. Sein Fazit jedoch: Er „kann nur der Tenotomie das Wort reden“ [KB-59, KB-60]. Aus heutiger Sicht scheint das unverständlich, doch sehen wir zwei Erklärungsmöglichkeiten:

1. das Festhalten KESSELs an seinen oben dargestellten hörphysiologischen Ansichten,
2. das wesentlich geringere Gefährdungs- und Komplikationspotential der „vorderen Tenotomie“. Bei der Darstellung der Anatomie (siehe 1.2.2) und der Tenotomie (siehe 6.4.1) hatten wir deutlich gemacht, dass der Steigbügel und seine Sehne in der Tiefe der Pauke wesentlich schwerer zu erreichen sind. Zu KESSELs Zeiten, bei meist ausgeprägten Ohr-Entzündungen, war das Operieren ohne Mikroskop und Antibiotika an dieser Stelle mit erheblicheren Gefahren der Labyrinth- und Hirnhautentzündung, der Gesichtsnervenlähmung, Gleichgewichtsstörung u. a. m. verbunden als die „vordere Tenotomie“.

8.1.6 Konferenzbeiträge von 1892 bis 1899

Gründungsversammlung der Deutschen Otologischen Gesellschaft, Frankfurt a. M. 1892

Als Mitbegründer der Gesellschaft war KESSEL im wissenschaftlichen Teil nur durch drei kurze Diskussionsbemerkungen vertreten [KB-56]. Er glaubte, „dass in den Centren der Medulla oblongata (verlängertes Rückenmark) die Empfindung der Stärke und Höhe (des Hörens) zu Stande kommt“. Das war ein Irrtum.

Der Kongress wurde wesentlich durch LUCAE (Berlin) geprägt, der in seinem Referat zu Fortschritten der Ohrenheilkunde von 1866 – 1890 auch KESSELs Verdienste um die Operation zur Entfernung des Trommelfells einschließlich des Hammers würdigte, aber die Steigbügeloperationen nicht erwähnte.

Zweite Versammlung der Deutschen Otologischen Gesellschaft, Frankfurt a. M. 1893

Als gewählter Vorsitzender der Gesellschaft leitete Kessel die Sitzungen der Versammlung. Diskussionsbemerkungen lieferte er zu Hirnabszessen und zu der Helmholtzschen Hörhypothese, die er bejahte [KB-57]. LUCAE lehnte diese ab.

Dritte Versammlung der Deutschen Otologischen Gesellschaft, Bonn 1894

KESSEL war weiterhin Vorsitzender der Gesellschaft. Er hielt ein Referat „Über die vordere Tenotomie, Mobilisierung und Extraktion des Steigbügels“ [KB-59]. Dieses ist anschließend in Buchform erschienen [KB-60] und stellt seine letzte größere Publikation und eine wissenschaftlich-klinische Bilanz dar. Darin fasste er seine Auffassungen und Erfahrungen zusammen.

Grundsätzlich und bis heute gültig ist die Aussage, dass Erfolge nur im Falle eines noch funktionierenden „akustischen Nervensystems“ eintreten können. Die Existenz des Gleichgewichtsorgans lehnte er weiter ab, obwohl er nach Steigbügeloperationen Schwindel, Erbrechen und Nystagmus beschrieb.

Die bei seinen Versuchen mit MACH gewonnene Erkenntnis, dass die Stapesankylose (fixierter Steigbügel) Ursache einer Schwerhörigkeit ist und dass man zu deren Behebung den Steigbügel mobilisieren oder entfernen müsse, was mit einem Eingriff ins Labyrinth verbunden sei, wäre leider falsch gewesen. Das kommt einem heute tragisch zu nennenden Widerruf gleich, denn die damalige Schlussfolgerung war richtig! Richtig war auch, dass es nach Mobilisierung häufig zu erneuter Fixierung des Steigbügels kommt, was dauerhafte Erfolge begrenzt. Erstaunlich ist, dass KESSEL in diesem Vortrag das Primat der Steigbügelmobilisierung nunmehr LUCAE zubilligt!

Die Tenotomie stellte er positiv wie in den anderen Beiträgen seit 1890 dar. Mehr als 300 habe er inzwischen durchgeführt.

Seine erste Steigbügelentfernung erfolgte 1877. Zwei weitere schilderte er aus dem Jahr 1893. Überzeugende Erfolge habe er nicht gesehen. Durch die Entfernung des Steigbügels könnte eine bessere Hörschärfe erreicht werden, doch würde der Wegfall des „Labyrinthdruckregulators“ sich störend auswirken. Deshalb seine Idee, dass „Correktionsapparate“ den mechanischen Mittelohrapparat nach Entfernung des Steigbügels ersetzen könnten. Dies ging über lange bestehende Gedanken zu Prothesen, Hörmaschinen und Hörrohren hinaus. War auch sein Ansatz, dass dadurch die „Labyrinthdruckregulierung“ ersetzt würde, nicht ganz zutreffend, so war es doch die bereits ins Detail gehende Idee des Hörgerätes.

Seine abschließende Folgerung, dass er „nur der Tenotomie das Wort reden könne“, bestätigt nochmals, dass sich der „Vater der Steigbügelchirurgie“ in seinen letzten wissenschaftlichen Beiträgen von dieser verabschiedete! Die Diskussion hierzu mit wichtigen Fragen zum erzielten Hörgewinn, Schwindel u. a. wurde leider aus Zeitgründen nicht durchgeführt.

Vierte Versammlung der Deutschen Otologischen Gesellschaft, Jena 1895

In einer Diskussion zur Behandlung von Hirnabszessen lehnte KESSEL weiterhin die Existenz eines Gleichgewichtsorgans ab [KB-61],

> „da die Erfahrungen, welche durch operative Eingriffe in das Labyrinth gemacht wurden, mit aller Evidenz erwiesen, dass es ein sechstes Sinnesorgan nicht gibt, denn es sind in keinem Falle Gleichgewichtsstörungen entstanden. Die klinischen Erscheinungen sind auf die Ventrikel (Hirnwasserkammern) zurückzuführen, und dafür gibt es auch anatomische Anhaltspunkte".

Diese Aussage verwundert nicht nur aus heutiger Kenntnis und wurde durch den Referenten JANSEN (Berlin) widerlegt: „Da, wo ein gesundes Labyrinth verletzt wurde, zeigte sich fast ausnahmslos Schwindel, Übelkeit, Erbrechen, Nystagmus". KESSELs falsche Auffassung könnte nur dadurch erklärt werden, dass die von ihm operierten Patienten ein durch chronische Entzündung bereits völlig zerstörtes und somit funktionsloses Labyrinth besaßen.

Fünfte Versammlung der Deutschen Otologischen Gesellschaft, Nürnberg 1896

Zum intensiv diskutierten Thema Hörprüfung legte KESSEL vielfältige Gedanken und Empfehlungen vor [KB-62]. Er hatte hierzu u. a. Untersuchungen an Schulkindern in Apolda durchgeführt. Einheitliche Hörprüfungen sollten es ermöglichen, dafür einen Apparat zu konstruieren. Das war die damals verfolgte Idee für unsere heutigen Audiometer.

Sektion Ohrenheilkunde der Versammlung Deutscher Naturforscher und Ärzte, Frankfurt a. M. 1896

KESSEL vertrat auch hier seine nicht zutreffende Meinung zum Gleichgewicht [KB-63]. Er meinte immr noch, dass die klassischen Tierversuche von FLOURENS und GOLTZ [19, 23] nicht auf den Menschen zu übertragen wären.

Sechste Versammlung der Deutschen Otologischen Gesellschaft, Dresden 1897

Der Vortrag von PANSE (Dresden) über „Die operative Behandlung hochgradiger Schwerhörigkeit", der eine Zusammenfassung seines eben erschienen Buches „Die Schwerhörigkeit durch Starrheit der Paukenfenster" [64] war, führte zu lebhaften Diskussionen um die Steigbügelchirurgie. PANSE, im Streite von SCHWARTZE (Halle), der kein Mitglied der *Deutschen Otologischen Gesellschaft* war, geschieden, stellte deren Möglichkeiten durchaus positiv dar.

Es verwundert, dass KESSEL sich dazu nicht äußerte und statt dessen für Erfolge bei einseitigen Ohroperationen die Besserung der Hörschärfe des anderen Ohres durch Labyrinthdruckänderung bzw. Binnenmuskel-Wirkung verantwortlich sah [KB-64]. Dieses sei bei der Tenotomie nachweisbar. Diese Positionen KESSELs bleiben schwer nachvollziehbar.

Bemerkenswert war die Idee von PASSOW (Heidelberg), eine Öffnung zum Labyrinth außerhalb der nicht funktionierenden Fenster anzulegen, was in der Renaissance der Otosklerose-Behandlung ein halbes Jahrhundert später durch die Fensterung des Bogengangs aufgegriffen wurde.

Siebente Versammlung der Deutschen Otologischen Gesellschaft, Würzburg 1898

Eine Kommission von fünf Fachvertretern, zu denen KESSEL nicht gehörte, legte Vorschläge zur einheitlichen Hörprüfung vor. KESSEL machte ergänzende Vorschläge und wies auf die Schwierigkeit hin, das besser hörende Ohr auszuschalten [KB-65]. Diese „Vertäubung“ ist noch heute ein technisches Problem.

Im Anschluss an PASSOWs Vortrag „Über Ohrenheilkunde und Taubstummenwesen“ teilte KESSEL seine Erfahrungen als „vom Ministerium beauftragter und besoldeter Arzt an der Weimar'schen Taubstummenanstalt während 11 Jahren“ mit. Auf seine kompetenten Aussagen kommen wir in Abschnitt 8.2 zurück.

In einer späteren Diskussion um die Binnenmuskeln des Ohres wiederholte KESSEL seine bekannten Auffassungen.

Achte Versammlung der Deutschen Otologischen Gesellschaft, Hamburg 1899

KESSEL war nochmals Vorsitzender der Gesellschaft. Er eröffnete diese letzte Versammlung des ablaufenden Jahrhunderts mit einem Rückblick auf die Entwicklung der Ohrenheilkunde und ihre künftigen Aufgaben [KB-66]. Im wissenschaftlichen Teil widersprach PANSE KESSELs Aussage, dass die Endolymphe gallertig wäre, da sich dann die „flimmernden Zellen“ im Endolymphraum nicht bewegen könnten, womit PANSE Recht hatte.

Versammlung Deutscher Ohrenärzte und Taubstummenlehrer, München 1899

Auf KESSELs „Demonstration von Apparaten zur Erzeugung künstlicher Laute“ [KB-67] gehen wir im Abschnitt 8.2 ein.

8.1.7 Kessel und die Deutsche Otologische Gesellschaft

Verfolgt man den Weg der Entstehung der Otologie als eigene wissenschaftliche Disziplin, folgt auf die Herausbildung einer Fachpresse in den 1860er-Jahren (siehe Abschnitt 3.7) und kurz danach eines regelmäßigen Konferenzbetriebes (siehe Abschnitt 5.4) im Jahre 1892 die Gründung einer ersten Fachgesellschaft im deutschen Sprachraum, der *Deutschen Otologischen Gesellschaft.*

Der wenig später (1894) nach Rostock berufene Oto-Laryngologe OTTO KÖRNER war damals als praktischer Arzt in Frankfurt am Main tätig und beschreibt die Entstehung der Gesellschaft in seinen Erinnerungen folgendermaßen [44]:

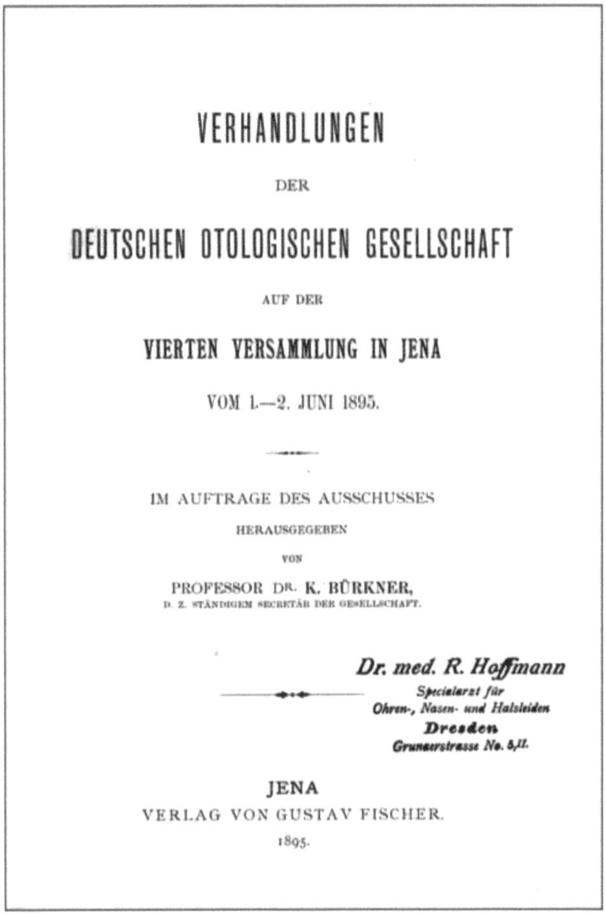

VERHANDLUNGEN
DER
DEUTSCHEN OTOLOGISCHEN GESELLSCHAFT
AUF DER
VIERTEN VERSAMMLUNG IN JENA
VOM 1.—2. JUNI 1895.

IM AUFTRAGE DES AUSSCHUSSES
HERAUSGEGEBEN
VON
PROFESSOR DR. K. BÜRKNER,
D. Z. STÄNDIGEM SECRETÄR DER GESELLSCHAFT.

Dr. med. R. Hoffmann
Specialarzt für
Ohren-, Nasen- und Halsleiden
Dresden
Grunaerstrasse No. 5,II.

JENA
VERLAG VON GUSTAV FISCHER.
1895.

Abbildung 8.8. Titelseite des ersten separat erschienenen Tagungsbandes der Deutschen Otologischen Gesellschaft mit dem Eigentumsstempel des KESSEL-Schülers RICHARD HOFFMANN.

„Pfingsten 1890 wurde ich zur Teilnahme an der 10. Versammlung ‘befreundeter süddeutscher, österreichischer und schweizerischer Ohrenärzte’ nach Nürnberg eingeladen. Es war das eine Gesellschaft, in die nur eintreten konnte, wer auf Beschluss der Mitglieder dazu aufgefordert worden war. An der Nürnberger Tagung nahmen 14 Ohrenärzte teil, darunter POLITZER aus Wien und ZAUFAL aus Prag. WALB aus Bonn war als Vertreter einer norddeutschen Ohrenärztevereinigung gekommen, um die Verschmelzung beider Gruppen zu einer Deutschen Otologischen Gesellschaft anzuregen. Man stimmte dem bei, beschloss, die konstituierende Versammlung der neuen Gesellschaft nach Frankfurt a. M. zu berufen und beauftragte O. WOLF und mich, die nötigen Vorbereitungen daselbst zu treffen. [...] Die konstituierende Versammlung der Deutschen Otologischen Gesellschaft fand Ostern 1892 [17./18. April] in Frankfurt statt unter dem Vorsitze von MOOS und LUCAE. Die ganz großen Leute, POLITZER und SCHWARTZE, waren ferngeblieben; jeder von ihnen mochte wohl erkannt haben, dass man ihm die Alleinherrschaft in der neuen Gesellschaft nicht zugestehen würde."

JOHANNES KESSEL gehört zu den Gründern der Gesellschaft, die nach dem Bericht über die Gründungsversammlung zusätzlich zu ihm von den Professoren BÜRKNER (Göttingen), KUHN (Strassburg), LUCAE (Berlin), MOOS (Heidelberg) und WALB (Bonn) einberufen wurde. Der Einladung folgten 64 Teilnehmer.

KESSEL hat sich offensichtlich für die Gesellschaft persönlich stark engagiert, war von Beginn bis 1900 Mitglied des Vorstandes und wirkte in den Vereinsjahren 1893/94 und 1899 als Vorsitzender.

Die Dokumentation der Versammlungen erfolgte zunächst im *Archiv für Ohrenheilkunde* und ab der vierten bis zur 23. Versammlung in Protokollbänden, die im Verlag G. Fischer in Jena erschienen sind (Abbildung 8.8). In der Regel erfolgte ein ggf. modifizierter Nachdruck im *Archiv für Ohrenheilkunde*, wovon die 8. und 9. Versammlung Ausnahmen darstellen. Von der ersten Versammlung (1892) bis zur 9. Versammlung (1899) ist KESSEL als Teilnehmer und Diskussionsredner dokumentiert; zur 8. Versammlung hält er die Eröffnungsansprache; zur 9. Versammlung leitet er die Eröffnungssitzung anstelle des nicht anwesenden LUCAE. Wir haben diese teils größeren, teils kleinen Beiträge unter 8.1.6 bereits kommentiert und dokumentieren außerdem die Entwicklung der Versammlungen bis zu seinem Tode in Tabelle 8.2.

Zur 10. Versammlung (1901) teilt KESSEL schriftlich seinen Austritt aus dem Ausschuss der Gesellschaft mit. Im Berichtsband der Versammlung heißt es (S. 6)[3]: „Auf Antrag ZAUFAL wird die telegraphische Anfrage an denselben gerichtet, ob er seinen Austritt nicht rückgängig machen wolle. Die Antwort lautete verneinend." Von da an ist KESSEL in den Berichten über die Versammlungen nicht mehr als Teilnehmer geführt. Er steht jedoch bis zu seinem Tode auf der jährlich veröffentlichten Mitgliederliste, und zur 17. Versammlung (1908) widmet DENKER in seiner Eröffnungsrede dem Verstorbenen warmherzige Worte des Gedenkens [KB-84].

Die Deutsche Otologische Gesellschaft fusionierte 1921 mit dem Verein Deutscher Laryngologen zur Gesellschaft Deutscher Hals-, Nasen- und Ohrenärzte. Sie existiert heute noch und trägt seit 1968 den Namen *Deutsche Gesellschaft für Hals-Nasen-Ohren-Heilkunde, Kopf- und Hals-Chirurgie* [94].

8.1.8 Kessels Rückzug aus der wissenschaftlichen Öffentlichkeit

Die gerade erwähnte Austrittserklärung KESSELs steht als Signal für seinen konsequenten Rückzug aus der wissenschaftlichen Gemeinschaft ab Ende 1900, dem Zeitpunkt der Errichtung „seiner" Ohrenklinik. SCHWARTZE beschreibt die Situation so [KB-82]:

[3] vgl. auch Archiv für Ohrenheilkunde Bd. 52, S. 259, und Bd. 54, S. 299.

Tabelle 8.2. Übersicht über die Versammlungen der deutschen otologischen Gesellschaft bis zum Tode von JOHANNES KESSEL.

Nr.	Datum	Ort	Vorsitz	Teilnehmer	KESSEL Mitglied	KESSEL Teilnehm.	KESSEL Beiträge
1.	17. – 18. 4. 1892	Frankfurt	MOOS	64	+	+	[KB-56]
2.	20. – 21. 5. 1893	Frankfurt	KESSEL	51	+	+	[KB-57]
3.	12. – 13. 5. 1894	Bonn	KESSEL	45	+	+	[KB-59]
4.	1. – 2. 6. 1895	Jena	KUHN (WALB i.V.)	67	+	+	[KB-61]
5.	22. – 23. 5. 1896	Nürnberg	WALB	63	+	+	[KB-62]
6.	4. – 5. 6. 1897	Dresden	ZAUFAL	96	+	+	[KB-64]
7.	27. – 28. 5. 1898	Würzburg	SIEBENMANN (BEZOLD i.V.)	99	+	+	[KB-65]
8.	19. – 20. 5. 1899	Hamburg	KESSEL	78	+	+	[KB-66]
9.	1. – 2. 6. 1900	Heidelberg	LUCAE (KESSEL i.V.)	96	+	+	–
10.	24. – 25. 5. 1901	Breslau	HABERMANN	85	+	–	–
11.	16. – 17. 5. 1902	Trier	SIEBENMANN	64	+	–	–
12.	29. – 30. 5. 1903	Wiesbaden	KÖRNER	106	+	–	–
13.	20. – 21. 5. 1904	Berlin	LUCAE	162	+	–	–
14.	9. – 10. 6. 1905	Homburg	KRETSCHMANN	108	+	–	–
15.	1. – 2. 6. 1906	Wien	HARTMANN	151	+	–	–
16.	17. – 18. 5. 1907	Bremen	PASSOW	96	+	–	–
17.	6. – 7. 6. 1908	Heidelberg	DENKER	165	–	–	Nekrolog [KB-84]

> In seinem Institut „arbeitete er bis zu seinem Lebensende unaufhörlich, abgeschieden von der Welt und seinen Freunden, ließ aber leider nichts von dem Gegenstande und dem Resultate seiner Arbeiten mehr verlauten. Nach einer Mitteilung seines Sohnes soll es sich dabei um eine unfertig gebliebene umfassende Arbeit ‘über das Gehörorgan und das Hören’ gehandelt haben.“

Auch HOFFMANN berichtet in seinem Nachruf [KB-83]: „Ein groß angelegtes Werk ‘über das Hören’ beschäftigte ihn, das leider unvollendet blieb.“

Die zunehmende Inanspruchnahme durch die Ohrenklinik ist sicher ein Argument für die zurückgehende wissenschaftliche Produktivität KESSELs in

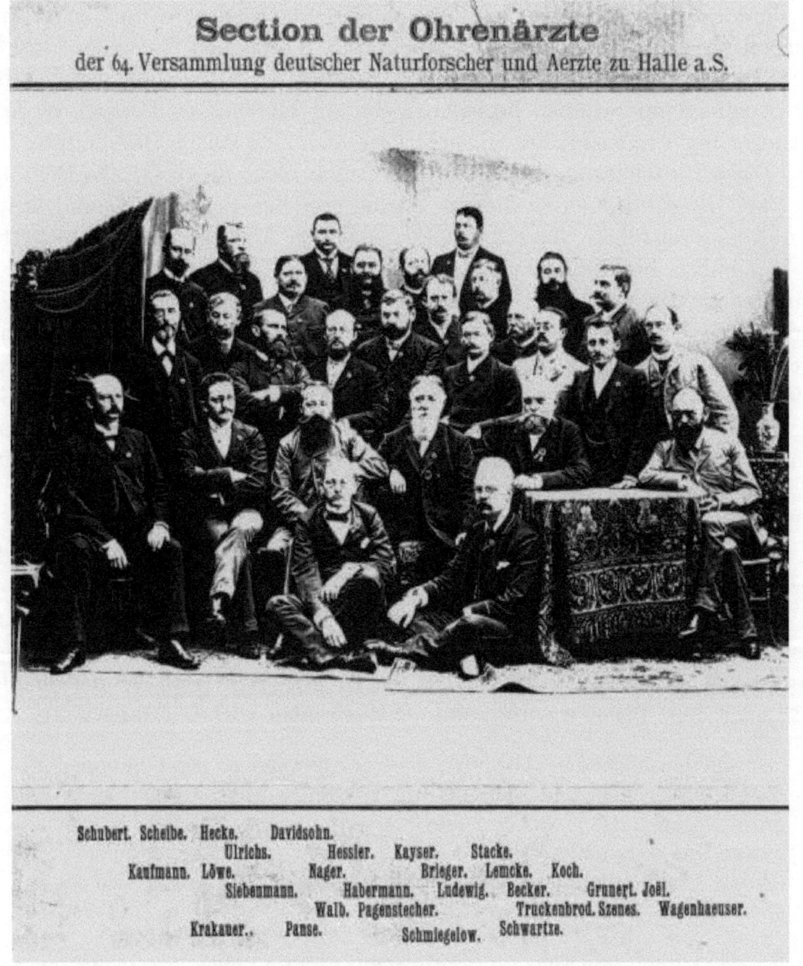

Abbildung 8.9. Erinnerungsfoto der otologischen Sektion der 64. Versammlung Deutscher Naturforscher und Ärzte, Halle/Saale, 21. – 25. 9. 1891. KESSEL ist in diesem Jahr nicht unter den Teilnehmern.

den Jenaer Jahren, erklärt aber nicht den totalen Rückzug ab 1900, den die Nachrufe mehr oder weniger freundlich umschreiben. So formuliert DENKER [KB-84]:

> „Durch sein humorvolles Wesen hatte er sich manche Freunde erworben, die es gewiss lebhaft bedauert haben, dass er in den letzten Jahren leicht empfindlich wurde, sich zurückzog und schließlich in vollständiger Abgeschiedenheit lebte.“

Mehrere Autoren des 20. Jahrhunderts [KB-89, 58] haben den Rückzug KESSELs damit begründet, dass sich führende deutsche Otologen gegen seine Operationsmethoden und gegen seine Person gestellt hätten. Wir werden uns weiter unten (Abschnitt 9.3.1) mit dieser „KESSEL-Legende“ auseinandersetzen und ausführlich zeigen, dass sich ablehnende Positionen führender Otologen wie SCHWARTZE, POLITZER, DENKER, SIEBENMANN allenfalls auf Gefahren der Steigbügeloperationen bezogen, nicht auf KESSEL als Person. Weder in zeitlicher noch in sachlicher Hinsicht lässt sich eine solche Begründung belegen. Diese Einschätzung berücksichtigte auch nicht SCHWARTZEs Bemühen, der zwei Dissertationen zu diesem Thema erstellen ließ [16, 77] und Stapesoperationen ausführte, als KESSEL längst davon Abstand genommen hatte.

Wir haben bereits darauf hingewiesen, dass KESSEL selbst schon zu Beginn der 1890er-Jahre eine Abkehr von „seiner“ Steigbügelchirurgie vollzog und nur noch Ohroperationen propagierte, die wie die „vordere Tenotomie“ mit geringem Risiko behaftet waren. Diese Abkehr geschah vor und in einer Zeit, als national und international die Diskussion darüber im vollen Gange war. Dementsprechend entstand in Jena auch keine otologische „KESSEL-Schule“, die seine Ideen fortgeführt hätte. KESSELs Hinwendung zu Problemen der Hörakustik und der Taubstummenrehabilitation ergänzte die Abkehr von risikovollen chirurgischen Eingriffen.

Sein zunehmender Rückzug aus dem wissenschaftlichen Leben mit dem letztlich vollständigen Verstummen hatte sicher komplexe Ursachen.

Zweifellos war J. KESSEL eine hochintelligente, die Fachentwicklung mitbestimmende, faszinierende Persönlichkeit. Jedoch war er nicht überall gleichermaßen beliebt, wie sich AUGUST GÄRTNER (1848 – 1934), der ebenfalls 1886 nach Jena berufen wurde und als Hygieniker wirkte, erinnert [21]:

> „Er war ein tüchtiger Gelehrter, aber er verstand es nicht mit dem Publicum umzugehen und während sein Vorgänger und sein Nachfolger eine große Praxis hatten, war und blieb die seine gering. [...] Viele Studenten hatten ihn gern, andere lehnten ihn ab. Er war etwas Eigenbrödler, in das damals ziemlich lebhafte Getriebe der Geselligkeit begab er sich absolut nicht hinein.“

Doch war er auch von sehr empfindsamem Gemüt. Dies bestätigte nicht nur DENKERs Nekrolog [KB-84], sondern ist bereits in seinem eindrucksvollen Brief vom 10. 2. 1876 an die künftige Schwiegermutter erkennbar (siehe 6.4.3). Die damals geäußerte Angst, dass ihn das gleiche Schicksal ereilen könnte wie

TURNBULL, der wegen des Todes eines Patienten angeklagt wurde, hat sicher latent fortgewirkt, zumal er inzwischen eine große Familie zu versorgen hatte.

Hinzu kamen viele Kämpfe, die er zu führen hatte, so um die Anerkennung des Faches und die Selbständigkeit der Ohrenklinik, um deren Ausbau sowie speziell mit dem chirurgischen Ordinarius RIEDEL um die die fachliche Kompetenz; erinnert sei an den große Wogen schlagenden „Fall ERNST" (Abschnitt 7.7.2).

Weitere Aspekte, wie seine zeitige Befürwortung der Zusammenführung der Ohrenheilkunde mit der Kehlkopfheilkunde, der z. B. SCHWARTZE entschieden entgegen stand, ließen sich anführen.

Wahrscheinlich hat es auch eine Rolle gespielt, dass sich KESSEL nicht ausreichend anerkannt sah. Er erhielt zwar Weihnachten 1901 „den Charakter als Großherzoglich Sächsischer Hofrath" [KB-76], aber sein „sehnlichster Wunsch" [KB-83], sein Extraordinariat in ein Ordinariat umgewandelt zu sehen, ist nicht in Erfüllung gegangen. Auch eine Resignation ob nicht bewilligter Erhöhung seiner Vergütung und seiner zeitweilig angespannte materielle Situation dürfte zu KESSELs innerer Emigration beigetragen haben.

8.2 Einsatz für das Taubstummenwesen

8.2.1 Aufsicht der Taubstummenanstalt Weimar

In den zeitgenössischen biografischen Notizen zu KESSEL findet sich kein Hinweis darauf, dass er bald nach seiner Berufung nach Jena im Jahre 1888 eine wichtige Funktion übernahm, die Betreuung der Zöglinge der Taubstummenanstalt in Weimar, der Haupt- und Residenzstadtstadt des Großherzogtums Sachsen-Weimar-Eisenach, zu dem auch Jena gehörte. Auf die dortige Blinden- und Taubstummenanstalt gehen wir unter 8.2.2 ein. Erst 1970 hat G. STELZIG das in Abbildung 8.10 wiedergegebene Dokument veröffentlicht, das die Aufnahme von KESSELs Tätigkeit dokumentiert [KB-90]:

Hohes
Großherzogliches Sächs. Staatsministerium,
Departement des Großherzoglichen Hauses und des Kultus!

Auf die Aufforderung des hohen Großherzoglichen Staatsministeriums v 17 d. M. hin gestattet sich der gehorsamst Unterzeichnete zu erklären, dass er gerne bereit ist die ohrenärztliche Fürsorge über die Kinder der Großherzoglichen Taubstummenanstalt in Weimar zu übernehmen und zugleich seinen Dank auszusprechen für diese Aufforderung, welche ihm ermöglicht an einem Institute thätig zu sein, das einem Ohrenarzte so vielfaches Interesse bietet.

In vorzüglicher Hochachtung
Prof. KESSEL

Jena 26 September 1888.

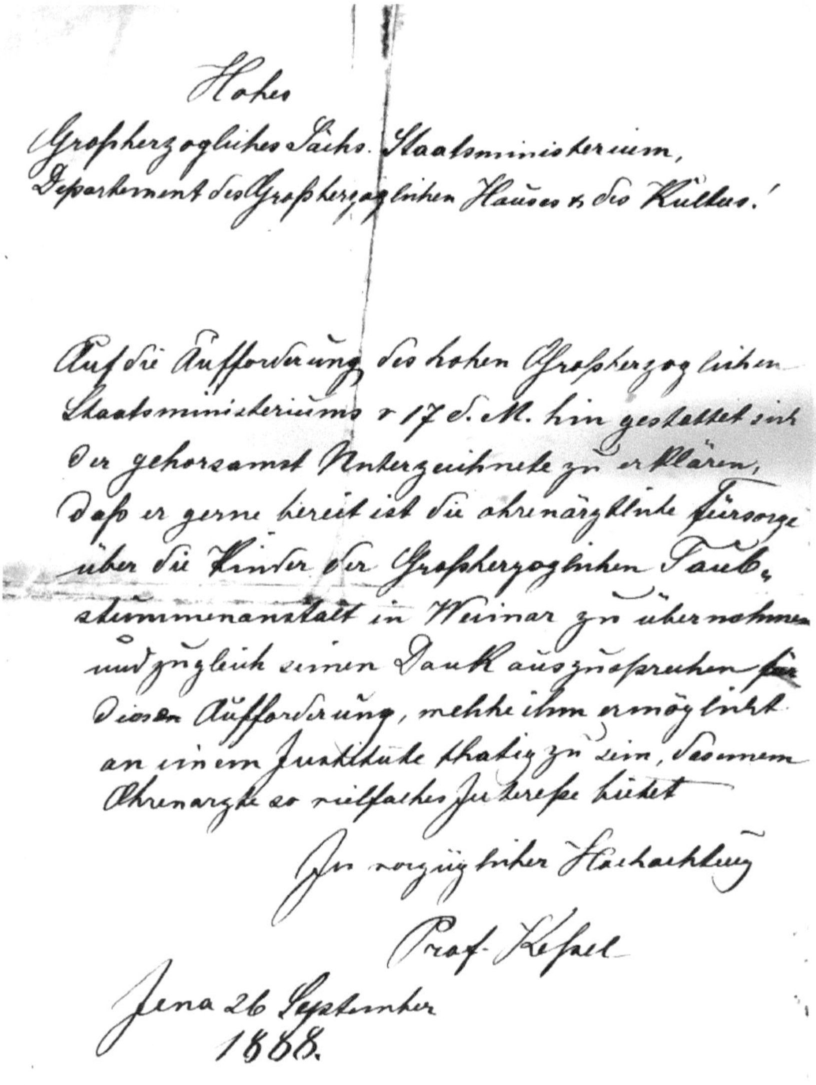

Hohes
Großherzogliches Sächs. Staatsministerium,
Departement des Großherzoglichen Hauses u. des Kultus!

Auf die Aufforderung des hohen Großherzoglichen Staatsministeriums v. 17 d. M. hin gestattet sich der gehorsamst Unterzeichnete zu erklären, daß er gerne bereit ist die ohrenärztliche Fürsorge über die Kinder der Großherzoglichen Taubstummenanstalt in Weimar zu übernehmen und zugleich seinen Dank auszusprechen für diese Aufforderung, welche ihm ermöglicht an einem Institute thätig zu sein, das einem Ohrenarzte so vielfaches Interesse bietet

In vorzüglicher Hochachtung
Prof. Keßel

Jena 26 September
1888.

Abbildung 8.10. Faksimile der Erklärung von Kessel, erstmalig veröffentlicht in [KB-90].

Über Einzelheiten der Tätigkeit von Kessel an der Weimarer Taubstummenanstalt wird möglicherweise mehr zu sagen sein, wenn deren Archivalien ausgewertet sind; das ist bisher nicht geschehen. Er hat sie jedenfalls nicht nur als bloße Betreuungsverpflichtung gesehen, wie die folgende Passage von Ernst Giese zeigt [KB-87]:

> „In keinem der Nachrufe ist ein Arbeitsgebiet erwähnt worden, das KESSEL Verf. gegenüber wiederholt eingehend besprochen hat. Es betraf die sogen. *Hörstummheit.* KESSEL hatte bei seinen Besuchen in der Taubstummenanstalt in Weimar wiederholt Kinder angetroffen, die in diese Kategorie Hörgestörter gehörten, bei im übrigen vollkommen normaler Intelligenz. Diese Insassen waren bisher gezwungen, ihr Dasein in Gemeinschaft mit Schwachsinnigen und Idioten zu verbringen. Tief beeindruckt von solchen Schicksalen war KESSEL bemüht, solche Irrtümer durch Vorträge und Veröffentlichungen zu verhüten.“

Dass dieses zunehmende Interesse KESSELs an der Taubstummenbildung und insbesondere sein Bestreben, die verschiedenen Geschädigtengruppen differenziert zu fördern, kaum bekannt ist, liegt hauptsächlich daran, dass er kaum etwas dazu publiziert hat. Die wenigen Spuren, die sich in seinem Werk zu diesem Gebiet finden, sind die folgenden:

- Wie wir schon erwähnt haben, hat sich KESSEL an den Diskussionen um die Prüfung des Hörvermögens verschiedentlich beteiligt, so 1887 auf der 60. Naturforscherversammlung [KB-43], 1889 auf der 62. Naturforscherversammlung [KB-49], 1895 auf der fünften Versammlung der Deutschen otologischen Gesellschaft [KB-62], allerdings ohne explizit einen Bezug zum Taubstummenwesen herzustellen.
- Im Jahre 1895 entspinnt sich eine kleine Kontroverse über den Zusammenhang von *Lauthörigkeit* und *Tonhörigkeit* anlässlich einer Besprechung eines Buches über Hörübungen bei Taubstummheit von V. URBANTSCHITSCH, damals Abteilungsvorstand der Allgemeinen Poliklinik in Wien, zwischen KESSELs Assistenten MATTE (siehe Abschnitt 9.1.3) und URBANTSCHITSCHs Assistenten EITELBERG [52]. MATTE beruft sich dabei auf „Untersuchungen aus dem Weimarischen Taubstummeninstitut, die mir von KESSEL zur Verfügung gestellt sind“.
- Die geschilderte Auseinandersetzung ist typisch für die Diskussionen der folgenden Jahre, die das Ringen um die besten Ausbildungsmethoden im Taubstummenwesen betreffen. Kontrovers wurde besonders die sogenannte Hörmethode diskutiert, die auf ein ggf. vorhandenes Resthörvermögen zurückgreift. Voraussetzung sind zuverlässige Hörprüfungen, die es gestatten, geeignete Probanden zu identifizieren. Im Jahre 1898 hat sich KESSEL zu diesen Fragen vergleichsweise ausführlich in Diskussionsbeiträgen auf der 7. Versammlung der deutschen otologischen Gesellschaft geäußert und beruft sich auf seine Erfahrungen, „welche er als vom Ministerium beauftragter und besoldeter Arzt an der Weimar'schen Taubstummenanstalt während 11 Jahren gemacht hat“ [KB-65]. Seine nachstehende Aussage hat für die Zeit programmatischen Wert:

  > „Nothwendig sei, dass den Taubstummenlehrern fachmännisch gebildete Ärzte beigegeben werden; nur dann sei es möglich, die sensoriell Aphasischen und die hochgradig Schwerhörigen von jenen Anstalten zu entfernen, wohin sie nicht gehören.“

- Die hier nur angerissenen, drängenden Fragen führten schließlich zu einer gemeinsamen Versammlung von Taubstummenlehrern und Ohrenärzten im Jahre 1899 in München, auf der KESSEL einen besonders bemerkenswerten Beitrag leistete, weshalb wir unter 8.2.3 gesondert darauf eingehen.

- Die letzte uns bekannte Äußerung von KESSEL zum Taubstummenwesen stammt aus einem Vortrag, den er auf der Frühjahrsversammlung 1901 des Osterländischen Ärzteverbands in Roda (heute Stadtroda) gehalten hat. Die wenigen davon überlieferten Zeilen lauten [KB-69]:

  „Professor KESSEL-Jena sprach über *sensorielle Taubstummheit.* Solche Kranke gehörten in Erziehungsanstalten, weil diese Krankheit meist nur eine Folge einer schlechten Erziehung sei. Professor KESSEL wies nach, dass er drei solcher Kranken aus einer Taubstummenanstalt genommen und sie in drei Wochen Hören, Lesen und Schreiben gelehrt habe.“

  Der Vortrag sei „insbesondere von der Jenenser Gelehrtenschaft“ zahlreich besucht gewesen, brachte dem Verfasser jedoch eine bissige redaktionelle Fußnote in den *Blättern für Taubstummenbildung* ein.

Wie die letzte Bemerkung zeigt, war das Verhältnis zwischen den Taubstummenlehrern und den Otologen manchmal etwas schwierig oder sogar von Polemik geprägt, da beide Berufsgruppen den Taubstummen von unterschiedlichen Standpunkten betrachteten. Trotzdem dürfte es den Pädagogen klar gewesen sein, welchen Segen es für ihre Zöglinge bedeutete, dass sich die Otologie als medizinische Disziplin zunehmend etablierte. Folgerichtig würdigten die *Blätter für Taubstummenbildung* 1893 die Ernennung von LUCAE zum Geheimen Medizinal-Rat durch einen Beitrag mit dem Hinweis, dass auf ihn die erste stationäre Klinik für Ohrenkranke (Berlin 1882) zurückgeht [82]. Ein Jahr später erfolgte an gleicher Stelle der Hinweis, dass in Wien die Dozenten GRUBER und POLITZER zu ordentlichen Professoren ernannt wurden, mit dem Kommentar [84]:

> „Die Ernennungen sind von hervorragender Wichtigkeit. [...] Die Ohrenheilkunde ist damit für den akademischen Unterricht als gleichwertig mit den herkömmlichen medizinischen Hauptfächern anerkannt.“

Der Taubstummenlehrer K. BRAUCKMANN (1862 – 1938, Abbildung 8.11) konnte 1895 die vierte Versammlung der Deutschen otologischen Gesellschaft in Jena als Gast besuchen. Er stellt zwar fest, dass die Verhandlungen nicht „von unmittelbarer Bedeutung für uns Taubstummenlehrer“ waren, fasst aber die Situation treffend zusammen [8]:

> „Die erste und dringendste Forderung, welche im Interesse unserer Schüler zu stellen ist, ist die nach regelmäßiger ohrenärztlicher Untersuchung. Noch manchem könnte geholfen, manchem seine Last erleichtert und manchem das Leben erhalten werden. [...] Wenn in früherer Zeit die Forderung nach ohrenärztlicher Kontrolle nicht so im Vordergrunde stand, so erklärt sich dies schon aus dem Umstande, dass es an Ohrenärzten fehlte. Heute, wo nicht allein an den Universitäten, sondern auch in allen Großstädten und vielen Mittelstädten die Ohrenheilkunde ihre Vertreter hat, ist ein dahinzielender Entschuldigungsgrund ganz hinfällig.“

Eben dieser KARL BRAUCKMANN hat 1894 in Jena eine Erziehungsanstalt für Schwerhörige und Ertaubte gegründet, die Knaben und Mädchen im Alter von

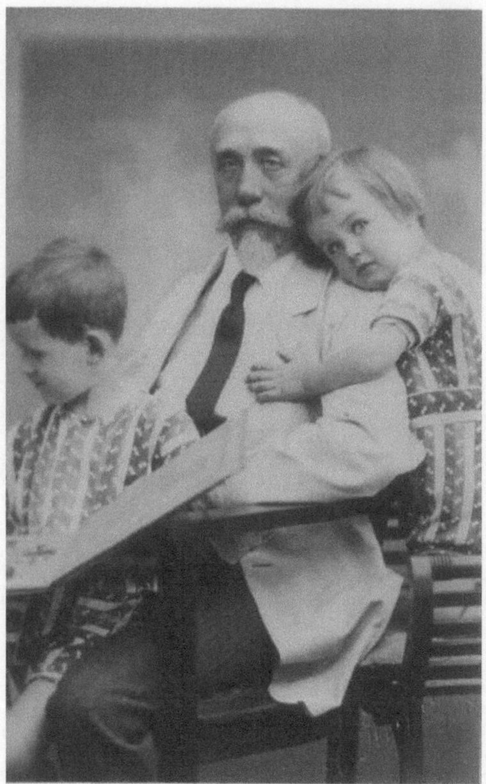

Abbildung 8.11. Der Taubstummenlehrer Karl Brauckmann mit seinen beiden Enkeln im Jahre 1926. Sächsische Landesschule für Hörgeschädigte, Förderzentrum Samuel Heinicke Leipzig, Bibliothek Hör- und Sprachgeschädigtenwesen.

vier bis 15 Jahren aufnahm [83] und bis zum Tode des Gründers bestand. Wie die Bezeichnung der Anstalt schon sagt, war die Aufnahme von Taubgeborenen nur in Sonderfällen und die von Schwachsinnigen gar nicht vorgesehen. Brauckmann entwickelte das sog. Jenaer Verfahren des Ableseunterrichts zur Bildung der Gehörgeschädigten und wurde damit auch international bekannt [49, 72]. Wir wissen leider nicht, ob Kessel mit dieser Anstalt in Beziehung stand.

Vielleicht finden sich noch weitere Dokumente, die die intensive Beschäftigung Kessels mit den Hörgeschädigten betreffen. Noch 1997 teilte seine Enkelin Sonjamaria Mentz aus München mit [95]:

> „Es sind in letzter Zeit nochmal einige Aufzeichnungen meines Großvaters hier aufgetaucht [...] Es geht dabei vor allem um die Taubstummenförderung, die ihm sehr am Herzen lag.“

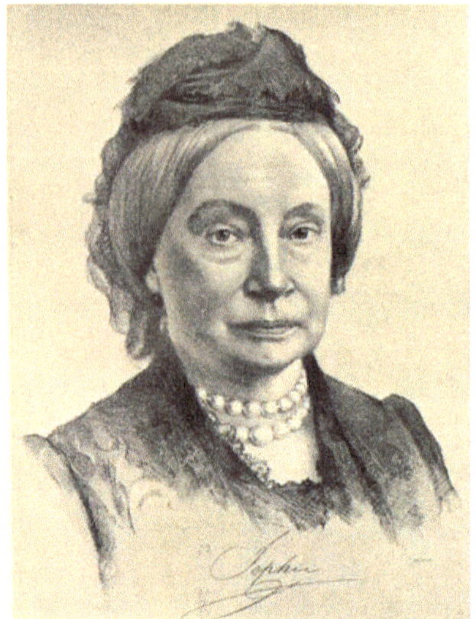

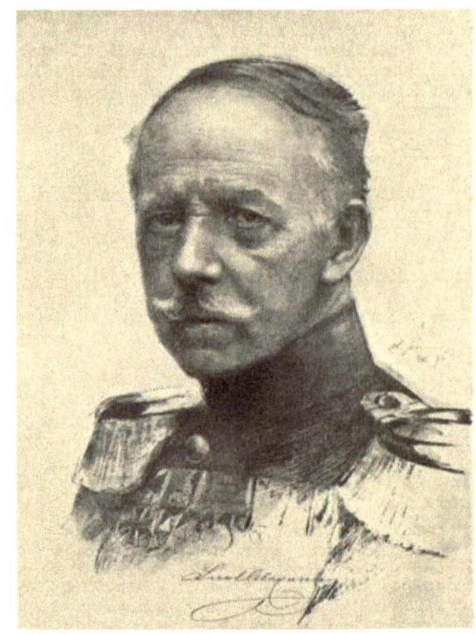

Abbildung 8.12. Die Weimarer „Königlichen Hoheiten“: Großherzog CARL ALEXANDER (1818 – 1901) und Großherzogin SOPHIE (1824 – 1897). Abbildungen aus [68].

8.2.2 Die Großherzogliche Taubstummenanstalt

Der Vorläufer der heutigen Diesterwegschule in Weimar, die Blinde und Sehbehinderte ausbildet, entstand in der ersten Häfte des 19. Jahrhunderts aus dem Bemühen heraus, blinde, gehörlose und „schwachsinnige“ Kinder zu unterrichten. Einen Abriss der Geschichte der Anstalt findet man unter [96]. Förderin der Blinden- und Taubstummenanstalt in Weimar war die sozial stark engagierte Großherzogin von Sachsen-Weimar-Eisenach, SOPHIE MARIE LUISE VON ORANIEN-NASSAU (Abbildung 8.12), die heute vielen Literaturfreunden als Initiatorin der ersten kritischen GOETHE-Edition (Weimarer oder Sophien-Ausgabe) bekannt ist [79].

Die Bildungseinrichtung ging aus verschiedenen Initiativen um das Jahr 1820 hervor. Nachdem der seit 1825 als Lehrer berufene J. F. C. VOLLRATH seine Tätigkeit aufgab, sicherte die Großherzogin SOPHIE das Weiterbestehen der Schule 1857 durch Stiftung eines Kapitals von 10.000 Talern. Im Folgejahr wurde die bisher private Schule zu einer staatlichen Einrichtung, gewidmet dem Andenken der Großherzogin LUISE, der Großmutter des regierenden Großherzogs CARL ALEXANDER [3]. Leiter der Anstalt wurde der aus der Taubstummenanstalt in Frankfurt am Main kommende KARL OEHLWEIN.

Bis zur Übernahme der Aufsichtsfunktion durch KESSEL vergingen dann drei Jahrzehnte. Das Großherzogtum Sachsen-Weimar war damals das einzige Land Deutschlands, das eine regelmäßige ohrenärztliche Untersuchung der Zöglinge der Taubstummenanstalten vorschrieb [KB-90]. Nachfolger von „Vater OEHLWEIN“ wurde F. LANGLOTZ, der die Weimarer Anstalt von 1889 bis

1911 leitete. Einen Schnappschuss der Ausstattung der Schule, wie sie sich zur Zeit des Wirkens von KESSEL darbot, liefert eine Notiz aus dem Jahre 1891, die wir hier vollständig wiedergeben [81]:

> „Der amtlichen Übersicht über die Bildungs- und Erziehungsanstalten des Großherzogtums Sachsen-Weimar-Eisenach zufolge besteht die Taubstummen- und Blindenanstalt zu Weimar seit Michaelis 1858. Sie zählte am Schlusse des Schuljahres 1889/1890 42 taubstumme (26 Knaben und 16 Mädchen) und 14 blinde (7 Knaben und 7 Mädchen) Zöglinge. Die Taubstummen werden in 4, die Blinden in 2 Klassen unterrichtet. In Weimar besteht sowohl für die taubstummen als auch für die blinden Kinder Schulzwang. Diese Kinder müssen vom 6. resp. 8. Lebensjahre an die Schule besuchen. Das Pflegegeld beträgt jährlich 210 M. Dasselbe ist von den Eltern und im Unvermögensfalle von den Gemeinden aufzubringen. An der Anstalt wirken 1 Direktor, 3 Taubstummenlehrer, 3 Blindenlehrer und 5 Hilfslehrer."

Am Ende des hier betrachteten Jahrzehnts gibt es die folgenden Informationen über die Zahl der Zöglinge und den Etat der Anstalt [47]:

> „Für einen blinden Zögling stellen sich die Kosten der Ausbildung allein jährlich auf 400 M und die Erhaltungskosten belaufen sich, Verpflegung, Beschaffung der Kleidung etc. mit 250 M berechnet, auf 650 M. – Die Ausbildung eines taubstummen Kindes kostet zur Zeit 210 M, und die jährliche Erhaltung incl. Verpflegung, Kleidung etc. für 250 M würde demnach 460 M ergeben. – Die Zöglingszahl beträgt z. Zt. 38 taubstumme und 9 blinde Kinder, und die Gesamtechnung der Anstalt gestaltet sich wie folgt: 47 Zöglinge, Etat 25.000 M, also pro Kopf rund 556 M."

1894 wurde in Weimar ein Verein zur Fürsorge für erwachsene Blinde gegründet. Hauptsächlich durch die Stiftung des Stadtgutbesitzers MAX ZÖLLNER konnte 1901 der Neubau der „Blindenwerkstatt, Beschäftigungs- und Versorgungsanstalt für Blinde" an der Kreuzung von Zöllner- und Gutenbergstraße erfolgen. Da ein vorgesehener Anbau, der der Aufnahme der Blinden- und Taubstummenschule dienen sollte, scheiterte, wurden die verbliebenen Zöglinge 1924 nach Gotha verlegt. Damit endet die Ausbildung von Taubstummen in Weimar. Die Betreuung von Blinden bzw. Sehschwachen wurde in verschiedener Form bis heute weitergeführt [3, 96].

8.2.3 Der Beitrag zur Versammlung der Ohrenärzte und Taubstummenlehrer 1899

Die zunehmende Bedeutung des „Taubstummenwesens" äußerte sich auch im Inhalt der otologischen Konferenzen. So enthielt das Programm der 7. Versammlung der Deutschen otologischen Gesellschaft 1898 in Würzburg einen Vortrag von PASSOW (Heidelberg) „über Ohrenheilkunde und Taubstummenwesen", in dessen Anschluss sich eine lebhafte Diskussion entfaltete, in der

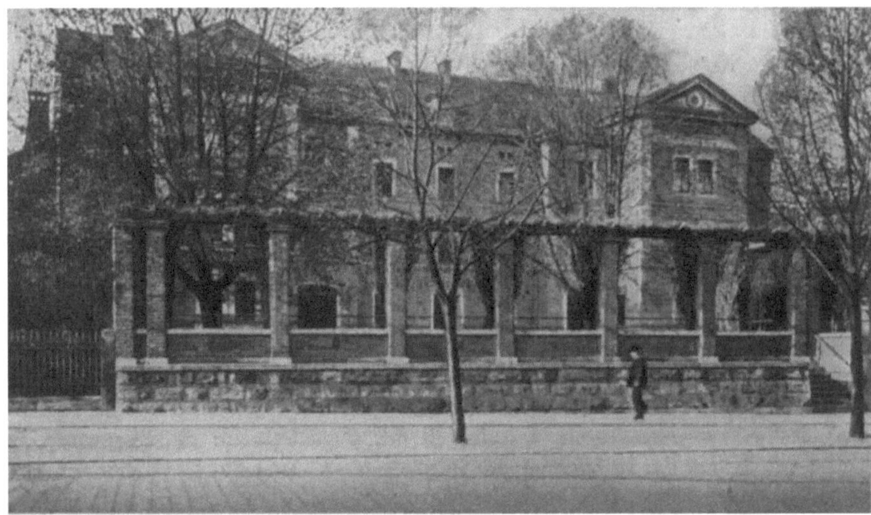

Abbildung 8.13. Die Großherzogliche Blinden- und Taubstummenanstalt in Weimar, ursprünglich Brauhausstr. 9, später umbenannt in Kaiserin-Augusta-Straße (heute Steubenstraße). – Zustand nach der Erweiterung 1869/70 in einer Abbildung von 1913 [3].

(wie erwähnt) auch KESSEL über seine langjährigen Erfahrungen in Weimar berichtete [KB-65].

Das Ergebnis dieser Diskussion bestand in der naheliegenden Feststellung, dass im Taubstummenwesen Handlungsbedarf bestünde. In der Folge unterbreitete der Ausschuss der Deutschen otologischen Gesellschaft „den Unterrichtsministerien sämtlicher Staaten des deutschen Reiches unter dem 1. März 1899 eine Eingabe, in welcher die Gründe niedergelegt sind, welche zur Einberufung der Versammlung deutscher Ohrenärzte und Taubstummenlehrer Anlass gaben.“ Diese Eingabe bestand aus einem Sonderdruck des erwähnten Vortrages von PASSOW und einem Schreiben, das von J. KESSEL als dem Vorsitzenden der Deutschen Otologischen Gesellschaft und K. BÜRKNER als deren Sekretär unterzeichnet war und in [6] abgedruckt ist. Dieser lesenswerte Text begründet die Notwendigkeit der Einberufung einer solchen Versammlung mit der folgenden prägnanten Feststellung:

> „Den Zöglingen der deutschen Taubstummenanstalten sind die Fortschritte, welche die Ohrenheilkunde in den letzten Jahrzehnten gemacht hat, nur in sehr beschränktem Maße zu gute gekommen.“

Das Schreiben nennt die folgenden Schwerpunkte:

- Ein Anteil der Zöglinge der Anstalten leidet an Erkrankungen des Gehörs, die behandelt werden müssten. Die Prüfung der Gehörfunktion ist ausschlaggebend für den weiteren Unterricht.

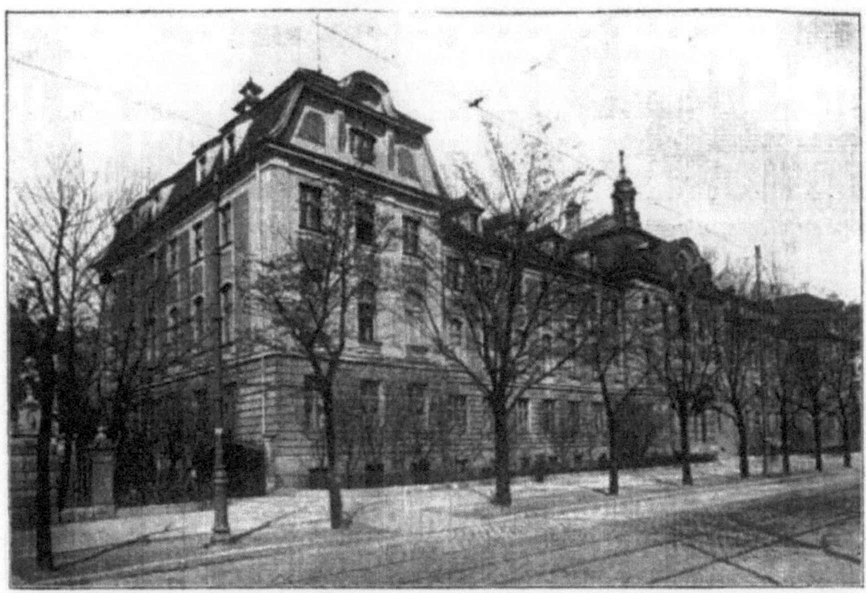

Abbildung 8.14. Die Königliche Landestaubstummenanstalt München, Goethestraße 70, erbaut 1894/95. Zustand vor 1915 [4].

- Es besteht die Notwendigkeit der Trennung der Schwachsinnigen und der taubstummen Zöglinge.
- Unter den sogenannten Taubstummen gibt es einen beträchtlichen Anteil, der Gehörreste besitzt und befähigt ist, „die Sprache durch das Ohr zu erlernen".
- Exakte Hörprüfungen haben eine zentrale Bedeutung; verwiesen wird auf die Ergebnisse von URBANTSCHITSCH (Wien) und BEZOLD (München).
- Partiell hörende Zöglinge „bedürfen eines für sie speziell eingerichteten, gesonderten Unterrichtes und lassen sich durch einen solchen voraussichtlich auf eine bedeutend höhere geistige Stufe heben als die Totaltauben."

Die geplante Versammlung wurde für den 16. September 1899 nach München in das Zentral-Taubstummen-Institut (Abbildung 8.14) einberufen und wurde von 149 Teilnehmern besucht, darunter 51 Ärzte und 87 Leiter, Lehrer und Lehrerinnen von deutschen und auswärtigen Taubstummenanstalten. Es würde hier zu weit führen, auf die einzelnen Beiträge einzugehen; wir interessieren uns vorzugsweise für den von KESSEL. Dieser bezieht sich auf die bereits angesprochene Tatsache, dass die Zöglinge mit restlichem Hörvermögen dieses trainieren müssen. Es klingt sehr modern, wenn KESSEL erwähnt, dass dazu ein hoher Aufwand seitens der Lehrkräfte erforderlich ist, für den die Kapazitäten fehlen. Er hat dazu aber einen – ebenfalls sehr modern klingenden – Vorschlag, die Verwendung technischer Hilfsmittel. Zur Erläuterung zitieren wir aus der relativ kurzen Originalveröffentlichung [KB-67]. Er begründet zunächst die Notwendigkeit der Trennung von Schwachsinnigen und Bildungsfähigen und schreibt anschließend:

> „Etwas anderes ist es nun mit den hochgradig Schwerhörigen, die uns heute vorgestellt worden sind. Das sind auch keine Taubstummen, sondern hochgradig Schwerhörige, und da wird es sich darum handeln, eine Grenze zu bestimmen, von wo an sie in das Taubstummeninstitut oder anderswo hingehören. [...] es wird unter den Schwerhörigen zweifellos Kinder geben, bei denen es zweckmäßig ist, dass mit dem Ableseunterricht auch der Sprachunterricht verknüpft wird. Da dann die Kinder nach den beiden Methoden unterrichtet werden müssen, so nimmt dies Ihnen Zeit weg, und zweifellos haben Sie das Recht, von uns zu verlangen [...], dass wir Ihnen dazu die nötige Basis geben. Heute steht es noch nicht so weit. Die Sprechübungen sind mühevoll und strengen an, und das ist der eigentliche Grund, warum ich gedacht habe, Ihnen einen Ersatz zu geben für Ihre Lunge und für Ihr lebendiges Sprachorgan, und zwar sind das künstliche Laute. Es sind Vokale und Worte. Die Worte gehen mit steigender und fallender Tonhöhe. Sie haben Modulation. Sie können von den Lehrern und Schülern angewendet werden. Es ist vielleicht besser, wenn sie von den Schülern angewendet werden, weil alle Grade der Stärke vorhanden sind und die passende dann zweckmäßig ausgewählt werden kann. Sie können auch von dem Schüler in der Weise benützt werden, dass er den Vokal vergleicht. Er kann ihn zu gleicher Zeit nachsprechen und an seinem Kehlkopfe fühlen und beides in Einklang miteinander bringen. So glaube ich, wenn die Vokale etwas besser, reiner werden, dass Sie dieselben für den Unterricht verwenden können. (Redner zeigt kleine, einem Blasebalg ähnliche Apparate, welche die sämtlichen Vokale und Wörter wie Papa, Mama, Marie etc. ertönen lassen.) Angefertigt sind sie von HUGO HÖLBE in Sonneberg in Thüringen."

Über das Echo des Vortrages geht aus der im Protokollband abgedruckten Diskussion außer einer kurzen Erwähnung nichts hervor, obwohl viele Redner das oben genannte Kapazitätsproblem ansprechen. Aus heutiger Sicht beschreibt dieser Beitrag eine Sternstunde der Rehabilitationstechnik, indem visionär das Potential der Sprachsynthese für das Aussprachetraining dargestellt wird. Da wir erst heute dabei sind, diese Vision in elektronischen Lernsystemen mit der erforderlichen Qualität umzusetzen, sollte man nachsichtig sein, wenn die damaligen Konferenzteilnehmer dem KESSELschen Vorschlag reserviert gegenüberstanden, wie man aus dem Bericht über die Versammlung von A. DENKER im *Archiv für Ohrenheilkunde* erahnen kann [13]:

> „Als Unterstützungsmittel für den Sprachunterricht empfiehlt KESSEL künstliche Laute und Worte, die durch besondere Instrumente, die jedoch noch sehr verbesserungsbedürftig sind, erzeugt werden."

Dieser Hinweis auf die mangelnde Qualität war sehr berechtigt, zumal die von KESSEL behauptete Möglichkeit, die Tonhöhe variieren zu können, offenbar auf einem Missverständnis beruhte. Andere haben das (in einer redaktionellen Fußnote zu [KB-69]) drastischer ausgedrückt: KESSEL sei „in München durch seine Schreipuppen bekannt geworden".

KESSEL hat auch nicht an der 71. Versammlung der Gesellschaft deutscher Naturforscher und Ärzte teilgenommen, die in München vom 17. bis 23.

September 1899, also unmittelbar im Anschluss, stattfand. Dort spielte das Taubstummenwesen weiterhin wichtige eine Rolle, und BEZOLD trug in der otologischen Sektion eine Zusammenfassung der Ergebnisse der Versammlung der Ohrenärzte und Taubstummenlehrer vor.

Das Echo der Münchener Versammlung war unter den Taubstummenlehrern übrigens nicht nur positiv, wie insbesondere ein umfangreicher redaktioneller Beitrag in den *Blättern für Taubstummenbildung* beweist [15]. In der Kritik standen vor allem die dort propagierten Hörübungen für Schüler, die noch über Gehörreste verfügen.

Derjenige, der die Bedeutung des KESSELschen Vorschlages wohl als Erster erkannt hat, war HERMANN GUTZMANN SEN. (1865 - 1922). Sein Vater ALBERT GUTZMANN (1837 - 1910) hatte an der Münchener Versammlung als Direktor der Berliner Taubstummenanstalt teilgenommen. HERMANN GUTZMANN, Phoniater und Gründer des Phonetischen Laboratoriums der Berliner Universität [36], nahm einen Hinweis auf die KESSELschen Stimmen in die zweite Auflage seiner *Sprachheilkunde* auf [26, 27]. Darauf bezog sich später der bedeutende Hamburger Experimentalphonetiker GIULIO PANCONCELLI-CALZIA (1878 - 1966) in seinen historischen Arbeiten [62, 63]. Er hat (auf nicht mehr nachvollziehbarem Wege) dafür gesorgt, dass die von KESSEL vorgeführten Instrumente in die Sammlung seines Phonetischen Laboratoriums an der Universität Hamburg gelangten [25]. Nach der Auflösung der Hamburger Phonetik gelangte die Sammlung an die TU Dresden, wo sie 2005 in die historische akustisch-phonetische Sammlung (HAPS) integriert wurde [55].

Durch diese Sammeltätigkeit sind wir in der Lage, die „Instrumente“, die wir heute als Stimm-Mechaniken oder kurz als Stimmen bezeichnen, zu beschreiben (Abbildung 8.15). Am einfachsten sind die Stimmen für die Grundvokale gebaut. Zur Anregung dient eine Metallzunge, wie sie aus dem Musikinstrumentenbau bekannt ist. Der erforderliche Luftstrom wird durch einen Blasebalg erzeugt, der von Hand gespannt und dann losgelassen wird, woraufhin er sich durch Federkraft leert. Die unterschiedlichen Vokale werden durch unterschiedlich geformte Rohrstücke mit einer unterschiedlich weiten Mundöffnung gebildet.

Die Stimmen, die kurze Wörter erzeugen können, enthalten zusätzlich eine mechanische Ablaufsteuerung, die parallel zum Schließen des Blasebalges betätigt wird. Bei der abgebildeten Papa/Mama-Stimme bewirkt diese Steuerung, dass die Mundöffnung während des Ablaufs durch einen Deckel zweimal verschlossen wird.

Eine Besonderheit stellt die Stimm-Mechanik für den Laut *r* dar, bei der eine kleine Klappe durch den Luftstrom in Schwingungen versetzt wird. Dadurch war es möglich, sogar eine Stimme für die Produktion des Wortes *Hurra* herzustellen, die bei Vorführungen die Attraktion der Kollektion ist.

Obwohl PANCONCELLI-CALZIA am angeführten Ort schreibt, dass sich „die Originalvorrichtungen [...] im Phonetischen Laboratorium zu Hamburg“ befinden, ist zu bezweifeln, dass die heute in der HAPS zu sehenden, in Abbildung 8.15 gezeigten Versionen wirklich die Originale sind. KESSEL gibt an,

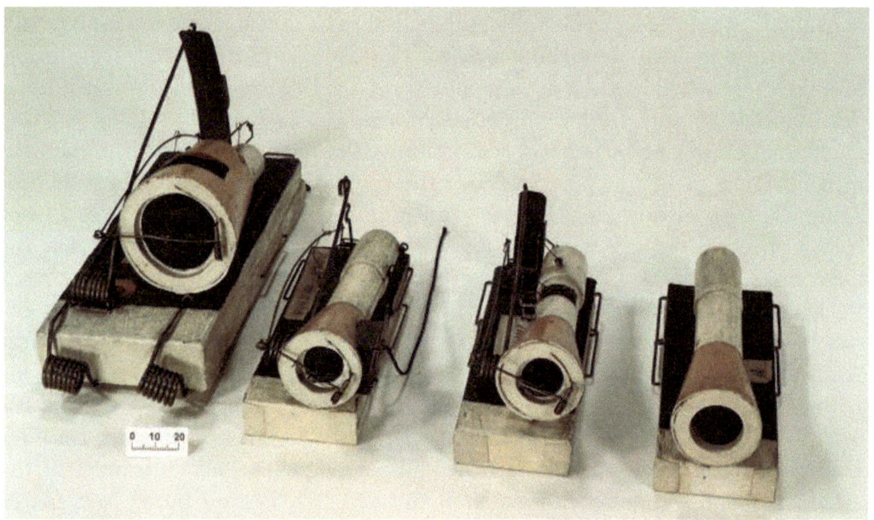

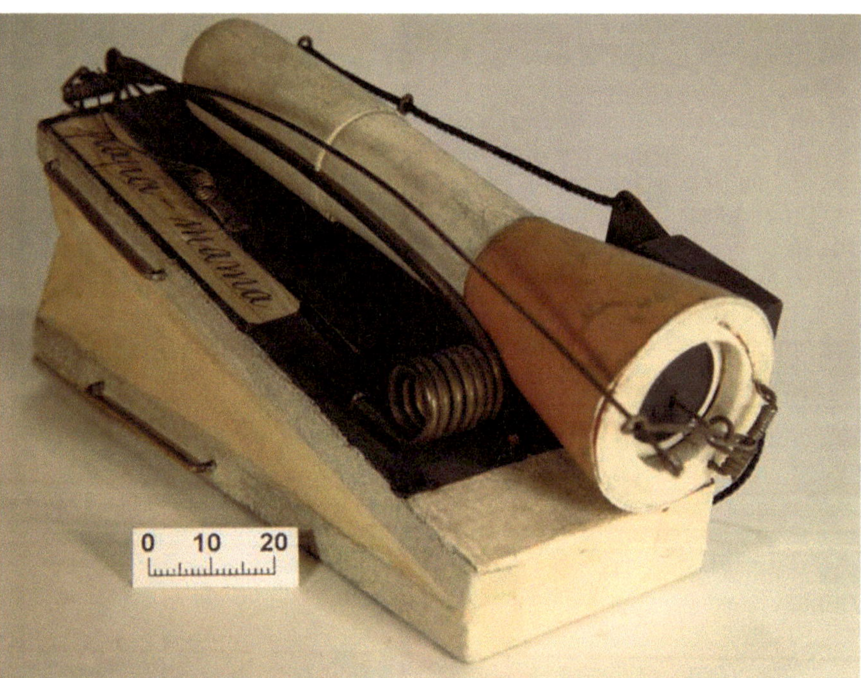

Abbildung 8.15. Stimmen aus der von KESSEL im Jahre 1899 vorgeführten Kollektion (eventuell Repliken von GANSKE). Oben: Stimmen für *Hurrah, Papa/Mama, Emma* und den Laut *a*. Unten: Die *Papa-/Mama*-Stimme mit angespanntem Blasebalg. TU Dresden, historische akustisch-phonetische Sammlung (HAPS), Fotografien von R. DIETZEL.

dass die Stimmen von Hugo Hölbe stammen. Alle Stimmen, die wir von diesem kennen, sind jedoch in der Ausführung eher plump zu nennen (Abbildung 8.17). Die äußerlich gediegenere Ausführung in Abbildung 8.15 findet man in einem Katalog der Berliner Firma Julius Ganske [20], die auf Geräte für die Experimentalphonetik spezialisiert war[4]. Wir nehmen an, dass man die Kesselschen Originale, die laut Anschaffungsbuch des Hamburger Phonetischen Laboratoriums schon vor 1913 vorhanden gewesen sein müssen, irgendwann durch die äußerlich attraktiveren Repliken von Ganske ersetzt hat.

Es gibt in der HAPS noch einen zweiten Satz von 12 Stimmen, der nachweislich direkt von Hölbe stammt, aber nicht durch die Hände Kessels gegangen sein kann [54, S. 185]. Unter dem Datum vom 22. August 1917 finden sich im Anschaffungsbuch die „Stimmmechanismen" (5 Vokale, au, r, Hurrah, Papa, Marie, Emma, Katzenstimme), erworben für 23 Reichsmark von Hugo Hölbe, Sonneberg. Die noch leserliche alte Inventarnummer gestattet eine eindeutige Zuordnung.

8.2.4 Exkurs über die Stimm-Mechaniken

Wir wollen etwas detaillierter darstellen, was über die Stimm-Mechaniken bekannt ist. Historisch führt uns die Betrachtung zurück zu den wissenschaftlichen Anfängen der künstlichen Erzeugung von Sprache in der Zeit der Aufklärung. Zwar sind sprechende Statuen oder Köpfe schon seit dem Altertum überliefert (man denke an die Memnon-Kolosse im altägyptischen Theben), aber der Nürnberger Kunsthändler und Autor Heinrich Marcus Brunner hat gute Gründe, wenn er am Ende des 18. Jahrhunderts über die bis dahin bekannten „sprechenden Maschinen" zusammenfassend schreibt, dass „dass es unmöglich ist, eine Sprachmaschine zu verfertigen, und dass sie durchgehends in der Producirung, Täuschung und Betrug sind" [9]. Eine Wende führten die experimentellen Arbeiten des Abbé Mical (1730 – 1789), von Christian Gottlieb Kratzenstein (1723 – 1795) und von Wolfgang von Kempelen (1734 – 1804) herbei. Der österreichische Hofbeamte und vielseitige Ingenieur Kempelen [67] konstruierte, inspiriert von der Funktionsweise des ungarischen Dudelsackes, eine „Sprechmaschine", von der ein Exemplar heute noch im Deutschen Museum München besichtigt werden kann, und beschrieb ihren Aufbau in einem 1791 erschienenen Buch [39].

Übrigens hat auch Kempelen die Anwendung seiner Sprechmaschine im Bereich der Rehabilitation im Sinn gehabt. Er schreibt in der Einleitung zu seinem erwähnten Buch:

> „Aller Nutzen – alles Verdienst, das meine gesammelte Entdeckungen haben dürften, mag wohl nur darin bestehn, dass dadurch bey einigen Taubstummen der Unterricht im Sprechen erleichtert, und ein Theil derjenigen

[4] Der Feinmechaniker Julius Ganske in Zehlendorf ist in den Berliner Adressbüchern von 1897 bis 1921 verzeichnet. Sein Katalog [20] ist leider undatiert; die dort angegebene Firmenadresse war ab 1914 gültig, so dass wenigstens eine Eingrenzung des Zeitraums möglich ist.

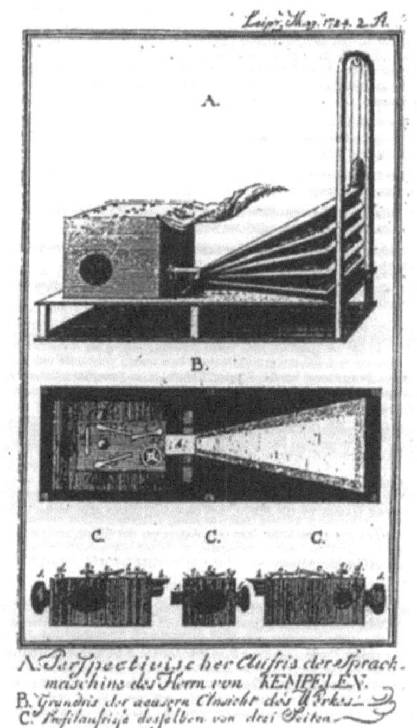

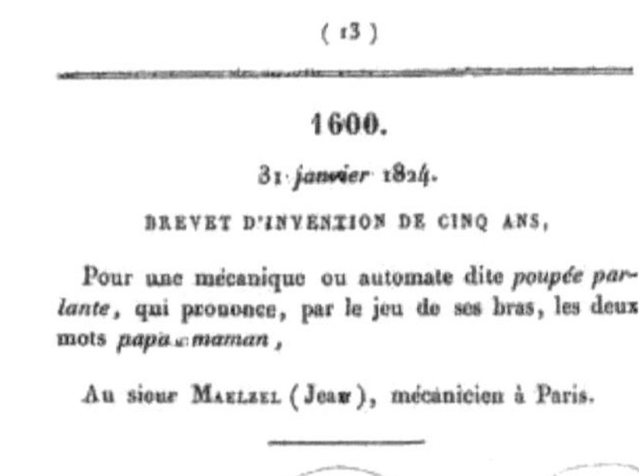

(13)

1600.

31 janvier 1824.

BREVET D'INVENTION DE CINQ ANS,

Pour une mécanique ou automate dite *poupée parlante*, qui prononce, par le jeu de ses bras, les deux mots *papa* et *maman*,

Au sieur MAELZEL (Jean), mécanicien à Paris.

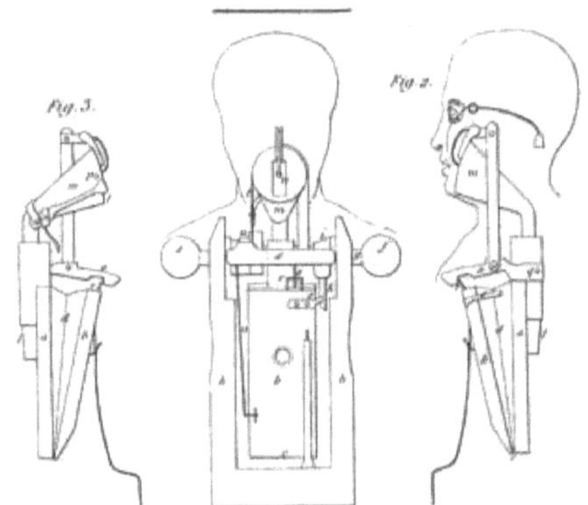

Abbildung 8.16. Die Sprechmaschine von WOLFGANG VON KEMPELEN und ihr erstes kommerzielles Spin-off. Links: Erste gedruckte Darstellung der Sprechmaschine aus dem Jahr 1784 [32]. Rechts: Schematische Abbildung der Papa-/Mama-Stimme aus dem Patent von J. N. MÄLZEL [51].

> Menschen, die eine fehlerhafte Aussprache haben, durch meine Anleitungen davon geheilt werden kann."

Als KEMPELEN 1804 starb, hinterließ er nicht nur seine Sprechmaschine, sondern auch den berühmten „Schachtürken". Dieser kam in den Besitz des deutschen Automatenbauers und Musikers JOHANN NEPOMUK MÄLZEL (1772 – 1838), der vielen heute als Namensgeber des Metronoms geläufig ist. MÄLZEL vermarktete KEMPELENs und seine eigenen Automaten, indem er sie auf zahlreichen Reisen vorführte, die ihn bis in die USA führten [48]. Er hat sich auch mit der weiteren Entwicklung der Sprechmaschine beschäftigt. So erhielt der Schachtürke die Fähigkeit, das Wort *Échec* (Schach) auszusprechen [65]. Außerdem wurde MÄLZEL im Jahre 1824 in Paris ein Patent auf eine Puppenstimme erteilt, die *Papa* und *Mama* sagen konnte (Abbildung 8.16) [51]. Wir können also, um den heutigen Sprachgebrauch zu verwenden, den ersten kommerziellen Spin-off der Sprachtechnologie exakt datieren.

Wir haben damit eine der Wurzeln der Produktion der mechanischen Stimmen für Puppen und Spieltiere beschrieben, die sich im 19. Jahrhundert ent-

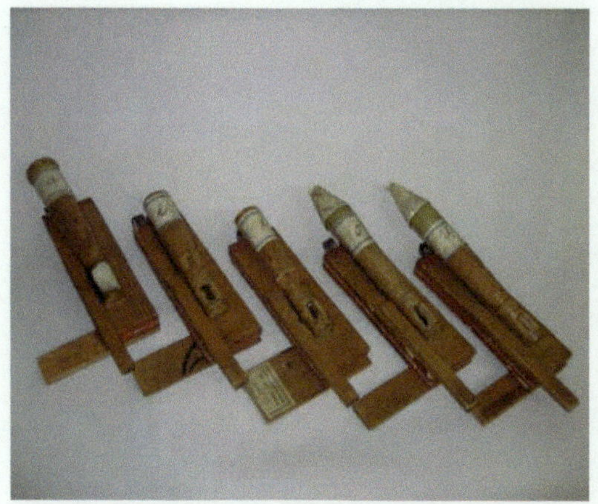

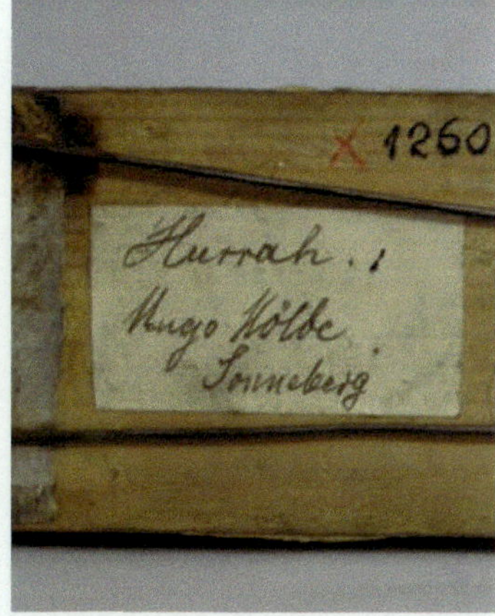

Abbildung 8.17. Stimmen aus dem Nachlass von Hugo Hölbe im Deutschen Spielzeugmuseum Sonneberg. Links Stimmen für die Vokale *a, e, i, o, u*; rechts die Signatur Hölbes auf der Unterseite der *Hurrah*-Stimme.

wickelte. Der von Mälzel patentierte Typ, bei dem ein Blasebalg aufgezogen wird und sich dann durch Federkraft kontrolliert schließt, wird als „Zugstimme" bezeichnet. Eine weitere Wurzel wird durch die primitiveren „Druckstimmen" gebildet, die zur Imitation von Tierstimmen dienten und schon seit dem 18. Jahrhundert nachweisbar sind. Weltmetropole der Herstellung von Spielwaren war damals das thüringische Sonneberg [10, S. 232]:

> „Die Nachricht von der *Sprechenden Puppe in Paris* ließ die Spielzeugmacher in Thüringen nicht ruhen. Als 1852 die ersten Täuflinge [ein Puppentyp] in Sonneberg angefertigt wurden, stattete man die gedrückten hohlen Papiermaché-Körper mit den ersten Stimmen aus."

Die ersten Puppen gaben nur einfache Laute ab, und erst seit 1857/58 konnten die Sonneberger Puppen *Mama* und *Papa* aussprechen. Christoph Motschmann aus Sonneberg erhielt ein Patent für eine *Mama / Papa*-Stimme durch das Meininger Ministerium am 30. April 1857 [10, S. 201].

In der Folge finden wir unter den zahlreichen spezialisierten Berufen der Sonneberger Spielzeugindustrie auch den des *Stimmenmachers* [10, 30, 87]. Beispielsweise verzeichnet das Adressbuch der Stadt Sonneberg von 1911 insgesamt acht Stimmenfabrikanten, darunter den von Kessel als Hersteller „seiner" Stimmen genannten Hugo Hölbe (1844 - 1931) [97].

Der Nachlass von Hugo Hölbe befindet sich im Deutschen Spielzeugmuseum Sonneberg (einzelne Stücke auch im Deutschen Museum München) und wurde zum größten Teil noch zu seinen Lebzeiten gestiftet. Er stellt mit ca. 60 Stimmen die größte Stimmenkollektion des Museums dar. Darunter sind vornehmlich Tierstimmen, aber auch die Prototypen der von Kessel verwendeten menschenähnlichen Stimmen (Abbildung 8.17). Auf den Katalogkarten des Museums sind sie auf ca. 1870 datiert [98].

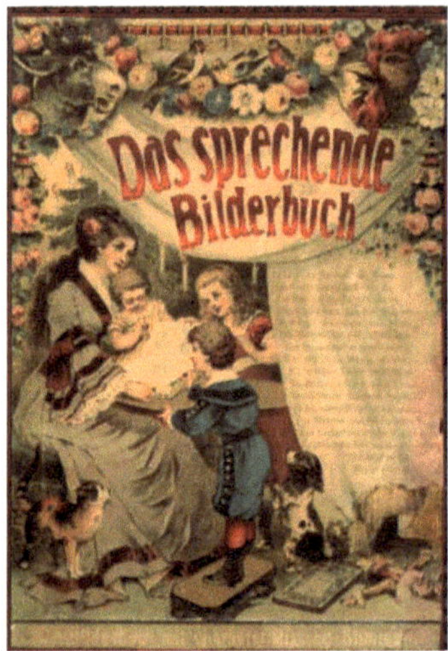

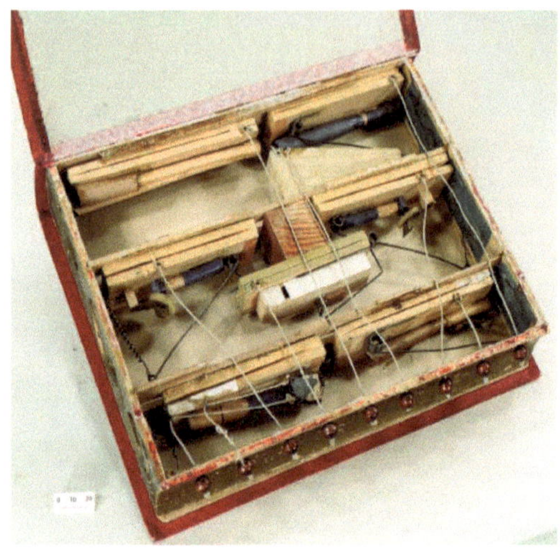

Abbildung 8.18. Das sprechende Bilderbuch. Links die Titelseite der deutschsprachigen Ausgabe, rechts Blick in den freigelegten Hohlraum, der die Stimm-Mechaniken enthält. Abbildung des Exemplars aus der 16. Auflage in der historischen akustisch-phonetischen Sammlung (HAPS) der TU Dresden.

Die Frage, wie Kessel auf Hugo Hölbe in dem etwa 100 km von Jena entfernten Sonneberg gekommen ist, lässt sich nicht mehr beantworten. Sicher ist aber, dass die Stimm-Mechaniken weithin bekannt waren. Eine besondere Rolle bei ihrer Verbreitung spielte der Sonneberger Buchhändler Theodor Brand, der im Jahre 1874 die Idee für ein *sprechendes Bilderbuch* hatte, auf die er 1878 ein Patent erhielt [7, 11].

Beim sprechenden Bilderbuch sind einige Buchseiten auf einen Kasten montiert, der wie ein Buchblock wirkt, in Wirklichkeit aber eine Anzahl von Stimm-Mechaniken beherbergt (Abbildung 8.18). Jeder Doppelseite, auf der z. B. ein Tier abgebildet ist, ist durch einen Pfeil ein Knopf zugeordnet. Wenn man an diesem zieht, wird über einen Faden die zugehörige Mechanik betätigt, und es ertönt die Stimme des dargestellten Tieres.

Das *sprechende Bilderbuch* war anscheinend ein riesiger kommerzieller Erfolg, wurde in mehreren Sprachen (Deutsch, Englisch, Französisch, Spanisch) und Versionen (bis zu neun Stimmen) angeboten und erreichte von Sonneberg aus weltweite Verbreitung [76]. Man findet heute noch vereinzelte Exemplare in Antiquariatskatalogen und auf Spielzeugauktionen. Es lässt sich zwar nicht beweisen, ist aber eine reizvolle Vorstellung, dass Kessel seinen Kindern ein solches Bilderbuch geschenkt hat, dadurch mit den Stimm-Mechaniken in Berührung gekommen ist und so die Idee zu ihrer Nutzung für Hörgeschädigte entwickelt hat.

8.3 Persönliches

8.3.1 Die Wohnungen der Familie Kessel

Als die Familie KESSEL im Jahre 1886 nach Jena kommt, bezieht sie eine Wohnung in dem Wohnviertel, das sich nordwestlich des ehemaligen Erfurter Tores ausbreitete. Das Erfurter Tor, das schon 1668 abgebrochen worden war, bildete das westliche Ende der Wagnergasse. Das Personal- und Vorlesungsverzeichnis der Universität verzeichnet im Sommersemester 1886 die Anschrift „Erfurter Straße“ [99]. Es ist anzunehmen, dass diese ungenaue Angabe das gleiche Objekt meint wie die ab 1887 sowohl im Personalverzeichnis als auch im Jenaer Adressbuch zu findende Adresse „Vor dem Erfurter Thor 16“ (siehe auch Abbildung 8.19).

Bei diesem Gebäude, das heute die Anschrift „Botzstraße 1“ aufweist, handelt es sich um einen erst vor Kurzem (1885) entstandenen Neubau [100] im Besitz von K. L. REPPE, wohnhaft Markt 4. In der „Villa Reppe“ wohnten laut Adressbuch im Jahre 1887 vier, im Jahre 1889 fünf Parteien, und wir müssen davon ausgehen, dass die Wohnverhältnisse für die Familie KESSEL, in der immerhin vier Kinder heranwuchsen, nicht gerade großzügig zu nennen waren.

Diese Wohnsituation verbesserte sich im Jahre 1890 deutlich. Seit dem Sommersemester nennt das Personalverzeichnis der Universität für JOHANNES KESSEL die Anschrift „Berggasse 1“. Es handelt sich dabei um die sogenannte „Villa Geuther“, ein markantes Gebäude in exponierter Lage am Rand einer Anhöhe südlich des alten Stadtkernes. Hier wohnt die Familie KESSEL als einzige Mietspartei für die lange Zeit von 15 Jahren.

Die Baugenehmigungen für das historisierende Wohngebäude (Abbildung 8.20, damals noch Biedermannsweg 505 c) und für das stilistisch dazu passende Nebengebäude stammen aus den Jahren 1872 bzw. 1876 [101]. Bauherr war JOHANN GEORG ANTON GEUTHER (1833 – 1889), Chemiker und seit 1863 Ordinarius am chemischen Institut der Universität Jena, der er im Sommersemester 1865 als Rektor vorstand [14].

Das Wohngebäude umfasste laut einer 1888 zu steuerlichen Zwecken durchgeführten Bestandsaufnahme „ein Stockwerk mit 180 qm Grundfläche und ein zu heizbaren Wohnräumen versehenes Dachgeschoss“ [101]. Die heute sichtbare Veranda gab es damals noch nicht; sie wurde erst 1937 ergänzt. Als ANTON GEUTHER am 23. August 1889 Opfer einer Typhus-Erkrankung wird, zieht die Erbin Geh. Hofraths-Witwe AMALIE GEUTHER in die Neugasse 21 und vermietet das Anwesen.

Dass die Familie KESSEL diese Wohnung im Jahre 1905 aufgegeben hat, wird wohl mit der zunehmenden Selbständigkeit der Kinder zusammenhängen, auf deren Biografien wir weiter unten (Abschnitt 8.4) noch eingehen werden. Jedenfalls lautete von da an die Anschrift der Familie „Vor dem Neuthore 2“. Das Gebäude, in dem laut Adressbuch vier Parteien wohnten, gehörte dem Ober-Inspektor a. D. und Rath PAUL SCHULTZE. Es handelt sich um ein wenig auffälliges Anwesen, das allenfalls dadurch interessant ist, dass hier bereits

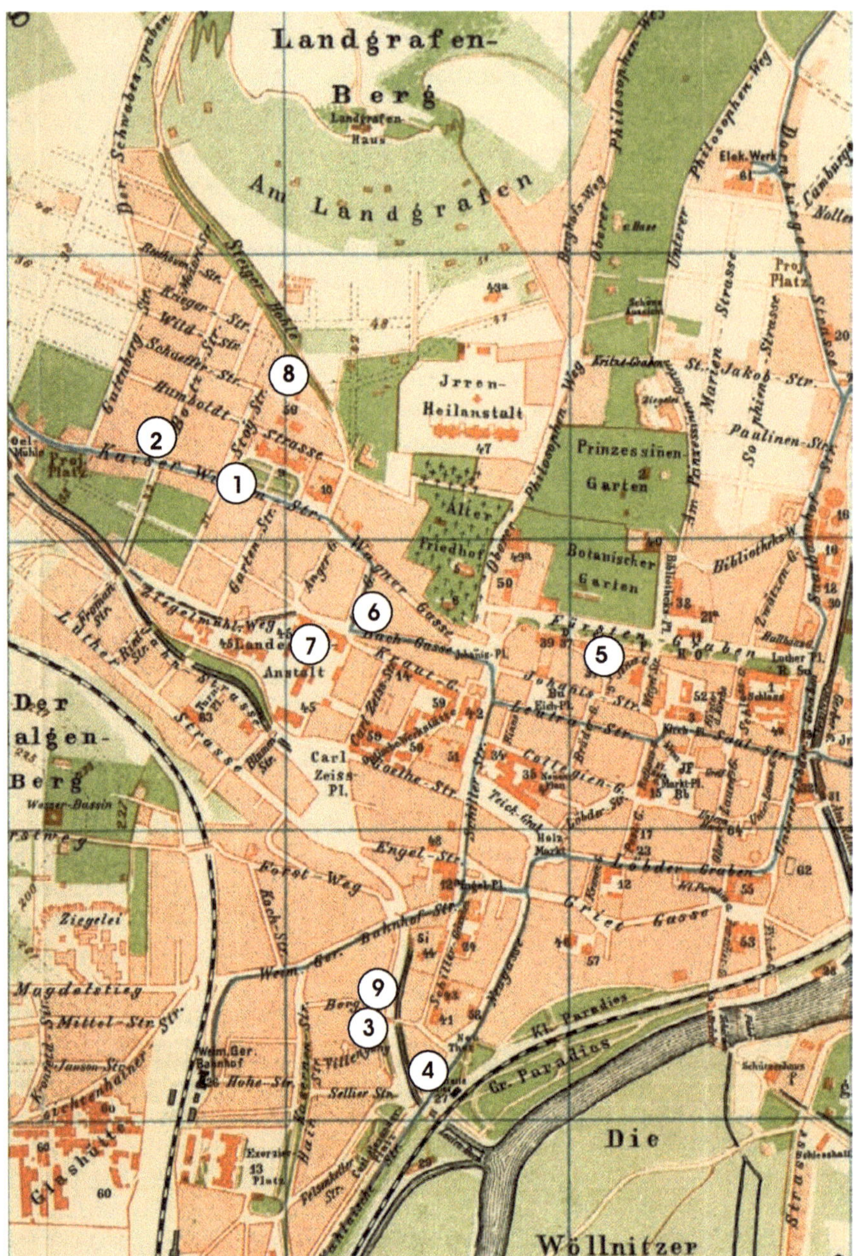

Abbildung 8.19. Jena im Jahre 1900. Der Plan ist ein Ausschnitt aus [38]. Veröffentlichung mit Genehmigung der Sächsischen Landesbibliothek, Staats- und Universitätsbibliothek Dresden / Deutsche Fotothek. Eingetragen wurden die auf Seite 335 beschriebenen, für die Biografie von JOHANNES KESSEL erwähnenswerten Orte.

Erläuterungen zu Abbildung 8.19 (Seite 334).

1	**Erfurter Straße.** Dies ist die erste Jenaer Adresse der Familie Kessel aus dem Sommersemester 1886. Auf unserem Stadtplan ist die Straße bereits in Kaiser-Wilhelm-Straße umbenannt worden; heute heißt sie August-Bebel-Straße.
2	**Vor dem Erfurter Thor 16.** Dies ist die Wohnanschrift der Familie Kessel bis 1889. Die heutige Adresse ist Botzstraße 1. Auf unserem Stadtplan wird bereits diese Bezeichnung der Straße verwendet.
3	**Berggasse 1.** Dies ist die Adresse der Familie Kessel von 1890 bis 1905. Das Gebäude ist in Abbildung 8.20 dargestellt. Direkt gegenüber befand sich die Villa von Ernst Haeckel.
4	**Vor dem Neuthore 2.** Hier wohnte die Familie Kessel seit 1905. Die Straßenbezeichnung wechselte mehrfach zwischen „Kahlaische Str." und „Vor dem Neut(h)or(e)". Nachdem Ernst Haeckel 1907/08 in unmittelbarer Nachbarschaft das Phyletische Museum errichten ließ, erhielt dieses im Jahre 1912 die Anschrift „Vor dem Neutore 1". Infolge der damaligen Neunummerierung trägt das Gebäude, in dem die Familie Kessel wohnte, heute die Hausnummer 3.
5	**Universitätsgebäude.** Hauptgebäude der Universität (Abbildung 7.2) während der Wirkungszeit von Kessel. Der Neubau des heutigen, weithin bekannten Universitätshauptgebäudes wurde erst im Jahre 1908 eingeweiht und befindet sich unweit davon auf dem ehemaligen Gelände des herzoglichen Schlosses, das auf unserem Plan noch durch „Schloss" bezeichnet ist.
6	**Zur Schweiz.** Seit dem 17. Jahrhundert betriebener Gasthof, in dem seit 1886 Räume für die Ohrenpoliklinik und seit 1890 für die Ohrenklinik Kessels angemietet waren (Abbildungen 7.6 und 7.8). Das Gebäude beherbergt heute noch ein Hotel. Die auf Seite 273 erwähnte Erinnerungstafel an Kessel ist leider nicht mehr vorhanden.
7	**Landes-Heilanstalt.** Seit dem 18. Jahrhundert gewachsener Klinikkomplex (Abbildung 7.13), 1811 zur Landesanstalt erhoben und unter einheitliche Verwaltung gestellt [69], auf dem im Jahre 1900 die Ohrenklinik von Kessel in einem selbständigen Gebäude eingerichtet wurde. Das Gelände bildet heute den „Bereich Bachstraße" des Universitätsklinikums.
8	**Stoysches Institut.** Durch den namhaften Pädagogen Karl Volkmar Stoy eingerichtete „Erziehungsanstalt" (Abbildung 8.33), die von den älteren Söhnen Kessels, Hermann und Otmar, besucht worden ist (siehe Abschnitt 8.4).
9	**Villa Medusa.** Villa im Stil der italienischen Renaissance (Abbildung 8.23), die Ernst Haeckel 1882/83 als Wohngebäude und späteres Museum errichten ließ [12]. Architekt war Max Hosse, der auch mehrere Institutsgebäude der Universität entworfen hat [22]. Heute Ernst-Haeckel-Haus der Universität Jena, Institut für Geschichte der Medizin, Naturwissenschaft und Technik.

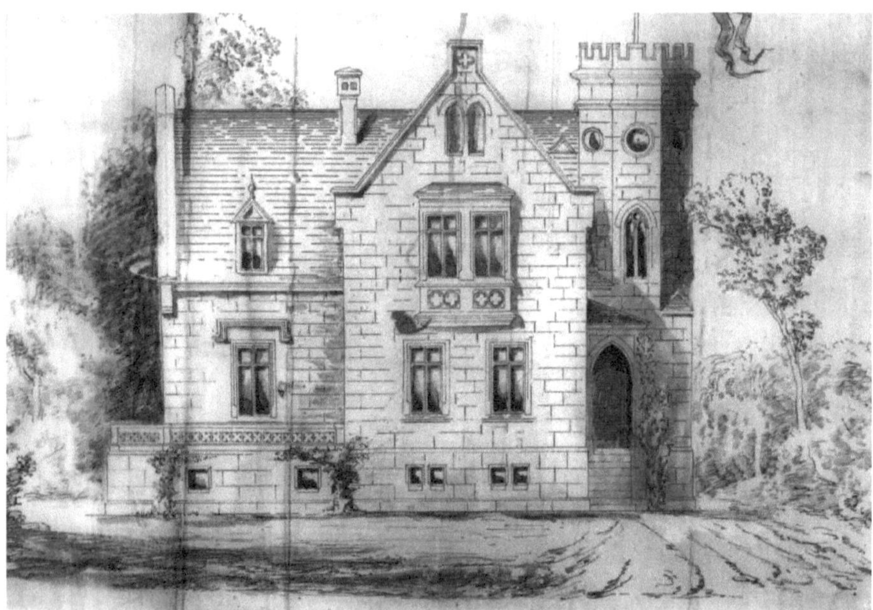

Abbildung 8.20. Fassade der „Villa Geuther“ in Jena, Berggasse 1. Undatierte Bauzeichnung im Bauaktenarchiv Jena.

Ernst Haeckel gewohnt hatte, bevor er 1882 seine „Villa Medusa“ bezog. Sein Sohn Walter Haeckel (1869 – 1939) hat in seinen Kindheitserinnerungen die Umgebung des Hauses mit Leutrabach und „Paradies“ anschaulich geschildert. Leider enden seine Aufzeichnungen, in denen er auf eine idyllische Zeit zurückblickt, kurz vor der Jenaer Periode der Familie Kessel.

Nach dem Tode von Johannes Kessel wird die Hofraths-Witwe Marie Kessel noch 1908 unter „Vor dem Neuthore 2“ im Adressbuch erwähnt. Wie wir aus [121] erfahren, zog sie zu ihrer Tochter nach München. Die dortige Anschrift Georgen-Str. 39 entnehmen wir einer erhaltenen Glückwunschkarte an den Jenenser Nachbarn Ernst Haeckel (siehe 8.3.2).

Nachdem die Tochter Frida den Jenaer Professor Georg Mentz geheiratet hat (siehe 8.4.2), finden wir auch Marie wieder in den Adressbüchern der Stadt Jena, und zwar mit den Wohnadressen von Georg und Frida Mentz: Berghoffsweg 2 (ab 1911), Schillbachstraße 6 (ab 1914), Beethovenstraße 10 (ab 1919) und Weinbergstraße 18 (1931 bis zur letzten Ausgabe 1941/42).

Maries Verwandter Ernst Moritsch, den wir bereits unter 6.5.5 vorgestellt haben, erinnert sich noch aus seiner Nürnberger Schulzeit an einen Besuch bei seiner Großtante in der Weinbergstraße in Jena, den er auf 1939, noch vor Kriegsausbruch, datiert [102].

Die Gebäude, in denen die Familie Kessel in Jena wohnte, sind noch vorhanden und befinden sich heute in einem sehenswerten Zustand (Abbildung 8.21).

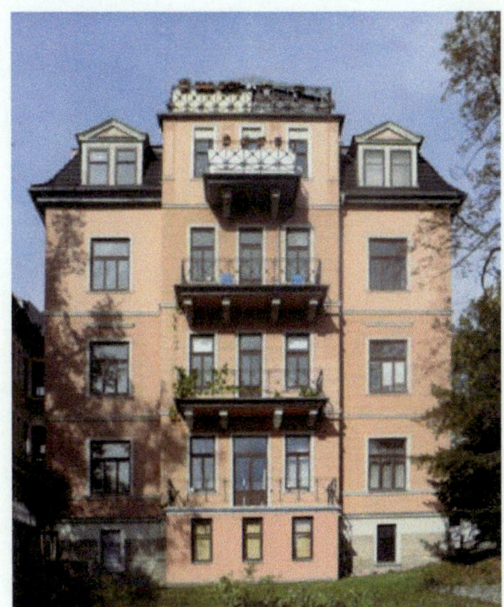

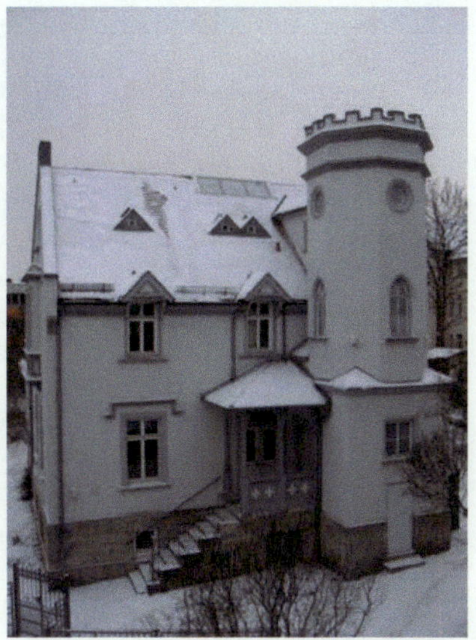

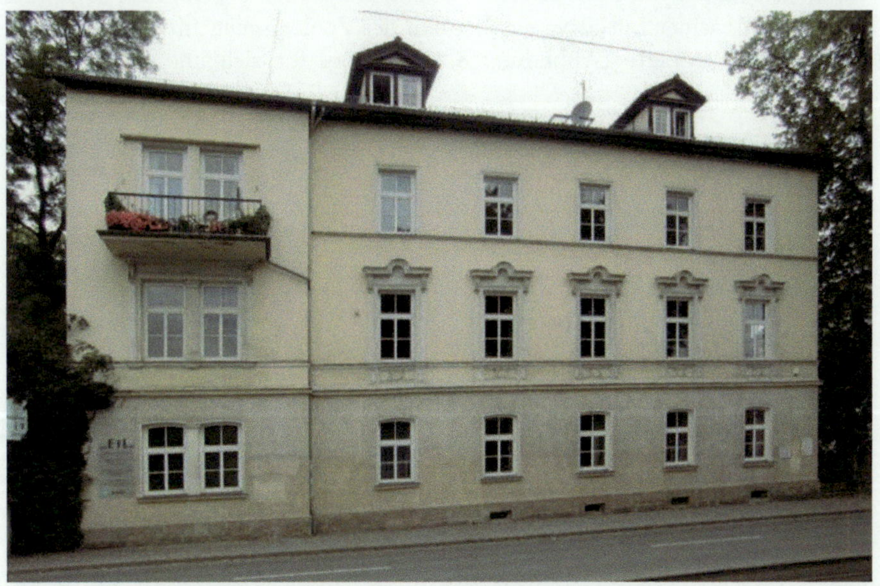

Abbildung 8.21. Die Gebäude, in denen die Familie KESSEL in Jena wohnte, im Jahre 2012. Links oben: Vor dem Erfurter Thor 16 (heute: Botzstraße 1), rechts oben: Berggasse 1, unten: Vor dem Neuthore 2 (heute: Vor dem Neutor 3).

8.3.2 Nachbarschaftliche Beziehungen zu Ernst Haeckel

Als Kessel 1886 nach Jena kam, war der dort als Professor für Zoologie wirkende Ernst Haeckel (1834 - 1919, Abbildung 8.23) bereits eine Berühmtheit. Nur fünf Jahre älter als Kessel, studierte er Medizin und Naturwissenschaften in Berlin und Würzburg bei bedeutenden Lehrern wie Rudolf Virchow und J. Müller, darunter auch solchen, die wir im Lebenslauf des jungen Kessel erwähnt haben wie Kölliker in Würzburg oder Brücke und Ludwig bei einem Studienaufenthalt in Wien. Er hatte sich 1861 in Jena habilitiert, wurde im Folgejahr außerordentlicher Professor an der Medizinischen Fakultät und 1865 ordentlicher Professor an der Philosophischen Fakultät. 1866 war sein durch Darwin inspiriertes Hauptwerk „Die Generelle Morphologie der Organismen" erschienen, 1868 die „Natürliche Schöpfungsgeschichte". Er hatte zahlreiche Forschungsreisen absolviert, die ihn bis in die Tropen geführt hatten und deren Ergebnisse ihn als bedeutenden Meeresbiologen auswiesen. Er begleitete die Beschreibung der Meerestiere durch Zeichnungen, die dank ihrer künstlerischen Aussagekraft noch heute weithin bekannt sind und die er im Alter in dem Tafelwerk „Kunstformen der Natur" veröffentlichte.

Als dank seiner Initiative ein Neubau des Zoologischen Instituts der Universität Jena erfolgte (Abbildung 8.22), ließ er für sich und seine Familie

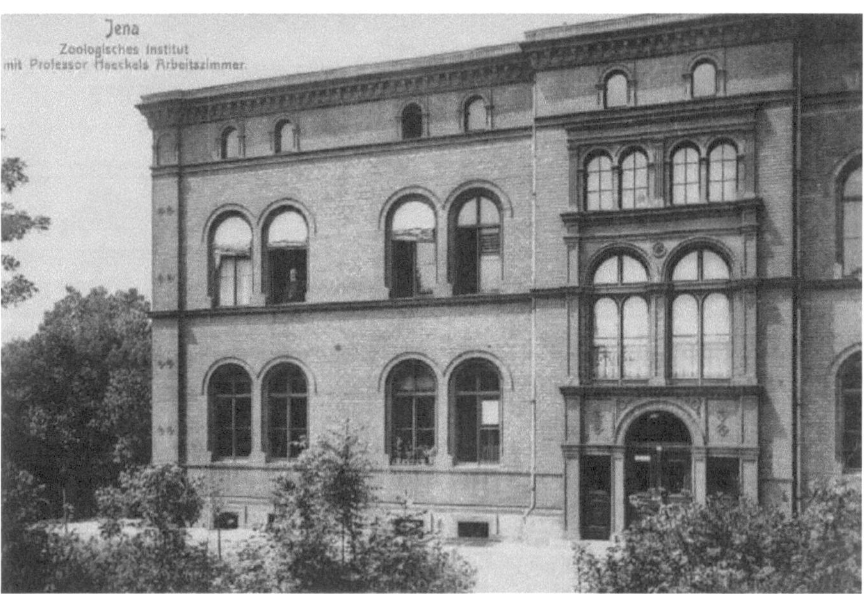

Abbildung 8.22. Das Zoologische Institut, 1883/84 durch Max Hosse auf Initiative von Ernst Haeckel errichtet [61]. Undatierte Ansichtskarte mit Hinweis auf das Arbeitszimmer Haeckels. Auf der linken Seite wurde 1918 ein Hörsaalanbau errichtet, so dass die Aufnahme vorher entstanden sein muss.

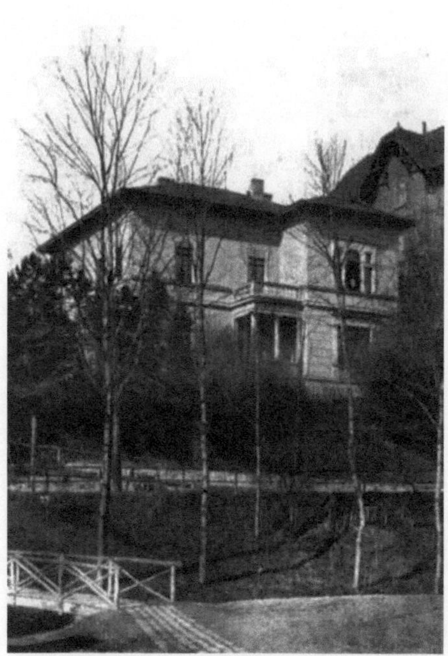
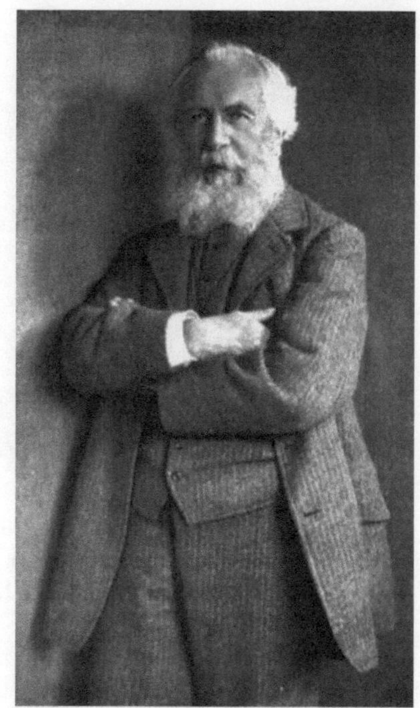

Abbildung 8.23. Ernst Haeckel und seine Villa Medusa (Ansicht über das Tal des Leutrabaches, 1920er-Jahre oder eher). Fotografien aus [70].

in unmittelbarer Nähe auf dem Grundstück Biedermannsweg 505 bI (heute Berggasse 7) ein Wohnhaus errichten, das den Namen „Villa Medusa" erhielt (Abbildung 8.23). Es beherbergt heute das Museum und Archiv „Ernst-Haeckel-Haus". Die Villa liegt direkt gegenüber von der bereits erwähnten „Villa Geuther" (Berggasse 1), in die die Familie Kessel im Jahre 1890 einzog.

Diese unmittelbare Nähe der Wohnhäuser im Zeitraum von 1890 bis 1905 legt die Annahme nahe, dass auf nachbarschaftlicher Basis Kontakte zwischen Haeckel und Kessel bestanden haben. Dahinter steht natürlich auch die Frage, ob Kessel wissenschaftlich die Nähe Haeckels gesucht hat, wofür sich aber keine Indizien gefunden haben.

Gute nachbarschaftliche Beziehungen hat es gegeben, wie man einigen wenigen Schriftstücken entnehmen kann, die sich im Bestand des Ernst-Haeckel-Archivs in Jena erhalten haben [37]. So gibt es ein Telegramm vom 16. Februar 1904, dem 70. Geburtstag Haeckels, aus dem italienischen Rapallo, in dem Kessel „samt Familie" zum „heutigen die ganze Welt erfreuenden Tage" Glückwünsche übermittelt.

Die übrigen Briefe und Postkarten stammen von der Hand der Tochter Frida Kessel, die offenbar großen Anteil an dem Schicksal von Haeckels jüngster Tochter Emma genommen hat, die als „gemütskrank" galt und später

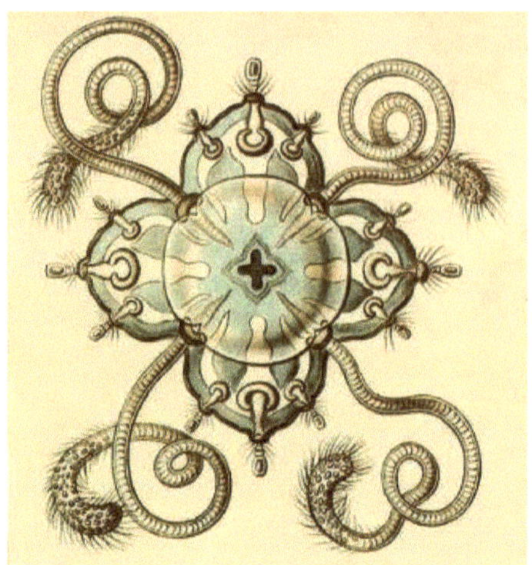

Abbildung 8.24. Ansicht von oben auf die Qualle Cunarcha aeginoides *Haeckel* aus der Ordnung der Spangenquallen (Narcomedusae). Ausschnitt aus Tafel 16 der *Kunstformen der Natur* von ERNST HAECKEL [28].

in einer Pflegeanstalt untergebracht wurde [70]. Wir nehmen aus der unter 8.4 folgenden Biografie FRIDAs vorweg, dass sie eine künstlerische Ausbildung absolvierte und dabei von den HAECKELschen „Kunstformen der Natur" inspiriert wurde.

Aus der Ausbildungszeit von FRIDA in Prag sind zwei Briefe vom Februar 1903 an HAECKEL erhalten, die diese beiden Aspekte beleuchten. HAECKEL hat offenbar ihr Interesse an seinem künstlerischen Werk geweckt, denn sie bedankt sich überschwenglich für „Ihren lieben Brief, das Bild, die Lithographien und den Monismus". Zum 16. Februar erlaubt sie sich, „einen herzlichen Geburtstagswunsch zu sagen und Ihnen eine Probe von meinen ersten Versuchen die Kunstformen anzuwenden, was ich Ihrer gütigen Anregung verdanke zu schicken." Sie übersendet anbei eine gestickte Decke, bei deren Gestaltung „‚die Ansicht von oben' einer Ihrer Narcomedusen (Tafel 16 Fig 6) Modell gestanden hat". Sie bittet darum, die Decke, in die sie „viele Gedanken und innige Wünsche an die liebe EMMA hineingestickt" hat, an diese „zur Benutzung für ihr Zimmer" zu übergeben, wie auch die weiteren Passagen der beiden Briefe von der Sorge um EMMA geprägt sind.

Die Decke wird wohl nicht mehr existieren, aber wir können die Vorlage zeigen (Abbildung 8.24), von deren künstlerischer Adaption FRIDA schreibt [103],

> „dass ich nicht allein die Meduse gezwungen habe die Pfoten so auszustrecken wie ich wollte, sondern ihr noch einmal soviele ansetzte und sie überhaupt mit größter Rücksichtslosigkeit in Bezug auf all ihre Feinheiten behandelte".

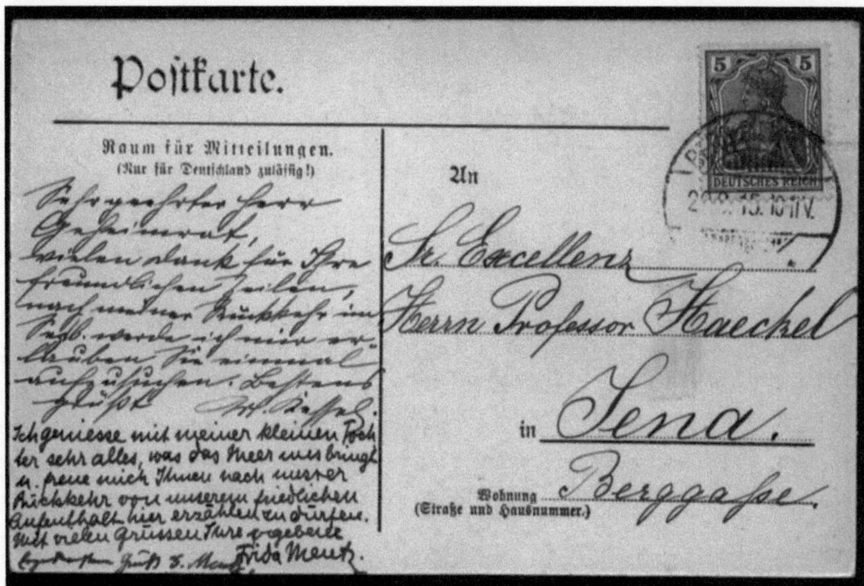

Postkarte.

Raum für Mitteilungen.
(Nur für Deutschland zulässig!)

Ich geniesse mit meiner kleinen Tochter sehr alles, was das Meer uns bringt u. freue mich Ihnen nach unserer Rückkehr von unserem friedlichen Aufenthalt hier erzählen zu dürfen. Mit vielen Grüssen Ihre ergebene Frida Mentz.

An
Sr. Excellenz
Herrn Professor Haeckel
in Jena.
Wohnung (Straße und Hausnummer.) Berggasse

Abbildung 8.25. Ansichtskarte an ERNST HAECKEL aus Berg Dievenow (heute Dziwnów) mit Grüßen von MARIE KESSEL, ihrer Tochter FRIDA MENTZ und ihrem Schwiegersohn GEORG MENTZ. Ernst-Haeckel-Archiv, Jena.

Sehr wahrscheinlich 1909 schreibt sie auf einer Ansichtskarte aus dem französischen Douarnenez in der Bretagne, deren Poststempel leider unleserlich ist, an Exzellenz Herrn Geheimrat HAECKEL [103]:

> „Für einige Monate mit der Schule hier, habe ich eine so große Freude an den vielen Freunden aus den Kunstformen, die ich hier serviert und beim Baden zu sehen bekomme, dass ich es Ihnen melden muss. Es erlaubt sich herzlich zu grüßen Ihre ergebene FRIDA KESSEL“

Auch nach dem Tod von JOHANNES KESSEL haben die Kontakte zwischen den Familien weiterhin bestanden. Im Jahre 1909 schickt FRIDA, die dann mit ihrer Mutter in München lebt, von dort eine Ansichtskarte aus dem Deutschen Museum mit besten Wünschen und Grüßen zum 16. Februar, die auch ihre Mutter MARIE unterschreibt.

Leider sind die Briefe von HAECKEL in der Gegenrichtung nicht überliefert. Für einen solchen Brief bedankt sich KESSELs Witwe MARIE in der letzten erhaltenen Mitteilung, die auf den 28. August 1915 datiert ist und aus Berg-Dievenow in Pommern stammt. Hier befindet sich MARIE mit ihrer inzwischen verheirateten Tochter samt Schwiegersohn und Enkelin wohl im Sommerurlaub. Da auf dieser Karte die Autographen von drei Familienmitgliedern vereint sind, geben wir sie als Abbildung 8.25 wieder.

Weil wir bei der Behandlung des Engagements von KESSEL für die Taubstummen und Schwerhörigen unter 8.2.1 auch den Jenenser Taubstummenlehrer KARL BRAUCKMANN erwähnt haben, wollen wir hier nachtragen, dass dieser mit ERNST HAECKEL über einen langen Zeitraum freundschaftlich verbunden gewesen sein soll [49]. Das Haeckel-Archiv besitzt einen Brief von ihm [37], in dem er am 15. Februar 1913 (dem Vortag des 79. Geburtstages) gratuliert und ein Gedicht mitteilt, „das ich heute Abend gelegentlich der Feier unserer Ortsgruppe verlesen werde“ [104].

8.3.3 Johannes Kessel und die Jagd

Es scheint, als habe KESSEL mit zunehmendem Alter keinen großen Hang zur Geselligkeit gehabt. Bald nachdem er seine Stelle in Jena angetreten hatte, schreibt er an ROLLETT [KB-98, L.1565]:

> „Jena gefällt mir von Tag zu Tag besser, es ist ein reizend schönes Städtchen, die Kollegen von vorzüglicher Liebenswürdigkeit, teilweise von höfischer Feinheit, ohne dadurch einzubüßen. Das Leben gewinnt hier an Reiz durch den Umgang mit denselben, lästig sind jedoch die zahlreichen Einladungen, denen man sie nicht entziehen kann, weil man sonst gegen die Sitte verstößt.“

Als KESSEL bei zunehmender Abschottung nach außen in seiner neuen Klinik intensiv weiterarbeitete und mit und für seine Familie lebte, hat er dementsprechend seinen Ausgleich nicht in der Jenaer Geselligkeit, sondern bei der Jagd gesucht. So bezeugt KÖRNER in seinem Nachruf [KB-81]: „Später, in der Zeit ernster Arbeit, suchte er seine Erholung gern auf der Jagd.“

Mit dem Jagdwesen ist KESSEL von Kindheit an vertraut gewesen. Im elterlichen Haushalt existierten Waffen, Jagdtaschen, Pulverhorn und ein Jagdhund, wie das Nachlassverzeichnis [105] beim Tod des Vaters erweist, auf das wir unter 4.7 eingegangen sind, und nach dem Schluss vom 24. Oktober 1870 [106] erbt JOHANNES ein Jagdgewehr.

Man kann annehmen, dass KESSEL in seinen jüngeren Jahren auf die Jagd gegangen ist, wenn er hin und wieder das heimatliche Selzen besuchte, wie auch eine Bemerkung in einem seiner Briefe belegt (siehe Seite 419). In der Jenaer Zeit wird er auch zunehmend die Gelegenheiten genutzt haben, die die Thüringer Wälder boten. Die Jagd spielte dann in seinem Leben schon eine größere Rolle. Als die Enkelin SONJAMARIA im Jahre 1997 gefragt wurde, ob sie noch über Fotografien ihres Großvaters verfüge, antwortete sie [95]: „Es existieren tatsächlich nur Bilder von der Jagd.“ Abbildung 8.26 zeigt ein solches Beispiel.

Wir wollen nicht verschweigen, dass KESSELs Jagdbegeisterung auch Kritik gefunden hat. Der scharfzüngige LUCAE schreibt an seinen Intimus SCHWARTZE in einem Brief vom 24. Juli 1901, auf den wir unter 9.3.2 noch näher eingehen werden, dass „unser Freund KESSEL leider durch die Jagd und die Flasche an seinen Arbeiten abgezogen wird“ [108]. Da bezeugt ist, dass sich KESSEL bis an sein Lebensende intensiv um seine Patienten gekümmert hat, wollen wir uns diese Auffassung nicht zu eigen machen.

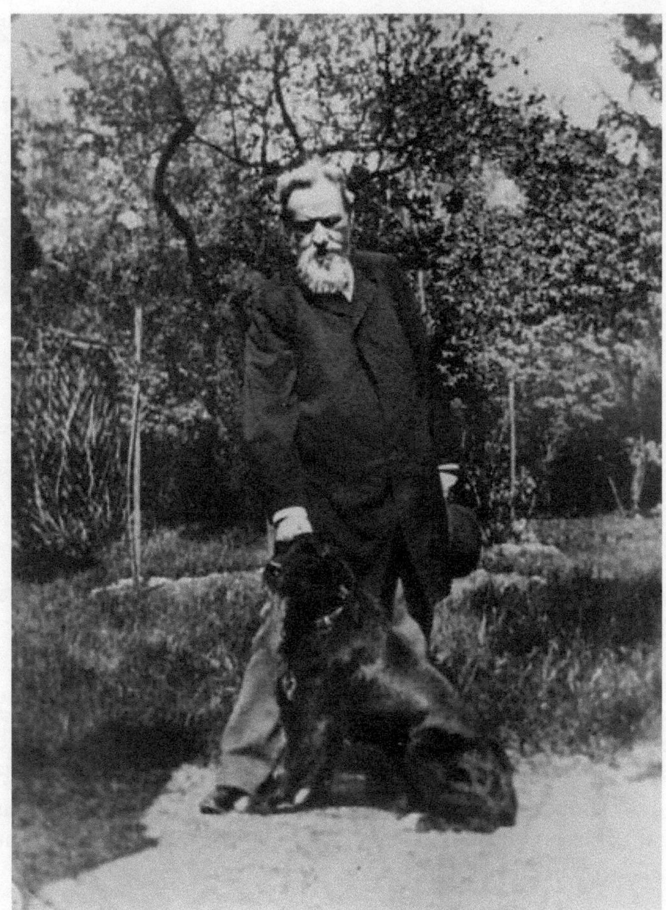

Abbildung 8.26. KESSEL mit seinem Jagdhund im Garten [KB-90].

Nähere Informationen über die jagdliche Betätigung KESSELs in Thüringen haben wir nicht gefunden. Der für den Laien naheliegende Ansatz, man müsse in den Unterlagen der entsprechenden Vereine suchen, wird durch die folgende Information aus der Feder eines Experten für das Forst- und Jagdwesen zunichtegemacht [107]:

> „Unabhängig der gesellschaftlichen Stellung waren (und sind!) viele aktive Jäger nicht zwangsläufig Mitglied eines Jagdvereins. Die Jagderlaubnis (damals wie heute) wird von den Grundbesitzern an land- und forstwirtschaftlich genutzten Flächen erteilt, der heute zusätzlich notwendige Jagdschein (staatliche Erlaubnis, in Verbindung mit dem Waffenbesitz) war um 1900 noch nicht bekannt. Es ist also durchaus möglich, dass KESSEL die Jagd ausgeübt hat, ohne Mitglied eines Jagdvereins zu sein.“

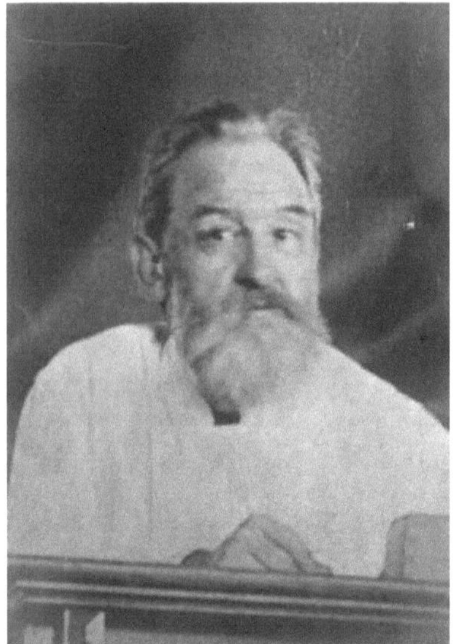
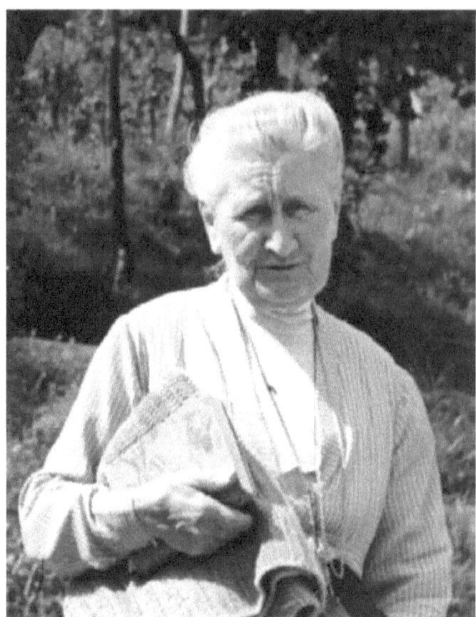

Abbildung 8.27. Johannes und Marie Kessel im Alter. Undatierte Fotografien aus dem Besitz von Ervino Kessel [127].

Wie die *Jenaische Zeitung* berichtet [1], bildete sich die „Gruppe Jena“ des *Allgemeinen deutschen Jagdschutzvereines* ohnehin erst reichlich zwei Jahre vor Kessels Tod am 28. Mai 2005 als 14. Bezirk anlässlich der Hauptversammlung des Landesvereins Türingen in dem heute noch existierenden Traditionslokal „Bären“ in Jena. Ob Kessel zu den 54 Gründungsmitgliedern gehörte, wissen wir nicht.

8.3.4 Krankheit und Tod

Johannes Kessel starb am Sonntagnachmittag, dem 22. September 1907, im Alter von 68 Jahren. Über die tödliche Erkrankung von Kessel schreibt sein Schüler Hoffmann [KB-83]:

> „Seit dem letzten Winter hatte es Kessel mit einem äußerst heftigen Katarrh zu tun. Zu demselben gesellte sich Anfang Juli quälender Husten, Schwäche, Abmagerung, Heiserkeit. Als der Unterzeichnete seinen verehrten Lehrer Mitte August sah, fand sich als Ursache der Heiserkeit eine linksseitige Rekurrenslähmung, die zweifellos in dem diagnostizierten Mediastinaltumor ihren Grund hatte. Zu der Schwäche und Abmagerung kamen in steigendem Maße Appetitlosigkeit und Widerwillen gegen jegliche Nahrungsaufnahme, und unter diesen Erscheinungen stellte sich allmählich das Ende ein. Bis Schluss des Semesters hat Kessel Vorlesung gehalten und noch bis Mitte August die Klinik selbst geleitet.“

Die Jenaische Zeitung schrieb am 24. September 1907 [KB-78]:

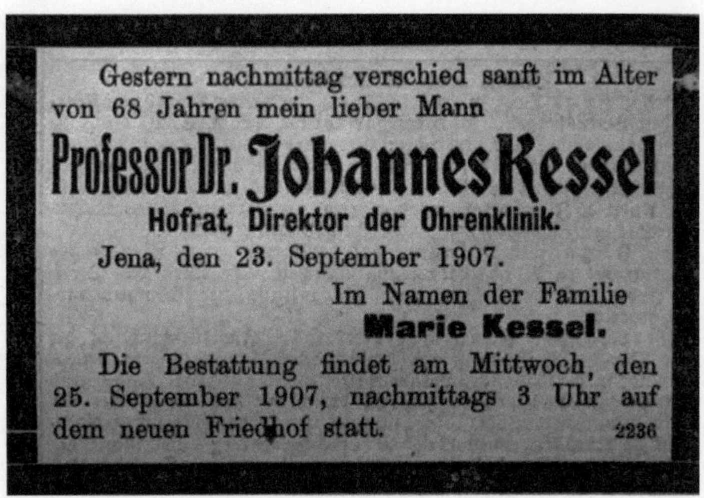

Gestern nachmittag verschied sanft im Alter von 68 Jahren mein lieber Mann

Professor Dr. Johannes Kessel

Hofrat, Direktor der Ohrenklinik.

Jena, den 23. September 1907.

Im Namen der Familie

Marie Kessel.

Die Bestattung findet am Mittwoch, den 25. September 1907, nachmittags 3 Uhr auf dem neuen Friedhof statt. 2236

Abbildung 8.28. Die Todesanzeige aus der Jenaischen Zeitung vom 24. September 1907 [KB-78].

> „Einen neuen Verlust hat unsere Universität erlitten durch das nach längerer Krankheit gestern erfolgte Hinscheiden des Direktors der Ohrenklinik, a. o. Professors der Ohrenheilkunde und Hofrats Dr. med. JOHANNES KESSEL."

Der Dekan der Jenaer Medizinischen Fakultät, der Ophthalmologe AUGUST WAGENMANN (1863 - 1955), kondolierte KESSELs Familie und plante, einen Kranz am Sarg des Verstorbenen niederzulegen. Er betonte, dass die Medizinische Fakultät KESSEL ein „dauerndes ehrendes Gedenken bewahren" werde [109].

Rückblickend schreibt HOFFMANN weiter:

> „KESSEL kennzeichnete trotz reichen Wissens eine außerordentliche Bescheidenheit, damit verband sich große persönliche Liebenswürdigkeit und Rücksicht gegen andere. Diese schönen Eigenschaften sichern auch dem Menschen KESSEL ein gutes Andenken."

Die Bestattung von JOHANNES KESSEL erfolgte, wie man der Todesanzeige (Abbildung 8.28) entnehmen kann, am 25. September 1907 auf dem neuen Friedhof in Jena, dem heutigen Nordfriedhof. Im Bestattungsbuch der Ev.-Luth. Kirchgemeinde Jena ist lediglich das Todesdatum festgehalten [110]. Genaueres erfahren wir aus dem städtischen Feuerbestattungsregister unter der Registernummer 1142. Demnach erfolgte eine Feuerbestattung am 25. 9. 1907 um 3.00 Uhr, und es fand eine kirchliche Feier statt. Eine Eintragung über den Beisetzungsort gibt es nicht [111].

Da sich bei der Beschreibung des Lebensweges von JOHANNES KESSEL besonders viele Berührungspunkte zu seinem Hallenser Fachkollegen HERMANN SCHWARTZE gezeigt haben, soll hier erwähnt werden, dass dieser KESSEL nur

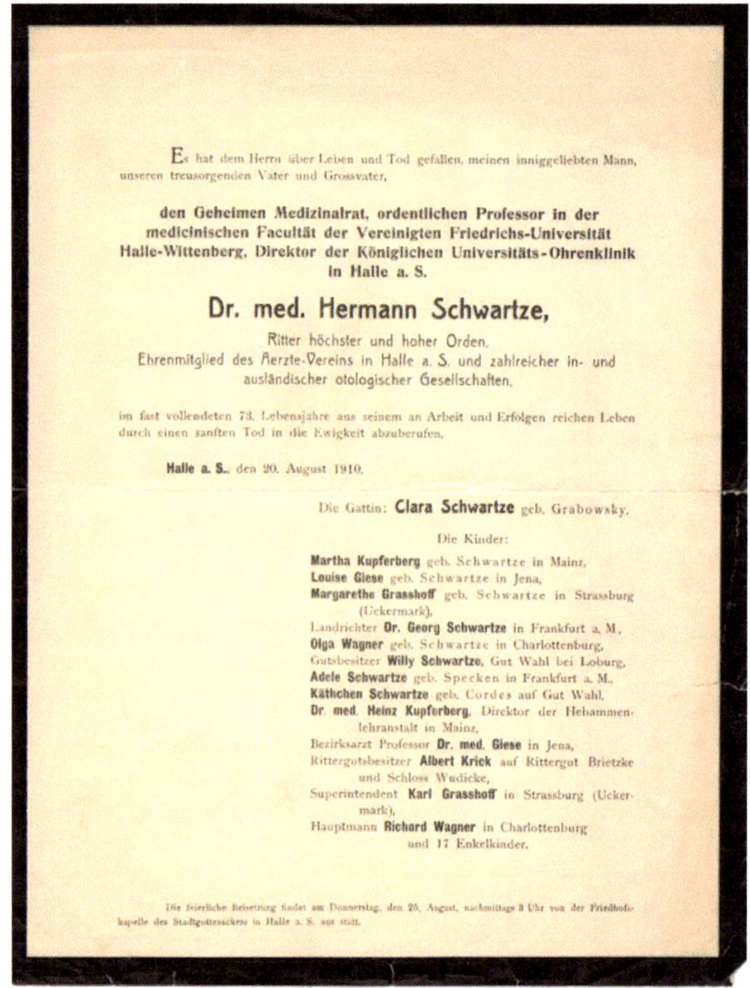

Es hat dem Herrn über Leben und Tod gefallen, meinen inniggeliebten Mann, unseren treusorgenden Vater und Grossvater,

den Geheimen Medizinalrat, ordentlichen Professor in der medicinischen Facultät der Vereinigten Friedrichs-Universität Halle-Wittenberg, Direktor der Königlichen Universitäts-Ohrenklinik in Halle a. S.

Dr. med. Hermann Schwartze,

Ritter höchster und hoher Orden,
Ehrenmitglied des Aerzte-Vereins in Halle a. S. und zahlreicher in- und ausländischer otologischer Gesellschaften,

im fast vollendeten 73. Lebensjahre aus seinem an Arbeit und Erfolgen reichen Leben durch einen sanften Tod in die Ewigkeit abzuberufen.

Halle a. S., den 20. August 1910.

Die Gattin: **Clara Schwartze** geb. Grabowsky.

Die Kinder:

Martha Kupferberg geb. Schwartze in Mainz,
Louise Giese geb. Schwartze in Jena,
Margarethe Grasshoff geb. Schwartze in Strassburg (Uckermark),
Landrichter **Dr. Georg Schwartze** in Frankfurt a. M.,
Olga Wagner geb. Schwartze in Charlottenburg,
Gutsbesitzer **Willy Schwartze**, Gut Wahl bei Loburg,
Adele Schwartze geb. Specken in Frankfurt a. M.,
Käthchen Schwartze geb. Cordes auf Gut Wahl,
Dr. med. Heinz Kupferberg, Direktor der Hebammenlehranstalt in Mainz,
Bezirksarzt Professor **Dr. med. Giese** in Jena,
Rittergutsbesitzer **Albert Krick** auf Rittergut Brietzke und Schloss Wudicke,
Superintendent **Karl Grasshoff** in Strassburg (Uckermark),
Hauptmann **Richard Wagner** in Charlottenburg
und 17 Enkelkinder.

Die feierliche Beisetzung findet am Donnerstag, den 25. August, nachmittags 3 Uhr von der Friedhofskapelle des Stadtgottesackers in Halle a. S. aus statt.

Abbildung 8.29. Die Todesanzeige von HERMANN SCHWARTZE.

um drei Jahre überlebt hat, die von zunehmenden ernsten Problemen geprägt waren. Sein hochgerühmter potentieller Nachfolger KARL AUGUST GRUNERT war bereits 1905 den Folgen seines Diabetes erlegen [75], und SCHWARTZE selbst musste 1910 aus gesundheitlichen Gründen von seinen dienstlichen Pflichten entbunden werden [112]. Er verstarb kurz darauf in der psychiatrischen Heilanstalt Tannenfeld bei Altenburg in Thüringen (Abbildung 8.29).

MARIE KESSEL hat ihren Ehemann um fast 38 Jahre überlebt und verstarb bald nach Kriegsende am 10. Juni 1945 in Jena. Auch ihr Todesdatum ist im Bestattungsbuch der Ev.-Luth. Kirchgemeinde Jena registriert [113]. Näheres erfahren wir wieder aus der Jenaer Friedhofsverwaltung [111]:

Hofrat Professor
Dr. Johannes Kessel
Director der Universitäts-Ohrenklinik
in Jena
geb. 16. Febr. 1839 Selzen
gest. 22. Sept. 1907 Jena.
Marie Kessel
geb. Moritsch
geb. 24. März 1856 Villach
gest. 10. Juni 1945 Jena.

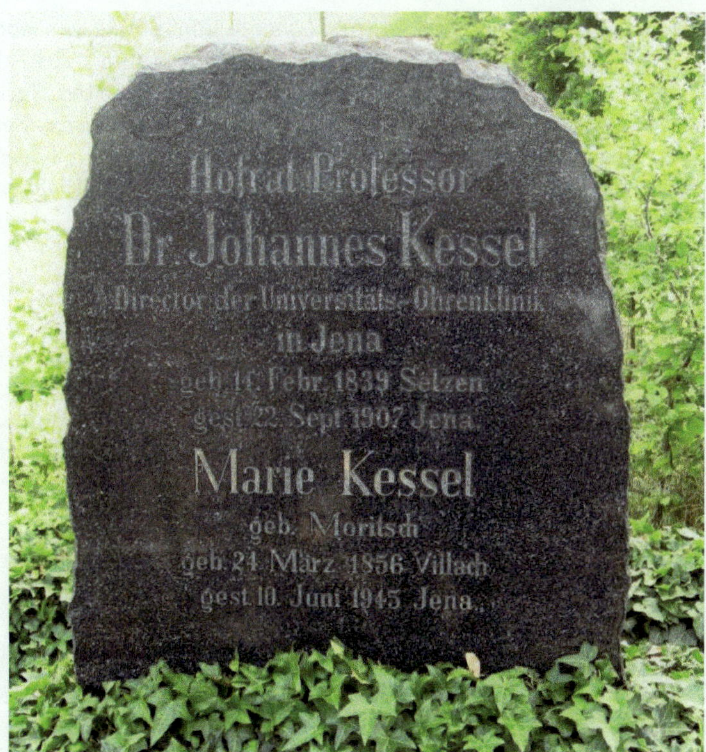

Abbildung 8.30. Das Grab des Ehepaars KESSEL auf dem neuen Friedhof der Gemeinde Selzen. Aufnahme vom Juni 2011.

> „Die Feuerbestattung von MARIE KESSEL ist unter der Registernummer 23976 bei uns vermerkt. Die Feuerbestattung fand am 13. 6. 1945 statt. Am 28. 6. 1945 wurde die Urne von Frau MENTZ abgeholt."

Dem Detail, dass das Ehepaar KESSEL in Villach katholisch geheiratet hat, aber in Jena evangelisch bestattet wurde, sind wir nicht nachgegangen. Eine Frage muss aber noch angesprochen werden, die sich daraus ergibt, dass sich die gemeinsame Grabstätte der Eheleute KESSEL heute nicht in Jena, sondern auf dem neuen Friedhof der Gemeinde Selzen befindet (Abbildung 8.30).

Offensichtlich ist die Urne JOHANNES KESSELS nach Selzen überführt worden. Die näheren Umstände haben sich nicht genau ermitteln lassen, weil die Karteikarte in der zuständigen Friedhofsverwaltung wohl nachträglich angelegt wurde und falsche Datumsangaben enthält [115]. Da es in den Anfangsjahren der Feuerbestattung noch keine Friedhofspflicht für die Urnenbeisetzung gab, ist es möglich, dass die Urne längere Zeit privat in Jena aufbewahrt wurde [111]. Der Heimatforscher WALTER SCHWAMB gibt als nicht näher eingrenzbaren Zeitraum die Jahre von 1920 bis 1937 für die Beisetzung an, begründet durch die Datierung der Nachbargräber [116].

Zur Beisetzung der Urne von Marie Kessel gibt es dagegen noch Zeitzeugen. Der Senior der Familie Schätzel in Selzen erinnert sich, dass die Urne von Marie nach Selzen geholt wurde, als die schlimmsten Nachkriegswirren vorbei waren. Das Grab von Johannes hätte zu diesem Zeitpunkt schon bestanden [114]. Präzisiert wird diese Angabe durch das Feuerbestattungsregister in Jena, das angibt, dass die Urne am 17. 4. 1948 in Selzen beigesetzt worden ist [111].

8.3.5 Das Nachruf-Gedicht von A. Macheleidt

Die Wertschätzung, die Johannes Kessel heute noch genießt, äußert sich auch darin, dass in der Familie das Porträt, das wir als Frontispiz für dieses Buch verwendet haben, verbreitet ist. Auf der Rückseite des Exemplares, das sich in Selzen befindet, findet sich aufgeklebt ein Zeitungsausschnitt mit dem folgenden Inhalt:

Nachruf an Hofrat Professor Kessel

So musstest Du aus diesem Leben scheiden,
Von allen, die Dir nah, beklagt, beweint,
Der Du gelindert hast so mancher Leiden.
Ruh' sanft in Frieden, edler Menschenfreund!
Dem heilig stets der Seele reines Streben,
Und der des Geistes Rechte warm verehrt;
Drum sollst Du fort auch in den Herzen leben,
Die still erkannten Deiner Güte Wert!

Schwarzburg, den 2. Okt. 1907. Agnes Macheleidt.

Man könnte diesen Fund, möglicherweise als Äußerung einer dankbaren Patientin, auf sich beruhen lassen, gäbe es nicht den bibliografischen Ehrgeiz, seinen Erscheinungsort zu ermitteln. Der Ausschnitt stammt weder aus der *Jenaischen Zeitung* noch aus der *Schwarzburg-Rudolstädtischen Landeszeitung.* Neben diesen wichtigsten regionalen Zeitungen wurden auch weitere Periodika untersucht, leider bisher ohne Erfolg.

Der Umstand, dass das Gedicht offenbar an entlegener Stelle erschienen ist, hat zu der Arbeitshypothese geführt, dass wir hier nach der gleichen Quelle suchen wie im Zusammenhang mit der „Kessel-Legende“, auf die wir unter 9.3.1 zu sprechen kommen werden. Dort wird, ebenfalls bisher erfolglos, danach gesucht, wo Kessel im Alter möglicherweise noch etwas Populärwissenschaftliches publiziert hat. Die Lösung dieses Rätsels bleibt der Zukunft vorbehalten.

Zur Person der Verfasserin können wir dagegen einige Details liefern. Das liegt daran, dass der Name Macheleid(t) dadurch besondere Aufmerksamkeit erfahren hat, dass es einen bedeutenden Träger gibt, den Theologen,

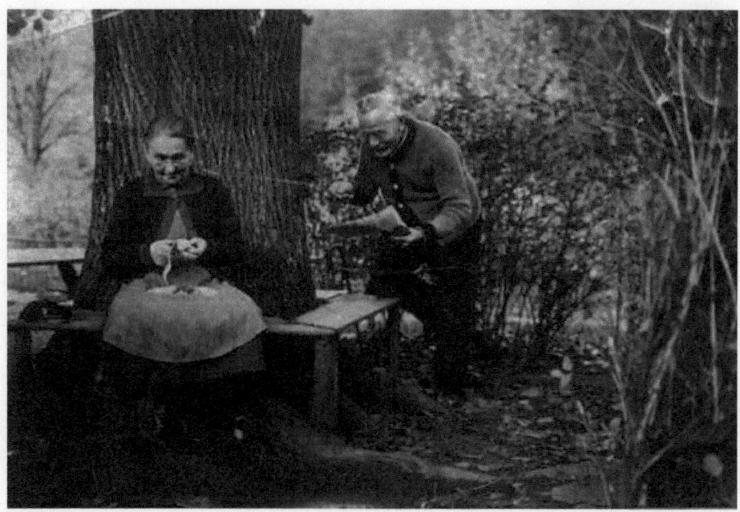

Abbildung 8.31. Das Ehepaar MACHELEIDT in Schwarzburg. Foto von PAUL BRAND (1888 – 1961), mitgeteilt durch den Freundeskreis MACHELEID.

Erfinder und Fabrikanten GEORG HEINRICH MACHELEID (1723 – 1801). Ihm gelang 1758 die Nacherfindung der Porzellanherstellung, so dass er 1760 in Sitzendorf eine Porzellanmanufaktur gründen und damit den Grundstein für die Thüringer Porzellanindustrie legen konnte. Um sein Andenken zu pflegen, existiert im Brauchtumsverein Sitzendorf [117] ein „Freundeskreis G. H. MACHELEID“, dessen Mitwirkung wir das folgende Rechercheergebnis verdanken [118].

G. H. MACHELEID hatte selbst keine Nachkommen, entstammte aber einer kinderreichen Familie. Die daraus folgende Verbreitung des Familiennamens ist durch den Freundeskreis erforscht worden. Danach kommt als Verfasserin des Gedichtes nur eine AGNES M. in Frage, die gemeinsam mit ihrem Ehemann FRANZ MACHELEIDT in Schwarzburg, Ortsstraße 9, eine Fremdenpension führte. Ein Foto von beiden ist in Abbildung 8.31 wiedergegeben.

Die erwähnte Pension ist übrigens *nicht* identisch mit der unweit gelegenen Pension „Friedrichsthal“, die auch durch eine Familie MACHELEIDT geführt wird und dadurch bekannt geworden ist, dass sie das Stammlokal des Schwarzburgbundes war, einer christlichen Studentenverbindung, die an dieser Stelle im Jahre 1887 (wieder-) gegründet wurde [90].

Es gibt also mehrere Möglichkeiten zu spekulieren, welche Kontakte KESSEL nach Schwarzburg pflegte. Dass ihn seine Jagdleidenschaft in die Schwarzburger Wälder geführt haben könnte, drängt sich zwar als Vermutung auf, ist aber unwahrscheinlich, weil sich um 1900 rund um Schwarzburg das Jagd- und Hegegatter derer von Schwarzburg-Rudolstadt auf etwa 1200 ha dehnte [119].

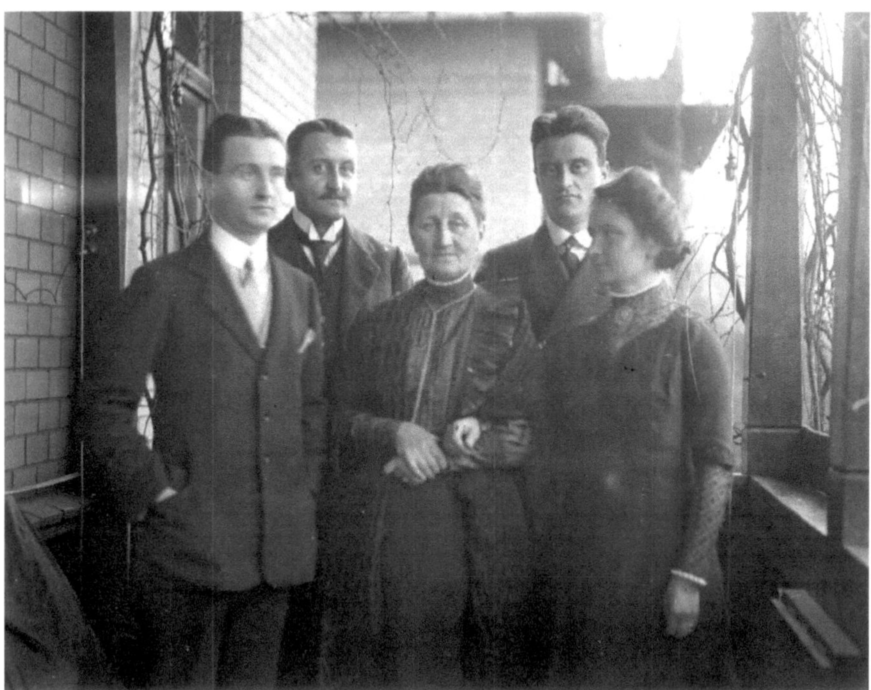

Abbildung 8.32. MARIE KESSEL mit den Kindern WALTER, HERMANN, OTMAR und FRIDA (von links). Undatierte Fotografie aus dem Besitz von ERVINO KESSEL [127].

8.4 Die Nachkommen von Marie und Johannes Kessel

Die vier Kinder des Ehepaars KESSEL, deren Geburtsdaten wir in Abschnitt 6.5.1 angegeben haben, haben in Jena ihre Jugendzeit verlebt, so dass ein Blick auf ihre Entwicklung nicht fehlen sollte, wenn man über die Jenaer Jahre berichtet. In den Familien aller Kinder ist die Erinnerung an den berühmten Vater bzw. Großvater gepflegt worden. Ohne dieses Traditionsbewusstsein währen zahlreiche Dokumente, die in das vorliegende Buch eingeflossen sind, nicht mehr beschaffbar gewesen. So beruht auch die folgende Darstellung weitgehend auf Aufzeichnungen aus der Familie, die von ERVINO KESSEL, einem Sohn von WALTER KESSEL, mitgeteilt [120] und, wo möglich, aus der jeweils zitierten Literatur ergänzt wurden. Für die Angaben zum Bildungsweg der beiden älteren Söhne waren deren gedruckte Dissertationsschriften hilfreich, da sie die dafür üblichen biografischen Angaben enthalten.

Für die Biografie der künstlerisch begabten Tochter FRIDA war es wichtig, dass auch hier ein Familienmitglied, ihre Tochter SONJAMARIA, die wichtigsten biografischen Informationen gesichert hat. Aus ihrer Hand existiert ein Konvolut, das sie dem Stadtmuseum Jena übergeben hat [121] und das für unsere Kurzdarstellung genutzt werden konnte.

8.4.1 Hermann Kessel (1877 – 1944)

Der älteste Sohn HERMANN war beim Umzug der Familie nach Jena knapp neun Jahre alt und hatte in Graz für 1 $\frac{1}{2}$ Jahre die Holtpschule besucht, danach in Jena für weitere 1 $\frac{1}{2}$ Jahre die Stoysche Erziehungsanstalt (Abbildung 8.33), deren Name an den Gründer KARL VOLKMAR STOY (1815 - 1885), einen bekannten Hochschulpädagogen, erinnert. Während der Schulzeit der KESSELschen Söhne leitete sein Sohn JOHANN HEINRICH STOY (1846 - 1905) die Erziehungsanstalt.

HERMANN wechselte dann auf das städtische Gymnasium Carolo-Alexandrinum (Abbildung 8.34), das er im Frühjahr 1897 mit dem Zeugnis der Reife verließ. Den Namen erhielt diese Schule nach dem damals regierenden Großherzog CARL ALEXANDER von Sachsen-Weimar-Eisenach (Abbildung 8.12) [59]:

> „Bis in die siebziger Jahre blieb in Jena die höhere Schulbildung privaten Instituten vorbehalten. Erst 1876 gelang es der Stadt, mit Unterstützung der Sparkasse und mit kommunalen Mitteln ein Gymnasium – das spätere Carolo-Alexandrinum – als staatliche Lehranstalt einzurichten“.

Nach drei Jahrzehnten wurde das Haus jedoch abgerissen, um der Erweiterung des Zeiss-Werkes Platz zu machen. Die Gymnasiasten erhielten eine neue und größere Schule am Steiger, die 1915 fertig gestellt war [122]. Das Gymnasium bestand bis 1946.

Für junge Männer, die die Hochschulreife erworben hatten, sah die allgemeine Wehrpflicht die Möglichkeit vor, einen verkürzten sog. Freiwilligendienst zu leisten. Der Freiwillige bzw. sein Elternhaus musste für Ausrüstung, Bekleidung und Verpflegung selbst aufkommen, woraus sich eine Auslese ergab, die von der Politik durchaus gewollt war. HERMANN KESSEL gibt selbst dazu an [40]:

> „Im S. S. 1897 genügte ich der aktiven Dienstpflicht mit der Waffe bei der X. Komp. 5. thüring. Inf.-Reg. No. 94 (Großherzog v. Sachsen)“.

Da als Standort für dieses Regiment (auch) Jena genannt wird, können wir als sehr wahrscheinlich annehmen, dass HERMANN seine Dienstzeit in Jena abgeleistet hat. Als Ort kommt dann die Kaserne in Frage, die in Abbildung 8.41 wiedergegeben ist. Übrigens hat WALTER HAECKEL in seinen Kindheitserinnerungen [29] auch Jena als Garnisonsstadt sehr anschaulich geschildert.

HERMANN studierte dann in Jena Medizin, ohne jemals den Studienort zu wechseln. Er bestand im Februar 1900 das Tentamen physicum und wurde am 27. Mai 1903 zum Arzt approbiert. Seine Dissertationsschrift behandelt ein ophthalmologisches Thema [40]. Sein Doktorvater war der bereits erwähnte AUGUST EMIL LUDWIG WAGENMANN, der in den Jahren 1892 bis 1910 den Lehrstuhl für Augenheilkunde in Jena innehatte. Promotionsdatum von HERMANN KESSEL ist der 24. Dezember (!) 1903. Weiter wird über ihn und seine Familie berichtet [120]:

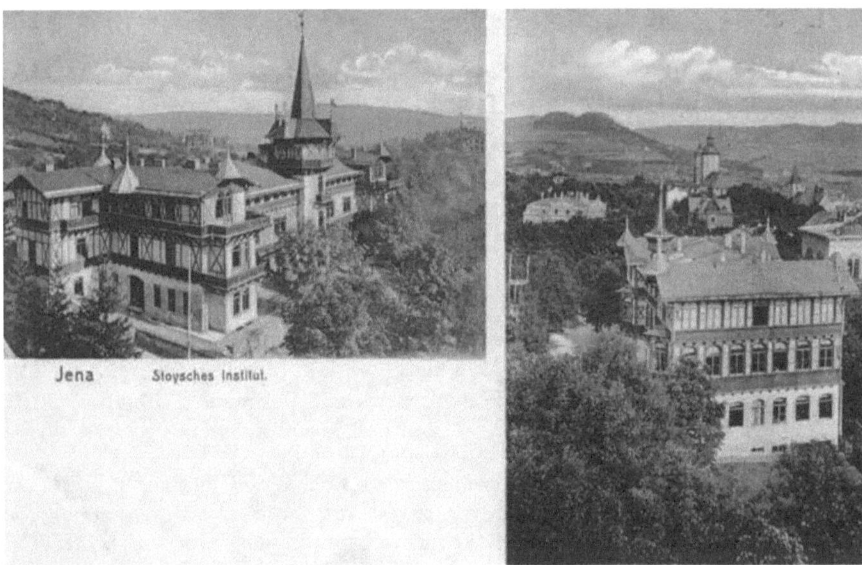

Abbildung 8.33. Diese und die folgende Abbildung zeigen die Schulen in Jena, die von den Söhnen HERMANN und OTMAR besucht worden sind. – Ansicht des Stoyschen Instituts auf einer undatierten Ansichtskarte.

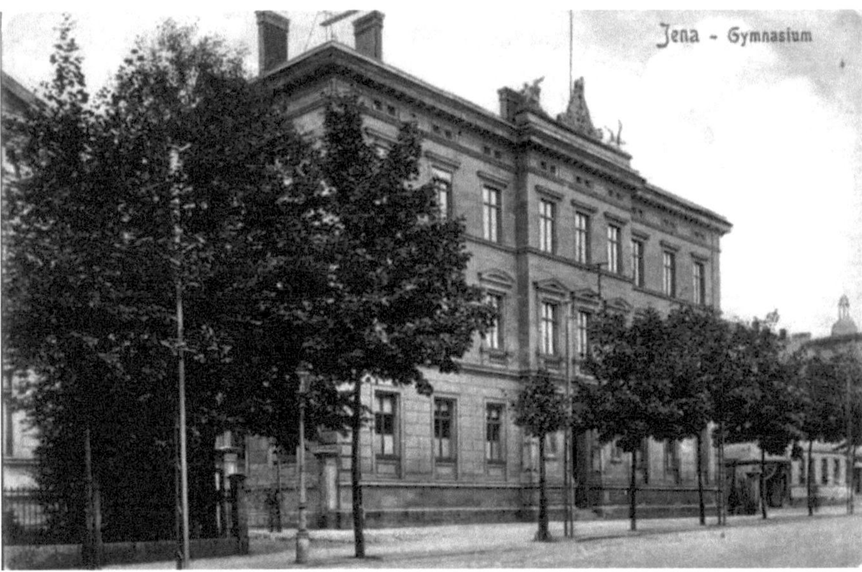

Abbildung 8.34. Das Gymnasium „Carolo-Alexandrinum" in der Schillerstraße. Ansichtskarte von 1906. © JenaKultur Stadtmuseum.

„[Er] fuhr einige Zeit als Schiffsarzt auf Ostasiendampfern und ließ sich dann als Landarzt in Kelsterbach a. M. nieder. Seine Frau ERNA, geb. HEMPRICH, (1880 – 1944) stammte aus Gotha / Thür. und war Krankenschwester. Sie hatten zwei Kinder, BARBARA MARIA (1914 – 1944) und HANS GEORG (1921 – 1942). BÄRBEL war Jugendleiterin in Groß-Gerau, HANS studierte Medizin; er fiel an der Ostfront. Die besondere Tragik der Familie war, dass der Vater HERMANN in Frankfurt am Main am 22. 9. 1944 einer Halsdrüsenoperation erlag und Frau und Tochter auf dem Wege zu seiner Trauerfeier einem Bombenangriff zum Opfer fielen.“

8.4.2 Frida Mentz-Kessel (1878 – 1969)

Die Tochter FRIDA kam im Alter von knapp acht Jahren nach Jena. Sie hat (wohl nach Überwindung einigen Widerstandes) eine künstlerische Laufbahn eingeschlagen, deren Ablauf anhand der erwähnten Aufzeichnungen ihrer Tochter SONJAMARIA [121] verfolgt werden kann. Danach hat sie einige Zeit in Weimar Zeichenunterricht genommen, der sie aber eher unterfordert hat. Eine gründlichere Ausbildung erhielt sie dann, etwa ab 1900, in Prag.

Wir kennen diese Phase bereits aus den beiden erhaltenen Briefen an ERNST HAECKEL, die wir in Abschnitt 8.3.2 zitiert haben und die den Einfluss von HAECKELs „Kunstformen“ auf ihre künstlerische Entwicklung dokumentieren. Wir haben bereits festgestellt, dass FRIDA in Prag bei KESSELs Schwager, dem Architekten JOHANN (HANS) PICHLER, gewohnt hat (siehe 6.5.6).

Die Ausbildung von FRIDA in Prag erfolgte gemeinsam mit ihrer Kusine SIDONIE PICHLER an der Malschule der namhaften Künstlerin HERMINE LAUKOTA (1853 – 1931) [2], die die *Deutsche Kunst-Übungsstätte für Frauen* gegründet und geleitet hat. FRIDA hat den Kontakt noch lange gehalten, wie die in [121] in Abschrift zusammengestellten Briefe an H. LAUKOTA, die bis 1925 reichen, beweisen. Im Hinblick auf die künstlerische Entwicklung von FRIDA sind sie in der Würdigung von LISA KERSTIN KUNERT ausgewertet worden [45]. Aufschlussreich ist der folgende Briefauszug aus dem Jahre 1917:

> „Ich bin so aufrichtig glücklich, dass mein Geschick mich nach Prag verschlagen hat. Das kann man nur ermessen, wenn man so viel Schwierigkeiten hatte, wie ich damals, um zur ersehnten Arbeit zu kommen. Nur nach langem Bitten bin ich ‚auf kurzen Besuch' hingelassen worden, um dann in einer Befreiung, die nur ein gefangener Vogel empfinden kann, wenn er fliegt, jeden Tag arbeiten zu dürfen!“

FRIDA, die sich demnach ihre Ausbildung erkämpfen musste, erhielt schließlich die elterliche Erlaubnis, ab 1903 eine Malklasse für bildende Kunst in München zu besuchen. Da in [121] die Maler MAX FELDBAUER (1869 – 1948) und ANGELO JANK (1868 – 1940) als ihre wichtigsten Lehrer angegeben werden, muss es sich um die *Damen-Akademie des Künstlerinnen-Vereins München* gehandelt haben. FELDBAUER war dort von 1901 bis 1915, JANK von 1899 bis 1907

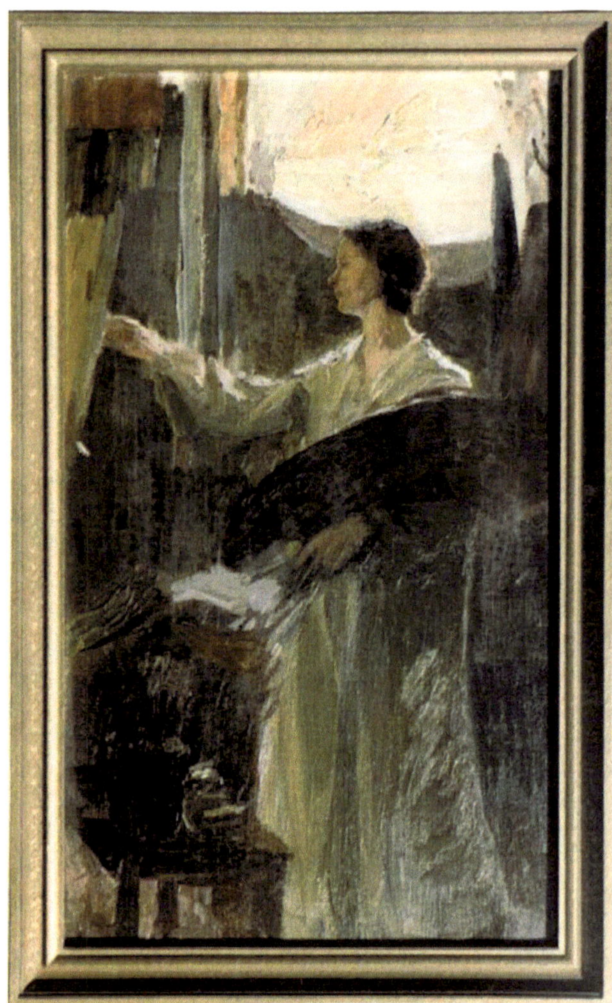

Abbildung 8.35. FRIDA KESSEL, gemalt von HANS COSTENOBLE, etwa 1905. Erstmals veröffentlicht in [45, S. 115], hier reproduziert nach [121]. © JenaKultur Stadtmuseum.

als Lehrer tätig [2, 50]. FRIDA studierte dort bis 1910, jedoch wurde das Studium „häufig unterbrochen durch Aufenthalte in Jena, z. B. wenn die Mutter verreisen wollte und die Tochter sie zu Hause vertreten musste“. Aus diesem Grund berichtet sie auch von künstlerischen Aktivitäten in Jena und Umgebung, so von keramischen Arbeiten in dem traditionsreichen Töpferstädtchen Bürgel, und führt auch einen Modellierkurs für Kinder durch. Wir haben schon erwähnt, dass die Mutter MARIE nach dem Tod von JOHANNES KESSEL zu FRIDA nach München gezogen ist.

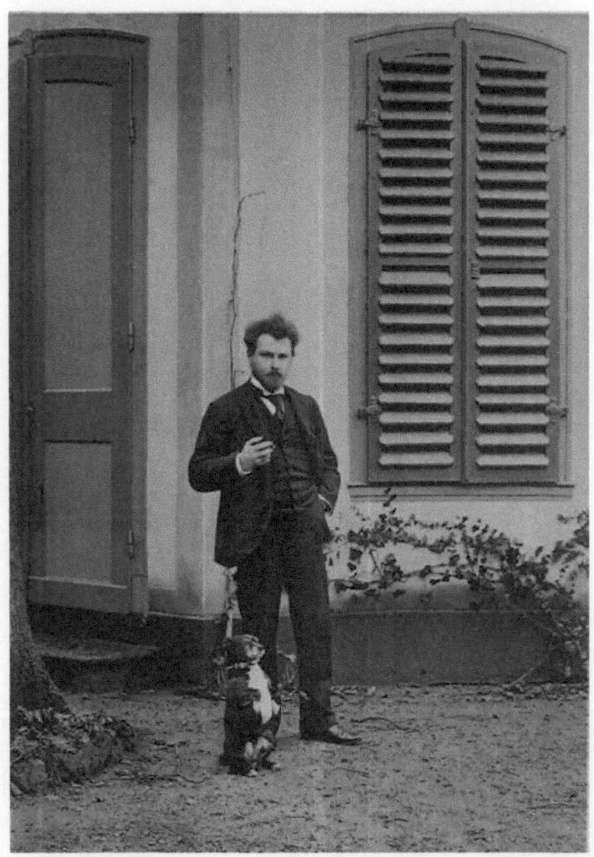

Abbildung 8.36. Der Maler Edmund Otto Johann Friedrich (genannt Hans) Costenoble. Fotografie aus [57]. © JenaKultur Stadtmuseum.

Aus den Münchener Jahren stammt ein eindrucksvolles Gemälde (Abbildung 8.35), das die etwa 27-jährige Frida als Malerin an der Staffelei zeigt. Geschaffen hat es der Landschaftsmaler Hans Costenoble (Abbildung 8.36), der am 11. 12. 1868 als zweiter Sohn des Verlagsbuchhändlers Wilhelm Hermann Costenoble (1826 – 1901) in Jena geboren wurde, in Weimar und Berlin studierte und von 1902 bis 1914 in München tätig war [2, 57]. Er verstarb am 28. 9. 1947 in Oberwöhr (Rosenheim); sein Grab befindet sich auf dem Nordfriedhof in Jena [123].

Im Jahre 1909 führte die Malklasse von Feldbauer eine Studienreise in die Bretagne durch, von der die unter 8.3.2 zitierte Karte an Haeckel stammen muss.

Im Folgejahr heiratet Frida am 20. 8. 1910 den Jenaer Universitätsprofessor Dr. phil. Georg Mentz (31. 3. 1870 Apolda – 26. 6. 1943 Jena, Abbildung 8.37). Sein Vater, Hugo Mentz, war Jurist, Oberbürgermeister in Apolda

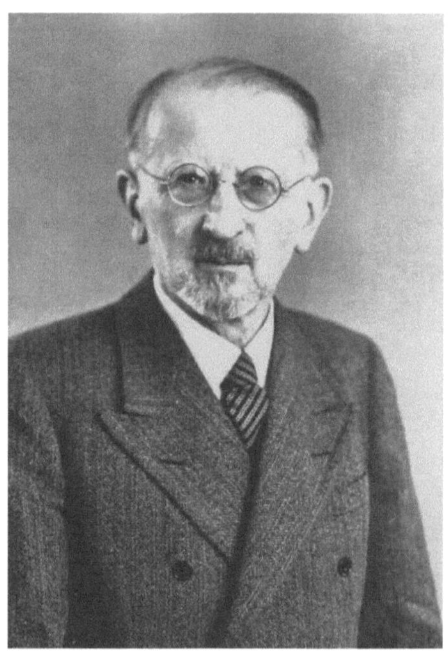

Abbildung 8.37. Prof. Dr. Georg Mentz. Porträt aus der Festschrift zu seinem 70. Geburtstag im Jahre 1940 [18].

und zuletzt Friedensrichter in Jena. Georg Mentz war ein produktiver Autor auf dem Gebiet der Geschichte vornehmlich des 16. und 17. Jahrhunderts sowie der mitteldeutschen Landesgeschichte und leitete 1930 – 1940 den *Verein für Thüringische Geschichte und Altertumskunde* [22, 24].

Die Eheleute hatten viel gegenseitiges Verständnis für ihre unterschiedlichen Tätigkeiten und Interessen, so dass sich Frida weiterhin ihren künstlerischen Arbeiten widmen und an zahlreichen Ausstellungen teilnehmen konnte. Ihr weiterer Werdegang ist am ausführlichsten in [45] gewürdigt worden.

Die beiden Töchter von Frida und Georg Mentz waren Sonjamaria Mentz, geb. 3. 8. 1913 in Jena, und Barbara Christine Mentz, geb. 24. 10. 1915 in Stuttgart. Die bereits als Familienchronistin dankbar erwähnte Sonjamaria Mentz erlernte zunächst den Beruf einer Volksschul- und Werklehrerin und arbeitete später als Diplom-Psychologin in der Universitätskinderklinik in Jena. Dr. Barbara Mentz wurde zunächst Säuglingsschwester, studierte dann Medizin und hatte seit 1955 eine eigene kinderärztliche Praxis in München [120].

1929 erbaute sich das Ehepaar ein Haus in der Weinbergstraße in Jena (Abbildung 8.38). Es wurde 2004 in das Denkmalbuch des Freistaates Thüringen eingetragen, so dass es möglich war, die folgenden Informationen von der zuständigen Denkmalbehörde zu erhalten [124, gekürzt]:

> „Der Historiker Prof. Mentz erwarb das Grundstück (ehem. Weinberg) 1917, um es zunächst als Gemüsegarten und für Tierhaltung zu nutzen. 1928 beauftragte er das Büro Schreiter & Schlag mit den Planungen

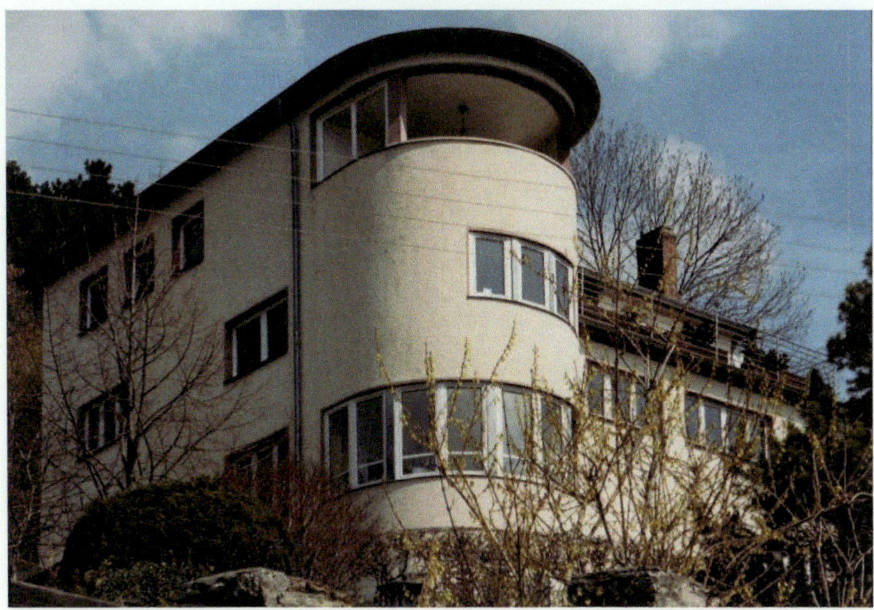

Abbildung 8.38. Das für die Familie MENTZ und die Witwe MARIE KESSEL 1929 erbaute Haus in Jena, Weinbergstraße 18. Fotoarchiv der UDSchB Jena.

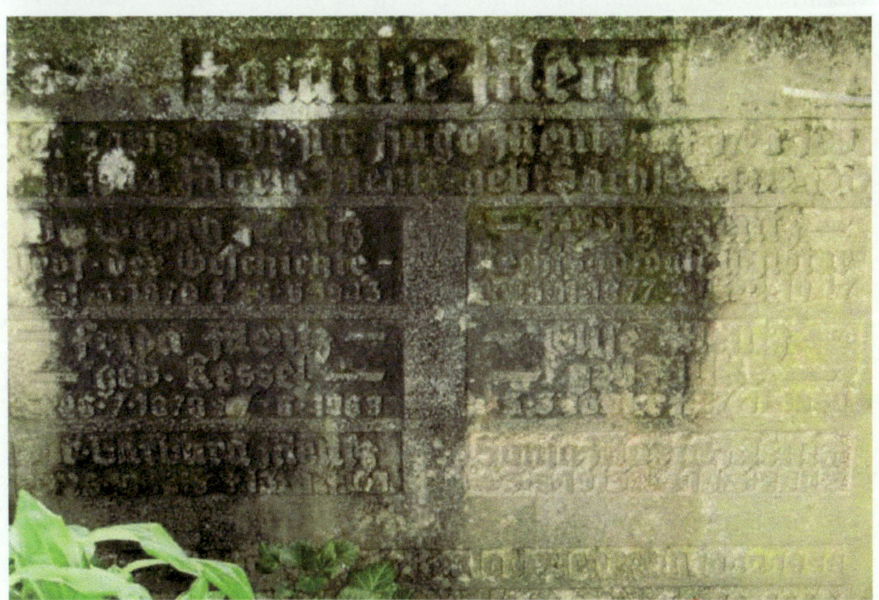

Abbildung 8.39. Die Grabstätte der Familie MENTZ auf dem Nordfriedhof in Jena, Grabfeld 27. Zustand im Juli 2012.

eines Wohnhauses. Die Baugenehmigung wurde im Dezember 1928 erteilt, bereits im Oktober 1929 konnte der Bau abgenommen werden (Kosten: 34.000 Reichsmark). Das dreigeschossige Haus mit Untergeschoss über einem rechteckigen Grundriss von 14 × 10 m lehnt sich an die funktional bestimmte klare sachliche Formensprache an, wie sie u. a. WALTER GROPIUS in seinem Haus Weinbergstraße 4a benutzt. Klare Formen und klare Linienführung, Flachdach, große Fensteröffnungen, all das findet sich auch am Wohnhaus Weinbergstraße 18. Doch sind SCHREITER und SCHLAG nicht so konsequent wie GROPIUS. Markant ist der Runderker an der Südwestecke, der im obersten Geschoss als Loggia ausgebildet ist und durch das zurückspringende OG noch betont wird.“

Die Tochter SONJAMARIA hat dort nach dem Tod der Eltern weiter gewohnt. In den 1980er-Jahren ist sie dann nach München gezogen; ihr gehörte aber das Haus in Jena weiterhin, und sie hat sich dort öfter noch aufgehalten [126]. Noch mit 82 Jahren hat sie Einzelheiten zur Familien- und Baugeschichte für einen ausführlichen Zeitungsbeitrag in der Reihe „Häuser in Jena“ beigesteuert [78]. SONJAMARIA MENTZ verstarb 2002 in München [127] und wurde in der Grabstätte der Familie in Jena beigesetzt (Abbildung 8.39). Diese steht heute auf der Liste der schützenwerten Grabstätten [125].

Mehrere Werke von FRIDA sind auch für die Familiengeschichte wichtig. Von ihr stammt nicht nur das bekannteste, ausdrucksvolle Porträt des von ihr verehrten Vaters (Frontispiz), sondern auch die Darstellung des historischen Kapellenhofes (Abbildungen 2.4 und 2.5) und ein Gemälde von 1931, das ihre eigene Familie zeigt (Abbildung 8.40). Im Zentrum der Darstellung steht die geliebte Mutter MARIE KESSEL. Das Ehepaar MENTZ bildet lediglich die Randfiguren, während die Töchter SONJAMARIA und BARBARA den Blick des Betrachters auf sich ziehen. Im Hintergrund sieht man die Villa auf der Weinbergstraße als lokales Zentrum der Famile.

FRIDA hat ihren Ehemann um ein Vierteljahrhundert überlebt und folglich auch die Nachkriegszeit und die DDR erlebt. Sie war in dieser Zeit die *Grand dame* der Jenenser Künstlerschaft und wurde 1958 zu ihrem 80. Geburtstag durch eine Jubiläumsausstellung geehrt [56]. Sie verstarb am 7. Juni 1969 in Jena. Ihre Werke warten heute in mehreren Regionalmuseen auf ihre Wiederentdeckung. Ihre Einleitung zum Begleitheft der Ausstellung von 1958 schließt mit den folgenden Worten, die hier als ihr Vermächtnis stehen mögen:

„Mit 6 Jahren kam ich nach Jena, dem ich mit Ausnahme von einigen Studienjahren in Prag und München treu geblieben bin und das nach meiner Verheiratung mit Professor MENTZ im Jahre 1910 erst recht meine Heimat geworden ist. Ich habe viel und gern mit Menschen auf dem Lande gelebt und deshalb auch die Studien aus diesen Zeiten ausgewählt. – Das Problem des Lichtes in der Malerei hat mich dauernd beschäftigt und außerdem die Auseinandersetzung mit dem der Linie und Form in der Grafik, was ich versuchte, in einigen Zeichnungen darzustellen. Mein Bestreben war, das Leben so nahe und unmittelbar zu erfassen, wie es mir möglich war.“

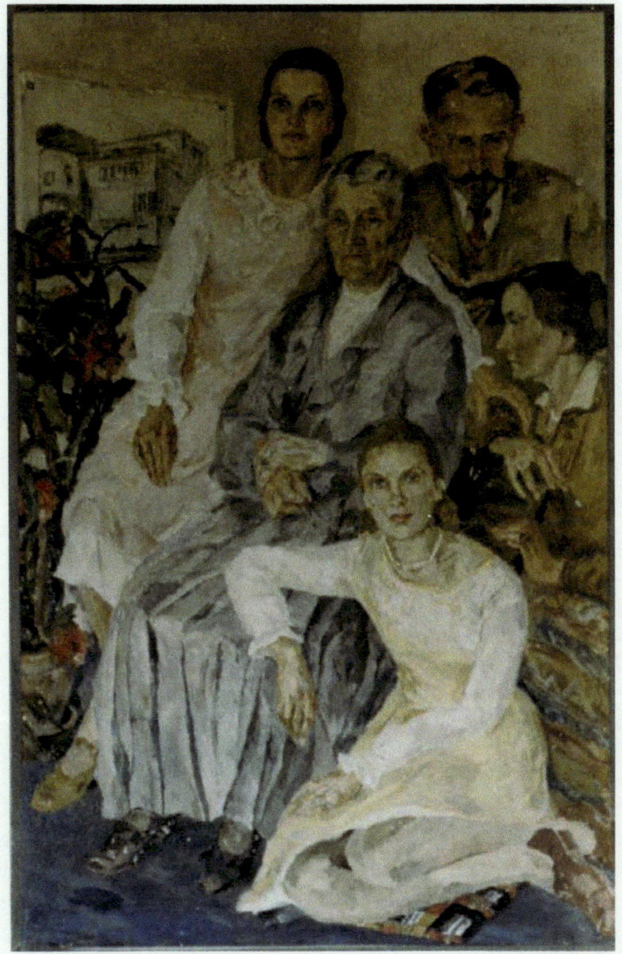

Abbildung 8.40. „Meine Familie“, Gemälde von FRIDA MENTZ-KESSEL (1931). Erstmals veröffentlicht in [45, S. 123], hier reproduziert nach [121]. © JenaKultur Stadtmuseum.

8.4.3 Otmar Kessel (1882 – 1955)

Der zweite Sohn OTMAR GEORG kam mit reichlich vier Jahren nach Jena und wurde in die Vorschule der bereits erwähnten Stoyschen Erziehungsanstalt eingeschult (Abbildung 8.33). Wie sein älterer Bruder besuchte er das Gymnasium Carolo-Alexandrinum (Abbildung 8.34). Sein Reifezeugnis erhielt er Ostern 1901.

Vor seinem Medizinstudium diente er ebenfalls im 5. Thüringischen Infanterieregiment No. 94 (Großherzog von Sachsen). Wir nutzen die Gelegenheit, eine dazu passende Ansichtskarte der Jenaer Kaserne einzufügen (Abbildung

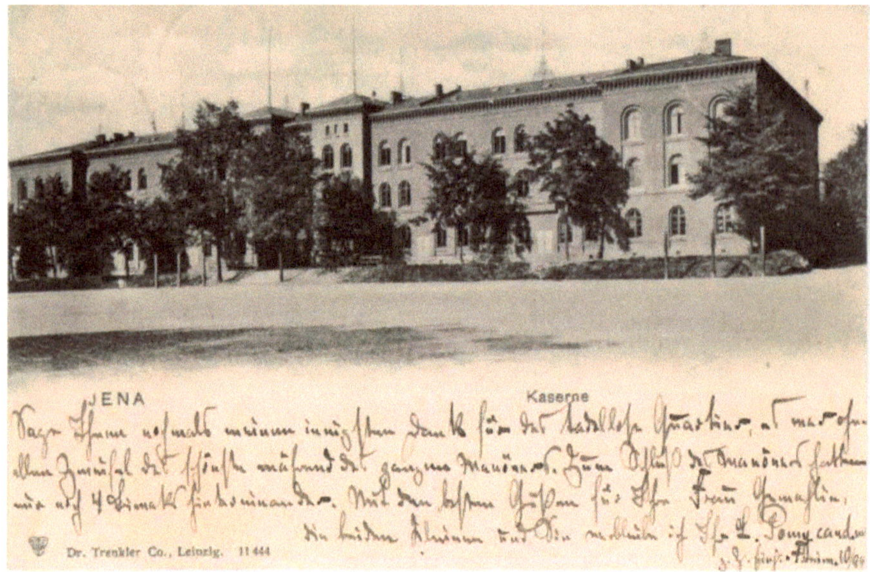

Abbildung 8.41. Die Kaserne in Jena, in der die Söhne HERMANN und OTMAR sehr wahrscheinlich ihren Militärdienst abgeleistet haben. Die Kaserne war Garnison des 3. Bataillons des Infanterieregiments Nr. 94 und befand sich in der Nachbarschaft des heutigen Westbahnhofs; der Ort ist auf dem Stadtplan in Abbildung 8.19 links unten gut erkennbar. Ansichtskarte, gelaufen 1903.

8.41). Auf dieser zeichnet als Absender auch ein Einjährig-Freiwilliger cand. med. Es handelt sich um LUDWIG KARL POMY (∗ 1879, Abitur 1901), der 1903 die ärztliche Vorprüfung in Jena ablegte und daher zeitweilig ein Kommilitone von OTMAR gewesen sein dürfte. Er blieb aber nicht in Jena und wurde 1906 von der Universität Göttingen mit einem gynäkologischen Thema promoviert [66]. Der *Reichs-Medizinal-Kalender für Deutschland* verzeichnet ihn ab 1909 in Oslebshausen, heute ein Teil der Stadt Bremen.

OTMAR absolvierte sein Medizinstudium ausschließlich in Jena. Er bestand im Februar 1904 die ärztliche Vorprüfung und im Dezember 1906 das ärztliche Staatsexamen. Danach war er Medizinalpraktikant bei seinem Doktorvater, dem bekannten Neurologen und Psychiater OTTO BINSWANGER (1852 – 1929), der seit 1882 Direktor der Landesheilanstalt und Professor an der Psychiatrischen Universitätsklinik in Jena war. Die Promotion erfolgte am am 21. Dezember 1907 [41]. Zu dieser Zeit arbeitete OTMAR als Medizinalpraktikant bei seinem Vater an der Universitätsohrenklinik zu Jena.

Da sich OTMAR KESSEL im Fachgebiet seines Vaters spezialisiert hatte, richtete sich auf ihn die Hoffnung, die von seinem Vater begonnene zusammenfassende Arbeit (siehe Seite 315) fortzusetzen. So bemerkte MATTE während seiner Würdigung KESSELs auf der 80. Versammlung deutscher Naturforscher und Ärzte, Köln 1908 [53, S. 133]:

> „Hoffentlich gelingt es dem Sohne, wie ich aus brieflichen Mitteilungen vermute, aus den Aufzeichnungen des Vaters noch eine Fülle wertvoller Beobachtungen zu veröffentlichen".

Dazu ist es offensichtlich nicht gekommen. Wer jemals versuchte, einen Wissenschaftlernachlass aufzuarbeiten, wird dafür Verständnis haben.

OTMAR ließ sich schließlich als Hals-Nasen-Ohrenarzt in Stuttgart nieder. ERVINO KESSEL berichtet über ihn [120]: „Ich weiß, dass er im Besitze des Ohrensteigbügels der ersten Operation meines Großvaters war." Er heiratete im Jahre 1910 MARTHA SCHALLER (1889 – 1953), eine Kaufmannstochter aus Stuttgart. Ihre Kinder waren ANNEMARIE (* 1912) und HANS GEORG (* 1915).

Nach einer Veröffentlichung aus dem Jahre 1916 [42] war Dr. OTMAR KESSEL im Ersten Weltkrieg als Stabsarzt d. L.[5] tätig. Aus dem Jahre 1926 ist eine weitere eigene Veröffentlichung bekannt [43].

Beide Kinder von OTMAR und MARTHA studierten Medizin. ANNEMARIE KESSEL wurde 1937 mit dem Thema „Zum Krankheitsbild der ‚Milzvenenstenose' im Kindesalter" promoviert und war Kinderärztin mit eigener Praxis in Bad Tölz. Das Promotionsthema von HANS GEORG KESSEL lautete „Über die Ausheilung eines Bruches des Fersenbeinhöckers mit Bemerkungen zur Spongiosaarchitektur"; die Promotion erfolgte 1941 in München. Nach seiner ebenfalls in München verbrachten Assistenzzeit trat er in die Praxis seines Vaters ein und führte sie nach dessen Tod (4. 1. 1955 in Stuttgart) allein weiter.

8.4.4 Walter Kessel (1885 – 1950)

Der jüngste Sohn WALTER kam im zarten Alter von einem Jahr nach Jena. Nach einer Angabe in [KB-83] übte er den Beruf eines Kaufmannes aus. Der Weg dorthin führte über eine Lehre in der Jenaer Maßstabfabrik C. A. Schietrumpf & Co.

Die Firma Schietrumpf ist ein Beispiel für die Ansiedlung der feinmechanischen Industrie im Umfeld des aufstrebenden Zeiss-Werkes. Die 1893 in Tabarz gegründete Fabrik zog 1895 nach Jena um [129]. „Mit der Produktion von Zollstöcken, Endmaßen und anderen Längenmaßen erzielte diese Firma, die mit 75 Arbeitskräften begonnen hatte, Weltgeltung" [46]. In der Werbung wurde sie als größte Maßstabfabrik der Welt bezeichnet. Das in Abbildung 8.42 erkennbare Fabrikgelände am östlichen Ufer der Saale ging aus einer alten Schneidemühle hervor, die später in eine Kammgarnspinnerei einging, in der 1864 die erste Jenaer Dampfmaschine in Betrieb genommen wurde [31].

Eine erste berufliche Tätigkeit übte WALTER in einem nicht näher bezeichneten Hamburger Handelshaus aus. Diese Firma hatte eine Filiale in Mailand, an die er bereits im Todesjahr seines Vaters, 1907, wechselte. Dort gründete er im Jahre 1909 ein eigenes Unternehmen in der Papeteriebranche und

[5] „d. L." ist als „der Landwehr" zu lesen [128].

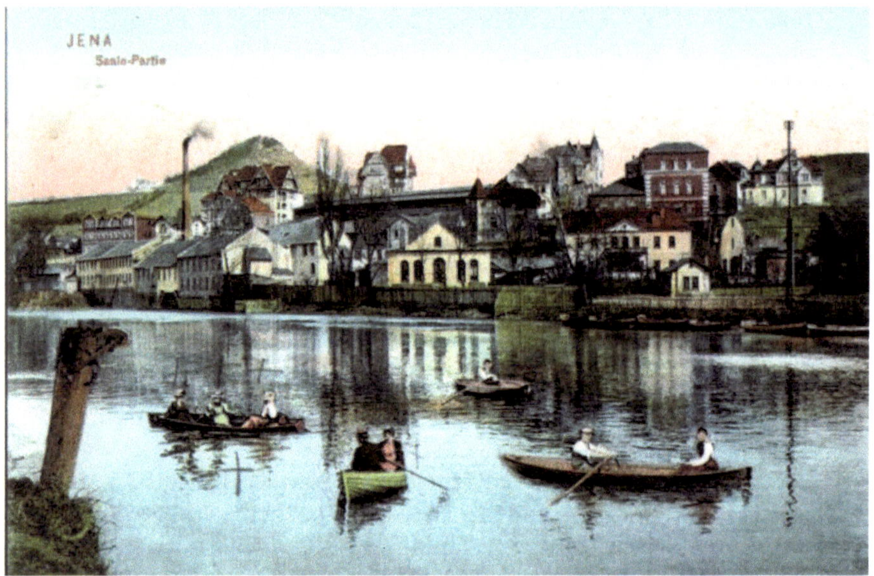

Abbildung 8.42. Blick von der Schützenbrücke auf die Saale mit den Gebäuden der Maßstabsfabrik Schietrumpf & Co. in Wenigenjena, im Hintergrund der Hausberg. Postkarte, gelaufen 1907. © JenaKultur Stadtmuseum.

übernahm die Generalvertretung der Füllhalterfabrik Montblanc in Hamburg [130].

Nach aktivem Dienst im Ersten Weltkrieg übersiedelte Walter Kessel nach Lugano (Schweiz), „wo er 1924 von der Gemeinde Massagno einstimmig als Schweizer Bürger aufgenommen wurde" [85]. Er übernahm auch dort erfolgreich die Generalvertretung der Marke Montblanc sowie andere Vertretungen der Branche. Er starb am 25. 5. 1950 in Massagno.

Walter Kessel war verheiratet mit Gertrud Elisabeth Glöckner (1891 – 1963). Sie hatten die drei Söhne Werner (1914 – 1969), Hans Dieter (geb. 1918) und Erwin (Ervino, geb. 1922).

Literatur

1. Allgemeiner deutscher Jagdschutzverein, Hauptversammlung des Landesvereins Thüringen [Zeitungsbericht]. Jenaische Zeitung, Amts-, Gemeinde- und Tageblatt 232 (1905) 127, 31. 5. 1905, S. 6.
2. Allgemeines Künstlerlexikon. Die Bildenden Künstler aller Zeiten und Völker. Begr. von G. Meissner: München / Leipzig: K. G. Saur; Berlin etc.: de Gruyter 1991 ff.
3. Die Anstaltsfürsorge für körperlich, geistlich, sittlich und wirtschaftlich Schwache im Deutschen Reiche in Wort und Bild. V. Abteilung: Deutsche Blindenanstalten in Wort und Bild. Hgg. von I. Matthies. Halle: Carl Marhold 1913.

4. Die Anstaltsfürsorge für körperlich, geistlich, sittlich und wirtschaftlich Schwache im Deutschen Reiche in Wort und Bild. VI. Abteilung: Deutsche Taubstummenanstalten, -Schulen und -Heime in Wort und Bild. Hgg. von G. WENDE. Halle: Carl Marhold 1915.
5. BERNDT, I.; WINKLER, J.: ALBERT MANTHE als Mensch und Künstler. Angermünde: Ehm-Welk- und Heimatmuseum 2007.
6. BEZOLD; PASSOW (Hrsg): Verhandlungen der Versammlung Deutscher Ohrenärzte und Taubstummenlehrer in München am 16. September 1899. Berlin: E. Staude 1900.
7. BRAND, T.: Sprechendes Bilderbuch. Deutsches Patent No. 5682, erteilt 3. 12. 1878, ausgegeben den 28. 6. 1879.
8. BRAUCKMANN, K.: Die vierte Versammlung der Deutschen Otologischen Gesellschaft. Blätter für Taubstummenbildung 8 (1895) 13, S. 203 – 204.
9. BRUNNER, H. M.: Ausführliche Beschreibung der Sprachmaschinen oder sprechenden Figuren mit unterhaltenden Erzählungen und Geschichten. Nürnberg: J. E. Zeh 1798.
10. CIESLIK, J. und M.: CIESLIK's Lexikon der deutschen Puppenindustrie. Jülich: M. Cieslik Verlag 1984; 2., überarb. Aufl. 1989.
11. CIESLIK, J. und M.: Das sprechende Bilderbuch – Eine Sonneberger Erfindung. Cieslik's Puppenmagazin (1991) 1, S. 46 – 48.
12. DEHIO, G.: Handbuch der deutschen Kunstdenkmäler. Thüringen, bearb. von S. EISSING et al. München / Berlin: Deutscher Kunstverlag 1998.
13. DENKER, A.: Bericht über die Versammlung deutscher Ohrenärzte und Taubstummenlehrer zu München. Archiv für Ohrenheilkunde 47 (1899) 3, S. 189 – 208.
14. DUISBERG, C.; HESS, K.: ANTON GEUTHER – Sein Leben und seine Arbeiten. Berichte der Deutschen Chemischen Gesellschaft 63 (1930) 8/9, Abt. A, S. 145 – 157.
15. Erwägungen im Anschlusse an die Versammlung deutscher Ohrenärzte und Taubstummenlehrer. Blätter für Taubstummenbildung 13 (1900) 8, S. 119 – 124.
16. EVERS, H.: Kritischer Beitrag zur Steigbügelextraktion zum Zwecke der Hörverbesserung. Diss. Univ. Halle-Wittenberg, Medizin. Fakultät, 22. 3. 1898. Halle/S.: Martin Kandler 1898.
17. FISCHER, S.: Der X. Internationale medizinische Kongress in Berlin 1890 und die Reaktion in der Tagespresse. Diss. Univ. München, Fachbereich Medizin, 1978.
18. FLACH, W.; FRANZ, G. (Hrsg.): Festgabe für GEORG MENTZ. Sonderdruck aus Zeitschrift des Vereins für Thüringische Geschichte und Altertumskunde, Neue Folge, Bd. 34. Jena: Gustav Fischer 1940.
19. FLOURENS, P.: Recherches expérimentales sur le propriétés et les fonctions du système nerveux, dans les animaux vertébrés. Paris: Crevot 1842.
20. GANSKE, J.: Illustriertes Verzeichnis von Apparaten für die experimentelle Phonetik. Berlin: Verlagsdruckerei Zehlendorf o. J.
21. GÄRTNER, A.: [Selbstbiografie] in: WIEDERANDERS, B.; ZIMMERMANN, S. (Hrsg.): Buch der Docenten der Medicinischen Facultät zu Jena. Golmsdorf: Jenzig-Verlag 2004, S. 8 – 28.
22. GERBER, S.: Die Universität Jena 1850 – 1918. In: Traditionen – Brüche – Wandlungen. Die Universität Jena 1850 – 1995. Köln / Weimar / Wien : Böhlau 2009, S. 23 – 270.

23. GOLTZ, F.: Ueber die physiologische Bedeutung der Bogengänge des Ohrlabyrinths. Pflüger's Archiv für die gesamte Physiologie des Menschen und der Tiere 3 (1870), S. 172 – 192.
24. GOTTWALD, H.: Die Jenaer Geschichtswissenschaft in der Zeit des Nationalsozialismus. In: HOSSFELD, U., et al. (Hrsg.): Kämpferische Wissenschaft. Studien zur Universität Jena im Nationalsozialismus. Köln: Böhlau Verlag 2003, S. 913 – 942.
25. GRIEGER, W.: Universität Hamburg, Führer durch die Schausammlung Phonetisches Institut. Hamburg: Christians 1989.
26. GUTZMANN, H.: Sprachheilkunde. Vorlesungen über die Störungen der Sprache mit besonderer Berücksichtigung der Therapie. 2. Aufl., Berlin 1912.
27. GUTZMANN, H.: Sprachheilkunde. Vorlesungen über die Störungen der Sprache mit besonderer Berücksichtigung der Therapie. 3. Aufl., nach dem Tode des Verf. bearb. von H. ZUMSTEEG. Berlin: H. Kornfeld 1924.
28. HAECKEL, E.: Kunstformen der Natur – 1: Fünfzig Illustrationstafeln mit beschreibendem Text. Leipzig: Verl. des Bibliogr. Inst. 1899.
29. HAECKEL, W.: Alt-Jena. Jugend-Erinnerungen. Jena: Akadem. Buchhandlung Raßmann 1931. – Neue Ausgabe, hgg. von B. HELLMANN. Jena: Vopelius 2011 (Jenaer Kostbarkeiten).
30. HAHN, R. und O. (Hrsg.): Sonneberger Spielzeug – Made in Judenbach. 300 Jahre Spielzeugherstellung an der alten Handelsstraße. Münster etc.: Waxmann Verlag 2010 (Studien zur Volkskunde in Thüringen, Bd. 3).
31. HELLMANN, B.: Bilder von Jena aus der Zeit GOETHES und SCHILLERS. Jena: Vopelius 2007.
32. HINDENBURG, C. F.: Über den Schachspieler des Herrn VON KEMPELEN. Nebst einer Abbildung und Beschreibung seiner Sprachmaschine. Leipzig: J. G. Müllersche Buchhandlung 1784.
33. HOFFMANN, RICHARD: Ueber den chronischen Ohrenfluss. Correspondenz-Blätter des Allgemeinen ärztlichen Vereins von Thüringen 21 (1892) 7, S. 238 – 257.
34. HOFFMANN, RICHARD: Zur Tenotomie des Tensor tympani bei chronischer Mittelohreiterung. Archiv für Ohrenheilkunde 36 (1893) 4, S. 271 – 277, und 37 (1894) 1-2, S. 1 – 16.
35. HOFFMANN, RICHARD: Die Fremdkörper des Ohres, ihre Beziehungen zur Nachbarschaft und ihre Behandlung. Halle/S.: Karl Marhold 1896 (Sammlung zwangloser Abhandlungen aus dem Gebiete der Nasen-, Ohren-, Mund- und Hals-Krankheiten, I. Band, Heft 12).
36. HOFFMANN, R.; MEHNERT, D.: Berlin-Dresden traditions in experimental phonetics and speech communication. In: BOË, L.-J.; VILAIN, C.-E. (Eds.): Un siècle de phonétique expérimentale: Fondation et éléments de développement. Hommage à THÉODORE ROSSET and JOHN OHALA. Lyon: ENS Éditions 2010, S. 191 – 208.
37. HOSSFELD, U.; BREIDBACH, O.: HAECKEL-Korrespondenz: Übersicht über den Briefbestand des Ernst-Haeckel-Archivs. Berlin: Verlag für Wissenschaft und Bildung 2005 (Ernst-Haeckel-Haus-Studien: Monographien zur Geschichte der Biowissenschaften und Medizin, Bd. 9).
38. HUNGER, M.: Plan von Jena und Wenigenjena, 1 : 10 000. Jena: Verlag von M. Hunger 1900.
39. KEMPELEN, W. V.: Mechanismus der menschlichen Sprache nebst der Beschreibung seiner sprechenden Maschine. Wien: J. B. Degen 1791.

40. KESSEL, H.: Über einen Fall von Doppelperforation des Auges durch Eisensplitter. Med. Diss., 24 S., Jena: Frommann 1903.
41. KESSEL, O. G.: Zur Kasuistik der hysterischen Dämmerzustände. Med. Diss., 48 S., Jena: A. Kämpfe 1907.
42. KESSEL, O. G.: Taschenbandsprecher. Zeitschrift für Ohrenheilkunde und für die Krankheiten der Luftwege 74 (1916), S. 69 – 71.
43. KESSEL, O. G.: Ein neuer Trommelfellersatz. Archiv für Ohrenheilkunde 114 (1926) 2-4, S. 223 – 224.
44. KÖRNER, O.: Erinnerungen eines deutschen Arztes und Hochschullehrers 1858 – 1914. München u. a.: Bergmann 1920.
45. KUNERT, L. K.: Zwischen Schulhof und Parnaß – Künstlerinnen in Jena. In: HORN, G. (Hrsg.): Entwurf und Wirklichkeit. Frauen in Jena 1900 bis 1933. Rudolstadt und Jena: Hain Verlag 2001 (Bausteine zur Jenaer Stadtgeschichte, Bd. 5), S. 115 – 164 [davon über FRIDA MENTZ-KESSEL: S. 115 – 126].
46. LANGE, P.: Jena um die Jahrhundertwende. In: STOLZ, R.; WITTIG, J. (Hrsg.): CARL ZEISS und ARNST ABBE. Leben, Wirken und Bedeutung. Jena: Universitätsverlag 1993, S. 425 – 457.
47. LANGLOTZ, F.: Berichtigung zu dem Artikel Auflösung der Taubstummenanstalt in Zerbst. Blätter für Taubstummenbildung 12 (1899) 13, S. 207 – 208.
48. LEONHARDT, H.: Der Taktmesser. JOHANN NEPOMUK MÄLZEL – Ein lückenhafter Lebenslauf. Hamburg: Kellner Verlag 1990.
49. LIGGES, K.: KARL BRAUCKMANN, Gründer der ersten deutschen Schwerhörigenschule. Der Märker 15 (1966) 5, S. 86 – 88.
50. LUDWIG, H.: Münchner Maler im 19. Jahrhundert [ab Bd. 5: im 19./20. Jahrhundert] in sechs Bänden. München: Bruckmann 1981 – 1994 (Bruckmanns Lexikon der Münchner Kunst).
51. MAELZEL, J.: Mecanique ou automate dite poupée parlante [...]. Französ. Patentschrift Nr. 1600, 31. 1. 1824.
52. MATTE, F.: Prof. Dr. VICTOR URBANTSCHITSCH, Über Hörübungen [...] (Besprechung). Archiv für Ohrenheilkunde 40 (1895/96) 1, S. 38 – 39. — EITELBERG, A.: Erwiderung auf Herrn Dr. MATTE's Referat [...]. Archiv für Ohrenheilkunde 40 (1895/96) 2, S. 158 – 160. — MATTE, F.: Bemerkung zu vorstehender Erwiderung. Ebenda, S. 160.
53. MATTE, F.: Bericht über die 80. Versammlung deutscher Naturforscher und Ärzte in Köln. Abteilung 24: Ohrenheilkunde. Archiv für Ohrenheilkunde 78 (1908) 1-2, S. 129 – 145.
54. MEHNERT, D.: Historische phonetische Geräte. Katalog der historischen akustisch-phonetischen Sammlung (HAPS) der TU Dresden, erster Teil. Dresden: TUDpress 2012 (Studientexte zur Sprachkommunikation, Band 62).
55. MEHNERT, D.; HOFFMANN, R.: Zehn Jahre historische akustisch-phonetische Sammlung der TU Dresden. In: HOFFMANN, R. (Hrsg.): Elektronische Sprachsignalverarbeitung 2009, Band 2: Tagungsband des Traditionstages, Dresden, 23./24. 9. 2009. Dresden: TUDpress 2010 (Studientexte zur Sprachkommunikation, Bd. 54), S. 147 – 166.
56. MENTZ-KESSEL, F.: Malerei – Grafik – Batik. Jubiläumsausstellung zum 80. Geburtstag, 21. 9. – 19. 10. 1958. Jena: Stadtmuseum 1958, 8 S.
57. MERKENS, H.: Denkschrift zum fünfzigjährigen Jubelfeste der Verlagsbuchhandlung von HERMANN COSTENOBLE in Jena. 20. März 1900.

58. MIEHLKE, A.: A propos gehörverbessernde Operationen. Menschliches = Allzumenschliches. LUZIUS RÜEDI Lecture, Zürich, 8. 12. 1994. In: SOPKO, J., et al. (Hrsg.): Aktuelle Probleme der Otorhinolaryngologie, Bd. 18. Bern etc.: Verlag Hans Huber 1995, S. 369 – 377.
59. MÜHLFRIEDEL, W.: Aufbruch in die Moderne. Thesen zur Entwicklung in Jena von 1890 bis 1910. In: JOHN, J. (Hrsg.): Jenaer stadtgeschichtliche Beiträge. Jena: academica & studentica 1993 (Bausteine zur Jenaer Stadtgeschichte, Bd. 1), S. 65 – 78.
60. MÜLLER, F. W.: Einiges über die klinische Bedeutung bestimmter Trommelfellperforationen. Archiv für Ohrenheilkunde 32 (1891) 2, S. 85 – 100.
61. NÄGELKE, H.-D.: Hochschulbau im Kaiserreich: historische Architektur im Prozess bürgerlicher Konsensbildung. Kiel: Ludwig 2000.
62. PANCONCELLI-CALZIA, G.: Die Sprechmaschinen unserer Ahnen. Wissen und Fortschritt 4 (1930) 5, S. 132 – 136.
63. PANCONCELLI-CALZIA, G.: Quellenatlas zur Geschichte der Phonetik. Hamburg: Hansischer Gildenverlag 1940.
64. PANSE, R.: Die Schwerhörigkeit durch Starrheit der Paukenfenster. Jena: Gustav Fischer 1897.
65. POE, E. A.: MAELZEL's Chess-Player. The Southern Litarary Messenger, April 1836. – Deutsche Übersetzung in: POE, E. A.: Brief an B. Essays. Leipzig: Reclam 1987 (Reclams Universal-Biblothek, Bd. 1184), S. 12 – 38.
66. POMY, L.: Über 40 Fälle von Eklampsie aus der Göttinger Universitäts-Frauenklinik. Med. Diss., Georg-August-Universität zu Göttingen. Göttingen: Dieterich 1906.
67. REININGER, A.: WOLFGANG VON KEMPELEN – eine Biografie. Wien: Praesens Verlag 2007 (Angewandte Kulturwissenschaften Wien, Bd. 7).
68. RITTER, B. (Hrsg.): Festschrift zur Erinnerung an das 50jähr. Bestehen des Sophienstifts in Weimar. Weimar: Dietsch & Brückner (1904).
69. SCHMID-BURGK, J.: Die Großherzoglich Sächsischen Landesheilanstalten zu Jena, ihre Entstehung, Entwickelung und ihr heutiger Bestand, nach amtlichen Quellen dargestellt. Weimar: Druck der Hof-Buchdruckerei 1901.
70. SCHMIDT, H.: ERNST HAECKEL – Leben und Werke. Berlin: Deutsche Buch-Gemeinschaft 1926.
71. SCHUCHARDT, B.: Geschichte des Allgemeinen ärztlichen Vereins von Thüringen. Correspondenz-Blätter des Allgemeinen ärztlichen Vereins von Thüringen 22 (1893) 5, S. 65 – 109.
72. SCHUMANN, P.: Geschichte des Taubstummenwesens vom deutschen Standpunkt aus dargestellt. Frankfurt am Main: Diesterweg 1940.
73. SCHWARTZE, H.: Zur Tenotomie des Tensor tympani. Archiv für Ohrenheilkunde 11 (1876) 2, S. 124 – 126.
74. SCHWARTZE, H.: Handbuch der Ohrenheilkunde, Bd. 2. Leipzig: F. C. Vogel 1892.
75. SCHWARTZE, H.: In memoriam von CARL GRUNERT. Archiv für Ohrenheilkunde 66 (1905) 3-4, S. 314 – 319.
76. Speaking Picture Book. In: Scientific American. A weekly journal of practical information, art, science, mechanics, chemistry and manufacturers. New Series, vol. XLII, No. 12, New York, March 20, 1880, p. 179.
77. STRAATEN, G.: Über die Mobilisation und Extraktion des in der fenestra ovalis fixirten Steigbügels und die Folgen für das Gehör. Halle a. S.: Wischan & Wettengel 1894.

— Referat von HAUG, Archiv für Ohrenheilkunde 38 (1894/95) 1-2, S. 153 – 154.

78. STRIDDE, T.: Das Wahrzeichen mit der Kommandobrücke. Thüringische Landeszeitung 52 (1996) Nr. 17, 20. Januar 1996, Ausgabe Jena, 1 Seite.
79. TER HAAR, C.: Großherzogin SOPHIE – Eine niederländische Königstochter verwaltet GOETHEs Erbe. Bonn: Kgl. Niederl. Botschaft (1993) (nachbarn, H. 37).
80. Verhandlungen des X. Internationalen Medicinischen Congresses, Berlin, 4. – 9. August 1890. Band I: Allgemeiner Theil. Berlin: August Hirschwald 1891.
81. Vermischtes: Weimar. Blätter für Taubstummenbildung 4 (1891) 2, S. 28.
82. Vermischtes: Berlin (Prof. Dr. AUGUST LUCAE). Blätter für Taubstummenbildung 6 (1893) 10, S. 157.
83. Vermischtes: Jena (Eine Erziehungsanstalt für Schwerhörige und Ertaubte). Blätter für Taubstummenbildung 7 (1894) 7, S. 111 – 112.
84. Vermischtes: Wien (GRUBER. POLITZER). Blätter für Taubstummenbildung 7 (1894) 10, S. 159.
85. WHH.: [Nachruf auf] WALTER KESSEL. Der Papeterist – Korrespondenzblatt des Verbandes Schweizerischer Papeterien 32 (1950) 12, S. 570.
86. WULLSTEIN, H.: Die Tympanoplastik und ihre Resultate. Archiv für Ohrenheilkunde 171 (1957) 2, S. 84 – 90.
87. ZIEN, G., et al.: Von Puppen, Griffeln und Kuckuckspfeifen. Aus der Arbeitswelt unserer Großeltern. Sonneberg: Landratsamt 1995 (Sonneberger Geschichten, Bd. 2).
88. ZÖLLNER, F.: Hörverbessernde Operationen bei entzündlich bedingten Mittelohrveränderungen. Archiv für Ohrenheilkunde 171 (1957) 1, S. 1 – 62.
89. ZÖLLNER, F.: Hals-Nasen-Ohrenheilkunde – Ein kurz gefasstes Lehrbuch. Stuttgart: G. Thieme, 3. Auflage 1973, Kapitel Tympanoplastik, S. 86 - 93.
90. ZWANZIG, G. W.; SIEVERS, E.: Geschichte des Schwarzburgbundes, Band I: Von der Gründung bis 1933. Schwarzburg: Schwarzburgbund e. V. 2008.

Ungedruckte Quellen

91. Mitteilung der Kustodie der Martin-Luther-Universität Halle-Wittenberg, 14. 1. 2013.
92. Mitteilungen des Instituts für Geschichte und Ethik der Medizin sowie der HNO-Klinik der Martin-Luther-Universität Halle-Wittenberg, 16./21. 5. 2013.
93. Mitteilung des Ehm-Welk- und Heimatmuseums Angermünde, 16. 10. 2015.
94. Webseite der Deutschen Gesellschaft für Hals-Nasen-Ohren-Heilkunde, Kopf- und Hals-Chirurgie e.V., Bonn (3. 7. 2014): `http://www.hno.org/info/geschichte.html`
95. Schreiben von SONJAMARIA MENTZ an L.-P. LÖBE, 8. 1. 1997.
96. Webseite der Diesterwegschule Weimar (15. 2. 2014): `http://www.diesterwegschule-weimar.de/index.php?id=8`
97. Mitteilung des Stadtarchivs Sonneberg, 27. 11. 2006.
98. Mitteilung des Deutschen Spielzeugmuseums Sonneberg, 6. 12. 2006.
99. Mitteilung des Universitätsarchivs Jena, 27. 6. 2012.
100. Stadtverwaltung Jena, Bauaktenarchiv, Bestand Botzstraße 1.
101. Stadtverwaltung Jena, Bauaktenarchiv, Bestand Berggasse 1.
102. Schreiben von ERNST MORITSCH (Wien), an L.-P. LÖBE, 1. 1. 2013.

103. Konvolut von Briefen von Frida Kessel an Ernst Haeckel, Ernst-Haeckel-Archiv, Jena.
104. Mitteilung des Ernst-Haeckel-Archivs, Jena, vom 23. 4. 2014.
105. Landesarchiv Speyer K 58, Nr. 119. Urkunde Nr. 11938 des Notars Lippold, Theilung vom 17. 10. 1870.
106. Landesarchiv Speyer K 58, Nr. 119. Urkunde Nr. 11949 des Notars Lippold, Schluss vom 24. 10. 1870.
107. Mitteilung von Prof. Sigmund Gärtner, FH Erfurt, vom 12. 2. 2014.
108. Schreiben von A. Lucae an H. Schwartze, 24. 7. 1901.
109. UAJ, Best. L 275, Schreiben Dekan vom 23. 9. 1907, Bl. 305.
110. Bestattungsbuch der Ev.-Luth. Kirchgemeinde Jena, 1907, Bd. 17, Nr. 1863, S. 369.
111. Mitteilung der Verwaltung der Städtischen Friedhöfe Jena, 12. 8. 2012.
112. Schreiben des Kurators der vereinigten Friedrichs-Universität Halle-Wittenberg an Prof. Dr. Ernst Giese, Jena, 26. 7. 1910.
113. Bestattungsbuch der Ev.-Luth. Kirchgemeinde Jena, 1945, Bd. 28, Nr. 816, S. 91.
114. Telefonische Mitteilung von Volker Schätzel (Selzen), August 2012.
115. Karteikarte in der Friedhofsverwaltung der Verbandsgemeinde Oppenheim, mitgeteilt von Walter Schwamb (Köngernheim), 26. 9. 2012.
116. Mitteilung von Walter Schwamb (Köngernheim), 3. 9. 2012.
117. Webseite des Vereins zur Pflege der Geschichte, des Brauchtums und der Landschaft im mittleren Schwarzatal e. V. (2. 6. 2014): `http://www.brauchtum-sitzendorf.de`
118. Mitteilung von Ingrid Müller, Sitzendorf, 1. 7. 2014.
119. Mitteilung von Prof. Helmut Witticke, Schwarzburg, 7. 7. 2014.
120. Auskünfte über Johannes Kessel aus Selzen und seine Nachkommen in Kelsterbach/Main, Jena und Stuttgart. Maschinenschr. Mskr., 3 Seiten, mitgeteilt durch Ervino Kessel mit Anschreiben an L.-P. Löbe vom 5. 4. 1987.
121. Frida Mentz-Kessel. [Biografische Szizze und Briefauszüge aus den Jahren 1900 bis 1925, zusammengestellt durch Sonjamaria Mentz]. Maschinenschr. Mskr. (Titelbl., 7 S. Biografie, 10 S. Briefauszüge, 7 S. Abb.), Städtische Museen Jena, Kunstsammlungen, mitgeteilt am 6. 2. 2012 und 1. 6. 2014.
122. Mitteilung von Birgitt Hellmann, Stadtmuseum Jena, 23. 6. 2014.
123. Mitteilung von Birgitt Hellmann, Stadtmuseum Jena, 27. 8. 2014.
124. Mitteilung von Elke Zimmermann, Untere Denkmalschutzbehörde (UDschB) Jena, 16. 7. 2014.
125. Webseite der Städtischen Friedhöfe Jena (6. 7. 2014): `http://www.ksj.jena.de/fm/41/Ehrengräber_Nordfriedhof.117279.pdf`
126. Schreiben von Annemarie Kessel (Bad Tölz) an L.-P. Löbe, 9. 4. 1987.
127. Schreiben von Ervino Kessel (Massagno) an R. Hoffmann, 25. 2. 2012.
128. Mitteilung des Militärhistorischen Museums Dresden, 24. 8. 2012.
129. Webseite des Gasthauses „Roter Hirsch“ zur Geschichte Jenas (21. 7. 2014): `http://jembo2-de.km22230-04.keymachine.de/roter_hirsch/roter_hirsch_last500.html`
130. Webseite der Montblanc Deutschland GmbH (3. 7. 2014): `http://www.montblanc.com/de-de/flash/default.aspx/#/meet-montblanc/history`

9

Nachwirkung

9.1 Schüler von Johannes Kessel

Einem der Nachrufe auf JOHANNES KESSEL [KB-83] entnehmen wir: „Um den Heimgegangenen trauert eine Reihe von Schülern, denen er ein hervorragender Lehrer, stets ein warmherziger Freund und Berater gewesen ist."

Im Gegensatz zu anderen Zentren der Ohrenheilkunde wie Wien (POLITZER), Berlin (LUCAE), Halle (SCHWARTZE) und Heidelberg (MOOS), die durch die Klinikchefs geprägte Otologenschulen entwickelten, gingen aus der Jenaer Klinik unter KESSEL nur zwei Fachvertreter hervor, die wissenschaftlich so bedeutend waren, dass sie von POLITZER in sein Geschichtswerk [48] aufgenommen wurden: RICHARD HOFFMANN, von dem der eben zitierte Nachruf stammt, und FRIEDRICH MATTE.

9.1.1 Richard Hoffmann

> „Herr Dr. HOFFMANN war von Februar 1892 bis Mitte Oktober 1893 Assistent auf der Großherzogl. S. Ohrenklinik. Während dieser Zeit hat sich derselbe in der theoretischen und praktischen Ohrenheilkunde mit Fleiß und Ausdauer beschäftigt und in den operativen Methoden tüchtig ausgebildet.
> Jena, 19. Oktober 1893 gez. Prof. KESSEL"

Dieses Zeugnis befindet sich in beglaubigter Abschrift in der Personalakte von RICHARD HOFFMANN, die wir dem Umstand verdanken, dass er später Beamter der Stadt Dresden war [70]. Überhaupt ist der Lebensweg dieses vielleicht engsten Mitarbeiters von KESSEL gut dokumentiert [9, 10, 15]. Er wurde am 21. 10. 1863 im preußischen Kottbus geboren und hat in Jena, Erlangen und Berlin studiert.

Über sein Studium in Jena geben einige Akten im Bestand der Medizinischen Fakultät bruchstückhaft Auskunft [71]: Im Jahre 1886 erbittet er ein Zeugnis, das er für die Zurückstellung seines Einjährig-Freiwilligendienstes benötigt [72]. Im Februar 1889 meldet er sich für das Examen rigorosum an,

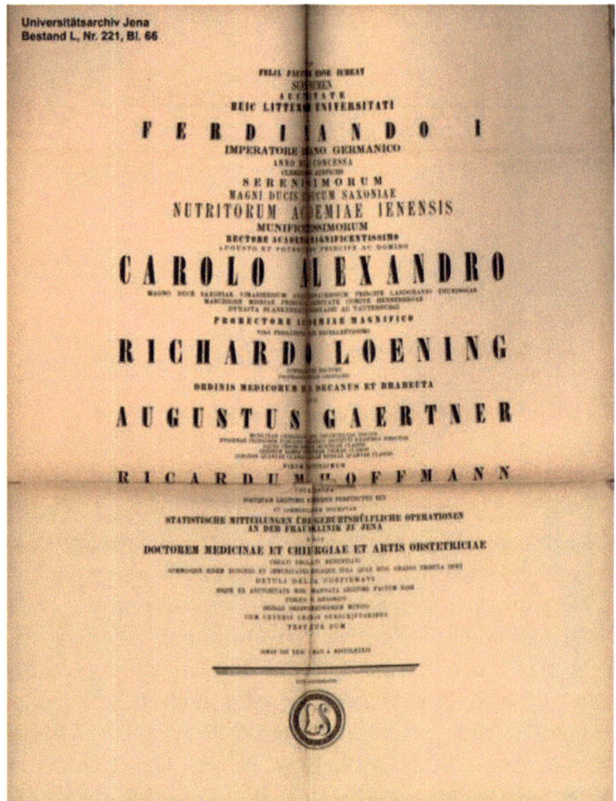

FERDINANDO I
IMPERATORE GERMANICO
SERENISSIMORUM
MAGNI DUCIS DUCUM SAXONIAE
NUTRITORUM ACADEMIAE IENENSIS
MUNIFICENTISSIMORUM
CAROLO ALEXANDRO
PRORECTORE ACADEMIAE MAGNIFICO
RICHARDO LOENING
ORDINIS MEDICORUM DECANUS ET BRABEUTA
AUGUSTUS GAERTNER
RICARDUM HOFFMANN
STATISTISCHE MITTEILUNGEN ÜBER GEBURTSHÜLFLICHE OPERATIONEN
AN DER FRAUENKLINIK ZU JENA
DOCTOREM MEDICINAE ET CHIRURGIAE ET ARTIS OBSTETRICIAE

Abbildung 9.1. Promotionsurkunde von RICHARD HOFFMANN. Universitätsarchiv Jena [75].

zahlt 310 Mark Promotionsgebühr und legt ein „Sittenzeugnis“ vor, aus dem auch hervorgeht, dass HOFFMANN seit Ostern 1888 (wieder) Student der Jenaer Universität ist [73].

Doktorvater von HOFFMANN war der Gynäkologe BERNHARD SIGMUND SCHULTZE (1827 – 1919) [74]. Die Promotion zum Dr. med. et chir. erfolgte am 23. Mai 1889, wie die Dissertationsschrift [18] und die Promotionsurkunde (Abbildung 9.1) belegen. Das Approbationsdatum ist der 2. Februar 1890.

Seine berufliche Tätigkeit begann er nach den Angaben in [9] an der Inneren Abteilung der Städtischen Krankenanstalten am Arenberg zu Elberfeld (KÜNNE), von wo er nach Jena wechselte und dort an der Universitäts-Augenklinik (KUHNT) und unter der Leitung KESSELs an der Universitäts-Ohrenklinik vom Sommersemester 1892 bis zum Sommersemester 1893 tätig war (siehe 7.9). Auf seine Veröffentlichungen aus dieser Zeit sind wir unter 8.1.2 und 8.1.5 eingegangen.

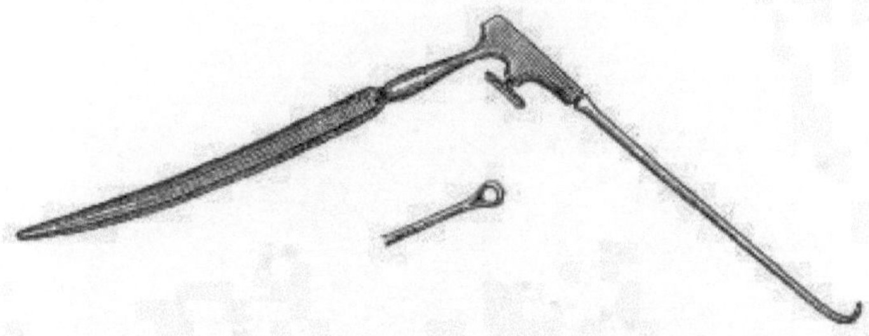

Abbildung 9.2. Die sogenannte KESSELsche Cürette im KESSELschen Winkelgriff, gefertigt durch die Firma Windler in Berlin. Abbildung von 1900 aus [20].

An seine Jenaer Zeit erinnert u. a. eine 1900 im *Archiv für Ohrenheilkunde* geführte Diskussion zwischen ihm und dem Hallenser Dr. W. ZERONI über die optimale Durchführung der Ambossextraktion [20], an der brieflich auch KESSEL beteiligt war. Beschrieben wird ein mechanisches Hilfsmittel, das als KESSELsche Cürette bezeichnet wird (Abbildung 9.2). HOFFMANN berichtet in der Einleitung des Beitrages, dass er mit der beschriebenen Operationstechnik, auf die er auch schon in [19] hingewiesen hatte, während seiner Assistentenzeit in Jena vertraut wurde.

Das letzte Quartal des Jahres 1893 verbringt HOFFMANN als Volontärassistent an der Berliner Privatklinik für Hals- und Nasenkranke von Prof. HEYMANN. Im Februar 1894 lässt er sich in Dresden als Spezialarzt für Ohren-, Nasen- und Halsleiden nieder und eröffnet am 1. Oktober 1894 eine Privatklinik. Am 22. März 1895 hält er in der Gesellschaft für Natur- und Heilkunde in Dresden einen Vortrag über „die Fremdkörper des Ohres“, zu dem auch eine Druckfassung vorliegt [19]. Man findet in älteren Beständen der Bibliothek der HNO-Universitätsklinik Dresden noch den Eigentumsstempel: Dr. med. R. HOFFMANN, Specialarzt für Ohren- Nasen- und Halsleiden, Dresden, Grunaerstrasse No. 5, II (Abbildung 8.8). Als kleinen Originalbeleg für seine wissenschaftliche Vernetzung fügen wir Abbildung 9.4 ein.

Er leitete von 1895 bis 1904 die Poliklinik für ohrenkranke Kinder und gründete 1904 die erste Ohrenambulanz am Städtischen Krankenhaus Johannstadt in Dresden, das eine Vorläufereinrichtung der Medizinischen Akademie „Carl Gustav Carus“ Dresden war, heute Universitätsklinikum an der Technischen Universität Dresden. Dort wurde er 1911 Direktor der Ohrenklinik und 1912 zum kgl. sächs. Professor ernannt. Die HNO-Klinik des Stadtkrankenhauses wurde nach seinen Plänen 1913 zu einer modernen Fachklinik ausgebaut. Er hat sie bis zum Erreichen der Altersgrenze 1930 geleitet.

1914 bis 1918 war HOFFMANN Kriegsteilnehmer als otologischer Fachbeirat des XII. Armeekorps und schrieb für das „Handbuch der ärztlichen Erfahrungen im Weltkriege“ (Bd. 6, Leipzig 1921) den Abschnitt über die Verletzungen der Kieferhöhle.

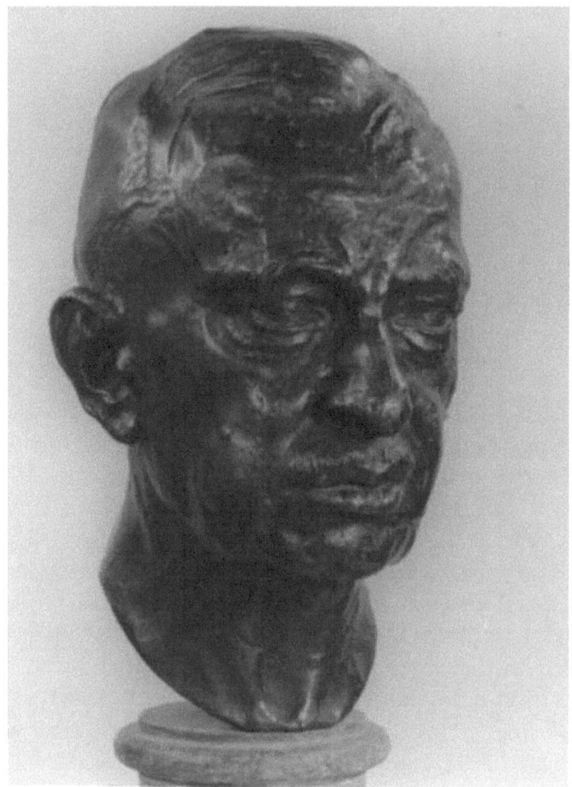

Abbildung 9.3. RICHARD HOFFMANN. Bronzebüste von GEORG WRBA (1872 – 1939), 1981 aus der HNO-Klinik der Medizinischen Akademie Dresden gestohlen. Fotografie aus dem Institut für Geschichte der Medizin der TU Dresden. Eine weitere Abbildung der Büste befindet sich in [26, S. 173].

HOFFMANN hat eine größere Zahl wissenschaftlicher Fachbeiträge veröffentlicht, besonders zur Sinusthrombose. Er war Mitherausgeber des „Handbuchs der speziellen Chirurgie des Ohres und der oberen Luftwege" (Würzburg 1911), für das er den Teil über die intraorbitalen Komplikationen der Nebenhöhlen der Nase bearbeitete. Er war Mitglied der Akademie für ärztliche Fortbildung Dresden und wissenschaftlicher Mitarbeiter des Deutschen Hygiene-Museums Dresden. Die *Gesellschaft Deutscher HNO-Ärzte* verlieh ihm 1933 die Ehrenmitgliedschaft. Er starb am 21. 6. 1939 in Dresden.

Von RICHARD HOFFMANN stammt der persönlichste, oben schon erwähnte Nachruf auf KESSEL, der durch die Verehrung des Schülers für die wissenschaftlichen und die Würdigung der menschlichen Qualitäten des Lehrers geprägt ist [KB-83].

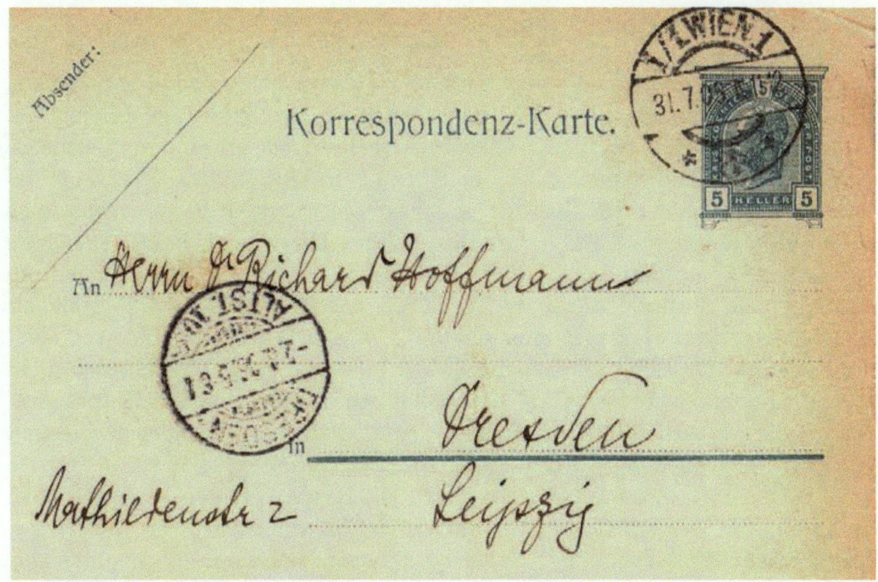

Abbildung 9.4. An RICHARD HOFFMANN im Jahre 1906 gerichtete Mitteilung von GUSTAV ALEXANDER, eine Veröffentlichung betreffend. G. ALEXANDER (geb. 1873) war damals Assistent bei POLITZER [48]. Als diesem im Jahre 1907 URBANTSCHITSCH nachfolgte, wurde ALEXANDER sein Nachfolger an der Wiener Allgemeinen Poliklinik. Er „wurde am 12. April 1932 von einem Patienten erschossen, den er an der Nase operiert hatte“ [63, S. 313].

9.1.2 Exkurs zu Rudolf Panse

Wenn anhand der Biografie von RICHARD HOFFMANN auf die Entwicklung der HNO-Heilkunde in Dresden eingegangen wurde, ist es angebracht, auf eine zweite Persönlichkeit zu verweisen, die für Dresden eine vergleichbare Bedeutung hat. Es handelt sich um RUDOLF PANSE (1863 – 1942), der allerdings kein Schüler von KESSEL, sondern von SCHWARTZE war. Fast eine Generation jünger als KESSEL und diesen lange überlebend, prägte er bereits im letzten Dezennium des 19. Jahrhunderts wesentlich die Diskussionen um die Steigbügelchirurgie, die er 1897 in seiner Monographie „Über die Starrheit der Paukenfenster" [42] zusammenfasste. ZANGE [67] sah darin die Wegbereitung späterer Otoskleroseforschung. Wie KESSEL begrenzte PANSE sich nicht darauf, sondern legte viele, auf morphologische Studien an Leichenpräparaten gründende Arbeiten zum Mittelohr, speziell den Gehörknöchelchen, und Innenohr, hier auch dessen Beziehung zum Schwindel, vor.

ZANGE sah in seinem Nekrolog von 1942 PANSEs Namen „hauptsächlich verknüpft mit der translabyrinthären Operation von Acusticus- und Kleinhirnbrückenwinkel-Tumoren". Heute ist man sich bei diesen otoneurochirurgischen Techniken zur Entfernung von Geschwülsten des Hör- und Gleichgewichtsnerven aus dem Schädelinneren dessen kaum bewusst!

Von den das gesamte Fachgebiet umfassenden wissenschaftlichen Arbeiten Panses seien noch seine im internationalen Rahmen erfolgenden Bestrebungen um einheitliche Hörprüfungsmethoden hervorgehoben [43].

PANSEs außerordentliche wissenschaftliche Leistungen gewinnen zusätzliches Gewicht, da sie seit 1893 neben seiner Tätigkeit als niedergelassener Facharzt in Dresden erbracht wurden. Zuvor hatte er von 1888 bis 1892 als Assistent H. SCHWARTZEs in Halle/S. gearbeitet, war von diesem im Unfrieden geschieden, um anschließend seine otologischen Kenntnisse in London, Paris, Graz und Wien zu erweitern.

PANSE war sprachlich und künstlerisch begabt. Davon zeugen u. a. seine noch vorhandenen zahlreichen Aquarelle, z. B. von Ohrbefunden, und seine 1912 erschienene „Pathologische Anatomie des Ohres" [44].

Nicht nur sein künstlerisches und sprachliches Talent, sondern auch seine stete Präsenz auf nationalen und internationalen Kongressen – er wurde auch Ehrenmitglied der Deutschen Otologischen Gesellschaft –, auf denen er ein kompetenter, scharfzüngiger Diskussionsredner war, sowie seine hochwertigen Publikationen drängen einen Vergleich mit A. POLITZER auf. Dieser hatte die unschätzbaren Vorteile der Gründerjahre der Otologie und universitärer Möglichkeiten. PANSE blieb als niedergelassener Ohrenarzt und als Leiter der Ohrenabteilung des Diakonissenhauses Einzelkämpfer. Wissenschaftlich hochmotiviert bereitete er jedoch mit den Boden für die akademische Entwicklung der Ohrenheilkunde in Dresden.

9.1.3 Friedrich Matte

Der am 5. April 1868 in Halle als Sohn eines Buchdruckereibesitzers geborene FRIEDRICH (FRITZ) WILHELM MATTE studierte in seiner Heimatstadt Medizin und wurde dort 1892 mit der Arbeit „Ein Beitrag zur Function der Bogengänge des Labyrinths“ promoviert [33]. In den Jahren 1892 – 1894 war er Assistent bei seinem Doktorvater JULIUS BERNSTEIN (1839 – 1917) am Physiologischen Institut der Universität Halle sowie 1894/95 Assistent von SCHWARTZE an der dortigen Universitätsohrenklinik. Seine wissenschaftlichen Arbeiten betrafen weiterhin das Ohrlabyrinth und wurden in *Pflügers Archiv* zusammengefasst [34]. Außerdem schrieb er ab 1895 zahlreiche Rezensionen für das *Archiv für Ohrenheilkunde*. In der Dissertation von STRAATEN (1894) dankt ihm der Verfasser für seine Unterstützung [58].

Seit August 1895 war er für zwei Jahre Assistent der Ohrenklinik von KESSEL in Jena. Er blieb auch dort seinem Thema, der Physiologie und Pathologie des Ohrlabyrinthes, treu und publizierte 1897 eine zusammenfassende Arbeit [35].

1897 ließ er sich in Köln als praktischer Ohrenarzt nieder. Er wollte sich ursprünglich der akademischen Laufbahn zuwenden, was äußere Umstände jedoch verhindert hatten [77]. Trotz seiner spezialärztlichen Tätigkeit war er aber weiterhin wissenschaftlich und in der Lehre tätig. Im ärztlichen Verein von Köln hielt er Vorträge, ebenso wie Fortbildungskurse für praktische Ärzte über wichtige Themen des Fachgebietes [86]. So gab er 1905/06 Kurse am Alexianer-Krankenhaus und am St.-Anna-Hospital [48]. Am Alexianer-Krankenhaus (Abbildung 9.5) war er als beratender Arzt für Hals-, Nasen- und Ohrenkrankheiten tätig [59].

An den Krankenhäusern in Köln gab es zu der Zeit noch keine stationäre HNO-Abteilung, sondern nur beratende Ärzte, wobei außer MATTE noch ein Dr. KELLER im St.-Vincent-Haus und ein Dr. MOSES im St.-Franziskus-Hospital als konsultierende HNO-Ärzte namentlich bekannt sind [17].

1907 veröffentlichte MATTE eine Arbeit über die Chirurgie des Ohrlabyrinths. Dies war dann auch das Thema seines Eröffnungsvortrages zur Sitzung der Abteilung Ohrenheilkunde der 80. Versammlung deutscher Naturforscher und Ärzte in Köln 1908, in dem er wiederholt auf die Leistungen des im Vorjahr verstorbenen JOHANNES KESSEL einging [36]. Diese Rede bezeugt, dass sich MATTE gewissermaßen als zwischen den otiatrischen Schulen Halles und Jenas stehend und vermittelnd empfand. Er bemerkte [86]: „Jede der beiden Kliniken hatte ihre großen Vorzüge, die ich mir rasch aneignete.“

Im gleichen Jahr bewarb sich MATTE als Nachfolger KESSELs in Jena. Darauf gehen wir anschließend ein (Abschnitt 9.2.1).

In dieser Zeit erfolgten in Köln verstärkte Bemühungen um die Bildung einer eigenen Medizinischen Fakultät, an der natürlich auch die Ohrenheilkunde ihren Platz finden sollte. 1905 beschloss die Stadt Köln, das Bürgerhospital in ein Unfall- und Spezialkrankenhaus mit einer HNO-Abteilung zu verwandeln. 1904 wurde eine Akademie für Praktische Medizin gegründet, an die

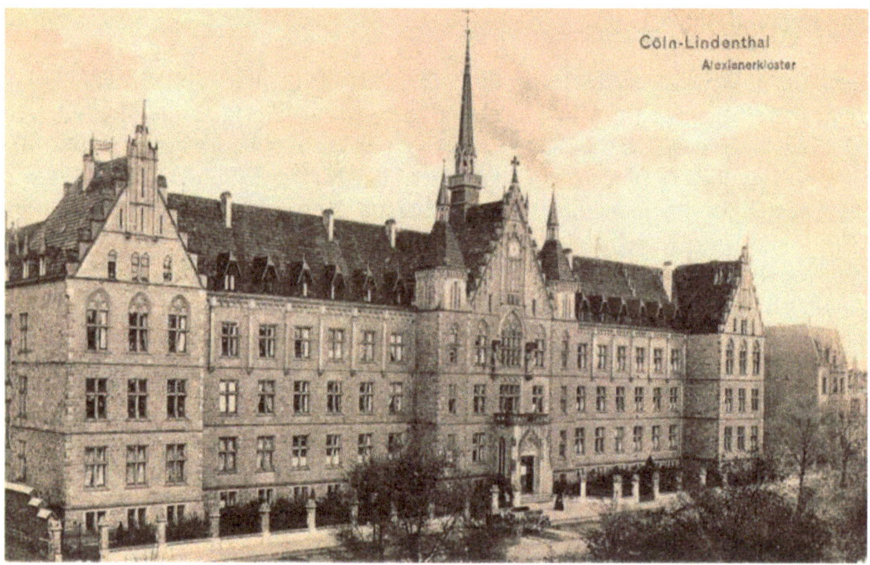

Abbildung 9.5. Ansicht des 1897 – 1901 erbauten Alexianer-Krankenhauses in Köln. Undatierte Ansichtskarte.

HEINRICH WALB (1848 - 1931) für die Ohrenheilkunde und CARL MELCHIOR HOPMANN (1844 - 1925) für die Hals- und Nasenheilkunde berufen wurden. Ab 1909 existierte eine einheitliche HNO-Klinik unter HERRMANN PREYSING (1866 - 1926), der ein Schüler von O. KÖRNER war. Die Gründung der Universität Köln mit Medizinischer Fakultät erfolgte erst im Jahre 1919 [17].

Im Jahre 1914 meldet sich MATTE noch einmal im *Archiv für Ohrenheilkunde* mit einem Beitrag zu Wort, in dem er unter der Überschrift „Etwas zum Nachdenken“ einen Bogen von der Trommelfelldiagnostik zur ganzheitlichen Medizin und gesunden Lebensweise schlägt [37].

Seine weitere Tätigkeit als HNO-Arzt in Köln kann anhand des *Reichs-Medizinal-Kalenders für Deutschland* verfolgt werden. Später ändert er die Schreibweise seines Namens in MATTÉ[1]; seine Praxisanschrift ist Habsburgerring 5. Ab 1933, also mit 65 Jahren, erscheint er in leitender Funktion am Alexianer-Kloster und St.-Anna-Krankenhaus, Köln-Lindenthal, Kaiser-Wilhelm-Ring 29. So findet man ihn auch noch im Jahrgang 1937, der kriegsbedingt der letzte erschienene ist. Leider besitzt das Alexianer-Krankenhaus keine Unterlagen mehr über diese Zeit [76], so dass wir keine genaueren Angaben über seine dortige Tätigkeit machen können.

[1] So schon 1908 in [59], während er in seinen Veröffentlichungen die alte Schreibweise beibehielt. Im *Reichs-Medizinal-Kalender* ändert sich die Schreibung in den 1920er-Jahren.

9.2 Die Jenaer HNO-Klinik nach dem Tode Kessels

9.2.1 Die Berufung von Karl Wittmaack 1908

Mit KESSELs Tod wurde die Medizinische Fakultät vor die Aufgabe gestellt, einerseits raschen Ersatz für die von KESSEL für das Wintersemester 1907/08 angekündigten Vorlesungen zu beschaffen und andererseits die Direktion der Ohrenklinik neu zu besetzen (Abbildung 9.6). Vom Großherzoglichen Staatsministerium, Departement des Inneren, wurde RIEDEL, Direktor der Chirurgischen Klinik, zum kommissarischen Leiter der Ohrenklinik ernannt [78]. Zu vermuten ist, dass RIEDEL aufgrund KESSELs beeinträchtigtem Gesundheitszustand bereits seit Ende August 1907 an der Leitung der Ohrenklinik beteiligt war.

Hinsichtlich der otiatrischen Lehrstelle erschien KESSELs damaliger Assistent, JUNGHERR, für einen provisorischen Lehrauftrag für Ohrenheilkunde geeignet, bis ein entsprechender Nachfolger gefunden würde [79]. „Der Unterricht darf in diesem Semester nicht leiden, es muss der Praktikantenschein ausgegeben werden können“, betonte der kommissarische Leiter der Ohrenklinik, RIEDEL [84]. Der Praktikantenschein war nach den Regeln der neuen Prüfungsordnung aus dem Jahre 1901 die Vorraussetzung für eine Zulassung zum ärztlichen Staatsexamen. JUNGHERR war ab dem Sommersemester 1906 zuerst als zweiter Assistent, seit dem Wintersemester 1906/07 als erster Assistent an der Ohrenklinik beschäftigt. Er hatte sich zum Zeitpunkt von KESSELs Ableben bereits seit fünf Jahren mit Otiatrie beschäftigt [81]. Außerdem hatte JUNGHERR schon öfter Kurse über Themen seines Fachgebietes

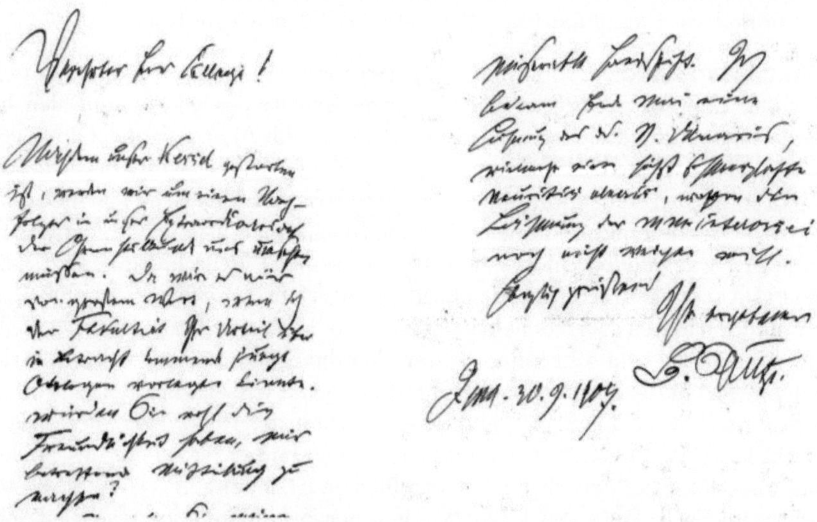

Abbildung 9.6. Schreiben des Dekans der Medizinischen Fakultät Jena an H. SCHWARTZE in Halle mit der Bitte um Kandidatenvorschläge.

abgehalten und war nach Meinung des Chirurgen RIEDEL bei den Studenten beliebt [84]. Am 25. November 1907 erfolgte die Genehmigung des Großherzoglich Sächsischen Staatsministeriums, JUNGHERR mit der Vertretung des Extraordinariats für Ohrenheilkunde zu betrauen. Ihm oblag die Aufgabe, die von KESSEL angekündigten Vorlesungen und Kurse für das Wintersemester 1907/08 zu übernehmen. JUNGHERR schien bereits seit dem 30. Oktober 1907 die „Klinik der Ohren-Nasen- und Halskrankheiten" sowie den „Spiegelkurs der Ohren-Nasen- und Halskrankheiten" abgehalten zu haben [85]. In seiner Eigenschaft als stellvertretender Dozent für Ohrenheilkunde wurde ihm eine Vergütung von 500 Mark gewährt [79]. Im Januar 1908 bat JUNGHERR darum, ab 1. März von seinem Lehrauftrag entbunden zu werden, da er die freie Niederlassung als Ohrenarzt anstrebe. Er hegte dabei die Befürchtung, dass ihm ein Konkurrent zuvorkommen könnte [81].

Inzwischen lagen die entsprechenden Berufungsvorschläge vor, um eine Wiederbesetzung des Extraordinariats bis zum Sommersemester zu ermöglichen. Die dafür eingesetzte Kommission bestand neben dem Dekan KARL FRANZ aus den Professoren BERNHARD RIEDEL, Chirurgie, und WILHELM BIEDERMANN, Physiologie. Man war der Meinung, dass der Chirurg fachlich der Ohrenheilkunde am nächsten stehe und der Physiologe die wissenschaftlichen Arbeiten der drei Berufungskandidaten am besten beurteilen könne [82]. Die Medizinische Fakultät schlug schließlich am 12. November 1907 folgende Persönlichkeiten vor [77]:

- Primo loco: KARL WITTMAACK, Privatdozent und Leiter der Ohrenpoliklinik in Greifswald
- Secundo loco: BERNHARD HEINE, außerordentlicher Professor und Leiter der Poliklinik für Ohrenkranke in Königsberg/Ostpreußen
- Tertio loco: FRIEDRICH MATTE, praktischer Ohrenarzt in Köln

KARL WITTMAACK (Abbildung 9.7) hatte nach Meinung der Medizinischen Fakultät „hervorragende wissenschaftliche Arbeiten geliefert" und sich hierbei besonders um die Histologie und pathologische Anatomie des Ohres große Verdienste erworben. Erwähnenswert war für die Fakultät die Tatsache, dass WITTMAACK in seinen klinischen Arbeiten sowohl otologische als auch rhinolaryngologische Fragestellungen behandelte, eine zu einseitige otologische Orientierung war offenbar nicht erwünscht. In seiner Eigenschaft als Arzt wurde WITTMAACK als „technisch geschickt" und erfahren eingeschätzt, bei Kollegen und Patienten sei er beliebt. Auch als akademischer Lehrer habe er Talent bewiesen, er sei „ein sehr guter Lehrer, den die Studenten mit voller Anerkennung gehört haben", urteilte die Fakultät. Seine wissenschaftlichen Vorträge ließen „strenge Sachlichkeit" und „Gewandtheit der Rede" erkennen. Die Fakultät lobte WITTMAACKs menschliche Eigenschaften; er sei ein bescheidener und zuverlässiger Mensch von „vortrefflicher Erziehung" [77]. WITTMAACKs Lehrer im Fach, WERNER KÜMMEL, hob hervor, dass die letzte Arbeit seines Schülers über Veränderungen am schallempfindenden Apparat durch Schalleinwirkung auf dem letzten Otologenkongress mit Beifall aufgenommen wor-

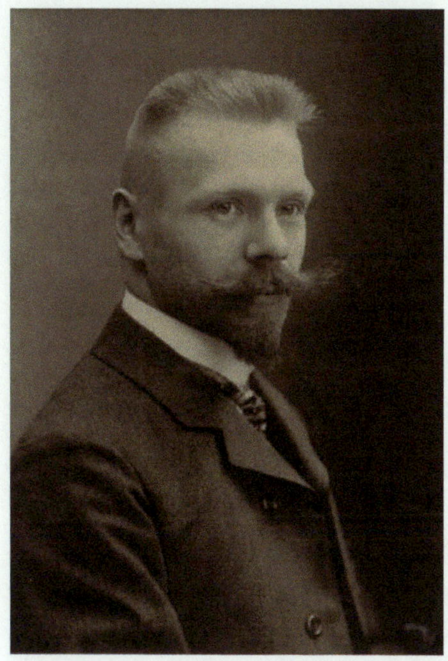

Abbildung 9.7. KARL WITTMAACK. Fotografie etwa aus dem Jahre 1907. Fotoarchiv Institut für Geschichte und Ethik der Medizin, Universitätsklinikum Hamburg-Eppendorf

den war. Er zeigte sich überzeugt, dass WITTMAACK allen Anforderungen, die die Jenaer Medizinische Fakultät an ihn stellen könnte, gerecht werden würde [83].

Der an zweiter Stelle in Frage kommende Kandidat, BERNHARD HEINE[2], wurde als „Mann von großer praktischer Erfahrung“ in seinem Fachgebiet geschildert, der als Lehrer wie auch menschlich für das Extraordinariat in Frage käme. Allerdings übte die Medizinische Fakultät Kritik daran, dass sich HEINE ausschließlich mit Ohrenkrankheiten beschäftigt und die rhinologisch-laryngologische Seite vernachlässigt hatte. Dies „verrät eine gewisse Einseitigkeit“, urteilte die Fakultät [77].

FRIEDRICH MATTE, der Berufungskandidat an dritter Stelle (siehe Abschnitt 9.1.3), war wahrscheinlich der Jenaer Medizinischen Fakultät als Schüler KESSELs noch bekannt und kam deshalb tertio loco auf die Kandidatenliste. Nach Ansicht der Fakultät war er ein „liebenswürdiger, geschickter und feiner Mensch“, der zudem sprachgewandt sei und damit auch als akademischer Lehrer in Frage käme. Auf einer früheren Berufungsliste war tertio loco WILHELM LANGE vorgesehen, zu dieser Zeit Assistent an der Ohrenklinik Charité in Berlin.

Am 28. Dezember 1907 wurde der Kurator der Jenaer Universität durch das Großherzoglich Sächsische Staatsministerium ermächtigt, dem Privatdo-

---

[2] BERNHARD HEINE (1864 – 1928), 1903 Habilitation unter LUCAE in Berlin, 1906 Berufung nach Königsberg, 1909 Berufung nach München [11, S. 236].

zenten Karl Wittmaack in Greifswald „das erledigte Extraordinariat der Ohrenheilkunde mit welchem die Leitung der Ohrenklinik verbunden ist“ zum 1. April 1908 anzubieten. Bei Übernahme des Extraordinariats sollte Wittmaack zum außerordentlichen Professor der Ohrenheilkunde ernannt werden. Der Kurator hatte die Mitteilung möglichst schnell zu erledigen, damit Wittmaack noch rechtzeitig in der Lage sein könne, seine Greifswalder Wohnung zu kündigen und dementsprechend keine Forderungen nach Mietentschädigungen entstehen könnten [80]. Die Hoffnung der Medizinischen Fakultät, den primo loco Genannten für Jena zu gewinnen, erfüllte sich. Wittmaacks Arbeitsbedingungen in Greifswald waren im Vergleich zu Jena weitaus schlechter. Dort war lediglich eine Ohrenpoliklinik vorhanden, eigene stationäre Betten standen ihm nicht zur selbständigen Verfügung [11]. Jena hingegen konnte mit einer erst sieben Jahre alten, 40 Betten umfassenden, stationären Ohrenklinik aufwarten. Am 2. Mai 1908 wurde Karl Wittmaack in der Senatssitzung der Universität Jena eidlich verpflichtet [87].

9.2.2 Die weitere Entwicklung im Überblick

Karl Wittmaack (1876 – 1972) schien durch tierexperimentelle Untersuchungen zur Histologie und Einwirkung intensiven Schalls auf das Ohr geeignet, Kessels Arbeitsrichtungen fortzuführen. Er entwickelte Untersuchungen zur Anatomie, Physiologie und experimentellen Pathologie des Hörorgans konsequent weiter und gründete hierzu ein eigenes Institut an der Klinik. Gleichzeitig betrieb er die Vereinigung mit der Kehlkopfheilkunde, die als Lehrgebiet an der Klinik zunächst durch Wilhelm Brünings (1876 – 1958) vertreten wurde, so dass ab 1915 eine Ohren-Nasen-Hals-Klinik in Jena gegeben war und Wittmaack 1921 Ordinarius für die vereinigten Fachgebiete wurde.

Interessanterweise hielt Wittmaack seine Antrittsvorlesung „Über den sechsten Sinn“, den Gleichgewichtssinn also, dessen Existenz Johannes Kessel stets abgelehnt hatte!

Unter Wittmaack gewann die Jenaer (nunmehr HNO-) Klinik weiter an nationaler und internationaler Reputation [46]. 1926 wurde er als erster ordentlicher Professor für Hals-Nasen-Ohrenheilkunde an die Universität Hamburg berufen. Dort befindet sich heute noch die von ihm angelegte wissenschaftliche Felsenbein-Sammlung, mit deren Aufbau er schon in Greifswald und Jena begonnen hatte [89]:

> „Erkrankungen des Felsenbeins lassen sich sehr gut an dünnen Knochenschnitten studieren, deren histologische Aufbereitung allerdings technisch sehr aufwendig ist und heute kaum noch durchgeführt wird. Das Studium solcher Knochenschnitte des Felsenbeins begann am Ende des 19. Jahrhundert. [...] Die Felsenbeine wurden in etwa 15 Mikrometer [...] dünne histologische Schnitte aufgetrennt, die als Serien vorliegen. Wittmaack färbte die Schnitte nach eigenen Methoden und bettete sie in Harz auf Objektträgern aus Glas ein. Zwischen 1904 und 1945 entstand so seine einzigartige

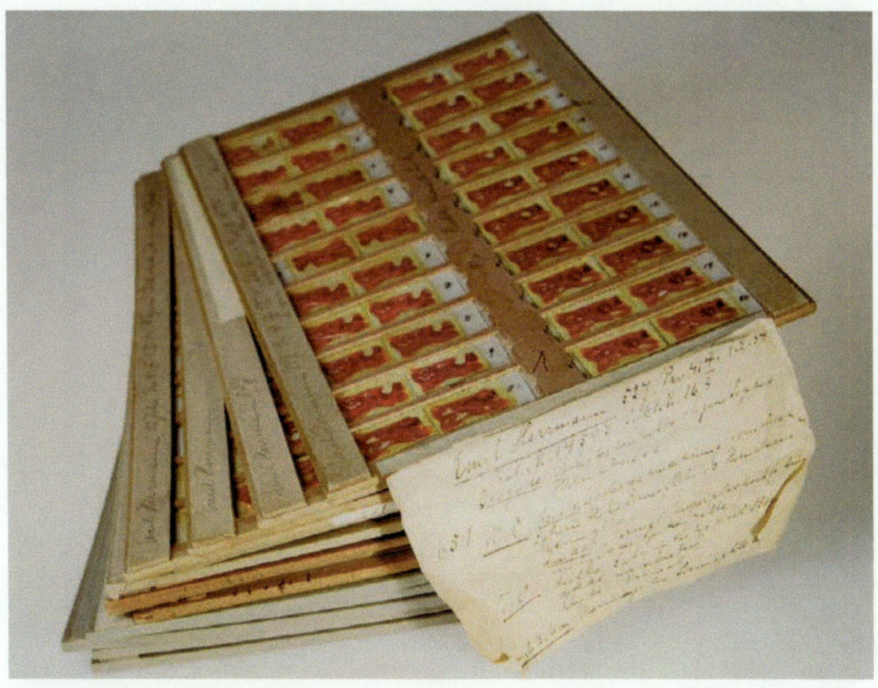

Abbildung 9.8. Ausschnitt aus der von Karl Wittmaack angelegten Sammlung von Felsenbeinen im Medizinhistorischen Museum Hamburg. Foto: Sebastian Schulz, Foto- und Grafikabteilung, Universitätsklinikum Hamburg-Eppendorf.

> und seinerzeit weltweit größte Sammlung histologischer Schnitte von Felsenbeinen des Menschen und einiger Tiere."

Abbildung 9.8 zeigt einen Ausschnitt aus der Sammlung, die 1721 Felsenbeine von 1021 Verstorbenen auf 102.000 Objektträgern mit je 2 – 3 Präparaten umfasst.

1926 folgte K. Wittmaack dem erneuten Ruf auf den HNO-Lehrstuhl der Universität Hamburg-Eppendorf, den er zuvor abgelehnt hatte (Abbildung 9.9). Ausschlaggebend war die nunmehrige Zusage des Hamburger Senats für den Neubau einer 120-Betten-HNO-Klinik mit entsprechenden Lehr- und Forschungsmöglichkeiten. Sehr zu seinem Verdruss wurde dieser aber nie realisiert [6]. Somit übernahm Wittmaacks vormaliger Oberarzt Wilhelm Brünings, der inzwischen Klinikdirektor und Extraordinarius in Greifswald geworden war, Lehrstuhl und Klinik. Bereits vor seiner Berufung ging ihm der Ruf voraus, „als Forscher, Lehrer und Mensch eine überragende Persönlichkeit von internationaler Bedeutung" zu sein [88]. Dieses betätigte sich in jeder Hinsicht. Der als „Universalgenie" geltende Brünings verbesserte die klinischen und wissenschaftlichen Arbeitsmöglichkeiten enorm, entwickelte neue

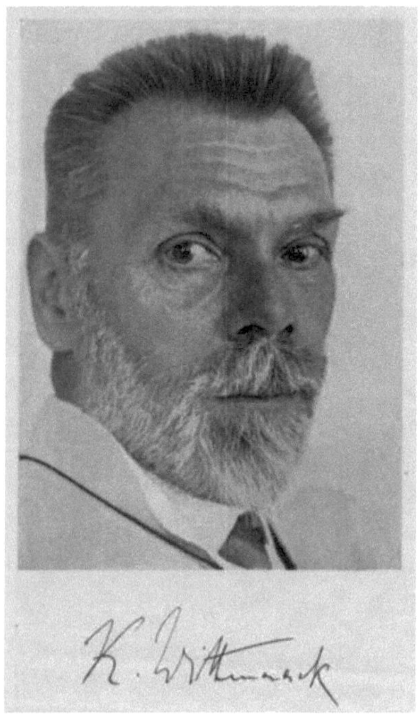

Abbildung 9.9. KARL WITTMAACK. Fotografie aus dem Jahre 1926. Fotoarchiv Institut für Geschichte und Ethik der Medizin, Universitätsklinikum Hamburg-Eppendorf

Techniken der Endoskopie von Luft- und Speisewegen, ohne die Otologie zu vernachlässigen, und war publizistisch sehr aktiv.

Für Jena und die Klinik bedauerlich war, dass BRÜNINGS einen Ruf auf den Münchener Lehrstuhl wahrnahm, da er glaubte, dort seine vielfältigen künstlerischen Interessen besser verwirklichen zu können. Auch in München blieb er eine der faszinierendsten Persönlichkeiten der HNO-Heilkunde. Sein Wirken in Jena trug wesentlich dazu bei, dass die Klinik weiterhin hohe Achtung genoss.

Diese gilt ebenso für seinen Nachfolger JOHANNES ZANGE (1880 – 1969, Abbildung 9.10), der die Klinik mehr als 25 Jahre, von 1931 bis 1957, leitete [55, 69]. ZANGE war durch SCHWARTZE für die Ohrenheilkunde begeistert worden, hatte bereits in Jena unter WITTMAACK gearbeitet und nahm den gleichen Weg wie einst KESSEL – von Graz, dort aber bereits Ordinarius, nach Jena.

Wissenschaftlich hatte er sich mit Labyrinth- und Hirnhautentzündungen sowie den HNO-Manifestationen der Tuberkulose, die damals ein großes Problem darstellte, beschäftigt. Überragende Bedeutung erlangte er in seinen Jenaer Jahren durch die Entwicklung neuer Methoden der Behandlung bösartiger Tumoren des Kopf-Hals-Gebietes. Im Sinne einer Komplexbehandlung entwickelte er neue operative Zugangswege, baute die elektrochirurgischen Möglichkeiten aus und etablierte eine fachspezifische Strahlentherapie. Auf dem Gebiet der Tumorbehandlung nahm die Jenaer Klinik unter ZANGE eine

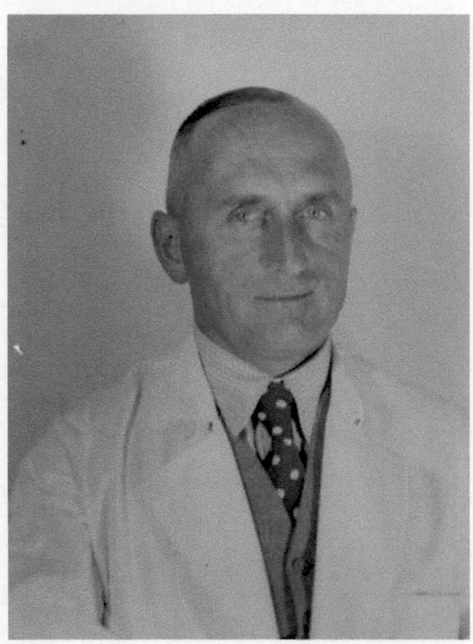

Abbildung 9.10. JOHANNES ZANGE. Fotografie, ca. 1932.

international führende Stellung ein. Dass er die anderen Teilgebiete des Faches ebenso förderte, wird beispielsweise darin deutlich, dass FRITZ ZÖLLNER [68] und HORST WULLSTEIN [65] als Mitbegründer der modernen Tympanoplastik (das Hörvermögen bessernden Operationen) aus der ZANGEschen Klinik hervorgingen. Wie diese wurden ungewöhnlich viele Schüler ZANGEs später Lehrstuhlinhaber und Klinkdirektoren.

JOHANNES ZANGE war historisch interessiert und plante eine Arbeit über die Geschichte der Gehörchirurgie, die leider unvollendet blieb. KESSELS Enkelin SONJAMARIA erinnerte sich daran, dass ZANGE mit ihrer Mutter Gespräche über eine geplante Biografie KESSELs führte [90]. Auf der Basis des nachgelassenen Materials hat seine damalige Mitarbeiterin G. STELZIG die erste größere biografische Arbeit über KESSEL verfasst [KB-90].

ZANGE hat KESSEL sehr verehrt. Sein Arbeitszimmer in Jena war nur durch ein Porträt von KESSEL geschmückt (Abbildung 9.11).

Die weitere, kontinuierliche Entwicklung der Ohrenheilkunde in Jena ist in [11] und [KB-95] festgehalten. Abbildung 9.12 zeigt die wichtigsten Schüler von ZANGE zusammen mit seiner Witwe in Jena nach seinem Tod 1969.

Am 16. 12. 2000, fast auf den Tag genau 100 Jahre nach der Eröffnung der neuen Großherzoglichen Ohrenklinik, fand im neuen Hörsaal der Universitäts-HNO-Klinik in Jena eine „JOHANNES-KESSEL-Ehrung“ statt [KB-96]. Ihr Ziel war, „mit einem Symposium an den Vater der Steigbügelchirurgie und die wechselvolle Geschichte des Krankheitsbildes der Otosklerose aus heutiger Sicht zu erinnern“ [KB-94].

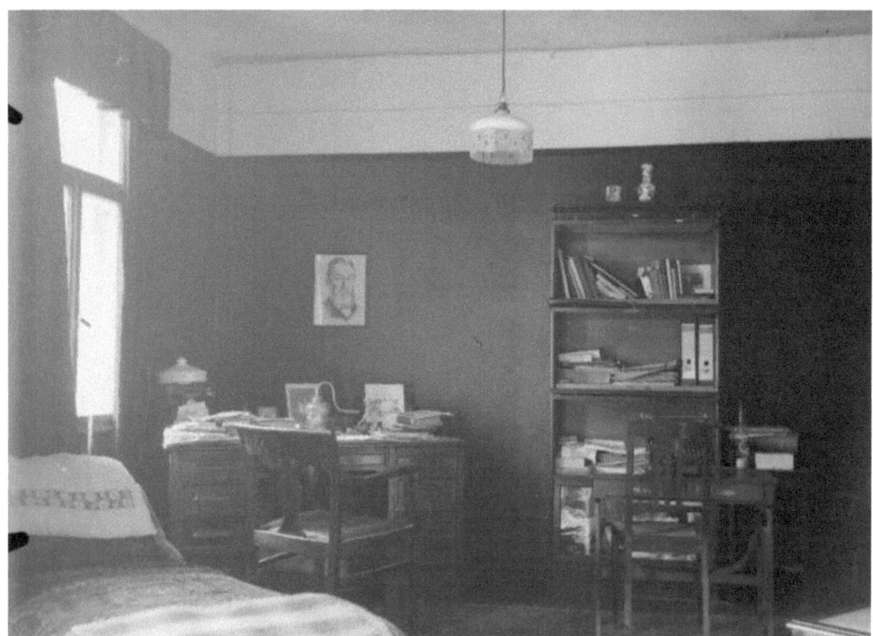

Abbildung 9.11. Das Arbeitszimmer von JOHANNES ZANGE in Jena mit dem Porträt von JOHANNES KESSEL. Fotografie, ca. 1932.

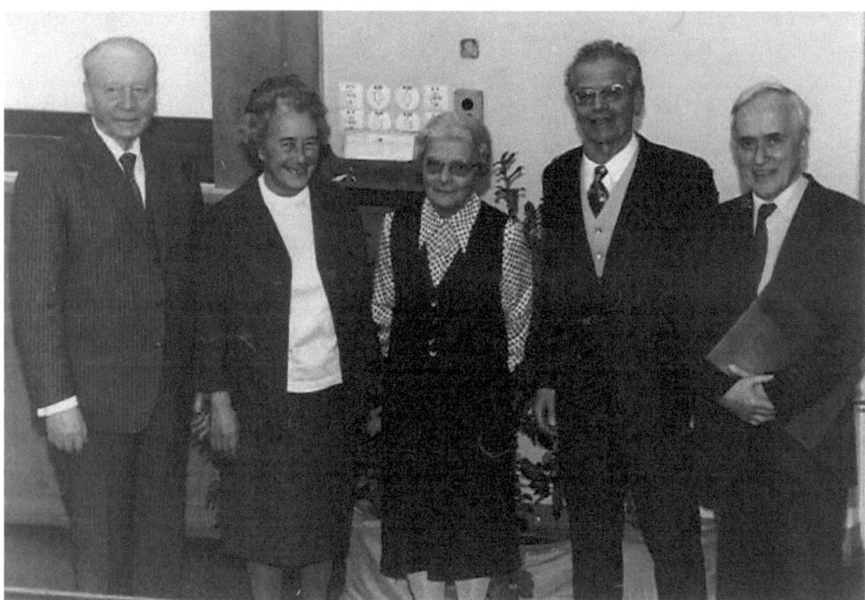

Abbildung 9.12. Begegnung nach dem Tod von JOHANNES ZANGE 1969. Von links nach rechts: HORST WULLSTEIN, Würzburg (1906 – 1987); ROSEMARIE ALBRECHT, Jena (1915 – 2008); Frau ZANGE; FRITZ ZÖLLNER, Freiburg (1901 – 1986); FRITZ MOSER, Leipzig (1909 – 1986).

9.3 Die wissenschaftliche Nachwirkung Kessels

9.3.1 Die Kessel-Legende

KESSELS Tod 1907 gingen Jahre des Schweigens als Wissenschaftler und Autor voraus, deren Ursachen wir trotz akribischer Analyse seines Werdegangs und teilweisem Eindringens in persönliche Bereiche seines Lebens nicht eindeutig benennen können (Abschnitt 8.1.8).

Die „Luzius Rüedi Lecture“ A. Miehlkes

An den Wirkungsstätten Kessels, aber auch weit darüber hinaus, hält sich seit Jahrzehnten hierzu die Schilderung, dass der innovative Kessel durch seine Fachkollegen zu Resignation und Verzweiflung, letztlich ins Abseits und zum Lebensüberdruss getrieben worden sei.

Als Beispiel sei die 1994 in Zürich gehaltene „Luzius Rüedi Lecture“[3] ADOLF MIEHLKEs (1917 – 2001), damals in aller Welt hochgeschätzter Emeritus der Göttinger Universitäts-HNO-Klinik, genannt [38] (Abbildung 9.13). Zu Ehren L. RÜEDIS (1900 – 1993) [49], der eine international bedeutende Schule der Mikrochirurgie des Ohres an der Züricher Universitäts-HNO-Klinik begründet hatte, beleuchtete MIEHLKE die Entwicklung der das Gehör verbessernden Operationen mit dem Blick auf „Allzumenschliches“ im Verhalten der sie bestimmenden Persönlichkeiten. KESSELs Leistungen und sein Lebensweg wurden dabei exemplarisch, aber sichtlich überhöht und nicht immer dem Tatsächlichen entsprechend dargestellt, so dass wir sie auszugsweise wiedergeben wollen. Auch deshalb, weil sie der damals geprägten und noch heute vorherrschenden Bewertung entsprechen. A. MIEHLKE führte aus:

> „Wir versetzen uns zurück in das Jahr 1877. Der Ordinarius an der Universitäts-HNO-Klinik Jena, JOHANNES KESSEL aus Graz, hatte nach vorausgegangenen Tierexperimenten bei schwerer otosklerotischer Schwerhörigkeit bei seinen Patienten versuchsweise die Fußplatte mobilisiert, später auch entfernt und erstaunliche Hörgewinne erzielt.“

Dies entspricht nicht ganz den Abläufen. KESSEL, 1886 ein *Extra*ordinariat für Ohrenheilkunde in Jena antretend, hatte 1875/76 in Graz bei Patienten mit Verwachsungen nach schweren eitrigen Mittelohrentzündungen infolge Scharlach und Syphilis, nicht aber an Otosklerose leidend, Mobilisationen des Steigbügels vorgenommen. Die Otosklerose wurde als Krankheitsbild erst 1893 durch POLITZER [47] definiert und bietet ein morphologisch und klinisch anderes Bild. Gemeinsam war aber beiden die zur Schallleitungs-Schwerhörigkeit führende Bewegungseinschränkung des Steigbügels als Grund zur Operation. Dauerhafte Hörgewinne waren keineswegs die Regel, wobei auch die Erfolgsabsicht der Operationen vordergründig in einer Minderung extremer Ohrgeräusche lag. KESSEL original [KB-60, S. 8]:

[3] Die offizielle Zählung der „Luzius Rüedi Memorial Lectures“, die im Abstand von zwei Jahren in Zürich stattfinden, beginnt 1998.

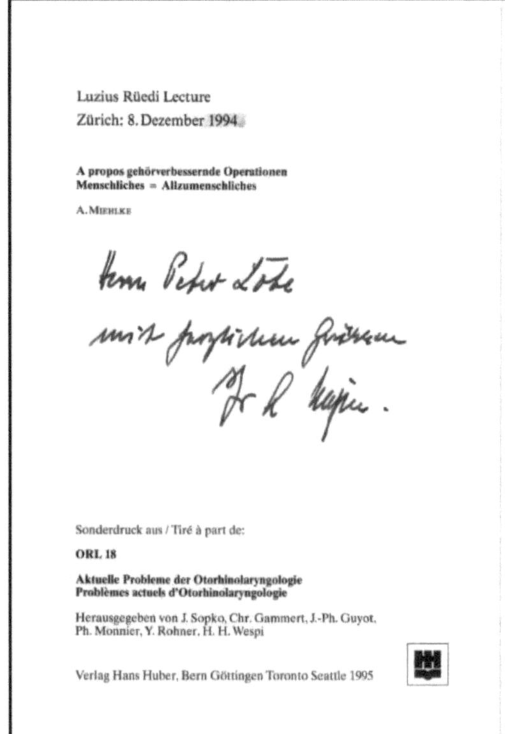

Luzius Rüedi Lecture
Zürich: 8. Dezember 1994

A propos gehörverbessernde Operationen
Menschliches = Allzumenschliches

A. MIEHLKE

Sonderdruck aus / Tiré à part de:

ORL 18

Aktuelle Probleme der Otorhinolaryngologie
Problèmes actuels d'Otorhinolaryngologie

Herausgegeben von J. Sopko, Chr. Gammert, J.-Ph. Guyot, Ph. Monnier, Y. Rohner, H. H. Wespi

Verlag Hans Huber, Bern Göttingen Toronto Seattle 1995

Abbildung 9.13. Titelseite der Druckfassung der Lucius Ruedi Lecture von A. MIEHLKE mit Widmung des Verfassers.

> „Die erste Mobilisierung des Steigbügels führte ich im Jahre 1875 aus; sie war von Erfolg in Bezug auf die Geräusche aber nicht gleich günstig in Bezug auf das Hören."

KESSEL beschrieb 1877 Steigbügelentfernungen im Tierversuch, erwähnte aber nur eine am Menschen vorgenommene, ohne Einzelheiten anzugeben [KB-27]. Erst 1894 [KB-60, S. 13] kommt er in seiner Monografie [KB-60] (Abbildung 9.14) darauf zurück und gibt kund, dass es sich „um ein sprachtaubes Mädchen handelte, welches von Geräuschen gequält wurde. [...] Der Erfolg in Bezug auf das Hören war Null, die Geräusche wurden mäßiger, aber verschwanden auch nicht." Er nahm 1893 zwei weitere Steigbügelentfernungen vor und subsumierte [KB-60, S. 20]:

> „Durch die Extraktion des Steigbügels wird bei erhaltenem Nerven nur ein eben ausreichendes Sprachverständnis erhalten, und es könnte dann nur von guten Erfolgen die Rede sein, wenn man die gesetzten Defekte durch Correktionsapparate compensiren könnte."

Dieses eilte der Zeit voraus, ist heute durch Steigbügelprothesen und Hörgeräte realisiert. Die idealisierende Betrachtungsweise MIEHLKEs aber wurde damals durch KESSEL selbst widerlegt. Weiter A. MIEHLKE:

> „Es war natürlich in der vorantibiotischen Zeit ein höchst gewagtes Unternehmen, und so kam es in der Folgezeit gelegentlich zu Labyrinthentzündungen, wenn nicht Schlimmerem. Hierdurch stieß KESSEL mit seinen Vorschlägen auf die massive Ablehnung von HERMANN SCHWARTZE, der auf der Höhe seines Ruhmes als Begründer der erfolgreichen Ohrchirurgie in Halle stand. HERMANN SCHWARTZE war auch zugleich Herausgeber des *Archivs für Ohrenheilkunde*, des wichtigsten und einzigen Organs unseres Faches in der damaligen Zeit, und so verhinderte er, dass KESSEL seine Erfahrungen, Erfolge und Misserfolge bei der Stapeschirurgie mitteilen konnte. Dieses Thema wurde nach einem Treffen von DENKER, POLITZER, SIEBENMANN und SCHWARTZE einfach totgeschwiegen."

Auch diese Aussagen sind nicht in jeder Hinsicht nachvollziehbar. KESSELs grundlegende Publikationen erfolgten sehr wohl im *Archiv für Ohrenheilkunde*, und SCHWARTZE war ihm zunächst durchaus gewogen. Darüber hinaus hätte es andere Möglichkeiten wie z. B. die *Monatschrift für Ohrenheilkunde* gegeben.

Kontroverse Diskussionen um die Steigbügelchirurgie

SCHWARTZE und weitere führende Otologen lehnten die Steigbügelchirurgie zunächst nicht prinzipiell ab. Es entwickelte sich eine kontroverse, über Jahre in der Literatur und den Kongressberichten zu verfolgende Diskussion, wobei SCHWARTZE erstmals während der Naturforscherversammlung 1885 in Magdeburg Bedenken gegen die von KESSEL ausgeführten Steigbügeloperationen wegen der Gefahr eitriger Labyrinth- bzw. Hirnhautentzündung äußerte [2, S. 128 – 129]. Doch standen sich pro und contra weiter gegenüber.

So waren während des XI. Internationalen Medizinischen Kongresses in Rom 1894 [61], des XII. Kongresses in Moskau 1896 [39] oder des internationalen Kongresses der Otologen und Laryngologen in Paris 1889 [30] Erfolge und Misserfolge der Stapeschirurgie ein gegensätzlich diskutiertes Hauptthema. Erwähnt sei aus der Vielfalt dieser Mitteilungen, dass DE ROSSI (Rom) angab, schon vor KESSEL im Jahre 1871 Steigbügelmobilisationen mit Erfolg durchgeführt zu haben, und dass POLITZER wie MOURE (Bordeaux) eine zunehmend zurückhaltende Position erkennen ließen.

Zweifelsfrei stand in der vorantibiotischen Ära die Beherrschung lebensbedrohlicher Entzündungen des Ohres gegenüber funktionellen Aspekten im Vordergrund. Umso erstaunlicher ist, dass Berichte über die gefürchteten Labyrinth- und Hirnhautentzündungen mit Todesfolge nach Steigbügelentfernungen kaum zu finden waren. Das gilt besonders für die nicht seltenen „unabsichtlichen" Entfernungen bei Radikaloperationen des Mittelohres wegen entzündlichen Errankungen. So berichtete H. HAIKE (Charité Berlin) im

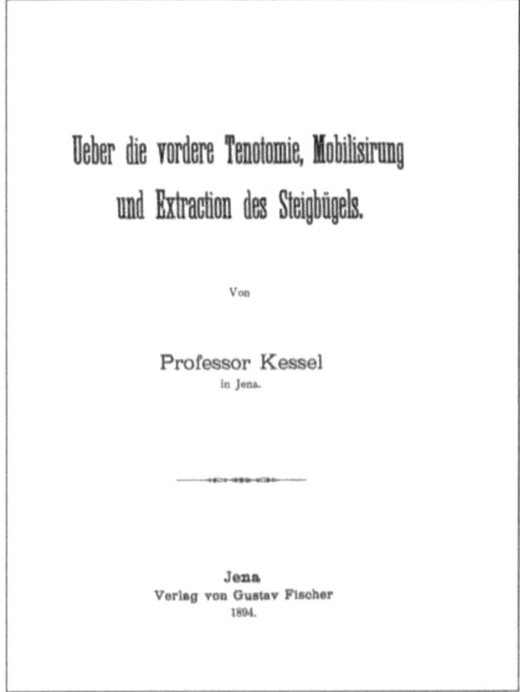

Ueber die vordere Tenotomie, Mobilisirung und Extraction des Steigbügels.

Von

Professor Kessel
in Jena.

Jena
Verlag von Gustav Fischer
1894.

Abbildung 9.14. Titelseite der einzigen Monografie, die KESSEL veröffentlicht hat und eine Zusammenfassung seiner Standpunkte im Alter von 55 Jahren darstellt [KB-60].

Jahre 1900 [13] über sechs „unabsichtlich" entfernte Steigbügel bei Freilegung der Mittelohrräume durch führende Ohrchirurgen dieser Zeit: TRAUTMANN (Berlin), STACKE (Erfurt), GRUNERT (Halle/S.) und PANSE (Halle/S. und Dresden). Diskutiert wurden aber nicht tödliche Komplikationen, sondern ebenso wie bei den 44 von R. PANSE (Dresden) „therapeutisch" ausgeführten Steigbügelentfernungen der hervorgerufene Schwindel. Weiter führte HAIKE aus:

> „Die mannigfachen Erfahrungen von SCHWARTZE, TRAUTMANN, GRUNERT u. a. haben gelehrt, dass die Eröffnung des ovalen Fensters auch bei eitriger Mittelohrentzündung Gefahren für das Labyrinth durch Fortschreiten des Krankheitsprozesses nicht notwendig mit sich bringt."

Diese Feststellung überrascht, vor allem, wenn wir sie im Lichte der Betrachtungen MIEHLKEs sehen, die wesentlich auf den noch zu erläuternden Aussagen von HEERMANN und HOLMGREN fußten.

HAIKE modifizierte allerdings seine Aussage anschließend wieder, da POLITZER während des Otologischen Kongresses in London 1899 über eine Radikaloperation in seiner Klinik berichtete, bei der versehentlich der Steigbügel entfernt wurde. Da die Patientin bald danach an Lungentuberkulose verstarb, konnte histologisch eine erhebliche Ausbreitung der Entzündung vom Mittelohr in das Labyrinth beobachtet werden. LUCAE (Berlin) schilderte in dieser Londoner Diskussion eine analoge Erfahrung. Nach ebenfalls unbeabsichtigter Steigbügelentfernung verstarb seine Patientin an einer eitrigen Hirnhautentzündung.

Dissertationen zur Steigbügel-Operation an der Hallenser Klinik von H. Schwartze

Die angeführten Aussagen erfolgten um die Jahrhundertwende. Sowohl während der Tagungen als auch in den Fachzeitschriften gab es zuvor und danach lebhafte kontroverse Diskussionen zu den Steigbügeloperationen. Aus deren Fülle möchten wir die aus der SCHWARTZEschen Klinik von K. A. GRUNERT, langjährig SCHWARTZEs erster Assistent und zeitweise Leiter der Klinik, verfasste Abhandlung „Was können wir von der operativen Entfernung des Steigbügels bei Steigbügel-Vorhofankylose zum Zwecke der Hörverbesserung erhoffen?“ erwähnen [12]. Darin sprach sich GRUNERT, der zum Thema durch STRAATEN eine Dissertation erstellen ließ [58], gegen die Mobilisation des Steigbügels aus, weil kein dauerhafter Hörerfolg zu erzielen wäre. Doch berichtete er auch über dessen Entfernungen, die an der SCHWARTZEschen Klinik ab 1892 durchgeführt wurden. Im Unterschied zu den drei von KESSEL ausgeführten Operationen durch den Gehörgang erfolgte in Halle/S. der Zugang im Sinne der von SCHWARTZE entwickelten Techniken nach „vollständiger Freilegung des Operationsterrains“ von einem Schnitt hinter der Ohrmuschel. In keinem Falle habe es einen tödlichen Ausgang gegeben, die Erfolge in Bezug auf das Hören und die Ohrgeräusche seien aber bescheiden geblieben.

GRUNERTs Schlussfolgerungen, dass klarere Indikationen für diese Operationen nötig sind und weitere operative Versuche vorgenommen werden sollten, waren folgerichtig und nicht als Verdammung KESSELscher Wege zu lesen. SCHWARTZE veranlasste zu dieser Problematik eine weitere Dissertation „Kritischer Beitrag zur Steigbügelextraktion zum Zwecke der Hörverbesserung“, vorgelegt von H. EVERS [7], die 1898 verteidigt wurde. Auch darin wurde zunächst über von verschiedenen Operateuren und dann sechs an der Hallenser Klink „versehentlich“ entfernte Steigbügel berichtet. Erstaunlicherweise sei bei vier von diesen eine Hörverbesserung eingetreten, einmal eine Verschlechterung und einmal ein Hörverlust. Die kritische Analyse bisher publizierter „therapeutischer“ Steigbügelentfernungen, die auch die drei KESSELschen und die von inzwischen vielen weiteren Autoren anführte, mündete in der Feststellung,

> „dass es sich um ein Gebiet handelt, welches durchaus noch nicht abgeklärt ist, auf dem vielmehr die größten Kontroversen noch an der Tagesordnung sind.“

Kritisiert wird die unsystematische Indikation zur Operation. In vielen Fällen sei operiert worden, obwohl von vornherein kein Erfolg zu erwarten war, beispielsweise bei „Taubstummheit“.

Dass das Verhältnis SCHWARTZE – KESSEL weniger wohlwollend geworden war, könnte aus der ausgiebigen Schilderung der Behandlung eines 16-jährigen Lehrlings aus Halle/S., an der beide beteiligt waren, gedeutet werden. Bei diesem war wegen „permanenten Sausens im linken Ohr im Mai 1896 zur Beseitigung desselben von Prof. KESSEL (Jena) die Tenotomie des M. tensor tympani ausgeführt worden, ohne dass irgendein Erfolg erzielt wurde“ [7]. Am 12. 1. 1897 erfolgte durch SCHWARTZE selbst eine zweite Operation, bei der er über seinen Zugangsweg eine offensichtlich sehr schwer durchführbare Steigbügelentfernung vornahm. Seinen mehrseitigen Operationsbericht zu lesen, bleibt hochinteressant und vermittelt einen tiefen Einblick in die Schwierigkeiten damaliger Ohrchirurgie.

Das historisch paradox Anmutende dieser Fallbeschreibung ist jedoch die völlige Umkehr der Positionen! KESSEL hatte die (anspruchs-, gefahren-, aber auch erfolglose) Tenotomie (Durchschneidung der Sehne des Trommelfellspanners), SCHWARTZE dagegen die Steigbügelentfernung vorgenommen!

Der weitere Verlauf bei diesem Patienten war durch massive Entzündungen, deren Ursache von SCHWARTZE als eine durch die Ohrtrompete fortgeleitete eitrige Mandelentzündung gedeutet wurde, kompliziert und verzögert. Letztlich war keine Hörverbesserung, aber eine Minderung der Geräusche eingetreten. SCHWARTZEs Folgerung bestand in der Aufforderung zu einer deutlich konkreteren Fassung der durch seinen einstigen Schüler R. PANSE formulierten Begründungen zur Steigbügelentfernung sowie in der Bevorzugung seiner Halleschen Operationstechnik. Er formulierte [42]:

> „So können wir hoffen, bei stets schärfster Indikationsstellung die bis jetzt recht mangelhaften Erfolge der Steigbügelextraktion zu verbessern.“

Schwartze bewertet die Tenotomie als nutzlos, aber die Stapesentfernung nicht mehr als gefährlich

Daraus ist weiterhin keine Verurteilung Kessels ableitbar, und dieser wurde bis dahin nicht „totgeschwiegen“. Wie wir schon dargestellt haben, spielte KESSEL bis zum Jahre 1900 weiter eine führende Rolle in der Deutschen Otologischen Gesellschaft. Er selbst aber beteiligte sich während der Kongresse nicht mehr an den Steigbügeldiskussionen. Seine letzte wissenschaftliche Veröffentlichung hierzu aus dem Jahr 1894 [KB-60] kam, wie oben ausgeführt, einem Widerruf früherer Positionen gleich, der eher eigener kritischer Distanz als äußerem Druck zu entspringen schien. Doch wissen wir nicht, was außerhalb zugänglicher Quellen geschah. Anders werden seine frühe Abkehr und die Hinwendung zur vormals als wenig sinnvoll erachteten und einfach durchzuführenden Durchschneidung der Sehne des Trommelfellspanners nicht verständlich. Er könne „nur der Tenotomie das Wort reden“, da diese den ganzen Mittelohrapparat und eine geschlossene Paukenhöhle erhalte, wodurch einer Infektion

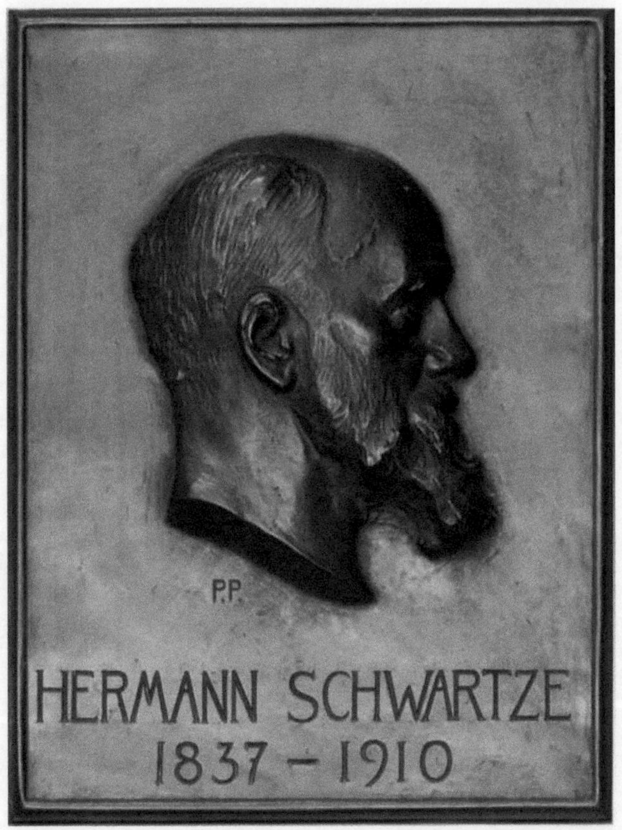

Abbildung 9.15. Halbrelief mit der Darstellung von HERMANN SCHWARTZE. Sammlung der Universitätsklinik und Poliklinik für Hals-Nasen-Ohren-Heilkunde, Kopf- und Hals-Chirurgie (Direktor: Prof. Dr. med. habil. STEFAN K. PLONTKE) der Martin-Luther-Universität Halle-Wittenberg.

vom Gehörgang vorgebeugt würde! Das war der Rückzug zu kaum komplikationsträchtigen, doch nicht zum Ziel führenden chirurgischen Techniken! Erkennbar wurde die Tendenz schon 1888 in Kessels Beitrag in den Correspondenzblättern [KB-46].

Interessant ist, dass 1893 SCHWARTZE (Abbildung 9.15) im Band 2 seines *Handbuches der Ohrenheilkunde* – im Band 1 war, wie unter 8.1.3 dargestellt, KESSEL der Autor eines Histologie-Kapitels – auf 160 Seiten eine aktuelle Operationslehre präsentiert [54]. In dieser stellt er auch die „neuerdings“ von KESSEL angegebenen Indikationen zur Tenotomie vor und betont: „Ein eifriger Verfechter der Tenotomie ist indessen neuerdings KESSEL.“ In der „Abschätzung des therapeutischen Werthes der Tenotomie des Tensor tympani“ kommt er zu folgenden Schlüssen:

> „Niemand bezweifelt wohl heute noch, dass ich völlig Recht hatte, wenn ich schon damals die von der Operation bei dieser Indication rege gemachten hochgespannten Erwartungen und Hoffnungen als trügerisch bezeichnete. Der Schaden, den WEBER-LIEL seiner Zeit mit dieser Operation bei Sclerose angestiftet hat, hat das Ansehen unserer Disziplin nicht gefördert.“

Zwar habe KESSEL die Indikationen geändert, doch ob in Bezug auf Kopfdruck, Schwindel, Kopfschmerzen, und Ohrgeräusche Wesentliches geleistet werden könne, sei zu bezweifeln. Um so mehr, dass auf dem nicht operierten Ohr Besserung und eine beträchtliche Hebung der Hörschärfe herbeigeführt werden könne. Die von MÜLLER [40] aus der KESSELschen Klinik berichteten Fälle schneller Heilung durch Tenotomie bei „perforativer Mittelohreiterung“ seien wenig überzeugend. GRUBER, der auch diese Operation durchführte, habe keine oder höchstens unerhebliche Hörverbesserungen gesehen.

Im Abschnitt „Excision des Steigbügels“ bewertet SCHWARTZE KESSELs Verdienste dagegen ausgesprochen positiv:

> „Meine früher ausgesprochene Befürchtung, die mich lange davon abgehalten hat, dem Vorgehen KESSELs in dieser Beziehung zu folgen, nämlich dass eitrige Labyrinthentzündung und Meningitis dem Eingriffe folgen könne, wird jetzt bei aseptischer Ausführung der Operation kaum noch in Betracht kommen.“ Und etwas weiter: „[...] habe meine Ansichten über die Gefährlichkeit der operativen Stapesextraction völlig geändert.“

Deutlicher kann die Position SCHWARTZEs nicht gemacht werden. Sie ist weit entfernt von der Legende, dass er der Initiator einer Verdammung oder des Totschweigens KESSELs wegen dessen Steigbügeloperationen war.

Gegner der Steigbügeloperationen

Trotz KESSELs zeitiger Abkehr wurden seine Ideen weiter lebhaft diskutiert und ausgebaut. Von vielen Berichten seien der von ALDERTON [1], der 1898 versuchte, die Steigbügelfußplatte zu durchbohren, was der Gedanke zur heute geübten Stapedotomie war, und A. PASSOWs (Heidelberg) „Versuch einer Fensterung des Labyrinths außerhalb der Steigbügelregion“ [45] 1897 erwähnt. Letzterer war Vorläufer der Renaissance der Otosklerosechirurgie durch Fensterung des äußeren Bogengangs in den dreißiger Jahren des vorigen Jahrhunderts.

Zur Diskreditierung der Stapeschirurgie könnten neben der Infektions- und Schwindelproblematik auch brüske Manipulationen beigetragen haben, obwohl sie eher über Erfolge berichteten. Wir nennen die von NOLTENIUS (Bremen), der, da die Steigbügelschenkel abbrachen, einfach die Fußplatte mit einem Haken ins Labyrinth stieß [41], oder erstaunlicherweise auch die von KESSELs vormaligem Schüler MATTE (Köln) [36, S. 137] MATTE propagierten „Labyrinthoperationen“ bei starken Ohrgeräuschen und „ohnehin verlorenem Gehör“:

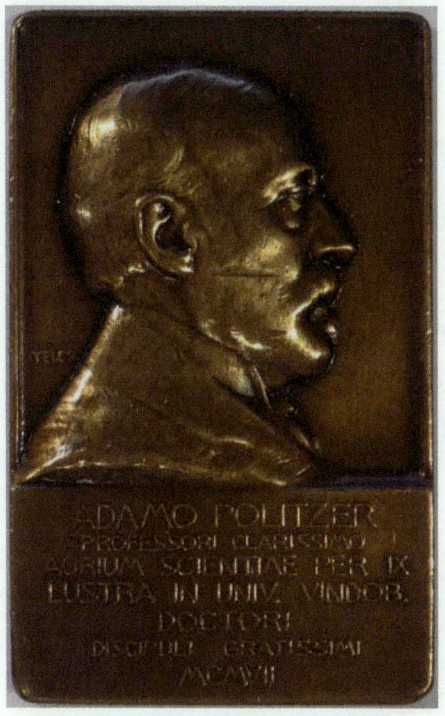

Abbildung 9.16. Plakette mit dem Bildnis von A. POLITZER, gestaltet anlässlich seiner Emeritierung 1907 durch den Bildhauer EDUARD TELCZ (1872 - 1948).

„... so führte ich eine KESSELsche Sonde hinein in das Vestibulum und kratzte den Vorhof aus.“

Zur Bewertung derartiger Prozeduren, die heute Erschrecken auslösen, muss berücksichtigt werden, dass auch noch 1908 dem Sacculus als Teil des Labytinths keine Gleichgewichts-, sondern eine Hörfunktion zugeordnet wurde.

Als kompromissloser Gegner der Steigbügeloperationen trat SIEBENMANN (Basel) 1900 während des XIII. Internationalen Medizinischen Kongresses in Paris auf [57]. Seine Alternative einer innerlichen Phosphor-Medikation war jedoch ein Irrweg. Eine streng ablehnende Position R. BOTEYs (Barcelona) aus dem Jahr 1900 wurde im *Archiv für Ohrenheilkunde* referiert [3]:

- Die Freilegung des Steigbügels bei Sklerose ist ganz sinnlos.
- Die Erfolge der Mobilisierung sind minimal und nicht von Dauer.
- Die Entfernung des Steigbügels hat keinen Wert.
- Die moderne Otologie befindet sich auf dem Irrwege, wenn sie die Sklerose chirurgisch behandeln will.

Zweifellos wird eine sich zunehmend durchsetzende Auffassung wiedergegeben, die weitestgehend auch der von POLITZER (Abbildung 9.16) entsprach. Noch in seiner 1913 erschienenen „Geschichte der Ohrenheilkunde“ schrieb dieser – interessanterweise nicht im Kapitel *Otosklerose*, in dem KESSEL keinerlei Erwähnung findet, sondern im Kapitel *Mittelohrkatarrhe* [48]:

> „Die von KESSEL, BOUCHERON, MIOT u. a. vielfach geübte Mobilisation und Remobilisation des rigiden Stapes, welche nur manchmal eine rasch vorübergehende Hörverbesserung bewirkt, ist ganz verlassen worden. [...] Dasselbe gilt von der von KESSEL, JACK, DENCH u. a. versuchten Extraktion des Stapes. Ablehnend gegen die Operation verhalten sich BLAKE, KNAPP, CHEATLE, POLITZER."

Bemerkenswert bleibt, dass KESSEL trotz seiner frühen Abkehr dennoch weiter als Inaugurator der Methoden gesehen und zitiert wurde.

Die Kessel-Legende in der Literatur

Kommen wir wieder zu A. MIEHLKE, der KESSELs Weg als Drama schilderte:

> „Vor unseren Augen entwickelte sich eine Tragödie: JOHANNES KESSEL – wie HANS HEERMANN betont, einer der ganz bedeutenden Kreatoren seiner Zeit – tief gekränkt, sich von seinen Kollegen ausgestoßen fühlend, hat als Folge davon im 61. Lebensjahr sein Ordinariat in Jena aufgegeben. [...] KESSEL versuchte sein inneres Gleichgewicht wieder zu finden, indem er sich intensiv seiner Jagd mit Hingabe widmete. Und so erleben wir, dass er das, was ihm in der Fachpresse mitzuteilen von den Kollegen untersagt war, dass er dies voll Bitterkeit in einer Nummer der Thüringischen Jägerzeitschrift publizierte. [...] Dort kann man Epochales nachlesen, nur dass es zur falschen Zeit geschah. Sicher, so würden wir heute sagen, hatten der große SCHWARTZE, DENKER, POLITZER und SIEBENMANN Recht. Aber mussten sie so brutal mit ihrem Kollegen und Nachbarn verfahren? Menschliches = Allzumenschliches?"

Ergänzend sei H. HEERMANN (Essen), auf den sich MIEHLKE bezog, zitiert. In „JOHANNES KESSEL and the History of Endaural Surgery" zeigte er zunächst, dass von Steigbügeloperationen zwischen 1890 und 1900 auch positive Resultate berichtet wurden, und fährt fort [KB-89]:

> „Then in 1900 the clouds gathered and the storm broke upon KESSEL and those who were following him. POLITZER and SIEBENMANN, joined in 1904 by DENKER and other leading ear surgeons, strongly condemned stapes surgery because of the risk of fatal labyrinthine meningitis."

In diese Verurteilung sei auch KESSELs operativer Zugangsweg durch den Gehörgang, den HEERMANN später, nun mikrochirurgisch vorgehend, weiter entwickelte, einbezogen worden. Der öffentliche Vorwurf gewissenlosen Verhaltens habe dazu geführt, dass KESSEL, obwohl erst 61 Jahre, sich mit gebrochenem Herzen von seiner Professur zurück zog und sieben Jahre später verbittert und einsam starb.

Zweifellos berühren diese Darstellungen des KESSELschen Schicksals durch die international bedeutenden H. HEERMANN und A. MIEHLKE sehr. Sie basierten teilweise auf der 1936 während des III. Internationalen HNO-Kongresses in Berlin gegebenen Schilderung von G. HOLMGREN (Stockholm) zu KESSELs und PASSOWs Operationen [23]:

> „The opposition to these experiments was strong and quite universal. At the Congress in Rome, in 1894, leading otologists (POLITZER, MOURE, COZZOLINO) condemned stapes extraction as useless and dangerous. At the Congress in Paris, in 1900, SIEBENMANN and BOTEY took exception to the method as ineffectual, dangerous to hearing and to life, and essentially futile in view of the nature of the disease. An equally adverse stand was taken by DENKER, in 1904, in his monograph ‚Otosklerosis'."

HOLMGREN schilderte eine sich um die Jahrhundertwende gegen die Steigbügelchirurgie wendende Situation, hatte aber nicht wie HEERMANN und MIEHLKE das persönliche Schicksal KESSELs im Auge. Mehr als ein Jahrhundert nach dem Pariser Kongress greifen SHEA et al. das Thema noch einmal auf und beschreiben diesen als Wendepunkt in der Haltung zur Stapedektomie und auch im Leben von KESSEL [56]:

> „In 1900 at the International Congress of Otolaryngology, SIEBENMANN was joined by POLITZER and other leaders in otology in condemning KESSEL and all others for the surgical attempts to improve hearing in otosclerosis as both useless and dangerous. The reasons for the concerted and effective opposition are not clear, and one can only surmise that there were some unreported serious complications, and deaths, following stapedectomy. KESSEL resigned from his position in Jena in disgrace and confined himself to research for the rest of his life."

Wir sind diesem Schicksal in den Kapiteln 7 und 8 anhand belegbarer Fakten näher gekommen, auch wenn sie für die letzten Lebensjahre von KESSEL immer spärlicher werden. Sie besagen, dass KESSEL seine Professur *nicht* zurückgab, sondern weiterhin klinisch, operativ und in der studentischen Lehre tätig blieb, also keineswegs nur noch der Jagd nachging. Ihm stand ab 1900 die neu errichtete Ohrenklinik, eine der größten und am besten ausgerüsteten im deutschsprachigen Raum, zur Verfügung. Seine Rede zu deren Einweihung am 14. 12. 1900 (siehe Abschnitt 7.8.3) [KB-68], seine letzte Veröffentlichung und komplett im *Archiv für Ohrenheilkunde* abgedruckt, schilderte den Weg der Otologie zum eigenständigen Fach. Bemerkenswert scheint, dass er als bestimmende Persönlichkeiten nur den Engländer TOYNBEE und A. V. TRÖLTSCH, beide längt verstorben, nannte. Ebenso, dass er unter einer Vielzahl neu entwickelter Operationen auch die Entfernung des Steigbügels, nicht aber die vielerorts als epochal herausgestellten Operationstechniken SCHWARTZEs anführte.

Wir konnten weiter zeigen, dass KESSEL sich schon lange vor 1900 aus den Diskussionen um die Steigbügelchirurgie zurückgezogen und in seiner als Bilanz anzusehenden Publikation von 1894 [KB-60] eine Abkehr von seinen Ideen vollzogen hatte. Dass das ausschließlich Anfeindungen führender Fachkollegen geschuldet sein sollte, wurde ebenso wie das angebliche Totschweigen KESSELs nicht erkennbar. Eher entstand der Eindruck, dass KESSELs zeitig beginnender und ab 1900 in eine Abschottung führender Rückzug auch persönlichen Ursachen entspringen könnte.

Auch die Monographie von A. DENKER (Erlangen) über die Otosklerose [5], die sich nach den Ausführungen von MIEHLKE, HEERMANN und HOLMGREN sehr negativ auswirkte, erschien erst 1904, drei Jahre vor KESSELs Tod und zehn Jahre nach dessen letzter Äußerung zum Thema [KB-60], so dass es schwer fällt, einen Zusammenhang zum lange zuvor erfolgten Rückzug KESSELs herzustellen.

Da ALFRED DENKER (1863 – 1941) im Jahre 1910 Nachfolger SCHWARTZEs wurde (Abbildung 9.17) und H. HEERMANN in Halle/S. bei ihm hospitierte, versuchten wir, über dessen Sohn JOACHIM HEERMANN, der das klinische und wissenschaftliche Werk seines Vaters Werk auf dem Gebiet der Mikrochirurgie des Ohres und der Nasennebenhöhlen fortführte, zu weiteren Informationen über die angebliche Ächtung KESSELs zu gelangen. In seiner persönlichen Mitteilung [91] berichtete uns J. HEERMANN, dass es seinem Vater und ihm bei der Entwicklung der Mikrochirurgie des Siebbeins über den engen Zugang durch das Naseninnere ähnlich wie KESSEL ergangen sei. Auch sie seien zunächst ins Abseits gestellt worden. Im Jahr 2000 hatte er publiziert [14]:

> „Endonasal surgery parallels the historical development of stapes surgery. The first era of stapes extraction began with KESSELs report in 1876 and ended with its condemnation by SIEBENMANN in 1900."

Zu DENKERs Haltung und den weiteren Gegebenheiten verfüge er jedoch über keine belegbaren Informationen.

Einiges aus KESSELs letztem Lebensjahrzehnt erscheint somit in anderem Licht, als es A. MIEHLKE und H. HEERMANN sahen. Deren Darstellung hat sicher zur Legendenbildung beigetragen. Auch die Nachrufe und öffentlichen Würdigungen [KB-81, KB-82, KB-83, KB-84, 36], aus denen wir in Kapitel 8 ausführlich zitiert haben, lassen nicht den Eindruck einer wissenschaftlichen Isolierung KESSELS entstehen, obwohl die als größte Leistung KESSELs erscheinenden Steigbügeloperationen in den Nachrufen von DENKER und SCHWARTZE nicht erwähnt werden. Das muss sicher aus der damaligen Perspektive und der andauernden Diskussion um diese Operationen gesehen werden. DENKER würdigte KESSEL zu Beginn der Tagung der Deutschen Otologischen Gesellschaft 1908 so [KB-84]:

> „Unsere Wissenschaft verdankt ihm eine große Anzahl wertvoller Arbeiten, besonders auf anatomischem und physiologischem Gebiet, die dafür sorgen werden, dass sein Name nicht in Vergessenheit geraten kann."

Auch SCHWARTZE betonte in seinem Nachruf [KB-82] die „Vielseitigkeit seiner Leistungen, deren Schwerpunkt wohl in den anatomischen und physiologischen Artikeln zu suchen ist." Beide benannten also KESSELs Verdienste auf anatomischem und physiologischem Gebiet, während das chirurgische Schaffen nicht in die Würdigung einbezogen wurde, was bestimmt kein Zufall gewesen ist.

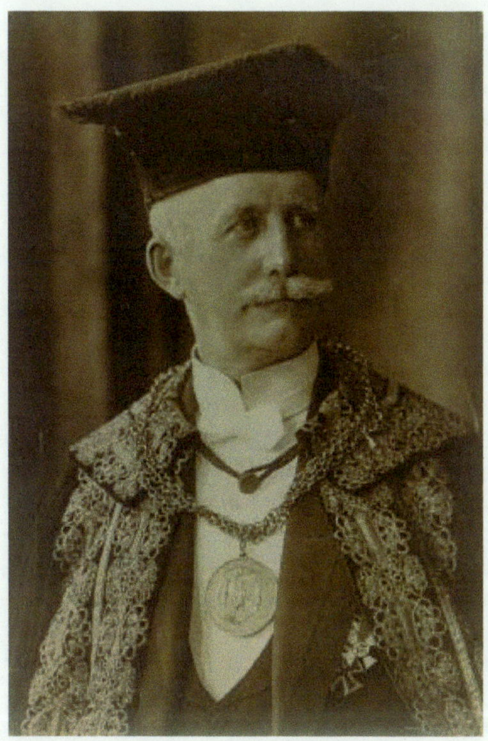

Abbildung 9.17. Der Geheime Medizinalrat Prof. Dr. ALFRED DENKER als Rektor der Hallenser Universität im Jahre 1919.

Die rätselhafte Jägerzeitschrift

Besondere Aufmerksamkeit verdient die Äußerung von MIEHLKE über eine angebliche Veröffentlichung von KESSEL in einer „Thüringer Jägerzeitschrift". Auch wenn diese auf Seite 394 zitierte Aussage durch keine andere Quelle gestützt wird, haben wir sie ernst genommen und nach dem Beitrag gesucht. Wenn er existieren würde, würde das entweder die Interpretation von MIEHLKE stützen oder, bei etwas kühlerer Betrachtung, populärwissenschaftliche Ambitionen des späten KESSEL belegen. Unsere bislang erfolglose Suche lässt sich wie folgt kommentieren:

1. Überregionale Periodika, die sich mit der Jagd beschäftigen[4], sind von uns sicherheitshalber durchgesehen worden und enthalten erwartungsgemäß keinen Beitrag von KESSEL.
2. Eine „Thüringer Jägerzeitung" als regionales Periodikum ist bibliographisch nicht nachweisbar; auch liefern die Bibliotheken und Zeitschriftendatenbanken keinen ähnlichen Titel. Natürlich ist es möglich, dass es sich um eine heute vergessene Quelle handelt, doch stellt sich dann die Frage, ob KESSEL in einem völlig marginalen Blatt geschrieben hätte.

---

[4] Das waren in dem fraglichen Zeitraum die *Deutsche Jäger-Zeitung* und die *Zeitschrift für Forst- und Jagdwesen*.

3. Möglicherweise liegt eine peinliche Verwechslung mit den Veröffentlichungen KESSELs im *Correspondenzblatt des allgemeinen ärztlichen Vereins in Thüringen* während der ersten fünf Jahre seiner Jenaer Tätigkeit vor, auf die wir bereits im Abschnitt 8.1.2 eingegangen sind.
4. Wir haben bereits unter 8.3.5 spekuliert, dass die gesuchte Zeitschrift identisch mit der sein könnte, aus der das Gedicht auf Seite 348 stammt. Diese Spur hat den Vorteil, dass wenigstens die Existenz der letzteren zweifelsfrei feststeht, auch wenn wir auch sie noch nicht gefunden haben.

9.3.2 Die Würdigung Kessels durch die folgenden Generationen

Medizin

Auch wenn DE ROSSI und LUCAE zuvor auf diesem Gebiet aktiv geworden waren, bleibt KESSEL im Bewusstsein der heutigen und vorherigen Otologen-Generationen der „Vater der Steigbügel-Chirurgie“, die jetzt in erster Linie Otosklerose-Chirurgie ist. Mehr als gleichwertig sind aber seine erfolgreichen Versuche einer die Funktion erhaltenden Mittelohrchirurgie in vorantibiotischer Zeit, als die Funktion zwangsläufig hinter der Sanierung des Krankheitsprozesses zurück stand. Was heute mikrochirurgisch als Tympanoplastik Typ 2, 3, 4 täglich ausgeführt wird, wurde bereits von KESSEL vorgegeben! Auch sein bevorzugter operativer Zugang durch den Gehörgang zu den Mittelohrstrukturen setzte damals wie heute besondere chirurgische Fähigkeiten voraus und hat eine Wiederentdeckung und Vervollkommnung erfahren.

Auf einige wichtige Veröffentlichungen, die diese Leistungen hervorheben, haben wir bei der Diskussion der KESSEL-Legende verwiesen. Deshalb wollen wir hier nur ergänzen, dass die Pionierleistungen von KESSEL auch im frankophonen Bereich gewürdigt worden sind: Die umfangreiche, von J. WILLEMOT (1928 – 2011) herausgegebene Geschichte der HNO-Heilkunde [64] verweist in ihrem Kapitel über die Geschichte der Otologie von A. SULTAN [60] mehrfach auf KESSELs Leistungen bei der Erforschung der anatomisch-physiologischen Grundlagen der Mittelohrfunktion und ihren medizinischen Anwendungen. In einer zusammenfassenden Chronologie wird 1876 als das Jahr angegeben, in dem KESSEL erstmalig eine Steigbügelmobilisation vorgenommen hat. Leider enthält der Beitrag auch eine Fehlinterpretation der Zusammenarbeit von KESSEL und MACH in der folgenden Form [60, S. 1348][5]: „MACH (1875) réalise la première mobilisation.“

Im tschechischen Sprachraum hat IVAN HYBÁŠEK auf das Werk von KESSEL und besonders auf seine Prager Wurzeln hingewiesen [24, 25].

KESSELs Versuche der Klassifizierung und Objektivierung von Ohrgeräuschen, die ihn zeitlebens beschäftigten und u. a. zu Intensitätsbestimmungen

[5] Diese Fehlinformation ist viel später auch von TANGE [62] übernommen worden („ERNST MACH from Prague was probably the first to perform a mobilization of the stapes in 1875.“), der außerdem die erste Stapesmobilisation und -extraktion durch KESSEL 1876 von Graz nach Jena verlegt.

nach dem Prinzip der Überdeckung führten, können selbst heute als nicht abgeschlossen gelten. Den Notwendigkeiten damaliger Zeit entsprechend brachte KESSEL zahlreiche Gedanken zu reproduzierbaren Bestimmungen des Hörvermögens – heute Audiometrie – und Ergänzung der operativen Korrekturmöglichkeiten – heute als Mittelohrprothesen und Hörgeräte – ein.

Als Resultat unserer Literaturanalyse dürfen wir KESSEL als Erstbeschreiber eines klassischen „Fistelsymptoms" bei Läsion des äußeren Bogengangs hinzufügen, obwohl er selbst dessen physiologische Grundlagen stets verneinte. Dieser Widerspruch ist exemplarisch für eine Zeit, in der die klinische Beobachtung den naturwissenschaftliche Grundlagen häufig voraus eilte, Erkenntnisgewinn und Irrtum gelegentlich dicht beieinander lagen.

Sinnesphysiologie und Hörakustik

Die Zusammenarbeit von MACH und KESSEL hat zu Ergebnissen geführt, die immer wieder zitiert worden sind. Dazu hat sicher beigetragen, dass sie in die großen Handbücher der Physiologie und ihrer Methoden aufgenommen und dadurch Bestandteil eines historischen Kanons wurden. Bereits in den Grazer Jahren von KESSEL gab der Physiologe LUDIMAR HERMANN (1838 – 1914) ein sechsbändiges *Handbuch der Physiologie* heraus, für das VICTOR HENSEN (1835 – 1924, später als Meeresbiologe bekannt geworden) eine ausgezeichnete Übersicht über den aktuellen Stand der Gehörforschung beigesteuert hat. In der Einleitung schreibt er im Jahre 1880 [16]:

> „HELMHOLTZ hat die Physiologie des Ohrs so tief und zugleich so umfassend bearbeitet, dass seine Lehren dies Gebiet mit Recht beherrschen. Hinzugekommen sind zu seinen Arbeiten, um Einiges zu nennen, die experimentellen Prüfungen der Bewegungen des Paukenapparates, deren MACH sich in verschiedenen Aufsätzen besonders angenommen hat [...]"

Obwohl der Autor hier KESSEL nicht nennt, hat er in seinem Beitrag nicht nur die einschlägigen Arbeiten von MACH aus den 1860er-Jahren, sondern auch sowohl die einzelnen als auch die gemeinsamen Arbeiten von MACH und KESSEL aus dessen Prager Periode, deren Ende erst ein halbes Jahrzehnt zurücklag, gründlich gewürdigt.

Aus der ersten Hälfte des 20. Jahrhunderts sind drei große Handbuch-Editionen zu verzeichnen:

- *Handbuch der Physiologie des Menschen*, herausgegeben 1905 – 1910 von WILLIBALD NAGEL (1870 – 1911),
- *Handbuch der physiologischen Methodik*, herausgegeben 1911 bis 1914 von ROBERT TIGERSTEDT (1853 – 1923),
- *Handbuch der biologischen Arbeitsmethoden*, herausgegeben 1920 bis 1939 von EMIL ABDERHALDEN (1877 – 1950).

In allen drei Fällen hat der Physiologe und HNO-Arzt KARL L. SCHAEFER (1866 – 1931) die entsprechenden Beiträge über die akustische Funktion des Ohres verfasst [50, 51, 52]. Neben längeren Zitaten aus [KB-15] verweist SCHAEFER besonders auf die stroboskopischen Untersuchungen am Mittelohr [KB-19].

Wir haben in Kapitel 5 schon darauf hingewiesen, dass MACH und KESSEL diese innovativen Untersuchungen zunächst an Präparaten des Ohres ausgeführt haben, jedoch ihr selbst gestelltes Ziel, die Bewegungen des Trommelfells und der Gehörknöchelchen im *lebenden* Zustand stroboskopisch abzubilden, nicht erreichten. Stroboskopische Schwingungsbilder des lebenden Ohres sind später erstmalig von A. LUCAE (Abbildung 9.18) erzeugt worden, der sich zu dieser Prioritätenfrage am 24. Juli 1901 in einem Brief an H. SCHWARTZE folgendermaßen äußert [92]:

> „Was die stroboscopische Methode betrifft, so hast Du ja den 7. Band des A. f. O. 1873 in den Händen, wo ich selbst in meinem Referate[6] die MACH-KESSELschen stroboscopischen Versuche mittels KÖNIGscher Flammen erwähne, mit denen dieselben an einem „Gehörpräparate" [...] aber am *todten* Ohre die Tonschwingungen des Trommelfelles beobachteten, mit dem Versprechen resp. der Beabsichtigung, nunmehr auch am *Lebenden* das Verfahren auszunutzen – was jedoch (wenigstens liegen hierüber keine Publikationen vor) bisher nicht geschehen ist. Ich habe im Eingang meines damaligen Referates bereits so zu sagen prophetisch gesagt, dass diese Methode voraussichtlich nicht nur physiologisch sondern auch diagnostisch von Werth sein würde und bereits (wie Du auch in meiner Arbeit lesen wirst) mitgetheilt (am Schluss des Referats), dass sich ein ganz gewöhnliches Strobscop von Pappe, das bekannte Spielzeug aus unseren Kinderjahren, das schließlich zu den bekannten Kinematographen geführt hat, sich sehr gut bei einfachem Antrieb mit der Hand dazu eignet, die Schwingungen einer Stimmgabel scheinbar zu verlangsamen und die einzelnen Phasen der Bewegungen zu verfolgen.
> Aus der von Dir (auch mir bekannten) citirten Stelle aus KESSEL's Antrittsrede bei Eröffnung der neuen Ohrenklinik geht nicht hervor, dass er die stroboscopische Methode an Lebenden angewandt hat. "

Die angekündigte Veröffentlichung von LUCAE erschien Ende 1901 im *Archiv für Ohrenheilkunde* [31]. Er gab dort ein „Oto-Stroboskop" an, mit dem er die Beweglichkeit des Trommelfelles und des Hammerkopfes zu diagnostischen Zwecken kontrollieren konnte. In einem Vortrag, den er im gleichen Jahr vor der Naturforscherversammlung hielt [32], räumte er allerdings auch Mängel des Verfahrens bei zunehmenden Frequenzen ein und berichtete über die Alternative, das Trommelfell bereits mit einer sehr niedrigen Frequenz in Form eines Schwebungssignals anzuregen, wie es POLITZER bereits 1861 praktiziert hatte (Abbildung 4.17).

Überhaupt hatte die Stroboskopie in der Folge ihre größeren Erfolge nicht in der Otologie, sondern in der experimentellen und angewandten Phonetik zu verzeichnen, wo sie zu einem unentbehrlichen Hilfsmittel bei der Beobachtung von Stimmbandschwingungen wurde.

---

[6] Vgl. Literaturangabe [45] in Kapitel 5.

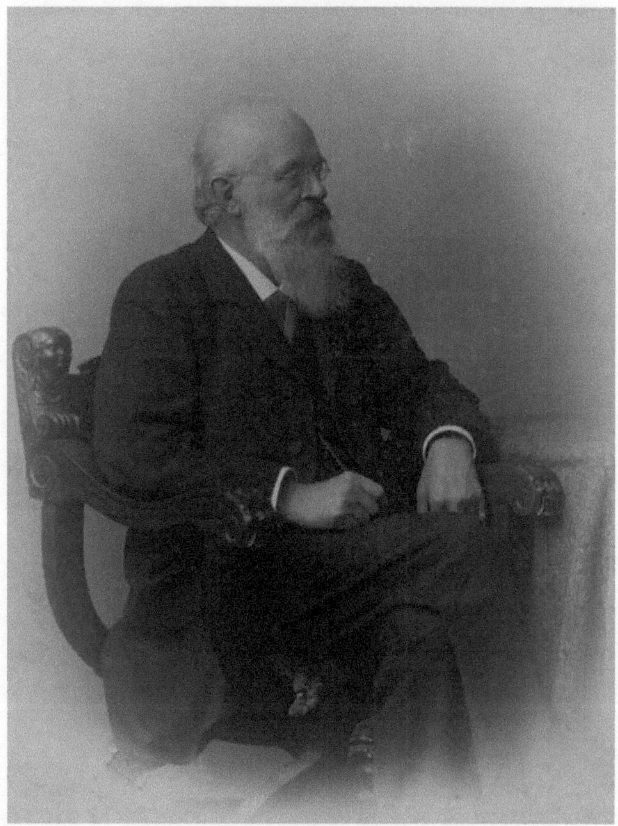

Abbildung 9.18. Johann Konstantin August Lucae, Porträt von W. Fechner, durch Prägung auf 1901 datiert. © Universitätsbibliothek der Humboldt-Universität zu Berlin, Porträtsammlung.

Eine überzeugende Darstellung der Schwingungen des Trommelfells am lebenden Ohr gelang erst 1909 durch W. Köhler (1887 – 1967), der sich einen kleinen Spiegel auf das Trommelfell kleben ließ und einen von diesem reflektierten Lichtstrahl auf einer sich gleichmäßig bewegenden Fotoplatte registrierte [4]. Die Ergebnisse aus seiner Dissertation [27] wurden in aufbereiteter Form durch die Firma Leppin & Masche verbreitet [93]; Abbildung 9.19 zeigt ein Beispiel. Köhler wurde später durch seine Verhaltensstudien mit Schimpansen berühmt.

Aus der Zusammenarbeit von Mach und Kessel ist auch die erste otologische Anwendung eines monokularen Mikroskopes hervorgegangen, der sogenannte Mach-Kesselsche Mikroskopenspiegel (siehe Seite 189).

Schließlich ist festzuhalten, dass die hörakustischen Beiträge von Kessel aus dem Jahre 1882, auf die wir unter 6.4.6 eingegangen sind, kein vergleichbares Echo gefunden haben. K. L. Schaefer hat sie 1905, also noch zu

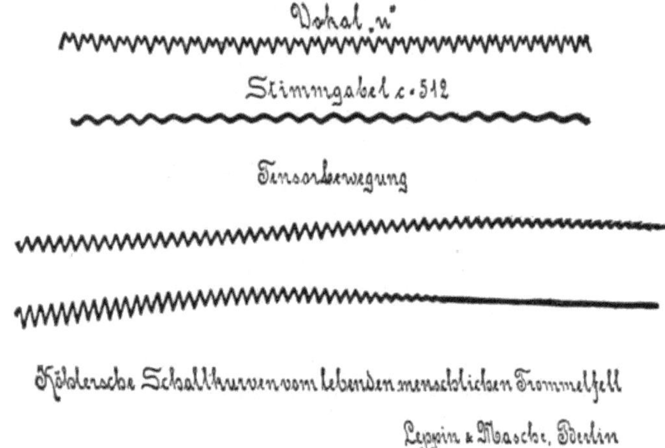

Abbildung 9.19. Beispiel (Vokal *u*) für die KÖHLERschen Registrierkurven der Firma Leppin & Masche, wiedergegeben nach [52, S. 577].

Lebzeiten von KESSEL, in seinem erwähnten Beitrag für NAGELs Handbuch [50] gewürdigt; in der späteren psychoakustischen Literatur spielen sie aber so gut wie keine Rolle.

Rehabilitation von Hörgeschädigten

KESSELs Anstrengungen um die „Taubstummen", die bei der Zusammenfassung seiner Verdienste nicht vergessen werden dürfen, hatten sowohl einen fortdauernden sozialen als auch fachlichen Aspekt, da er sich sehr um wissenschaftlich begründete Grundlagen der Differenzierung stark Hörgeschädigter als auch deren Rehabilitation bemühte.

Der Vorschlag von KESSEL zur Verwendung der Stimm-Mechaniken aus der Spielzeugindustrie in der Rehabilitation war seiner Zeit so weit voraus, dass in den betroffenen Fachdisziplinen kaum erwähnenswerte Reaktionen erfolgten. Es gibt in der medizinischen Literatur und in den allgemeinen Biographien nicht einen einzigen Beitrag über KESSEL, der seinen Münchener Vortrag von 1899 [KB-67] auch nur zitieren würde. Wie wir in Abschnitt 8.2.3 dargestellt haben, war das in der Phoniatrie und Phonetik dank GUTZMANN und PANCONCELLI-CALZIA etwas anders, so dass die Stimm-Mechaniken als Entwicklungsstufe der mechanischen Sprachsynthetisatoren grundsätzlich bekannt waren [28, 29]. Ihre Herkunft wurde jedoch nie hinterfragt, so dass sogar die Behauptung aufgestellt wurde, die Geräte seien von KESSEL selbst hergestellt worden [8]. Die angesichts der umfangreichen Literatur über historische Spielwaren naheliegende Verbindung zur Entwicklung der Spielzeugstimmen im 19. Jahrhundert wurde erst durch uns wieder hergestellt [21, 22].

9.3.3 Ein Blick aus Kessels Zeit auf die heutige Ohrenheilkunde

KESSELs Wirken, vor allem in seinen Wiener, Prager und Grazer Jahren, hatte wesentlich zur Entwicklung einer eigenständigen Otologie beigetragen. Auch deren Zusammenführung mit der Laryngologie zur Hals-Nasen-Ohrenheilkunde, die sich dann zu einem sehr vielfältigen Fachgebiet entwickelte, fand in ihm einen Wegbereiter.

In den vergangenen Jahrzehnten hat die Vervielfachung des Wissens diese Entwicklung wieder umgekehrt und zur Herausbildung von Subdisziplinen geführt. Zwar existiert die HNO-Heilkunde als universitäres Lehrfach weiterhin, doch werden ihre Teilgebiete meist von Spezialisten wahrgenommen.

Auch die Abgrenzung zu, oder im idealen Falle die Verflechtung mit den Nachbarfächern hat die Verhältnisse sehr verändert. Genannt seien nur die Möglichkeiten der mikroskopischen und endoskopischen Diagnostik und Operationen, die wesentlich vom HNO-Fach ausgingen, aber heute alle medizinischen Bereiche durchdringen.

Die Ohrenheilkunde beginnt sich wieder – in enger Verbindung mit der Audiologie (Hörprüfungsmethodik) – zu verselbständigen. Eine Entwicklung, die sich in den USA von Anbeginn so vollzog. Teils darin eingebunden, teils eigenständig oder in Assoziation mit den Nachbardisziplinen, hat sich auch die Neurootologie, die sich vorwiegend mit Störungen des Gleichgewichtes (Schwindel) beschäftigt, entwickelt. Es ist hier nicht möglich, auch nur annähernd denn heutigen Kenntnisstand dieser ursprünglich der Otologie entspringenden Teilgebiete zusammenzufassen.

Dennoch möchten wir versuchen, zu KESSELs Hauptarbeitsgebiet – letztlich war das alles, was die normale oder gestörte Sinnesfunktion Hören betrifft – einige Bezugspunkte herzustellen. Den heutigen, noch immer nicht endgültigen Kenntnisstand über die Hörfunktion haben wir unter 1.2.1 sehr vereinfacht dargestellt.

Erste Versuche zu KESSELs Zeiten, über Stimmgabel, Taschenuhr, Flüstersprache etc. hinausgehende, reproduzierbare Hörprüfungen zu entwickeln, haben zu heutigen Methoden von hohem Aussagewert geführt. Geprüft werden nicht nur die subjektive Wahrnehmung von Tönen und Sprache unter verschiedenen Bedingungen, sondern zunehmend objektive Parameter wie der Trommelfellwiderstand, der Aussagen zum Zustand des Mittelohres liefert, der Reflex des M. stapedius, der Informationen über das gesamten Hörsystems vermittelt, oder die durch akustische Reize auslösbaren Hirnströme (ERA, BERA). Otoakustische Emissionen, nur mittels empfindlichster Verstärkerertechnik messbare Signale der äußeren Hörsinneszellen, geben Auskunft über deren Funktionszustand. Auch das Vermögen des Ohres, zwischen feinsten Tonhöhen, Lautstärken und zeitlichen Abfolgen zu differenzieren, kann analysiert werden, etc.

Obwohl von KESSEL einst in Abrede gestellt, gehört der Gleichgewichtssinn zum System und kann mittels ausgefeilter elektrophysiologischer Methoden (ENG, Otolithendiagnostik u. a.) untersucht werden. Die bildgebende Diagnostik (CT, MRT, Sonographie u. a.) stellt heute Strukturen und räumliche Verhältnisse kleiner als im Millimeterbereich dar.

Somit ermöglichen diese und weitere diagnostische Möglichkeiten eine unvergleichlich differenziertere Bewertung vor therapeutischen Maßnahmen als zur Zeit von KESSEL. Bevor wir diese kurz streifen, sei betont, dass dennoch vieles aus damaligen Zeiten seine Gültigkeit bewahrt hat. Genannt seien exemplarisch die Stimmgabelversuche nach E. H. WEBER und A. RINNE, die auf einfachste Weise die sofortige Unterscheidung zwischen einer Störung der Schallleitung oder der Schallverarbeitung (Sinneszelle/ Hörnerv) und somit der Behandlungswege ermöglichen.

Diese bestehen weiter generell in konservativen (nicht-operativen) und operativen Möglichkeiten, obwohl sich zunehmend Überlappungen ergeben. So werden seit einigen Jahren im Mittelohr „Hörgeräte" mikrochirurgisch implantiert. Das Cochlea-Implantat als Ersatz für die Hörsinneszellen bedarf anspruchsvoller technischer Lösungen und exzellenter operativer Ausführung. Seine Fortentwicklung, das Hirnstamm-Implantat, befindet sich noch in der Phase klinischer Forschung.

Seit J. KESSEL haben sich die Inhalte der konservativen Therapie von Erkrankungen des Ohres stärker verändert als die der operativen. Für beide gilt, dass die Schrecken bakterieller Infektionskrankheiten und damit die Lebensbedrohung weitgehend gebannt und somit funktionelle Probleme vordergründig wurden. Wichtige konservativ zu lösenden Aufgaben sind heute:

- Früherkennung kindlicher Hörschäden zur zeitigen umfassenden Rehabilitation,
- adäquate Anpassung von Hörgeräten für die zunehmende Zahl Hörgeschädigter,
- Lärmbekämpfung als gesellschaftliche und individuelle Aufgabe,
- Vermeidung medikamentöser Schäden des Hör- und Gleichgewichtssinnes,
- Differenzierung verschiedener Formen des Tinnitus und dessen selektive Therapie,
- Ausbau medikamentöser Möglichkeiten bis hin zu Gen- und Stammzelltherapie.

Für die Entwicklung der operativen Therapie waren zusätzlich zu oben genannten Fortschritten die Einführung des Mikroskops und neue Narkoseformen Meilensteine. KESSELs permanentes Anliegen der Funktionserhaltung bzw. -verbesserung kann heute auf vielen Gebieten realisiert werden:

- Otosklerose-Operationen, die wieder ein normales Hörvermögen herstellen,
- systematisch durchzuführende hörverbessernde Operationen (Tympanoplastik I - IV),
- Ausbau der Zugangswege zum Mittelohr, die KESSELs „enauralen Weg" einbeziehen,
- Nutzung von Ersatzmaterialien wie Keramik, Gold, Titan u. a.,
- Integration von Aktuatoren und Sensoren in das Mittelohr als Bausteine einer neuen Generation von vollimplantierbaren Hörgeräten (Abbildung 9.20),
- zeitige Erkennung und Behandlung der chronisch-sekretorischen Otitis media zur Vermeidung von Folgeschäden,
- Frühoperation des Cholesteatoms zur Abwendung von Komplikationen und zur Erhaltung des Hörvermögens,

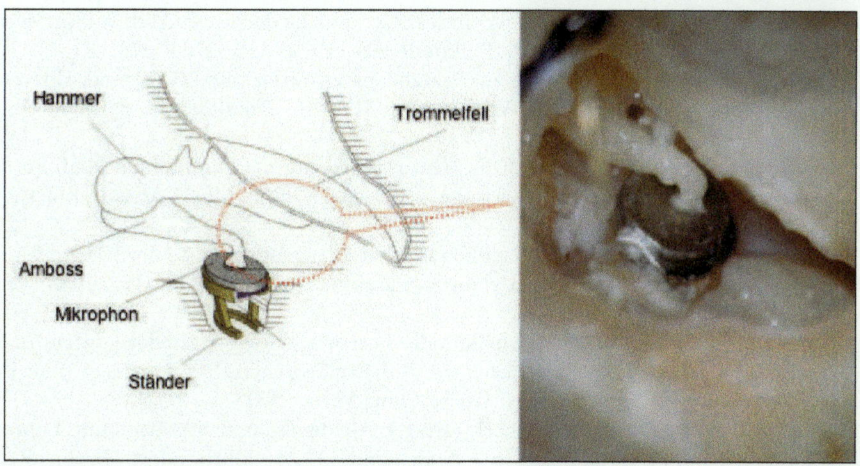

Abbildung 9.20. Dresdner implantierbares Mikrophon, Einbauzustand im Mittelohr. Abbildung aus [66] mit Genehmigung der HNO-Universitätsklinik Dresden, Direktor: Prof. Dr. med. habil. T. ZAHNERT.

- ohrchirurgische Behandlung von Erkrankungen des Kleinhirn-Brückenwinkels,
- Cochlea- und Hirnstamm-Implantate zur Behebung von Taubheit und hochgradigen Schwerhörigkeiten.

Heute dürfte JOHANNES KESSEL mit berechtigtem Stolz auch auf seine operativen Leistungen zurück blicken und mit Befriedigung zur Kenntnis nehmen, welch dynamische Entwicklung die von ihm mit begründete Ohrenheilkunde genommen hat.

Literatur

1. ALDERTON, H. A.: Durchbohrung der Steigbügelplatte bei Paukenhöhlensklerose. Transactions of the American Otological Society, 31st annual meeting, 1898. — Referat von BLAU in: Archiv für Ohrenheilkunde 49 (1900) 1, S. 73.
2. BOECK, O.: Bericht über die Verhandlungen der Section für Ohrenheilkunde auf der Naturforscherversammlung zu Magdeburg. Archiv für Ohrenheilkunde 22 (1985) 2, S. 124 – 130.
3. BOTEY, R.: Le traitement chirurgical de la sclerose otique. Annales des maladies de l'oreille, du larynx, du nez et du pharynx (1900) 7. — Referat in: Archiv für Ohrenheilkunde 51 (1901/02) 2-3, S. 223.
4. CORINTH, G.; HOFFMANN, R.: Optische Analyse der Trommelfell-Schwingungen am lebenden Menschen: WOLFGANG KÖHLER 1909. Proceedings of the International Conference on Acoustics, AIA-DAGA 2013, Merano, 18. – 21. 3. 2013, S. 1001 – 1004.
5. DENKER, A.: Die Otosklerose. Wiesbaden: Bergmann 1904 (Die Ohrenheilkunde der Gegenwart und ihre Grenzgebiete, Bd. 4).

6. ECKERT-MÖBIUS, A.: KARL WITTMAACK zum Gedächtnis. Archiv klin. exp. Ohren-, Nasen- und Kehlkopf-Heilkunde 201 (1972) 3, S. 270 – 272.
7. EVERS, H.: Kritischer Beitrag zur Steigbügelextraktion zum Zwecke der Hörverbesserung. Diss. Univ. Halle-Wittenberg, Medizin. Fakultät, 22. 3. 1898. Halle/S.: Martin Kandler 1898.
8. FELDERER, B.: Phonorama. Eine Kulturgeschichte der Stimme als Medium. – Ausstellungskatalog ZKM Karlsruhe, 18. 9. 2004 – 30. 1. 2005. Berlin: Matthes & Seitz 2004.
9. FISCHER, I.: Biographisches Lexikon der hervorragenden Ärzte der letzten fünfzig Jahre. Berlin und Wien: Urban & Schwarzenberg 1932 (Bd. I) / 1933 (Bd. II).
10. FISCHER, I.: Biographisches Lexikon der hervorragenden Ärzte der letzten fünfzig Jahre. Bände III - IV: Nachträge und Ergänzungen, bearb. u. hgg. von P. VOSWINCKEL. Hildesheim etc.: Georg Olms Verlag 2002.
11. FLEISCHER, K.; NAUMANN, H. H. (Hrsg.): Akademische Lehrstätten und Lehrer der Oto-Rhino-Laryngologie in Deutschland im 20. Jahrhundert. Berlin etc.: Springer-Verlag 1996.
12. GRUNERT, K. A.: Was können wir von der operativen Entfernung des Steigbügels bei Steigbügel-Vorhofankylose zum Zwecke der Hörverbesserung erhoffen? Archiv für Ohrenheilkunde 41 (1896) 3-4, S. 294 – 317.
13. HAIKE, H.: Beiträge zur Pathologie und pathologischen Anatomie des Mittelohres und Labyrinthes. Archiv für Ohrenheilkunde 48 (1899/1900) 3-4, S. 228 – 260.
14. HEERMANN, J.; HEERMANN, R.: Development and use of microscopic and endoscopic surgery of the nose and sinuses. In: STAMM, A. C.; DRAF, W. (Eds.): Micro-endoscopic Surgery of the Paranasal Sinuses and the Skull Base. Berlin etc.: Springer-Verlag 2000, S. 1 – 16.
15. HEIDEL, C.-P.; LIENERT, M. (Hrsg.): Die Professoren der Medizinischen Fakultät Carl Gustav Carus Dresden und ihrer Vorgängereinrichtungen 1814 – 2004. München: K. G. Saur 2005.
16. HENSEN, V.: Physiologie des Gehörs. In: HERMANN, L. (Hrsg.): Handbuch der Physiologie, Band 3: Handbuch der Physiologie der Sinnesorgane. Leipzig: Vogel 1880, S. 1 – 142.
17. HENZEL, P.: Geschichte der Hals-Nasen-Ohrenklinik der Universität zu Köln. Diss., Universität zu Köln, Medizinische Fakultät 1983.
18. HOFFMANN, R[ICHARD]: Statistische Mitteilungen über geburtshülfliche Operationen an der Frauenklinik zu Jena in den letzten 25 Jahren. Jena: Neuenhahn 1889.
19. HOFFMANN, RICHARD: Die Fremdkörper des Ohres, ihre Beziehungen zur Nachbarschaft und ihre Behandlung. Halle/S.: Karl Marhold 1896 (Sammlung zwangloser Abhandlungen aus dem Gebiete der Nasen-, Ohren-, Mund- und Hals-Krankheiten, I. Band, Heft 12).
20. HOFFMANN, RICHARD: Zur Technik der Ambossextraction. Archiv für Ohrenheilkunde 50 (1900) 1-2, S. 72 – 74.
— Mit Bemerkungen zu dieser Arbeit von W. ZERONI, S. 75 – 76.
21. HOFFMANN, R.; MEHNERT, D.: Die KESSELschen Stimm-Mechaniken in der historischen akustisch-phonetischen Sammlung der TU Dresden. DAGA 2007, Stuttgart, Tagungsband „Fortschritte der Akustik“, S. 401 – 402.

22. HOFFMANN, R.: Voices for toys – First commercial spin-offs in speech synthesis. In: HOFFMANN, R.; TROUVAIN, J. (Eds.): HSCR 2015 – Proceedings of the First International Workshop on the History of Speech Communication Research, Dresden, September 4-5, 2015. Dresden: TUDpress 2015 (Studientexte zur Sprachkommunikation, Bd. 79), S. 60 – 70.

23. HOLMGREN, G.: The surgery of otosclerosis. Read before the III International Congress of Oto-Rhino-Laryngology at Berlin, August, 1936. Annals of Otology, Rhinology and Laryngology 46 (1937) 1, S. 3 – 12.

24. HYBÁŠEK, I.: Z historie středoušní funkční chirurgie. Otorinolaryngologie a foniatrie 54 (2005) 2, S. 109 – 110.

25. HYBÁŠEK, I.: Historie operačního mikroskopu a stroboskopie v otologii. Otorinolaryngologie a foniatrie 54 (2005) 3, S. 169 – 170.

26. KLOSS, G.: GEORG WRBA (1872 – 1939). Ein Bildhauer zwischen Historismus und Moderne. Petersberg: Imhof 1998 (Studien zur internationalen Architektur- und Kunstgeschichte, Bd. 2).

27. KÖHLER, W.: Akustische Untersuchungen. Inauguraldiss. zum Dr. phil. (Berlin 1909), auch veröff. in: Zeitschr. f. Psychologie 54 (1910), S. 241 - 289.

28. KÖSTER, J.-P.: Historische Entwicklung von Syntheseapparaten zur Erzeugung statischer und vokalartiger Signale nebst Untersuchungen zur Synthese deutscher Vokale. Hamburg: Helmut Buske Verlag 1973 (Hamburger Phonetische Beiträge; 4).

29. KÖSTER, J.-P.: Abriss historischer Ansätze der Sprachsynthese. In: JASSEM, W. (Ed.), Speech Analysis and Synthesis, Vol. 4. Warsaw: Polish Scientific Publishers 1976, S. 41 – 104.

30. LICHTWITZ, A.: Bericht über den internationalen Congress für Otologie und Laryngologie in Paris (16. bis 21. September 1889, otologische Abtheilung). Archiv für Ohrenheilkunde 29 (1889/90) 4, S. 306 – 308.

31. LUCAE, A.: Das Oto-Stroboskop und seine physiologische diagnostische Bedeutung. Archiv für Ohrenheilkunde 53 (1901), S. 39 – 51.

32. LUCAE, A.: Beobachtung der Schwingungen des Trommelfells am lebenden Ohre. In: WANGERIN, A. (Hrsg.): Verhandlungen der Gesellschaft deutscher Naturforscher und Ärzte, 73. Versammlung zu Hamburg, 22. – 28. September 1901. Zweiter Theil, II. Hälfte. Leipzig: F. C. W. Vogel 1902, S. 345 – 347.
— Nachdruck (leicht modifiziert) in: Archiv für Ohrenheilkunde 54 (1901/02) 3-4, S. 274 – 277.

33. MATTE, F.: Ein Beitrag zur Function der Bogengänge des Labyrinths. Diss. medicin. Fak. der vereinigten Friedrich-Universität Halle-Wittenberg. Halle: Beyer & Ronnger 1892.

34. MATTE, F.: Experimenteller Beitrag zur Physiologie des Ohrlabyrinthes. Archiv für die gesammte Physiologie des Menschen und der Thiere 57 (1894) 10-11, S. 437 – 475.

35. MATTE, F.: Beiträge zur experimentellen Pathologie des Ohrlabyrinthes. Archiv für Ohrenheilkunde 44 (1897/98) 4, S. 249 – 262.

36. MATTE, F.: Bericht über die 80. Versammlung deutscher Naturforscher und Ärzte in Köln. Abteilung 24: Ohrenheilkunde. Archiv für Ohrenheilkunde 78 (1908) 1-2, S. 129 – 145.

37. MATTE, F.: Etwas zum Nachdenken. Archiv für Ohrenheilkunde 96 (1914) 1-2, S. 121 – 130.

38. MIEHLKE, A.: A propos gehörverbessernde Operationen. Menschliches = Allzumenschliches. Luzius Rüedi Lecture, Zürich, 8. 12. 1994. In: SOPKO, J., et al. (Hrsg.): Aktuelle Probleme der Otorhinolaryngologie, Bd. 18. Bern etc.: Verlag Hans Huber 1995, S. 369 – 377.
39. MOURE, E. J.: Über die chirurgische Behandlung der Otitis media chronica sicca. Vortrag, gehalten am XII. internationalen medicinischen Congress zu Moskau. Archiv für Ohrenheilkunde 44 (1897/98) 3, S. 187 – 200.
40. MÜLLER, F. W.: Einiges über die klinische Bedeutung bestimmter Trommelfellperforationen. Archiv für Ohrenheilkunde 32 (1891) 2, S. 85 – 100.
41. NOLTENIUS, H.: Zur Frage der operativen Behandlung der Stapesankylose. [Vortrag in:] Verhandlungen der deutschen otologischen Gesellschaft, 7. Versammlung, Würzburg, 27. – 28. 5. 1898. Jena: Gustav Fischer 1898. — Nachdruck in Archiv für Ohrenheilkunde 45 (1898) 1-2, S. 130.
42. PANSE, R.: Die Schwerhörigkeit durch Starrheit der Paukenfenster. Jena: Gustav Fischer 1897.
43. PANSE, R.: Ein objektives Tonmaass. Archiv für Ohrenheilkunde 43 (1897) 4, S. 251 – 256.
44. PANSE, R.: Pathologische Anatomie des Ohres. Leipzig: Verlag Vogel 1912.
45. PASSOW, A.: [Diskussionsbeitrag in:] Verhandlungen der deutschen otologischen Gesellschaft, 6. Versammlung, Dresden, 4. – 5. 6. 1897. Jena: Gustav Fischer 1897. — Nachdruck in Archiv für Ohrenheilkunde 43 (1897) 3-4, S. 192 – 193.
46. PIRSIG, W.; ULRICH, R.: KARL WITTMAACK: His life, temporal bone collection, and publications. On the 100th anniversary of his birth. Archives of Oto-Rhino-Laryngology 217 (1977) 3, 247 – 262.
47. POLITZER, A.: Über primäre Erkrankung der Labyrinthkapsel. Zeitschrift für Ohrenheilkunde 25 (1894), S. 309 – 327.
48. POLITZER, A.: Geschichte der Ohrenheilkunde. II – Von 1850 – 1911. Stuttgart: F. Enke 1913. – Reprografischer Nachdruck. Hildesheim: G. Olms 1967.
49. RÜEDI, L.: Wandlungen in Erkennung und Behandlung der Schwerhörigkeit. Neue Züricher Zeitung, Nr. 122, 12. 1. 1963, Morgenausgabe, Bl. 8.
50. SCHAEFER, K. L.: Der Gehörssinn. In: NAGEL, W. (Hrsg.): Handbuch der Physiologie des Menschen, Band 3: Physiologie der Sinne. Braunschweig: Vieweg und Sohn 1905, S. 476– 588.
51. SCHAEFER, K. L.: Untersuchungsmethodik der akustischen Funktion des Ohres. In: TIGERSTEDT, R. (Hrsg.): Handbuch der physiologischen Methodik, Band 3,1. Leipzig: Hirzel 1914, 3. Abteilung (getrennte Zählung), S. 204 – 394.
52. SCHAEFER, K. L.: Untersuchungsmethodik der physiologischen Schallübertragung aus der Luft auf das innere Ohr. In: ABDERHALDEN, E. (Hrsg.): Handbuch der biologischen Arbeitsmethoden. Abt. V, Teil 7/II. Berlin / Wien: Urban & Schwarzenberg 1930, S. 567 – 590.
53. SCHRADER, M.: Geschichte der Otosklerose. Oto-Rhino-Laryngologia nova 8 (1998), S. 1 – 6.
54. SCHWARTZE, H.: Operationslehre. In: SCHWARTZE, H. (Hrsg.): Handbuch der Ohrenheilkunde, 2. Band, Leipzig: F. C. W. Vogel 1893, S. 699 – 857.
55. SEIDEL, C: JOHANNES ZANGE (1880 – 1969), Ordinarius für Hals-, Nasen- und Ohrenheilkunde an der Universität Jena von 1931 – 1957 – Leben und Werk. Diss., Univ. Jena, Medizin. Fakultät, 5. 10. 2004.
56. SHEA, J. J.; SHEA, P. F.; MCKENNA, M. J.: Stapedectomy for otosclerosis. In: GLASSCOCK, M. E.; GULYA, A. J. (Eds.): Surgery of the Ear. Hamilton: Decker, 5th edition 2003, S. 517 – 532.

57. SIEBENMANN, F.: Traitement chirurgical de la sklerose otique. Vortrag, XIII. Int. Med. Congress, Paris 1900.
— Referat in: Archiv für Ohrenheilkunde 56 (1902) 1-2, S. 154.
58. STRAATEN, G.: Ueber die Mobilisation und Extraktion des in der fenestra ovalis fixirten Steigbügels und die Folgen für das Gehör. Halle a. S.: Wischan & Wettengel 1894.
— Referat von HAUG, Archiv für Ohrenheilkunde 38 (1894/95) 1-2, S. 153 - 154.
59. STROHE, H.: Das Alexianer-Krankenhaus. In: KRAUTWIG (Hrsg.): Naturwissenschaft und Gesundheitswesen in Cöln. Festschrift für die Teilnehmer an der 80. Versammlung der Gesellschaft deutscher Naturforscher und Ärzte in Cöln. Cöln: J. P. Bachem 1908, S. 488 – 489.
60. SULTAN, A.: Histoire de l'otologie. In [64], S. 1141 – 1398.
61. SZENES, S.: Bericht über die Verhandlungen der otologischen Section auf dem XI. internationalen medicinischen Congress in Rom vom 29. März bis 5. April 1894. Archiv für Ohrenheilkunde 37 (1894) 3-4, S. 241 – 277.
62. TANGE, R. A.: The history of otosclerosis treatment. A survey of more than a centuy's search for the best treatment of the disease. Amsterdam: Kugler Publications 2014.
63. TRAGL, K. H.: Chronik der Wiener Krankenanstalten. Wien / Köln / Weimar: Böhlau 2007.
64. WILLEMOT, J. (Ed.): Naissance et développement de l'Oto-rhino-laryngologie dans l'historie de la médecine. Bruxelles: Acta Medica Belgica 1981, 1704 S. (Acta Oto-Rhino-Laryngologica Belgica, Vol. 35, Supplement II – V).
65. WULLSTEIN, H.: Die Tympanoplastik und ihre Resultate. Archiv für Ohrenheilkunde 171 (1957) 2, S. 84 – 90.
66. ZAHNERT, T.: Die Nanowelt des Hörens. Wissenschaftliche Zeitschrift der Technischen Universität Dresden 56 (2007) 1-2, S. 147 – 151.
67. ZANGE, J.: RUDOLF PANSE zum Gedächtnis. Archiv für Ohren- Nasen- und Kehlkopfheilkunde 152 (1943) 1, S. 102 – 104.
68. ZÖLLNER, F.: Hörverbessernde Operationen bei entzündlich bedingten Mittelohrveränderungen. Archiv für Ohrenheilkunde 171 (1957) 1, S. 1 – 62.
69. ZÖLLNER, F.: JOHANNES ZANGE zum Gedächtnis. Archiv für klinische und experimentelle Ohren-, Nasen- und Kehlkopf-Heilkunde 193 (1969), S. I – IV.

Ungedruckte Quellen

70. Stadtarchiv Dresden, Sign. 2.3.3-H.495, Personal-Akten, RICHARD HOFFMANN, Dr. med., betreffend.
71. Mitteilung von M. HARTLEB, Universitätsarchiv Jena, 12. 1. 2015.
72. UAJ, Bestand L, Nr. 212, Bl. 180.
73. UAJ, Bestand L, Nr. 222 a, Bl. 30, 42, 43.
74. UAJ, Bestand L, Nr. 223, Bl. 105.
75. UAJ, Bestand L, Nr. 221, Bl. 66.
76. Mitteilung von P. SCHARFE, Alexianer-Krankenhaus Köln, 22. 8. 2014.
77. UAJ, Best. BA 428, Schreiben Dekan an Prorektor vom 12. 11. 1907, Bl. 141.
78. UAJ, Best. C 403, Schreiben Dekan an Kurator vom 1. 12. 1907, Bl. 13.
79. UAJ, Best. C 403, Schreiben Großherzoglich Sächs. Staatsministerium an Kurator vom 25. 11. 1907, Bl. 18.

80. UAJ, Best. C 403, Schreiben Großherzoglich Sächs. Staatsministerium an Kurator vom 28. 12. 1907, Bl. 22.
81. UAJ, Best. C 403, Schreiben JUNGHERR an Kurator vom 16. 1. 1908, Bl. 27, 28.
82. UAJ, Best. L 275, Schreiben Dekan vom 23. 9. 1907, Bl. 305.
83. UAJ, Best. L 276, Bl. 13 – 15.
84. UAJ, Best. L 276, Schreiben RIEDEL an Dekanat der Medizinischen Fakultät vom 28. 10. 1907, Bl. 24, 25.
85. UAJ, Best. L 276, Schreiben RIEDEL an Medizinische Fakultät vom 28. 10. 1907, Bl. 26.
86. UAJ, Best. L 276, Schreiben MATTE an Medizin. Fak. Jena vom Oktober 1907, Bl. 31.
87. UAJ, Best. L 277, Schreiben Prorektor und Senat an Medizinische Fakultät vom 2. 5. 1908, Bl. 25.
88. UAJ, Best. L 474, Schreiben W. ALBRECHT (Tübingen) an Medizinische Fakultät vom 7. 1. 1926.
89. Webseite der WITTMAACK-Sammlung des Universitätsklinikums Hamburg-Eppendorf (24. 5. 2014):
`https://www.uke.de/institute/medizinhistorisches-museum/index_85812.php?id=-1_-1_-1&as_link=https%3A//www.uke.de/institute/medizinhistorisches-museum/index_85812.php`
90. Mitteilung von SONJAMARIA MENTZ (Jena), 28. 1. 1971.
91. Mitteilung von J. HEERMANN, 15. 12. 2011.
92. Schreiben von A. LUCAE an H. SCHWARTZE, 24. 7. 1901.
93. Bezugsmöglichkeit: Deutsche Fotothek,
`http://www.deutschefotothek.de/db/apsisa.dll/ete?`
mit Suchmasken-Eingabe WOLFGANG KÖHLER (2. 10. 2015).

A

Die Zuwendung der Kaiserlichen Akademie der Wissenschaften an Mach von 1863

A.1 Archivalien der Wiener Akademie

Die nachfolgende Zusammenstellung beruht auf den Protokollen der Sitzungen von Ende 1863/Anfang 1864, in denen die Causa behandelt wurde, und den zugehörigen Akten No. 1109/1863 und 17/1864. Die Wiedergabe erfolgt mit freundlicher Erlaubnis des Archivs der Österreichischen Akademie der Wissenschaften, Wien.

A.1.1 Antrag der Professoren Ludwig und Brücke vom 10. 12. 1863

[Wiedergabe des Deckblattes hier weggelassen]
Die Unterzeichneten schlagen der physikalisch-mathematischen Classe der K. Akademie der Wissenschaften vor:

Herrn D^{tor} E. MACH aufzufordern, er möge eine dem gegenwärtigen Stand der Wissenschaft entsprechende Untersuchung der Schallleitung durch die Trommelhöhle und insbesondere durch die Gehörknöchelchen ausführen, und den genannten Gelehrten zu diesem Ende mit einer Summe von 500 f. ö. W. zu unterstützen. Hr. D^{tor} MACH würde gehalten sein, die Resultate seiner Untersuchung mit Angabe ihrer Entstehungsweise den Schriften der Classe einzuverleiben.

Die Begründung für diesen Vorschlag finden die Antragsteller in Folgendem:

Nach dem §. 1 der akademischen Statuten kann es nicht zweifelhaft sein, dass die verehrliche Classe berechtigt und verpflichtet ist, wissenschaftliche Arbeiten mit ihren Mitteln ins Leben zu rufen, die ohnedies entweder gar nicht oder erst in einem späteren Zeitraum zur Ausführung gekommen sein würden. Die K. Akademie wird sich umso eher aufgefordert fühlen, durch eine von ihr ausgehende Ermunterung und Unterstützung wissenschaftliche Arbeiten hervorzurufen, wenn sie eine Untersuchung zu bezeichnen weiß, welche in thematischem und praktischem Bezuge werthvoll ist, ohne dass sie dem Manne, welcher sie ausführt, an und für sich selbst wegen dem aus ihr hervorgehenden persönlichen Vortheile besonders lockend erscheinen dürfte.

Die eben hergestellten Merkmale finden aber auf die Untersuchung der Schallleitung durch die Trommelhöhle ihre volle Anwendung. Die Arbeit ist mühsam und erfordert einen hohen Grad von physikalischen und mathematischen Kenntnissen und Fertigkeiten. Voraussichtlich wird sie also von der praktischen Ohrenheilkunde, der die Resultate vorzugsweise zu Gute kommen, niemals in Angriff genommen werden können, sowenig wie dieses mit den entsprechenden Theilen der physiologischen Optik geschehen ist. Anderseits wird aber der Physiker wenig geneigt sein, die zeitraubende, Geschicklichkeit und Nachdenken in gleichem Maße in Anspruch nehmende Arbeit zu vollführen, weil er hier nur einen speziellen Fall einer schon wohl ausgebildeten Theorie in Anwendung zu bringen hat. Er wird also nicht durch Aufdeckung neuer Prinzipien durch den wissenschaftlichen Ruhm für die darangesetzte Mühe entschädiget werden.

Die K. Akademie der Wissenschaften wird es sich aber selbst umsoweniger entgehen lassen, die für die ärztliche Praxis so wichtige Arbeit angeregt zu haben, wenn sie unter der Zahl der jüngeren österreichischen Kräfte einen Mann zu bezeichnen weiß, der alle Garantien dafür bietet, dass er die gestellte Aufgabe zu lösen vermag. Als einen solchen glauben wir aber berechtiget zu sein, Herrn D^{tor} MACH zu nennen.

In das Gebiet, in dem der genannte Gelehrte bis dahin seine Kräfte widmete, die Theorie der Mitschwingungen, gehört die Mittheilung des Schalles durch die Trommelhöhle; sie bildet nur einen besonderen Fall derselben. Da es Herrn D^{tor} MACH gelungen ist, auf diesem Feld schon nennenswerthe Erfolge zu erringen, da er sogar schon dem Ohr seine Aufmerksamkeit geschenkt, so ist es wohl anzunehmen, dass er für die Ausführung des genannten Thema's vollkommen geeignet sei.

Weil nun endlich am Schlusse des Jahres, nachdem die mathematische Classe allen an sie gestellten Forderungen genügt, sie auch in der Lage ist, über die verlangte für die Größe des Zwecks mäßige Summe von 500 f zu verfügen, so glauben die Antragsteller, stehe auch von dieser Seite kein Hindernis der Ausführung eines Plans entgegen, der für die Förderung und Hebung der Wissenschaft in unserem Reiche sur segenbringend sein könnte.

Wir bitten deshalb, es möge die hohe Classe die Niedersetzung einer Commission beschließen, welche den Vorschlag prüfe und baldmöglichst in das Werk setze.

Wien 10 Dez. 1863

C. LUDWIG
E. BRÜCKE

A.1.2 Sitzungsprotokoll vom 10. 12. 1863 (Auszug)

Kaiserliche Akademie der Wissenschaften.

Protokoll der Sitzung der mathematisch-naturwissenschaftlichen Classe am 10. December 1863.

Vertrauliche Sitzung.

1109. Die Herren Professoren Brücke und Ludwig stellen den motivirten Antrag: „Hrn. D^{tor} E. Mach aufzufordern, er möge eine dem gegenwärtigen Stand der Wissenschaft entsprechende Untersuchung der Schallleitung durch die Trommelhöhle und insbesondere durch die Gehörknöchelchen ausführen und den genannten Gelehrten zu diesem Ende mit einer Summe von 500 f. ö. W. zu unterstützen. Hr. D^{tor} Mach würde gehalten sein, die Resultate seiner Untersuchung mit Angabe ihrer Entstehungsweise den Schriften der Classe einzuverleiben."

Die Herren Antragsteller ersuchen, es möge die Classe die Niedersetzung einer Commission beschließen, welche den Vorschlag prüfe und baldmöglichst in's Werk setze.

Nachdem sich die Classe mit Ausnahme einer Stimme für diesen Antrag erklärt hatte, wurde derselbe einer Commission, bestehend aus den beiden Herren Antragstellern, dann auch den Herren Regierungsrath von Ettingshausen, Hofrath Rokitansky und dem Secretär [Schrötter] zur Begutachtung überwiesen.

A.1.3 Bericht der Gutachterkommission

[Wiedergabe des Vorspanns hier weggelassen. Die Kommission tagte in der o. g. Zusammensetzung am 10. Dezember 1863 im unmittelbaren zeitlichen Anschluss an die Sitzung der Classe.]

Die Commission hat sich entschieden, den von den Herren Ludwig und Brücke gestellten Antrag: Herrn D^{tor} Mach unter Anweisung einer Summe von 500 fl. ö. W. aufzuforden die Schallleitung im menschlichen Gehörorgan einer physikalischen Untersuchung zu unterwerfen und dieselbe in den Sitzungsberichten der Akademie zu publiciren, der Classe zur Annahme zu empfehlen, und zwar aus folgenden Gründen:

1. Die Commission glaubt, dass es in den Rechten und Pflichten der Akademie liege nicht nur durch Preisaufgaben und durch Bewilligung nachgesuchter Subventionen wissenschaftliche Arbeiten hervorzurufen und zu fördern, sondern auch, wenn es ihre jeweiligen Geldmittel gestatten, durch directen Auftrag, und zwar namentlich in Rücksicht auf solche Arbeiten, die als besonders wünschenswerth erscheinen und von denen sich doch nicht erwarten lässt, dass sie auch ohnehin in nächster Zeit gemacht werden würden.
2. Die Lehre von der Schallleitung im menschlichen Gehörorgan hat nicht nur theoretisches Interesse, sondern ist von besonderer praktischer Wichtigkeit für die Behandlung und Heilung von Gehörsanomalien.

3. Es lässt sich nicht erwarten, dass ein Physiker von Fach ohne äußeren Antrieb diese Arbeit in nächster Zeit in Angriff nehmen werde, indem dieselbe sehr mühevoll und für ihn doch nur die Anwendung allgemein bekannter Lehrsätze auf einen speciellen Fall ist.
4. Herr D^{tor} Mach erscheint nach der Natur seiner bisherigen Studien und Arbeiten als der geeignete Mann, um die vorbesagte Arbeit auszuführen.
5. Die derzeitigen Vermögensumstände der Akademie gestatten ihr ohne Schwierigkeit die Flüssigmachung der vorbesagten 500 fl. ö. W.

E. Brücke
C. Ludwig
Rokitansky
A. R. v. Ettingshausen
A. Schrötter

A.1.4 Sitzungsprotokoll vom 17. 12. 1863 (Auszug)

Kaiserliche Akademie der Wissenschaften.
Protokoll der Sitzung der mathematisch-naturwissenschaftlichen Classe am 17. December 1863.

Vertrauliche Sitzung.

1109. Ferner liest der Secretär den Bericht der Commission zur Begutachtung des von den Herren Brücke und Ludwig gestellten Antrages, welcher dahin geht, Hrn. D^{tor} Ernst Mach unter Anweisung einer Summe von 500 fl. ö. W. aufzufordern, die Schallleitung im menschlichen Gehörorgan einer physikalischen Untersuchung zu unterwerfen und die Resultate derselben den Sitzungsberichten der Classe einzuverleiben.

Die Commission trägt auf Genehmigung dieses Antrages an, womit sich die Classe einverstanden erklärt.

A.1.5 Sitzungsprotokoll vom 31. 12. 1863 (Auszug)

Kaiserliche Akademie der Wissenschaften.
Protokoll der Gesammtsitzung am 31. December 1863.

1109. Diese Classe hat in derselben Sitzung ferner den Beschluss gefasst, Herrn D^{tor} Ernst Mach aufzufordern, die Schallleitung im menschlichen Gehörorgan einer physikalischen Untersuchung zu unterwerfen, und ihm zu diesem Behufe eine Summe von 500 fl. ö. W. aus ihrer Dotation anzuweisen.

Die Classe ersucht nun die Gesammt-Akademie um Genehmigung dieser Beschlüsse[1].

Beide Anträge werden genehmigt.

[1] Den Unterlagen liegt ein Petitum der mathematisch-naturwissenschaftlichen Klasse mit eben diesem Inhalt bei, auf dessen Wiedergabe hier verzichtet wird.

A.1.6 Schreiben der Akademie an Mach

[Konzept, mit Vermerk „Sped. 5. 1. 64"]
S^{e}. W. Herrn D^{r}. Ernst Mach.
Die K. Ak. d. W. hat, über Antrag der math. naturw. Classe, in ihrer Gesammtsitzung am 31. Dec. 1863 den Beschluss gefasst, E. W. aufzufordern, eine dem gegenwärtigen Stande der Wissenschaft entsprechende Untersuchung der Schallleitung im menschlichen Gehörorgan durch die Trommelhöhle und insbesondere durch die Gehörknöchelchen auszuführen, und Ihnen zu diesem Zwecke eine Summe von 500 fl. ö. W. anzuweisen, wogegen E. W. die Verpflichtung hätten, die Resultate Ihrer Untersuchung mit Angabe ihrer Entstehungsweise den Schriften der Classe einzuverleiben.

Dem gefertigten Präsidium gereicht es zum besonderen Vergnügen, E. W. von diesem Beschlusse hiermit in Kenntnis zusetzen, indem es hofft, dass die K. Akademie hierdurch Veranlassung zur Ausführung einer die Wissenschaft fördernden Arbeit gehalten hat.

E. W. werden nun zur gefälligen Rückäußerung ersucht, ob Sie der obigen Aufforderung unter der gegebenen Bedingung zu entsprechen geneigt sind, worauf die Anweisung der eventuell bewilligten Summe sofort erfolgen wird.
Wien am 5 Jänner 1864 das Präsidium
der K. Ak. d. W.
A. S[chrötter]

A.1.7 Schreiben von Mach an die Akademie vom 6. 1. 1864

Verehrter Herr Generalsecretair!
Sehr erfreut durch das für mich so ehrenvolle Vertrauen der hohen k. k. Akademie der Wissenschaften, erlaube ich mir Ihnen anzuzeigen, dass ich mit größter Bereitwilligkeit den mir zugedachten gütigen Auftrag, so wie die betreffende Unterstützungssumme übernehme. Ich verpflichte mich meine besten Kräfte auf die in den Schriften der kais. Akademie zu publicirende Arbeit über die Schallleitung durch die Tromelhöhle ect. zu verwenden, und hoffe durch die erlangten Resultate wenigstens einigermaßen das Vertrauen der hohen Akademie zu rechtfertigen, für welche ich der hohen Akademie meinen wärmsten Dank auszusprechen bitte.

Indem ich hoffe, dass meine schwachen Kräfte ausreichen werden, meine Aufgabe zur Zufriedenheit der hohen Akademie zu lösen, verbleibe ich
hochachtungsvoll Ihr dankbar ergebener Ernst Mach

Wien am 6^{t} Jän. 1863 [sic!]

A.1.8 Sitzungsprotokoll vom 8. 1. 1864 (Auszug)

Kaiserliche Akademie der Wissenschaften.

Protokoll der Sitzung der mathematisch-naturwissenschaftlichen Classe am 8. Jänner 1864.

17. Herr D^{tor} E. Mach erklärt sich mit Schreiben vom 6. Jänner, bereit, die ihm von der Classe übertragene Untersuchung der Schallleitung im menschlichen Gehörorgan auszuführen, und dankt für die ihm zu diesem Zwecke bewilligte Subvention.

B

Briefe von Mach und Kessel an den Herausgeber des AfO

B.1 Briefe von Ernst Mach

B.1.1 Mach an Schwartze, Prag, 30. 10. 1872

Prag 30. X. 72

Hochverehrter Herr College!

In Erwiederung Ihres freundlichen Schreibens vom 26 Oct., erlaube ich mir Ihnen mitzutheilen, dass ich natürlich nichts gegen die Nennung meines Namens einzuwenden habe, wenn Sie irgend einen Werth hierauf legen. Freilich bin ich nicht Otiatriker, sondern Physiker und habe mich immer nur gelegentlich mit der Untersuchung des Ohres befasst. Vielleicht passt also mein Name nicht ganz unter die übrigen. Doch mögen Sie selbst entscheiden.

Gerade jetzt beschäftige ich mich mit Dr KESSEL, der gegenwärtig in meinem Laboratorium arbeitet, wieder mit dem Ohr. Die Resultate sind nicht ohne Interesse und ich werde Ihnen gelegentlich davon Mittheilung machen.

Mit den besten Grüßen an Sie, FICK und QUINCKE

hochachtungsvoll Ihr ergebenster
E MACH

B.1.2 Mach an Schwartze, Prag, 2. 11. 1872

Hochverehrter Herr College!

Sehr gerne bin ich bereit, Ihnen Arbeiten aus dem Gebiete der physiologischen Akustik für das Archiv zu übergeben. Ich hoffe sogar in nächster Zeit dazu Gelegenheit zu haben.

Ich muss mich entschuldigen, wenn ich an Ihrem so liebenswürdigen Schreiben irgend etwas schief aufgefasst haben sollte. Übrigens bin ich ja mit Allem einverstanden.

Nochmals um Entschuldigung bittend mit den besten Grüßen

hochachtungsvoll Ihr ergebenster

Prag 2ten XI 72 E MACH

B.1.3 Mach an Schwartze, Prag, 6. 4. 1873

Hochgeehrter Herr!

Es würde uns natürlich freuen, wenn Sie die beiden kleinen Arbeiten aufnehmen. Auch die Akademie hat, wie ich aus früheren Fällen weiß, nichts gegen die Reproduction einzuwenden. Die Holzstöcke werden aber nicht zu bekommen sein. Die Akademie verwendet nämlich Zinkographieen, die durch Photographie unmittelbar nach den Originalzeichnungen angefertigt werden und das Material wird nach dem Druck eines Heftes wieder zu neuen Stöcken verwendet. Übrigens sind ja die Zeichnungen sehr einfach.

Demnächst beabsichtige ich Ihnen eine Originalarbeit zu senden: „Stroboscopische Untersuchungen über das Gehörorgan.“ Wir brauchen nur einige schöne sonnige Tage zu einigen Controllversuchen.

Mit vorzüglicher Hochachtung

Ihr ergebenster

Prag 6ten April 1873 E Mach

B.1.4 Mach an Schwartze, Prag, 23. 11. 1873

Hochverehrter Herr College!

Beiliegend erlaube ich mir, Ihnen eine vorläufige Mittheilung zu übersenden mit der Bitte dieselbe ins Archiv gütigst aufnehmen zu wollen.

Hochachtungsvoll Ihr ergebenster

Prag 23ten Nov 1873 E Mach

B.1.5 Mach an Schwartze, Prag, 16. 3. 1874

Hochverehrter Herr College!

Das Referat über meine Arbeit ist so abgefasst, dass man aus demselben gewiss keine richtige Vorstellung von dem Inhalt der Abhandlung erhält noch weniger aber von dem Verhältnisse zur Breuer'schen Arbeit erhält.

Gewähren Sie mir also die Bitte, beiliegende 5 Zeilen, welche alles richtig stellen, ohne doch den Referenten verletzen zu können, in das nächste Heft gütigst aufzunehmen.

Mit dem Ausdrucke meiner besonderen Hochachtung

Ihr ergebenster

Prag 16ten März 1874 E Mach

B.1.6 Mach an Schwartze, Prag, 30. 3. 1874

Hochverehrter Herr College!

Wenn Ihnen beiliegende Note, welche eine Ergänzung zur Küpper'schen bildet, nicht zu sehr missfällt, so bitte ich dieselbe in's Archiv aufzunehmen.

Sie werden vielleicht die Exposition zu kurz finden. Sollte sie aber vollständig sein, so müsste sie sehr lang werden und das würde bei einer eigentlich resultatlosen Sache doch nicht gut angehn.

Mit dem Ausdrucke besondere Hochachtung

Ihr ergebenster

Prag 30 März 1874 E MACH

B.2 Briefe von Johannes Kessel

B.2.1 Kessel an Schwartze, Prag, 7. 7. 1873

Prag 7/7 73

Herrn Professor SCHWARTZE – Halle

Erlaube mir Ew–Hochwohlgeboren die Anfrage zu stellen, wann das IV Heft des Arch. f. Ohrhkd. erscheinen wird. Ich habe die Resultate einer experimentellen Versuchsreihe über die Bedeutung des Trommelfelles resp. seiner Abtheilungen zusammengestellt und könnte die Arbeit bis zum 16 dieses Mon. einliefern. Im Falle das IV Heft bald erscheinen sollte, möchte ich das Manuscript darin drucken lassen und bitte daher Ew. Hochwohlgeboren, die Vermittelung gütigst übernehmen zu wollen.

Hochachtungsvoll

Breite Gasse 32 J KESSEL

B.2.2 Kessel an Schwartze, Selzen, 2. 11. 1873

Selzen b. Mainz 2. 11. 73.

Hochgeschätzter Herr College!

Anbei erhalten Sie zwei Artikel; den ersten dicht unter der Decke des Körbchens befindlichen empfehle ich Ihnen, den tiefer liegenden, vielleicht werthvolleren der gütigen Redaktion der hochgeehrten Frau Professor, Ihrer liebenswürdigen Gemahlin. Bitte mich ihr in Erinnerung und meine Hochachtung aussprechen zu wollen.

Ich will hoffen, dass die Trauben auf dem Transporte nicht zu sehr durch Fäulnis leiden, eine Gefahr, der [sie] wohl nicht ganz entgehen werden.

Unter dem heutigen beginnt die Weinlese für mich, ich habe Glück, indem ich mehr Quantität und bessere Qualität ernte, als ich nur irgendwie erwarten könnte; äußere Verhältnisse die aber einem erst im Werden begriffenen Privatdozenten der Ohrenheilkunde sehr zum Vortheil gereichen.

Hoffentlich können Sie von dem Aufsatze noch Gebrauch machen, etwaige Correcturen bitte ich beliebig vorzunehmen; ich habe schnell geschrieben, kann daher nur für den Sinn aber für die Diction einstehen.

Nach Prag werde ich Mitte dieses Monates zurückkehren, vorher einige Tage in Gießen verweilen. Bisher habe ich mich außer Jagen Reiten auch mit der Entwickelungsgeschichte und Entzündung des Ohres beschäftigt. Ich habe in

Betreff der letzteren nebenbei GRUBERs Handbuch[1] gelesen und glaube nicht zu irren, wenn ich annehme, dass GRUBER zur Ordnung der der dabei stattfindenden Vorgängen sein Vorbild in der Rumpelkammer seines Großvaters vorgefunden hat.

Auf die Anfrage meiner kleinen Nichte, die gerne einen Spaziergang nach den Weinbergen unternehmen möchte, und wohl deshalb die Frage an mich richtet, warum ich gerade ein so dickes Buch lese (ich kann doch dem Kinde keinen dolus beimessen) finde ich dass das Buch in der That 647 Seiten hat.

Mit herzlichen Grüßen Ihr ergebener

KESSEL

B.2.3 Kessel an Schwartze, eingeg. 19. 12. 1874

[Vermerk des Empfängers:] Erhalten 19/XII 74.

Geehrter Herr Professor!

Heute erst bin ich in der Lage Ihnen Bestimmtes über meine Abreise zu melden, die nun, nachdem ich in Oesterreich nostrifizirt, am 27 d. M. stattfinden wird. Ich werde zunächst nach Wien und von dort nach Villach gehen und erst anfangs des nächsten Jahres in Graz eintreffen; jedenfalls werde ich nicht verfehlen meine Ankunft daselbst mitzutheilen.

In Ihrem letzten freundlichen Schreiben haben Sie die Güte bei mir anzufragen, ob ich nicht die Kritik über das WEBERsche Buch[2] übernehmen will. Ich habe Ihnen zu Liebe nochmals den Versuch gemacht, das Buch zu lesen, ohne jedoch bei allem Wollen zum Ziele zu gelangen. Etwas confuseres und unwissenschaftlicheres ist mir noch nicht zu Gesicht gekommen. Ich fürchte in dem Schädel dieses Mannes sieht es nicht gut aus. Eine objective Kritik dieser Arbeit ist meines Ermessens nicht möglich seiner Verworrenheit wegen und ein Eingehen in das Sachliche gerade nicht sehr leicht.

Muskelatrophie und Hypertrophie, Catarrh und der fragliche Einfluss des Nervensystems auf diese Vorgänge sind ungelöste Fragen, welche die Entzündungstheoretiker so sehr belästigen, ohne dass man bis jetzt wissen kann, in welcher Richtung sie gelöst werden. COHNHEIM spricht bekanntlich in seiner letzten Schrift gegen des Einfluss des Nervensystems bei der Entzündung. Was die Consequenzen anbelangt, welche WEBER aus seinen nirgends erwiesenen Annahmen
[mehr nicht erhalten]

---

[1] Wie durch die angegebene Zahl von 647 Seiten bestätigt wird, meint KESSEL das „Lehrbuch der Ohrenheilkunde mit besonderer Rücksicht auf Anatomie und Physiologie“ von JOSEF GRUBER, Wien 1870.

[2] Vermutlich handelt es sich um WEBER-LIEL, F. E.: Über das Wesen und die Heilbarkeit der häufigsten Form progressiver Schwerhörigkeit. Berlin: Hirschwald 1873.

B.2.4 Kessel an Schwartze, (Graz), 12. 8. 1875

Geehrter Herr College!

In der letzten Zeit habe ich mich bei Professor GRABER hier beschäftigt, der wie Ihnen bekannt sein wird mehrere Aufsätze über das Gehörorgan der Insekten geschrieben hat. Ich finde seine Praeparate sehr lehrreich und anregend und glaube sie dürften es für alle sein, die sich mit unserem Fache beschäftigen. GRABER ist ein gediegener Kenner des Organs bei den niederen Thierklassen und würde bereit sein, falls sie es für geeignet halten, einen kurzen Umriss über dasselbe mit schematischen Zeichnungen von den Coelenteraten bis zu den Wirbelthieren zu geben. Ich glaube man könnte durch eine solche Arbeit nicht bloß neue Ideen anregen sondern auch eine wesentliche Erleichtherung in der Fortbildung denjenigen Aerzten schaffen, denen die einschlagende Literatur nicht zur Verfügung steht und nicht die Zeit haben, sich die Sache so zurecht zu legen, wie sie sie durch GRABER finden werden.

Dann meine ich, dürfte es an der Zeit sein, die akustischen Arbeiten im Archive in kurzem Auszuge zu geben, wenigstens solche deren Resultate mittelst des Sinnesorganes erschlossen werden; sie sind meines Ermessens ebenso wichtig für uns wie die anatomisch-histologischen, denn beide zusammen bilden ja unverkennbar die Basis auf der wir stehen. Da im Gebiete der Akustik nur wenig gearbeitet wird, so dürfte das Archiv vor der Hand nicht sehr belastet werden, besonders dann wenn auf die unwesentlicheren Arbeiten nur hingewiesen wird. Der Umstand, dass MACH unsere Bedürfnisse kennt und für dieselben zu arbeiten versteht, dürfte eine Gelegenheit sein letzteres zu thun, wie sie vielleicht in einer Reihe von Jahren nicht wieder eintrifft. Durch derartige Arbeiten würde der wissenschaftliche Boden des Archivs erweitert und ein größerer Leserkreis auf denselben herangezogen, indem es selbst den Physiologen z. B. sehr erwünscht sein dürfte, einen Ueberblick über das Ganze mühelos sich verschaffen zu können.

In dem Vorausstehenden bitte ich selbstverständlich nur unmaßgebliche Vorschläge meinerseits erblicken zu wollen. Sie sind ja in der Lage die Bedürfnisse des Archives besser zu kennen als ich und über das Sachliche sich bald ein klares Urtheil zu verschaffen. Sollten Sie auf GRABER eingehen, so bitte ich baldigst um Antwort, da sich derselbe im verneinenden Falle einem anderen Gegenstande zuwendet. [Randnotiz:] Was halten Sie vom Congress?

Das Naturforscherprotokoll gibt eine Andeutung, was verhandelt wurde, die Art wie es geschah nicht. Für mich war es Gebot die willkürlichen Spekulationen WEBERs zurückzuweisen, leider wurde hinter meinem Rücken ein Protokoll angefertigt, das dem Vorgange durchaus nicht entspricht. Sollten Sie eine Notiz von meinem Vortrage über Prüfungsmethoden geben, so bitte ich pag. 228, Zeile 13 v. oben statt Formverhältnisse Tonverh. und Zeile 16 v. unten die Correct. p. 271 zu setzen.

In der Hoffnung dass es Frau Professor wohl ergeht, bringe ich meine herzlichsten Glückwünsche. Ihr Ergebener KESSEL
12. 8. 75

B.2.5 Kessel an Schwartze, Graz, 25. 8. 1875

Geehrter Herr College!

Ihr Brief vom 15. d. M. hat mich sehr glücklich gemacht, denn er zeigt mir in jeder Zeile nicht bloß Ihre wahre Freundschaft für mich sondern auch in der offenen Anerkennung meiner geringen Leistungen gegenüber Ihren allgemein anerkannten Verdiensten in unserem Fache, eine Selbstverleugnung Ihrerseits, die nur einem aufrichtigen Wohlwollen entsprungen sein kann. Es drängt mich Ihnen für beide Zeichen meinen tiefgefühlten Dank auszusprechen und die Versicherung hinzuzufügen, dass ich mich eifrig bemühen werde, sie mir dauernd zu erhalten.

GRABER hat die Arbeit über das Gehörorgan der Wirbellosen übernommen und wird einfache Federzeichnungen dazu geben; wann er damit fertig wird, lässt sich heute noch nicht bestimmen; ich denke es wird damit nicht so eilen, da Sie überdies für das nächste Heft eine Arbeit von Prof. FRISCHAUF über die HELMHOLTZschen und RIEMANischen Ansichten betreffs der Gehörleistungsarten; er wird die Differenzen beider in kritischer Weise beleuchten von seinem mathematischen Standpunkt aus. Er hat um das Thema ganz zu beherrschen anatomische Studien gemacht; ich hoffe es wird was Tüchtiges für uns herausschauen.

Was die laufenden Referate über Akustik betrifft, so habe ich mit V. ETTINGSHAUSEN, Dozent der Physik gesprochen, auf Anraten von FRISCHAUF. Ersterer ist ein guter Mathematiker und beschäftigt sich fast ausschließlich mit experimenteller Akustik; auch würde FRISCHAUF die Güte haben ihn in besonders schwierigen Fragen zu unterstützen. ETTINGSH. ist geneigt die Arbeiten zu übernehmen; sollten Sie damit einverstanden sein, so bitte ich mir zu melden, in welchem Umfange dieselben aufgenommen werden sollen. Die englische Literatur ist bekanntlich in diesem Gebiete viel reichhaltiger als die deutsche.

Was mich selbst betrifft, so könnte ich Ihren Ansinnen einigermaßen dadurch entsprechen, dass ich Referate über Anatomie, Histol. und Entwicklungsgeschichte des äußeren und mittleren Ohres übernähme. Letztere wollte ich gründlich nacharbeiten und hatte damit begonnen, allein jetzt muss [ich] diese Beschäftigung aufgeben, da ich auf Jahre hinaus mit anderen Ideen beschäftigt sein werde. Auf diesem Gebiet ist zu holen und BOETTCHER der richtige Mann, auch hat er hier seinen wunden Fleck, reizen Sie daran und Sie werden die Reaction sofort eintreten sehen.

Was das Referat über WEBERs Vortrag anlangt, so glaube ich, dass man hier mit einigen Correkturen nicht auslangt, sondern dass das darin besprochene Thema gründlich bearbeitet werden muss. WEBER ist meiner Ansicht nach ganz irre geführt, die Vorgänge liegen ganz anders, wenigstens stimmt das von mir gesammelte Material durchaus gegen seine Anschauungen; ich hoffe baldigst in der Lage zu sein meine Ansichten darüber mittheilen zu können; leider konnte ich den Sommer über meine Untersuchungen nicht fortsetzen, da ich nicht die nöthigen Instrumente zur Verfügung hatte, die durchaus zu derartigen Experimenten nöthig sind. Der Spiegel, der von WEBER vorgezeigt wurde ist eine unvollständige Imitation des von MACH und von mir konstruierten und bitte deshalb an geeigneter Stelle folgende Anmerkung zu geben, wenn Sie es für nöthig halten unter meinem Namen, sie enthält den Sinn der Worte, welche ich an WEBER in der Versammlung richtete:

> „Derselbe ist nach dem Princip des MACH–KESSELschen Mikroskopenspiegels construirt. Letzterer hat noch an der Eintrittsstelle der Lichtstrahlen in den Spiegel eine Sammellinse und ist daher auch bedeutend lichtstärker, ermöglicht ferner das Einschieben einer aplanatischen Linse zwischen Mikroskop und Spiegel und damit viel stärkere Vergrößerungen als ersterer."

Die Lichtstärke wurde von den anwesenden Collegen in Gegenwart von WEBER verglichen.

Betreff der Correctur Seite 228 Zeile 16 (Tagblatt) von unten wäre zwischen die Worte „Intervallen – gute" folgendes einzuschalten:

> Intervallen aufeinander folgten, so dass die Erregbarkeit der Nerven für Töne, welche zwischen je zwei Stäben liegen, gar nicht konstatiert würde, hier also recht gut eine Schalllücke vorhanden sein könne; dazu komme, dass man beim Hören durch die Kopfknochen nicht gut bestimmen könne, auf welchem Ohr besser gehört werde, wenn man keine direkte Verbindung zwischen der Schallquelle und den Kopfknochen herstelle, auch sei ihre Intensitaet im Vergleich zu derjenigen der menschlichen Sprache so überwiegend, dass sie selbst noch vernommen würden, wo von Sprachperception keine Rede mehr sei, so dass auf ihre alleinige Wahrnehmung hin operative Eingriffe doch nicht unternommen werden konnten. Gute Dienste leisteten [etc.]

Graz 25 8 75 Herzlichen Gruß KESSEL

B.2.6 Kessel an Schwartze, Frühjahr 1876

Geehrter Herr College!

Eine momentane Ueberhäufung von Arbeiten haben dazu beigetragen, dass ich erst heute dazu komme Ihre freundliche Karte zu beantworten und um gütige Nachsicht wegen der Verspätung zu bitten. Bis 1 Mai werde ich die Referate über den Vestilarnerven, Cirkelkanäle und die Tube abschließen.

ORGENI hat sich noch nicht bei mir sehen lassen, ich denke sie wird erst ihr Glück in Wien versuchen und erst dann kommen, wenn sie dort nicht befriedigt wird. Ich muss gestehen, dass es mir jetzt gerade nicht angenehm wäre, wenn sie mich zu einer Operation drängte, ich habe in der letzten Woche nicht die besten Erfolge gehabt; ich habe nämlich eine Tenotomie des Tensors vorgenommen wegen höchst störender Geräusche. Der momentane Erfolg war = 0 und dazu hat mein Patient eine schauderhafte Otitis media und seit einigen Tagen auch noch eine Affektion des Labyrinthes bekommen. Rechts war er taub und links an der Operationsseite hörte er noch 1/2 M. Seit einigen Tagen konnte er die Sprache nicht verstehen, erst heute geht es wieder mittelst

Sprachrohr. Die Otorrhoe und die Symptome der Innenohraffektion haben sich seit gestern wesentlich gebessert und habe damit wieder einige Hoffnung. Die Geräusche welche sich seit der Operation successive steigerten lassen seit gestern etwas nach. Den Grund warum ich in diesem Fall operirte werde ich gelegentlich im Archive besprechen.

Die letzte Nummer der Monatsch. f. O. bringt die Ankündigung, dass die Ohrenheilkunde sich mit der Kehlkopf-Heilkunde vermählt hat. Vor einem halben Jahre hatte ich schon einmal die Feder in der Hand und wollte Ihnen den Vorschlag machen, die Kehlkopfkrankheiten im Archive zu behandeln; Anatomie, Entwickelungsgeschichte und Physiologie und Pathologie des Sprach- und Gehörorganes hängen so innig zusammen dass sie nicht getrennt werden können, außerdem lassen sich die Patienten nicht gerne abweisen, wenn sie an einem Rachenkatarrh leiden, der plötzlich zum Kehlkopf fortschreitet. Ganz abgesehen von letzterem, muss immerhin festgehalten werden, dass heute ein gründlicher Unterricht über die Funktionsleistungen des Gehörorganes eine genaue Analyse der Sprachorgane bedingt, denn sie sind die specifischen Reize desselben; ebenso muss bei der Erzeugung der Sprachelemente wieder das Gehör in Betracht gezogen werden, denn ohne Gehör entwickelt sich dieselbe nur unvollkommen. Das eben Gesagte führe ich nur zu meiner Rechtfertigung an – um zu erweisen dass es wirklich zeitgemäß ist, ein Feld zu betreten das uns gehört und nicht etwa einer Specialitaet, der die nöthigen Kenntnisse in unserem Fache abgeht. Es ist wohl keinem Zweifel zu unterziehen, dass der wissenschaftliche Theil beider Organe durch die eingehendere Beschäftigung unsererseits bedeutend gefördert würde, dass durch das Laryngoscopieren und Rhinoscopieren manches gesehen und behandelt wird, was so übersehen wird, dass damit unseren Patienten ein Dienst geleistet wird, dass ferner dem Staate der Vortheil verschafft wird beide Professuren in einem Fache zu vereinigen, wodurch wiederum nicht bloß die Professuren auf kleineren Universitaeten wo für [die] Behandlung eines Organs oft nur ungenügendes Material vorhanden ist, ermöglicht werden sondern, dass auch ein größerer Kreis von Ärzten zu dem erweiterten Gebiete herangezogen wird; sapienti sat. Sie haben die Angelegenheit jedenfalls gründlicher überlegt als ich – hier nur meine Rechtfertigung für meine Ansichten.

Zum Schlusse erlaube ich mir Ihnen noch die Mittheilung zu machen, dass ich im kommenden Herbste meinem elenden Junggesellenleben ein Ende machen und mich mit Fräulein Marie Moritsch aus Villach verheirathen werde. Hoffentlich werden Sie mich nicht tadeln, wenn ich von dem Wunsch beseelt bin, der Ohrenheilkunde für Assistenz zu sorgen.

Mit herzlichem Gruße Ihr ergebener J Kessel

B.2.7 Kessel an Schwartze, Graz, 17. 5. 1876

Geehrter Herr College!

Bitte um Entschuldigung, dass ich die versprochenen Referate bis heute nicht eingeliefert habe. Da das I Heft im April ausgegeben, so wird es Zeit haben, wenn ich erst in 8 Tagen dieselbe übersende. Über Horbaczewski und Dietl werde ich ebenfalls referiren. Ettingshausen befindet sich gegenwärtig in London, wenn er zurück kommt, werde ich ihn drängen. Hat Graber nichts von sich hören lassen? Ich fange an zu begreifen, was Sie für unendliche Mühe mit der Redaktion des Archivs haben.

Seit ich Ihnen zum letzen Mal geschrieben, habe ich eine Anbohrung des Proc. mast. mit bestem Erfolge vorgenommen, vollständige Heilung und normale Hörweite.

Einen Aufsatz über den Katherismus durch den Mund habe ich an Wittelshöfer geschickt; es blieb mir leider nichts anderes übrig, wenn ich nicht haben will, dass die österreichischen Ärzte nie erfahren, dass ich in Graz bin; außer diesem Blatte lesen sie nichts.

Mit herzlichem Gruße Ihr Ergebener

Graz 17. 5. 76. Kessel

B.2.8 Kessel an Schwartze, Graz, 31. 5. 1876

Geehrter Herr College!

Anbei übersende ich zwei Referate über Utz und Urbantschitsch; leider ist es mir nicht möglich über Horbaczewski und Dietels Arbeiten Auszüge in den nächsten Tagen zu bringen, da ich manches nachlesen muss um eine klare Fassung der Anschauungen des ersteren geben zu können. Utz' Arbeit habe ich möglichst vollständig gegeben und glaube damit im Interesse des Archivs resp. seiner Leser zu handeln da ein Referat über Rüdingers Arbeit fehlt. Die historische Notiz habe ich beigegeben um dem widerwärtigen Treiben gewisser Menschen ein Ziel zu setzen und in objektiver Weise Kritik zu üben. Über den Katherism. durch den Mund werde ich berichten, vielleicht den Aufsatz selbst einschicken, da ich ihn von Wittelshöfer zurückverlangt habe.

Mit dem Tenektomirten geht es insoferne wieder gut als die Otitis interna ohne schlimme Folgen abgelaufen ist. Der Effekt der Operation ist vorhanden aber auf der negativen Reihe, er hört schlechter als vor der Operation und die Geräusche sind ebenso stark als sie waren; mir alles sehr begreiflich. Ich habe unterdessen die Erfahrung gemacht, dass man im Stande ist, die Geräusche auf operativem Wege zu beseitigen und das Hören bedeutend verbessern kann. Ich habe eine junge Dame operirt, die nur noch das a, e und o hörte, Consonanten gar nicht. Die Geräusche raubten ihr den Schlaf, sie war der Verzweiflung nahe. Durch die Operation, die ich vor einem halben Jahre vorgenommen sind die Geräusche momentan verschwunden und das Hören auf 4 – 5 Meter gut, sie wird jetzt Lehrerin. Ich habe schon vor Jahren Vorstudien an Thieren gemacht und wäre nun im Stande in etwa 14 Tagen die Operation zu begründen. Sollte mir so lange Zeit bleiben, so würde ich den Aufsatz dann übersenden.

Samstag den 3 Juli reise ich zu meiner Braut nach Villach und verbleibe dorten mehrere Tage. Sollten Sie auf den Aufsatz für das nächste Heft

reflektiren, so bitte ich mir umgehend nach Villach, Kärnten pr. Adr. Herrn Fabrikanten MORITSCH zu schreiben. Mit bestem Gruße
Graz 31. 5. 76. KESSEL

B.2.9 Kessel an Schwartze, Villach, 9. 8. 1876

Geehrter Herr College!

Anbei erhalten Sie die beiden versprochenen Arbeiten mit der ergebenen Bitte dieselben noch einmal, besonders gegen den Schluss hin nachsehen zu wollen. Mein Vorhaben dieselben nochmals in Villach zu revidiren ist gescheitert und die Gründe dafür Ihnen jetzt vielleicht klarer wie mir; nur eins weiß ich bestimmt, dass die Arbeit anders ausgefallen wäre, wenn ich sie nach statt vor der Trauung geschrieben hätte. Nun will ich Sie mit meinen Ergüssen nicht weiter stören. Ungefähr am 17 August werde ich in Selzen eintreffen und würde mich freuen einige Zeilen von Ihnen vorzufinden.

Mit bestem Gruße Ihr ergebener KESSEL
Villach 9 Aug. 76.

C

Kessel-Bibliographie

C.1 Werke Kessels in chronologischer Folge

C.1.1 Gießen und Würzburg

[KB-1] Kessel, J.: Thesen zur Erlangung der Doctorwürde in der Medicin, Chirurgie und Geburtshülfe, 22. 12. 1866. Gießen: Druck von Wilhelm Keller 1866, 3 S.

[KB-2] Kessel, J.: Fälle von Otitis interna mit Vereiterung der Zellen des Warzenfortsatzes und Sinusthrombose. Perforation des Warzenfortsatzes. Inaugural-Dissertation der medicinischen Facultät zu Giessen zur Erlangung der Doctorwürde in der Medicin, Chirurgie und Geburtshülfe. Giessen: W. Keller 1866, 48 S.
— Referat von Tröltsch, Archiv für Ohrenheilkunde 4 (1869), S. 57 - 58.

[KB-3] Kessel, J.: Vorläufige Mittheilungen über einige anatomische Verhältnisse des Mittelohres. Archiv für Ohrenheilkunde 3 (1867) 4, S. 307 - 313.

[KB-4] Kessel, J.: Über Ohrpolypen. Archiv für Ohrenheilkunde 4 (1869), S. 167 - 187.

C.1.2 Wien

[KB-5] Kessel, J.: Nerven und Lymphgefässe des menschlichen Trommelfelles. Centralblatt für die medicinischen Wissenschaften 7 (1869), No. 23, S. 356 - 358, und No. 24, S. 369 - 372.
— Referat von Tröltsch, Archiv für Ohrenheilkunde 5 (1870), 225 - 226.

[KB-6] Kessel, J.: Beitrag zur Anatomie der Schleimhaut der Paukenhöhle und der Zellen des Warzenfortsatzes. Centralblatt für die medicinischen Wissenschaften 7 (1869), No. 57, S. 897 - 899.

[KB-7] Kessel, J.: Beitrag zum Baue der Paukenhöhlenschleimhaut des Hundes und der Katze. Centralblatt für die medicinischen Wissenschaften 8 (1870), No. 6, S. 81 - 84.

[KB-8] KESSEL, J.: Erklärung zur Entgegnung des Herrn POLITZER in No. 12 des Cbl. Centralblatt für die medicinischen Wissenschaften 8 (1870), No. 17, S. 272.

[KB-9] KESSEL, J.: Zur Myringitis villosa. Archiv für Ohrenheilkunde 5 (1870) 4, S. 251 – 253.
— [Anderenorts angegebener Abdruck im Cbl. med. Wiss. existiert nicht.]

[KB-10] KESSEL, J.: Über Form- und Lageverhältnisse eigenthümlicher an der Schleimhaut des menschlichen Mittelohres vorkommender Organe. Archiv für Ohrenheilkunde 5 (1870) 4, S. 254 – 256.
— [Anderenorts angegebener Abdruck im Cbl. med. Wiss. existiert nicht.]

C.1.3 Prag

[KB-11] MACH, E.; KESSEL, J.: Vorläufige Mittheilung. Centralblatt für die medicinischen Wissenschaften 9 (1871), No. 38, S. 593.

[KB-12] KESSEL, J.: Über die Bedeutung der halbzirkelförmigen Canäle des Ohrlabyrinthes. Lotos – Zeitschrift für Naturwissenschaften 21 (1871) 11, S. 196 – 198. — Referat eines Vortrages vom 26. 10. 1871 im Naturhistorischen Verein „Lotos“ in Prag.

[KB-13] KESSEL, J.: Das äußere und mittlere Ohr, excl. der Tuba Eustachii. In: STRICKER, S. (Hrsg.): Handbuch der Lehre von den Geweben des Menschen und der Thiere. Band 2. Leipzig: W. Engelmann 1872, S. 839 – 866.

[KB-14] KESSEL, J.: The external and middle ear, excluding the Eustachian tube. In: STRICKER, S. (Ed.): Manual of Human and Comparative Histology. Translated by H. Power. Volume III. London: The New Snydenham Society 1873, S. 27 – 66. — Englische Übersetzung von [KB-13].

[KB-15] MACH, E.; KESSEL, J.: Die Function der Trommelhöhle und der Tuba Eustachii. Sitzungsberichte der mathematisch-naturwissenschaftlichen Classe der Kaiserlichen Akademie der Wissenschaften, LXVI (1872), III. Abtheilung, S. 329 – 336.
— Nachdruck in: Archiv für Ohrenheilkunde 8 (1873/74) 1, S. 116 – 121.

[KB-16] MACH, E.; KESSEL, J.: Versuche über die Accomodation des Ohres. Sitzungsberichte der mathematisch-naturwissenschaftlichen Classe der Kaiserlichen Akademie der Wissenschaften, LXVI (1872), III. Abtheilung, S. 337 – 343.
— Nachdruck in: Archiv für Ohrenheilkunde 8 (1873/74) 1, S. 121 – 126.

[KB-17] KESSEL, J.: Über den Einfluss der Binnenmuskeln der Paukenhöhle auf die Bewegungen und Schwingungen des Trommelfells am todten Ohre. Archiv für Ohrenheilkunde 8 (1873/74) 1, S. 80 – 92.

[KB-18] KESSEL, J.: Über die diagnostische Verwerthung gewisser Befunde am Trommelfell und der Pauckenhöhle. Tageblatt der 46. Versammlung deutscher Naturforscher und Aerzte in Wiesbaden vom 18. bis 24. September 1873, S. 39, 172 – 173.
— Ausführlichere Fassung in: Archiv für Ohrenheilkunde 8 (1873/74) 2, S. 231 – 236.

[KB-19] MACH, E.; KESSEL, J.: Beiträge zur Topographie und Mechanik des Mittelohres. Sitzungsberichte der mathematisch-naturwissenschaftlichen Classe der Kaiserlichen Akademie der Wissenschaften, LXIX (1874), III. Abtheilung, S. 221 – 243.

— Referat von FICK, Archiv für Ohrenheilkunde 9 (1874/75) 4, S. 284 - 286.

C.1.4 Graz

[KB-20] KESSEL, J.: [Diskussionsbeiträge sowie] Demonstration eines neuen Hörmessers. Tageblatt der 48. Versammlung deutscher Naturforscher und Ärzte in Graz vom 18. bis 24. September 1875. Graz: Leuschner & Lubensky 1875, S. 115, 227 - 229.

— Nachdruck [mit einer zusätzlichen Fußnote von KESSEL] in: Archiv für Ohrenheilkunde 10 (1875/76) 4, S. 266 - 282.

[KB-21] KESSEL, J.: [Beiträge zu den Versammlungen des Vereines der Ärzte in Steiermark am 27. 3. 1876 und am 24. 4. 1876]. Mittheilungen des Vereins der Aerzte in Steiermark XIII (1875/76), 2. Theil. Sitzungsberichte, S. 49 - 53.

— Langfassungen siehe nachstehend unter [KB-22] und [KB-23].

— Referat von JACOBY zu dem Teil „Ueber Durchschneidung des Musculus stapedius beim Menschen ...“, Archiv für Ohrenheilkunde 12 (1877) 3, S. 237 - 238.

[KB-22] KESSEL, J.: Ueber die Durchschneidung des Steigbügelmuskels beim Menschen und über die Extraction des Steigbügels, resp. der Columella bei Thieren. Vortrag im Verein der Ärzte zu Graz, 27. 3. 1876. Archiv für Ohrenheilkunde 11 (1876) 3-4, S. 199 - 217.

— Referat von KIESSELBACH, Centralblatt für die medicinischen Wissenschaften 15 (1877) 33, S. 598 - 599.

[KB-23] KESSEL, J.: Ueber den Katheterismus des Ohrhalskanales durch den Mund und über ein Ersatzverfahren desselben. Vortrag im Verein der Ärzte zu Graz, 27. 3. 1876. Archiv für Ohrenheilkunde 11 (1876) 3-4, S. 218 - 224.

— Referat von KIESSELBACH, Centralblatt für die medicinischen Wissenschaften 15 (1877) 35, S. 638 - 639.

[KB-24] KESSEL, J.: [Referate über:] UTZ, Beitrag zur Histologie / v. URBANTSCHITSCH, Beitrag zur Lehre über den Bau des Tubenknorpels / HORBACZEWSKI, Ueber den Nervus vestibuli. Archiv für Ohrenheilkunde 11 (1876) 3-4, S. 250 - 253 und 262 - 263.

[KB-25] KESSEL, J.: [Zusatz und Referat zu:] A. BING, Die entotische Anwendung des Hörrohrs, ein neues diagnostisches Hülfsmittel bei der Untersuchung Schwerhöriger (Monatschrift für Ohrenheilkunde Nr. 8, 9, 10, 1876). Archiv für Ohrenheilkunde 12 (1877) 2, S. 170 - 178.

[KB-26] KESSEL, J.: [Referat zu:] VOLTOLINI, Hochgradige Schwerhörigkeit, excessive subjective Geräusche, Perforation des Trommelfelles, Durchschneidung des Musc. tensor tympani (Monatschrift für Ohrenheilkunde Nr. 11, 1876). Archiv für Ohrenheilkunde 12 (1877) 2, S. 178 - 180.

[KB-27] KESSEL, J.: Über das Mobilisiren des Steigbügels durch Ausschneiden des Trommelfelles, Hammers und Ambosses bei Undurchgängigkeit der Tuba. Archiv für Ohrenheilkunde 13 (1877/78) 1, S. 69 - 88.

— Referat von SCHWABACH, Centralblatt für die medicinischen Wissenschaften 17 (1879) 11, S. 202 - 203.

[KB-28] Kessel, J.: Ueber die Bedeutung der Erkrankung des Nasenrachenraumes. Vortrag im Verein der Ärzte Steiermarks, 28. 10. 1878. Wiener Medizinische Presse: Organ für praktische Ärzte 19 (1878) 51, Sp. 1610 – 1613.
— Kurzfassung in: Mittheilungen des Vereins der Ärzte in Steiermark XV (1878), S. 90.
— Auszugsweiser Nachdruck in: Archiv für Ohrenheilkunde 14 (1878) 3-4, S. 293 – 295.

[KB-29] Kessel, J.: [Diskussionsbeitrag]. Monatsversammlung des Vereins der Ärzte Steiermarks, 25. 11. 1878. Mittheilungen des Vereins der Ärzte in Steiermark XV (1878), S. 91.

[KB-30] Kessel, J.: Über das Verhalten der Ärzte gegenüber der Curpfuscherei. Monatsversammlung des Vereins der Ärzte Steiermarks, 10. 2. 1879. Mittheilungen des Vereins der Ärzte in Steiermark XVI (1879), S. 131 – 133.

[KB-31] Kessel, J.: Creierung selbständiger ärztlicher Vorschusscassen [Kurzfassung]. Monatsversammlung des Vereins der Ärzte Steiermarks, 4. 7. 1879. Mittheilungen des Vereins der Ärzte in Steiermark XVI (1879), S. 143.

[KB-32] Kessel, J.: Über das Ausschneiden des Trommelfelles und Mobilisiren des Steigbügels. Vortrag in der X. Monatsversammlung des Vereins der Ärzte in Steiermark, 27. 10. 1879. Oesterreichische Aerztliche Vereinszeitung 3 (1879) Nr. 24, S. 203 – 205.
— Hinweis in: Mittheilungen des Vereins der Ärzte in Steiermark XVI (1879), S. 143. — Referat von Bürkner, Archiv für Ohrenheilkunde 16 (1880) 2, S. 196 – 198.
— Referat von Schwabach, Centralblatt für die medicinischen Wissenschaften 18 (1880) 19, S. 351 – 353.

[KB-33] Kessel, J.: Brief an den Chef-Redacteur. [Mit redaktionellem Vor- und Nachspann veröff. unter dem Titel „Intimes aus der Grazer medizinischen Fakultät".] Wiener Medizinische Presse 21 (1880) Nr. 12, 21. März 1880, S. 382.

[KB-34] Kessel, J.: Offener Brief an die Redaktion. Wiener Medizinische Presse 21 (1880) Nr. 15, 11. April 1880, S. 472.

[KB-35] Kessel, J.: Über die Function der Ohrmuschel bei den Raumwahrnehmungen. Archiv für Ohrenheilkunde 18 (1881/82) 3, S. 120 – 129.
— Referat von Schwabach, Centralblatt für die medicinischen Wissenschaften 20 (1882) 18, S. 335.

[KB-36] Kessel, J.: Über die Verschiedenheit der Intensität eines linear-erregten Schalles in verschiedenen Richtungen. Archiv für Ohrenheilkunde 18 (1881/82) 3, S. 129 – 136.
— Referat von Schwabach, Centralblatt für die medicinischen Wissenschaften 20 (1882) 18, S. 326.

[KB-37] Kessel, J.: Über das Hören von Tönen und Geräuschen. Archiv für Ohrenheilkunde 18 (1881/82) 3, S. 136 – 151.
— Referat von Schwabach, Centralblatt für die medicinischen Wissenschaften 20 (1882) 25, S. 436 – 437.

[KB-38] Kessel, J.: [Diskussionsbeitrag]. Monatsversammlung des Vereins der Ärzte Steiermarks, 24. 11. 1884. Mittheilungen des Vereins der Ärzte in Steiermark XXI (1884), S. 112.

[KB-39] Kessel, J.: Über die Otorrhoe und ihre Behandlung. Vortrag zur I. Monats-Versammlung am 26. 1. 1885. Mittheilungen des Vereins der Ärzte in Steiermark XXII (1885), S. 104 – 105.

— Parallelveröffentlichung in: Österreichische ärztliche Vereinszeitung 4 (1885) 5, Sp. 110.

— Referat von BÜRKNER, Archiv für Ohrenheilkunde 22 (1885) 3-4, S. 286.

C.1.5 Jena

[KB-40] KESSEL, J.: [Beitrag zu:] Section für Heilkunde in Jena, Sitzung vom 18. Juni 1887. Correspondenz-Blätter des Allgemeinen ärztlichen Vereins von Thüringen 16 (1887) 6, S. 246 - 247.

[KB-41] KESSEL, J.: [Beitrag zu:] Section für Heilkunde in Jena, Sitzung vom 14. Juli 1887. Correspondenz-Blätter des Allgemeinen ärztlichen Vereins von Thüringen 16 (1887) 8, S. 312 - 313.

[KB-42] KESSEL, J.: Über die Behandlung der chronischen eiterigen Mittelohrentzündung. Correspondenz-Blätter des Allgemeinen ärztlichen Vereins von Thüringen 16 (1887) 9, S. 359 - 373.

— Referat von BÜRKNER, Archiv für Ohrenheilkunde 26 (1887/88) 3-4, S. 245 - 246.

— Referat von SCHWABACH, Centralblatt für die medicinischen Wissenschaften 26 (1888) 25, S. 477 - 478

— Referat von ... r, Monatsschrift für Ohrenheilkunde sowie für Kehlkopf-, Nasen-, Rachen-Krankheiten (Neue Folge) 22 (1888) 12, S. 336 - 337.

[KB-43] KESSEL, J.: [Diskussionsbeiträge sowie:] Zur Perception der Töne. Tageblatt der 60. Versammlung deutscher Naturforscher und Aerzte in Wiesbaden vom 18. bis 24. September 1887. Wiesbaden: J. F. Bergmann 1887, S. 324 - 332.

— Parallelveröffentlichung in: Congress deutscher Naturforscher und Aerzte in Wiesbaden, Section für Otiatrie. Monatsschrift für Ohrenheilkunde sowie für Kehlkopf-, Nasen-, Rachen-Krankheiten (Neue Folge) 21 (1887) 10, S. 283 - 286, und 12, S. 351 - 365.

— Parallelveröffentlichung in: KUHN: Bericht über die Verhandlungen der Section für Ohrenheilkunde auf der Naturforscherversammlung zu Wiesbaden (18. - 22. September 1887). Archiv für Ohrenheilkunde 25 (1887) 3-4, S. 295 - 306.

[KB-44] KESSEL, J.: [Beitrag zu:] Section für Heilkunde in Jena, Sitzung vom 19. Januar 1888. Correspondenz-Blätter des Allgemeinen ärztlichen Vereins von Thüringen 17 (1888) 2, S. 279 - 280.

[KB-45] KESSEL, J.: [Beitrag zu:] Section für Heilkunde in Jena, Sitzung vom 18. Februar 1888. Correspondenz-Blätter des Allgemeinen ärztlichen Vereins von Thüringen 17 (1888) 4, S. 394 - 395.

[KB-46] KESSEL, J.: Ueber die chronischen Katarrhe des Mittelohrs und ihre Behandlung. Correspondenz-Blätter des Allgemeinen ärztlichen Vereins von Thüringen 17 (1888) 7, S. 486 - 509.

— Referat von SCHWABACH, Centralblatt für die medicinischen Wissenschaften 26 (1888) 41, S. 782.

[KB-47] KESSEL, J.: Ueber die Exostosen des äußeren Gehörgangs. Correspondenz-Blätter des Allgemeinen ärztlichen Vereins von Thüringen 18 (1889) 7, S. 284 - 298.

— Referat von SZENES, Archiv für Ohrenheilkunde 33 (1891/92) 2, S. 150 – 151.

[KB-48] KESSEL, J.: [Ansprache zum 25. Jubiläum der Habilitation von HERMANN SCHWARTZE, Halle, 11. 12. 1888.] Archiv für Ohrenheilkunde 27 (1888/89) 4, S. 307 – 310.

[KB-49] KESSEL, J.: [Diskussionsbeiträge sowie:] Demonstration von elektrischen Beleuchtungsapparaten für das Mittelohr und den Nasenrachenraum. In: Tageblatt der 62. Versammlung deutscher Naturforscher und Ärzte in Heidelberg vom 18. bis 23. September 1889. Heidelberg: J. Hörning 1890. – Abtheilung für Ohrenheilkunde S. 528 – 548.
— Parallelveröffentlichung in: SZENES, Bericht über die Verhandlungen der otologischen Section auf der 62. Versammlung Deutscher Naturforscher und Aerzte in Heidelberg. Archiv für Ohrenheilkunde 29 (1889/90) 1-2, S. 84 – 103.
— Parallelveröffentlichung in: SZENES, S.: Die Ohrenheilkunde in der 62. Versammlung deutscher Naturforscher und Aerzte zu Heidelberg. Monatsschrift für Ohrenheilkunde sowie für Kehlkopf-, Nasen-, Rachen-Krankheiten (Neue Folge) 23 (1889) 11, S. 244 – 252, und 12, S. 272 – 282.

[KB-50] KESSEL, J.: Über die Fremdkörper im Ohre. Correspondenz-Blätter des Allgemeinen ärztlichen Vereins von Thüringen 19 (1890) 9, S. 389 – 400.
— Referat von HARTMANN, Zeitschrift für Ohrenheilkunde 22 (1892), S. 150 – 151
— Referat von B. S., Monatsschrift für Ohrenheilkunde sowie für Kehlkopf-, Nasen-, Rachen-Krankheiten (Neue Folge) 25 (1891) 7, S. 203.

[KB-51] KESSEL, J.: [Diskussionsbeitrag sowie:] Wann soll die vordere Tenotomie des Tensor tympani ausgeführt werden? In: Verhandlungen des X. internationalen medicinischen Congresses, Berlin, 4. – 9. August 1890. Band IV, XI. Abtheilung: Ohrenheilkunde. Berlin: August Hirschwald 1892 [darin der Diskussionsbeitrag auf S. 52 sowie der Beitrag zur Tenotomie nur als Hinweis auf die Langfassung [KB-52] auf S. 80. Diskussionsbeiträge zum Vortrag KESSELs auf S. 80/81].
— Parallelveröffentlichung in: BLAU, L.: Bericht über die Verhandlungen der Section für Ohrenheilkunde auf dem X. internationalen medicinischen Congress zu Berlin (4. – 9. August 1890). Archiv für Ohrenheilkunde 31 (1890/91) 2-3, S. 216 – 262 [darin der Diskussionsbeitrag auf S. 228 sowie der Beitrag zur Tenotomie nur als Hinweis auf die Langfassung [KB-52] auf S. 238. Diskussionsbeiträge zum Vortrag KESSELs auf S. 238/239 gegenüber der Fassung der Verhandlungen verändert].
— Parallelveröffentlichung in: SZENES, S.: Bericht über die Verhandlungen der otologischen Section des X. internationalen medicinischen Congresses zu Berlin. Monatsschrift für Ohrenheilkunde sowie für Kehlkopf-, Nasen-, Rachen-Krankheiten (Neue Folge) 24 (1890), S. 261 –275 [darin der Diskussionsbeitrag auf S. 274], 297 – 307, 329 – 336 [darin der Beitrag zur Tenotomie mit wiederum veränderter Diskussion auf S. 330 – 333], 25 (1891), S. 7 – 15 und 37 – 46.
— Referat von KRAKAUER, Zeitschrift für Psychologie und Physiologie der Sinnesorgane 1 (1890), S. 340 – 343.

[KB-52] KESSEL, J.: Über die vordere Tenotomie. Archiv für Ohrenheilkunde 31 (1890/91) 2-3, S. 131 - 143. (Langfassung zu [KB-51].)
— Referat von SCHAEFER, Zeitschrift für Psychologie und Physiologie der Sinnesorgane 2 (1891), S. 398.
— Referat von SCHWABACH, Centralblatt für die medicinischen Wissenschaften 29 (1891) 23, S. 421 - 422
— Referat von GOMPERZ, Monatsschrift für Ohrenheilkunde sowie für Kehlkopf-, Nasen-, Rachen-Krankheiten (Neue Folge) 27 (1893) 12, S. 374.

[KB-53] KESSEL, J.: Einiges über die Bedeutung und die Untersuchungsmethoden der Nasenhöhle und des Nasenrachenraums. Correspondenz-Blätter des Allgemeinen ärztlichen Vereins von Thüringen 20 (1891) 7, S. 226 - 239.
— Referat von BLAU, Archiv für Ohrenheilkunde 34 (1892/93) 1-2, S. 117 - 118.

[KB-54] KESSEL, J.: [Kurznotiz zu:] Sektion für Heilkunde in Jena, Sitzung vom 6. Mai 1891. Correspondenz-Blätter des Allgemeinen ärztlichen Vereins von Thüringen 20 (1891) 6, S. 218.

[KB-55] KESSEL, J.: Die Histologie der Ohrmuschel, des äußeren Gehörganges, Trommelfells und Mittelohres. In: SCHWARTZE, H. (Hrsg.): Handbuch der Ohrenheilkunde, 1. Band, Leipzig: F. C. W. Vogel 1892, S. 43 - 101.

[KB-56] KESSEL, J.: [Diskussionsbeiträge in:] SZENES, Bericht über die erste Versammlung der „deutschen otologischen Gesellschaft" (17. - 18. April 1892). Archiv für Ohrenheilkunde 33 (1891/92) 3-4, S. 289 - 325.

[KB-57] KESSEL, J.: [Diskussionsbeiträge in:] BÜRKNER, Bericht über die zweite Versammlung der Deutschen otologischen Gesellschaft am 20. und 21. Mai 1893 zu Frankfurt a. Main. Archiv für Ohrenheilkunde 35 (1893) 1-2, S. 112 - 151.

[KB-58] KESSEL, J.: [Beitrag zu:] Sektion für Heilkunde in Jena, Sitzung vom 15. Februar 1893 [sic!; richtig: 1894]. Correspondenz-Blätter des Allgemeinen ärztlichen Vereins von Thüringen 23 (1894) 6, S. 213 - 214.

[KB-59] KESSEL, J.: Referat über die vordere Tenotomie, Mobilisirung und Extraction des Steigbügels. In: BÜRKNER, Bericht über die dritte Versammlung der Deutschen otologischen Gesellschaft am 12. und 13. Mai 1894 zu Bonn. Archiv für Ohrenheilkunde 37 (1894) 1-2, S. 97 - 147.
— Referat, Zeitschrift für Ohrenheilkunde 26 (1895), S. 175 - 176.

[KB-60] KESSEL, J.: Über die vordere Tenotomie, Mobilisirung und Extraction des Steigbügels. Nach einem Referat, vorgetragen in der Sitzung der Deutschen Otolog. Gesellschaft zu Bonn am 13. Mai 1894. Jena: G. Fischer 1894. - 24 Seiten.
— Referat von GRUNERT, Archiv für Ohrenheilkunde 42 (1897) 1, S. 57 - 58.

[KB-61] KESSEL, J.: [Diskussionsbeitrag in:] Verhandlungen der deutschen otologischen Gesellschaft, 4. Versammlung, Jena, 1. - 2. 6. 1895. Jena: Gustav Fischer 1895, S. 115 - 116.
— Veränderter Nachdruck in: Archiv für Ohrenheilkunde 39 (1895) 2-3, S. 106 - 150.

[KB-62] KESSEL, J.: [Diskussionsbeiträge in:] Verhandlungen der deutschen otologischen Gesellschaft, 5. Versammlung, Nürnberg, 22. - 23. 5. 1896. Jena: Gustav Fischer 1896, S. 33 - 34, 48.
— Veränderter Nachdruck in: Archiv für Ohrenheilkunde 41 (1896) 1, S. 48 - 78.

[KB-63] KESSEL, J.: [Diskussionsbeitrag in:] Verhandlungen der Gesellschaft deutscher Naturforscher und Ärzte. – 68. Versammlung zu Frankfurt a. M. 21. - 26. September 1896. Zweiter Theil, II. Hälfte. Leipzig: F. C. W. Vogel 1897, S. 369.
— Parallelveröffentlichung in: SZENES, Bericht über die Verhandlungen der otologischen Section auf der 68. Versammlung deutscher Naturforscher und Aerzte in Frankfurt a. M. (21. – 26. September). Archiv für Ohrenheilkunde 43 (1897) 2-3, S. 154 – 171.

[KB-64] KESSEL, J.: [Diskussionsbeitrag in:] Verhandlungen der deutschen otologischen Gesellschaft, 6. Versammlung, Dresden, 4. – 5. 6. 1897. Jena: Gustav Fischer 1897, S. 145.
— Veränderter Nachdruck in: Archiv für Ohrenheilkunde 43 (1897) 3-4, S. 172 – 202.

[KB-65] KESSEL, J.: [Diskussionsbeiträge in:] Verhandlungen der deutschen otologischen Gesellschaft, 7. Versammlung, Würzburg, 27. – 28. 5. 1898. Jena: Gustav Fischer 1898, S. 32 – 33, 62 – 64, 83, 105 – 106.
— Veränderter Nachdruck in: Archiv für Ohrenheilkunde 45 (1898) 1-2, S. 106 – 135.

[KB-66] KESSEL, J.: Historischer Rückblick auf die Entwickelung der Ohrenheilkunde (Eröffnungsvortrag) [sowie ein Diskussionsbeitrag]. Verhandlungen der deutschen otologischen Gesellschaft, 8. Versammlung, Hamburg, 19. – 20. 5. 1899. Jena: Gustav Fischer 1899, S. 1 – 6, 14.
— Kurzer Hinweis in: Archiv für Ohrenheilkunde 46 (1899) 3-4, S. 307.

[KB-67] KESSEL, J.: Demonstration von Apparaten zur Erzeugung künstlicher Laute. In: BEZOLD, F.; PASSOW, K. A. (Hrsg.): Verhandlungen der Versammlung Deutscher Ohrenärzte und Taubstummenlehrer in München am 16. September 1899. Berlin: E. Staude 1900, S. 28 – 29.
— Parallelveröffentlichung: Verhandlungen der Versammlung Deutscher Ohrenärzte und Taubstummenlehrer in München am 16. September 1899. Blätter für Taubstummenbildung 12 (1899) Nr. 22 bis 13 (1900) Nr. 2. – Beitrag KESSEL in 12 (1899) H. 23, S. 374 – 375.
— Referat in: DENKER, A., Bericht über die Versammlung deutscher Ohrenärzte und Taubstummenlehrer zu München. Archiv für Ohrenheilkunde 47 (1899) 3, S. 199.

[KB-68] KESSEL, J.: Rede zur feierlichen Eröffnung der neuen Universitäts-Ohrenklinik in Jena am 14. December 1900. Archiv für Ohrenheilkunde 51 (1900/01) 2-3, S. 177 – 186.

[KB-69] KESSEL, J.: Über sensorielle Taubstummheit. [Kurznotiz in:] Blätter für Taubstummenbildung 14 (1901) 10, S. 156 – 157.

C.2 Beiträge zur Biographie und Nachrufe

C.2.1 Biographische Beiträge zu Lebzeiten

[KB-70] [Pressemitteilung zu Ernennungen von Privatdozenten. Nachgewiesen in:]
— Wiener Zeitung, Nr. 101, 4. Mai 1875, S. 509.
— Neue Freie Presse, Nr. 3839, 4. Mai 1875, S. 5.
— Die Presse, Nr. 123, 4. Mai 1875, S. 7.

[KB-71] Fakultäts-Zustände in Graz. Wiener Medizinische Wochenschrift 30 (1880) No. 11, 13. März 1880, Sp. 297 – 299.

[KB-72] Wochen-Chronik: Die medizinische Facultät in Graz. Allgemeine Wiener medizinische Zeitung 25 (1880) Nr. 12, 23. März 1880, S. 121.

[KB-73] Kleine Chronik: Intimes aus der Grazer medizinischen Fakultät. Wiener Medizinische Presse 21 (1880) Nr. 13, 28. März 1880, S. 414. – Siehe auch [KB-33] und [KB-34].

[KB-74] Wochen-Chronik: Zur Grazer Affaire. Allgemeine Wiener medizinische Zeitung 25 (1880) Nr. 13, 30. März 1880, S. 130.

[KB-75] WERNICH: KESSEL. In: HIRSCH, A. (Hrsg.): Biographisches Lexikon der hervorragenden Ärzte aller Zeiten und Völker. 3. Bd., Wien und Leipzig: Urban & Schwarzenberg 1886, S. 463.

[KB-76] [Notiz über die Ernennung zum Hofrat]. Archiv für Ohrenheilkunde 54 (1901/02) 3-4, S. 321.

[KB-77] [Kurzeintrag in:] DEGENER, H. A. L. (Hrsg.): Wer ist's? Unsere Zeitgenossen. Leipzig: H. A. L. Degener. II. Jahrgang 1906, S. 580. – III. Ausgabe 1908, S. 675.

C.2.2 Todesnachrichten und Nachrufe

[KB-78] [Todesnachricht und Anzeige in:] Jenaische Zeitung. Amts-, Gemeinde- und Tageblatt 234 (1907) 224, 24. September 1907, Erstes Blatt, S. 2 und 4.

[KB-79] [Todesnachricht in:] Die Woche 9 (1907) 39, 28. September 1907, S. 1698.

[KB-80] [Todesnachricht in:] Literarisches Zentralblatt für Deutschland 58 (1907) 40, 5. Oktober 1907, S. 1293.

[KB-81] KÖRNER, O.: [Nachruf auf KESSEL]. Zeitschrift für Ohrenheilkunde mit besonderer Berücksichtigung der Rhinologie und der übrigen Grenzgebiete 54 (1907), S. 421 – 422.

[KB-82] SCHWARTZE, H.: [Nachruf auf] JOHANNES KESSEL. Archiv für Ohrenheilkunde 72 (1907) 2/3, S. 323 – 324.

[KB-83] HOFFMANN, R.: Zum Gedächtnis an JOHANNES KESSEL. Monatsschrift für Ohrenheilkunde, sowie Kehlkopf-, Nasen-, Rachenkrankheiten 41 (1907), 2 S.

[KB-84] DENKER, A.: [Gedenken an JOHANNES KESSEL in:] Eröffnungsansprache. Verhandlungen der deutschen otologischen Gesellschaft, 17. Versammlung, Heidelberg, 6. – 7. 6. 1908. Jena: Gustav Fischer 1908, S. 6.

[KB-85] [Kurzeintrag in:] BETTELHEIM, A. (Hrsg.): Biographisches Jahrbuch und Deutscher Nekrolog, Band XII (1907). Berlin: Georg Reimer 1909, Sp. 44*.

C.2.3 Posthume biographische Beiträge

[KB-86] WERNICH: KESSEL. In: HIRSCH, A. (Hrsg.): Biographisches Lexikon der hervorragenden Ärzte aller Zeiten und Völker. 2. Aufl., 3. Bd., Berlin und Wien: Urban & Schwarzenberg 1931, S. 512.

[KB-87] [Beitrag über KESSEL in:] GIESE, E.; HAGEN, B. VON: Geschichte der medizinischen Fakultät der Friedrich-Schiller-Universität Jena. Jena: VEB Gustav Fischer Verlag 1958, S. 586 – 588.

[KB-88] N. N.: KESSEL. In: SANTIFALLER, L. (Hrsg.): Österreichisches Biographisches Lexikon 1815 – 1950, III. Band. Graz / Köln: Hermann Böhlaus Nachf. 1965, S. 310.

[KB-89] HEERMANN, H.: JOHANNES KESSEL and the history of endaural surgery. Archives of Otolaryngology (Chicago) 90 (1969) 5, S. 652 – 658.

[KB-90] STELZIG, G.: JOHANNES KESSEL – Vater der Stapes- und funktionellen Mittelohrchirurgie. Ztschr. f. Laryngologie, Rhinologie, Otologie und ihre Grenzgebiete 49 (1970) 9, S. 551 – 564.

[KB-91] SLADEK, E.: Eines Sohnes der Gemeinde Selzen sei hier kurz gedacht. In: Jubiläumsbuch zur 1200-Jahrfeier der Weinbaugemeinde Selzen. Nierstein: Lattreuter 1982, S. 94.

[KB-92] [Kurzeintrag in:] STOCK, K. F.; HEILINGER, R.; STOCK, M.: Personalbibliographien österreichischer Persönlichkeiten, Band 9. Graz: Stock & Stock 1995, S. 3021.

[KB-93] N. N.: KESSEL. In: KILLY, W.; VIERHAUS, R. (Hrsg.): Deutsche Biographische Enzyklopädie (DBE), Band 5. München: K. G. Saur 1997, S. 518. — 2. Ausgabe, Band 5. München: K. G. Saur 2006, S. 599.

[KB-94] BELEITES, E.: Einladung [zur] JOHANNES KESSEL-Ehrung. Samstag, den 16. Dezember 2000. Universitäts-Hals-Nasen-Ohren-Klinik Jena (Flyer).

[KB-95] PFEIFFER, W.: Entwicklung von Klinik und Lehrstuhl für Hals-Nasen-Ohrenheilkunde an der Universität Jena von 1884 bis 1957. Med. Diss., Jena 2005.

[KB-96] HÖNESS, B.: Wer war Hofrat JOHANNES KESSEL? [Beitrag in Lokalzeitung Selzen zum 100. Todestag 2007]. — Modifizierter Nachdruck in: Heimatjahrbuch Landkreis Mainz-Bingen 2009, S. 288 – 289.

[KB-97] [Kurzeintrag in:] GORZNY, W. (Hrsg.): Deutsches Biographisches Generalregister, Band 14. Pullach: W. Gorzny 2010, S. 477.

[KB-98] HÖFLECHNER, W.; WAGNER, I. M. (Hrsg.): ALEXANDER ROLLETT – Seine Welt in Briefen 1844 – 1903. Graz: Akademische Druck- und Verlags-Anstalt 2012 (Publikationen aus dem Archiv der Universität Graz, Bd. 42) (Quellen zur geschichtlichen Landeskunde der Steiermark, Bd. 25). – Enthält 12 Briefe von J. KESSEL.
— Digitale Ausgabe: `http://gams.uni-graz.at/context:rollett`

[KB-99] N. N.: JOHANNES KESSEL (Arzt). Wikipedia-Beitrag (31. 1. 2015): `https://de.wikipedia.org/wiki/Johannes_Kessel_(Arzt)`

Erläuterung zum nachstehenden Personenregister

Fette Seitenangaben verweisen auf Abbildungs-Unterschriften.
Kursive Seitenangaben verweisen auf Literaturstellen.
Ein Sternchen * gibt an, dass an dieser Stelle die Lebensdaten der genannten Person angegeben sind.

Personenregister